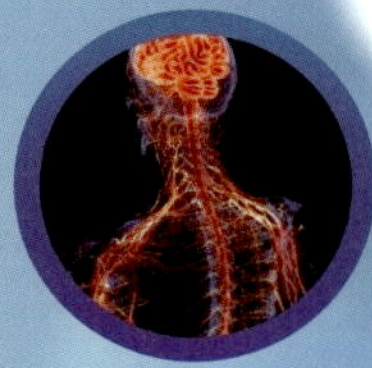
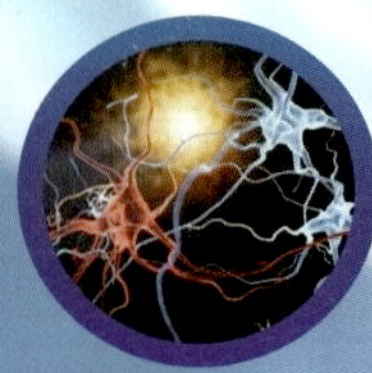
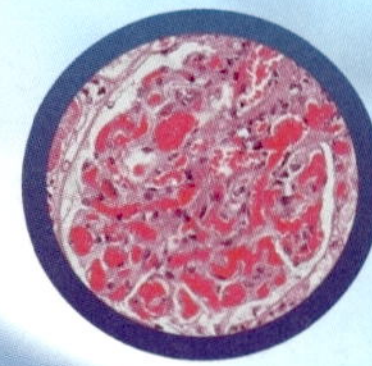

PATHOLOGY

제 5 판

병리학

大橋 健一 · 谷澤 徹 · 藤原 正親 · 柴原 純二 원저

대표역자 최 현 숙

서보경 · 신환호 · 안민권 · 이선희 · 강정희 · 곽은주 · 권명진 · 김기용
김봄이 · 김선아 · 김성은 · 김하나 · 박복순 · 박연자 · 서연희 · 안주현
양승경 · 오 희 · 유혜지 · 이승민 · 이영주 · 이춘희 · 이현주 · 이희주
임민숙 · 임세영 · 전혜진 · 정여원 · 조영미 · 채윤정 · 최오종 공역

정문각 JMK

PATHOLOGY

5th Edition

大橋 健一·谷澤 徹·藤原 正親·柴原 純二

Authorized translation from the Japanese language edition, entitled
「系統看護学講座 専門基礎分野」疾病のなりたちと回復の促進❶ 病理学 第5版
ISBN 978-4-260-01986-6
大橋 健一・谷澤 徹・藤原 正親・柴原 純二

제5판

병리학

역자 소개

| 원 저 자 |

大橋 健一 · 谷澤 徹 · 藤原 正親 · 柴原 純二

| 대표 역자 |

최현숙 경동대학교 간호학과

| 편집위원 |

서보경 대구보건대학교 간호학과
신환호 서영대학교 간호학과
안민권 조선간호대학교 간호학과
이선희 초당대학교 간호학과

| 공동역자 |

강정희 대진대학교 간호학과
곽은주 호서대학교 간호학과
권명진 대전대학교 간호학과
김기용 김천대학교 간호학과
김봄이 초당대학교 간호학과
김선아 안산대학교 간호학과
김성은 경남대학교 간호학과
김하나 목포과학대학교 간호학과
박복순 송호대학교 간호학과
박연자 경북과학대학교 간호학과
서보경 대구보건대학교 간호학과
서연희 국립경국대학교 간호학과
신환호 서영대학교 간호학과
안민권 조선간호대학교 간호학과
안주현 송곡대학교 간호학과
양승경 경남대학교 간호학과
오 희 목포가톨릭대학교 간호학과
유혜지 충청대학교 간호학과
이선희 초당대학교 간호학과
이승민 창원문성대학교 간호학과
이영주 충북보건대학교 간호학과
이춘희 포항대학교 간호학과
이현주 수원과학대학교 간호학과
이희주 상명대학교 간호학과
임민숙 김해대학교 간호학과
임세영 세경대학교 간호학과
전혜진 나사렛대학교 간호학과
정여원 동국대학교 간호학과
조영미 선문대학교 간호학과
채윤정 예수대학교 간호학과
최오종 문경대학교 간호학과
최현숙 경동대학교 간호학과

– 가나다순

역자 머리말

병리학이란 질병에 관한 학문이다. 구체적으로 정의한다면 어떠한 원인에 의해 세포나 조직이 적응하거나 원인이 해결되지 않아서 돌이킬 수 없는 변화로 인해 질병을 유발하는 과정에 대해서 설명하는 학문이다. 즉, 우리가 어떻게 해야 질병을 예방하고 건강하게 살 수 있는가를 예측할 수 있는 중요한 학문이다.

질병의 정확한 이해를 위해서 학생들은 해부학과 생리학에서 인체의 구조와 정상적인 기능을 배우고, 그 다음 병리학에서 질병이 발생했을 때 병의 원인과 발생과정, 형태학적 소견 및 주요 증상들을 배우게 된다. 따라서 해부학, 생리학을 충분히 학습하지 않으면 병리학을 이해하는 데 무리가 있을 수 있으며 어려운 학문이라는 선입견을 가진 학생이 적지 않을 것이다. 하지만 임상현장에서 환자를 돌보게 되는 의료인이라면 병리학이라는 학문을 회피할 수만은 없는 상황이다.

이러한 배경에서 이 '병리학'책은 기초의학이 잘 발달된 일본저서를 번역한 것으로 인체의 질병을 이해하고자 하는 간호대학 및 보건의료계열 학생들에게 최신지견을 반영한 가장 기초적이고 중요한 개념들과 내용으로 재정비하였다. 특히, 병태생리를 자세히 다루어 질병의 기전을 이해하는데 도움이 되도록 기술하였고 이해를 돕기 위한 도해용 그림이나 컬러 사진을 요소요소에 배치함으로써 본문의 이해를 쉽게 했으며 어려운 용어는 각주를 달아 추가 설명하였다. 또한 의학용어를 어려워하는 학생들에게 쉽게 이해할 수 있도록 우리말 새 용어를 기본으로 하되 익숙하지 않은 학생들을 위해 괄호 속에 옛 용어와 '대한의사협회 의학용어 제6판'의 용어를 통일되고 반복적으로 기술하였다.

이 책은 앞으로도 더욱 보완되고 발전시켜 간호 및 보건계열 학생들에게 도움이 되는 책으로 정평이 나기를 바라는 마음으로 선보인다. 끝으로 출판을 맡아주신 도서출판 JMK의 사장님과 편집부 여러분들의 헌신적인 노고에 깊은 감사의 마음을 전한다.

2024년 5월

대표역자 최현숙

차례

제 1 부 병리학 총론 1

제 8 장 ▸▸ 선천이상과 유전자이상 / 109

제 9 장 ▸▸ 종양 / 125

제 2 부 병리학 각론 155

제 10 장 ▸▸ 순환계통의 질환 / 157

제 11 장 ▸▸ 혈액 · 조혈계통의 질환 / 175

제 1 부

병리학 총론

병리학

제 1 장

병리학으로 배우는 것

Memo

질병이란 무엇인가, 병리학이란 어떤 학문인가, 병리학이 의학이나 의료 속에서 어떤 역할을 담당하고 있는가를 이해하는 것이 이 장의 첫 번째 목적이다. 간호사의 입장에서 병리학을 학습하고 이해하여 간호 수행에 도움을 주는 것이 중요하다. 병리학은 질병을 올바르게 인식하는 데 필수적인 학문이다. 우선 병의 원인, 즉 병인으로써 어떤 것이 있는지, 내인과 외인에는 어떤 것이 있는지를 학습한다.

I 간호와 병리학

1 병이란-병리학의 탄생

세계보건기구(World Health Organization, WHO)는 건강에 대해 '단순히 병이 아닌 허약하지 않다고 할 뿐만 아니라 신체적, 정신적 그리고 사회적으로 완전한 안녕(well-being) 상태'라고 정의하고 있다. 병은 질병 또는 질환이라고도 불리는데, 이 건강이라는 상태에서 벗어난 것을 말한다.

신체적인 측면에서의 질병이란 신체에서 일어나고 있는 양적 또는 질적 이상에 의해 정상이 아닌 상태를 말한다. 신체 내의 이상은 기능의 변화나 세포 및 조직의 형태학적 변화로 발현되는 경우가 많지만, 정상과 질병의 경계가 반드시 명확하지는 않다.

고대 그리스 로마시대부터 중세까지는 병의 원인이 체액 균형의 이상이라고 믿어 왔다. 근세에 이르러서는 해부학이 발전하여, 18세기에는 이탈리아의 해부학자 모르가니(Morgagni)가 수많은 해부의 소견을 정리하여 환자의 증상과 장기 및 기관의 변화가 밀접한 관계가 있음을 알게 되었다. 즉, 병이란 장기 및 기관의 이상임을 밝힌 것이다. 모르가니는 그야말로 병리학의 아버지라 할 수 있다.

한편, 17세기경에 레벤후크에 의해 발명된 현미경에 의한 관찰은 생물학 연구에 응용되어 세포라는 개념이 생겼다. 19세기에 독일의 병리학자 비르효(Virchow)는 병은 기관이나 조직을 구성하는 세포의 이상과 관계되어 있음을 그의 저서에 남겼다.

2 병리학이란

병리학은 영어로는 pathology라고 하며, 그리스어의 pathos(고난, 질병)와 logos(학문, 과학)가 어원이 되고 있다. 즉, 병에 걸린 원인이나 병의 생김새, 발생기전을 밝히는 학문이다. 병은 기관, 조직, 세포에 특징적인 변화를 가져오기 때문에 그것을 잘 조사함으로써 병의 원인이 무엇인지 알 수 있다. 병리학은 병에 걸린 환자의 신체에서 발생하고 있는 변화에 대해서 형태학을 기반으로 한 방법으로 연구하여 다른 의학 분야나 의료에 없어서는 안 되는 중요한 정보를 제공하고 있다. 병리학을 배운다는 것은 병을 아는 것으로 이어지는 것이다.

병리학 연구기법의 기반은 형태학이다. 장기의 육안 관찰(육안 소견)과 현미경을 사용한 조직, 세포의 관찰(현미경 소견)이 주체이지만, 오늘날에는 전자현미경에 의한 관찰을 비롯하여 효소조직화학, 면역조직화학[1)], 분자생물학 등을 함께 이용하여 종합적으로 검토하고 있다.

Memo

1) 면역조직화학은 단백질에 대한 항체를 이용하여 조직 표본에서 항원의 국부 및 분포를 관찰할 수 있도록 하는 조직화학적 기법이다.

3 의료에 있어서 병리학의 역할

병리진단이란 > 병리학 연구에 따르면 각 질병마다 조직과 세포에 특징적인 변화가 있음이 밝혀졌다. 그 성과를 의료 현장에 활용하여 환자로부터 추출한 장기와 조직을 육안적으로 또는 현미경을 이용하여 관찰하고 조직과 세포의 변화를 바탕으로 병의 진단을 실시하는 것을 병리진단이라고 한다. 병원에서는 환자의 증상이나 검사 결과, X선 소견 등을 종합하여 임상의사가 일상적으로 질병의 진단명을 정하고 있지만(임상진단) 병리의사가 실시하는 병리진단은 최종진단(확정진단)으로 자리매김하고 있다.

예를 들어, 종양에서는 병변이 악성인지 양성인지의 여부를 병리진단 없이는 확정할 수 없고, 적절한 치료를 할 수 없다. 수술로 적출된 병변 조직에서는 병의 확진 이외에 병의 진행도 판단하고, 수술 및 항암화학요법 등 치료의 평가와 효과 판정도 이루어진다. 최근에는 면역조직화학이나 생물학적 검사 방법을 이용하여 분자표적약물의 적응증, 치료 효과의 예측, 치료 방법의 결정도 이루어지고 있다.

병리해부 > 환자가 사망했을 때 행해지는 병리해부는 죽음의 원인을 특정해 의료의 평가를 실시하는 것으로, 최근에는 의료와 관련한 불의의 사망 증례나 의료 관련 죽음의 평가도 중요한 임무가 되고 있다.

병리진단의 종류 > 병리진단에는 조직진단과 세포진단이 있다. 또한 조직진단 중에는 생검진단, 수술검체의 진단, 수술 중 신속진단, 병리해부가 있으며, 검색대상이나 목적의 차이에 따라 구분하여 사용할 수 있다. 병리진단의 종류와 상세한 내용에 대해서는 "부록: 병리진단의 실제"를 참조하기 바란다.

최근 몇 년 동안 진단영상장비의 발전으로 병변을 자세히 묘사할 수 있게 되었지만, 아직 조직이나 세포의 변화를 검출하는 정밀도에는 도달하지 못하고 있다. 또 조직진단 및 세포진단의 비용은 최신 기술보다 훨씬 저렴하다. 앞으로도 질병의 확진에 있어서 조직진단과 세포진단은 계속 필요할 것이다.

팀 의료의 중요성 > 오늘날의 의료는 의사, 간호사 및 병원에서의 많은 직종과의 협력에 의해 이루어지고 있다. 병리진단도 병리학자, 임상검사기사, 세포진단 스크리너의 공동 작업이 필수적이다. 세포진단 및 조직진단을 위한 검체 채취에는 환자에게 침습 등의 다양한 부담을 줄 수 있으며, 검사의 필요성과 의의를 이해한 후 동의를 얻어야 한다. 환자의 충분한 이해를 얻기 위해 간호사의 협조는 필수적이다.

또한 보다 나은 병리진단에 의해 환자의 치료에 기여하기 위해서는 각 임상과의 담당 의사나 공동의료진이 참여하는 사례검토 간담회를 통해 긴밀한 의사소통과 의견교환을 유지하는 것이 중요하다.

Memo

4 간호에서 병리학을 배우는 의의

현재 환자를 위한 의료 및 간호는 단순히 관습이 아닌 과학적 증거에 기반해야 한다. 의사와 간호사는 항상 과학적 관점을 갖는 것이 중요하지만, 이를 위해서는 인간의 정상적인 구조와 기능을 이해하고 질병의 원인, 발생기전 및 병태생리학에 대한 정확한 지식이 필요하다. 병리학은 간호사가 과학적 근거에 의한 간호를 하는 경우의 기초가 되는 학문이다.

예를 들어, 장기적으로 병원 침상에 누워서 생활하고 있는 환자는 욕창을 예방하기 위해 체위 변경이 이루어지고 있다. 이 간호행위의 예방적 의의는 욕창이 병리학적으로는 "장기간 국소를 압박했기 때문에 일어나는 순환장애와 압박위축에 의한 세포 및 조직의 괴사"라는 것을 알면 쉽게 이해할 수 있다. 또한 오늘날 가장 흔한 사망원인인 암 환자를 간호할 때는 위암이 간, 림프절, 체강으로 퍼지는 경향이 있고, 유방암은 여성호르몬의 영향을 받기 때문에 호르몬 치료가 효과적인 경우가 많다는 점 등 각 암의 특징을 이해하고 이론적 근거를 바탕으로 간호에 임하는 것이 중요하다.

Ⅱ 질병의 원인

많은 질병은 단일 원인에 의해 발생하는 것이 아니라 다양한 원인(병인)에 의해 복잡하게 영향을 받는다.

병인은 크게 내인 및 외인의 두 가지 유형으로 나눌 수 있다(▶그림 1-1). 내인(intrinsic factors)은 선천적이거나 후천적인 신체의 이상 또는 질병에 대한 감수성을 말한다. 외인(extrinsic factors)은 신체 외부에서 신체에 영향을 주어 질병을 일으키는 것을 말한다.

1 내인(intrinsic factors)

1. 소인

병에 걸리기 쉬운 성질을 소인이라고 한다. 소인은 일반적 소인과 개인적 소인으로 나뉜다.

일반적 소인 > 연령, 성별 또는 인종과 같이 어떤 집단으로 본 경우에 볼 수 있는 공통적인 소인을 말한다. 홍역과 같은 전염병은 어린이에게 흔하고 동맥경화와 암은 노인에게 흔하다. 또한 많은 암이 60대와 70대 남성에서 더 자주 발생한다. 한국인은 서양인에 비해 위암이 많이 발생하고, 유방암, 전립샘암, 악성흑색종이 적게 발생한다.

개인적 소인 > 일반적으로 '체질'이라고 불리는 것으로, 개인의 선천적 또는 후천적인 신체적 · 정신적 · 기능적인 성질을 합친 것이다. 감염이나 약물 등의 자극에 대해서 저항력이 약하고 과민하게 반응하는 성질이나 피부의 습진, 천식 등 알레르기 반응이 일어나기 쉬운 성질 등이 있다.

Memo

2. 유전자 • 염색체의 이상

유전질환에서는 부모로부터 자식에게 전달되는 유전자 · 염색체의 이상이 직접적으로 질병을 유발한다. 선천적으로 특정 염색체에 이상이 있는 경우에는 일반적인 장애가 발생할 수 있다. 어떤 경우에는 암이나 고혈압과 같은 동일한 질병이 가족에서 발생하며, 그러한 경우 가족에서 동일한 유전자에 이상이 나타나는 경우가 있다. 질병에 대한 감수성과 유전적 이상의 관계는 "제8장 선천이상과 유전자이상"에서 자세히 설명한다.

3. 내분비장애

신체의 기능은 뇌하수체, 갑상샘 및 부신과 같은 기관에서 분비되는 미량 호르몬에 의해 능숙하게 조절된다. 호르몬을 분비하는 기관을 내분비샘이라고 하며, 조직과 세포의 이상으로 인해 다양한 질병이 발생한다. 내분비샘의 성장이나 후천성 위축으로 분비가 감소하면 기능저하 증상이 나타나고, 증식이나 종양으로 분비가 증가하면 기능항진 증상이 나타난다.

표 1-1은 호르몬 생산 기관의 기능저하 또는 기능항진으로 인한 질환을 나타낸 것이다. 주요 질환은 "제15장 내분비계 질환"에 설명되어 있다.

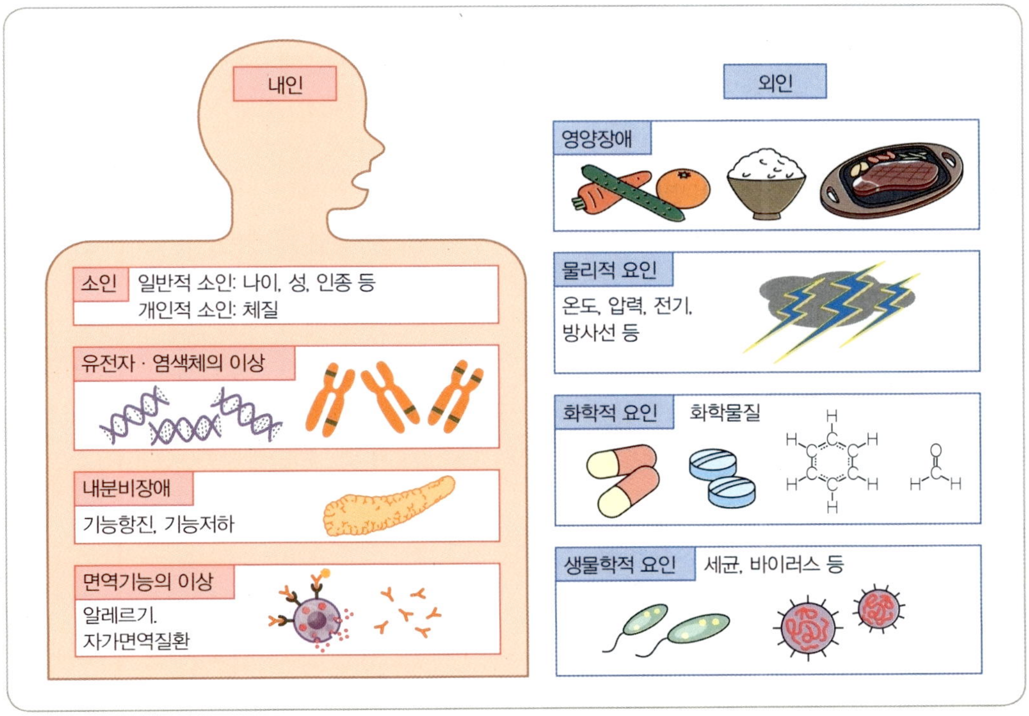

▶ **그림 1-1** 병인의 분류

Memo

▶ **표 1-1** 호르몬 생성 기관의 이상에 의한 질병

기능	질환명	호르몬	생성 기관
기능 저하	저신장증	성장호르몬	뇌하수체앞엽
	크레아틴병	갑상샘호르몬	갑상샘
	점액부종	갑상샘호르몬	갑상샘
	당뇨병	인슐린	이자 랑게르한스섬
	에디슨병	코르티솔	부신겉질
기능항진	말단비대증	성장호르몬	뇌하수체앞엽
	쿠싱병	부신겉질자극호르몬	뇌하수체앞엽
	쿠싱증후군	코르티솔	부신겉질
	그레이브스병	갑상샘호르몬	갑상샘
	원발성 알도스테론증	알도스테론	부신겉질
	저혈당증	인슐린	이자 랑게르한스섬
	고칼슘혈증	부갑상샘호르몬	부갑상샘(상피소체)

4. 면역기능의 이상

면역은 외부에서 침입한 병원성 미생물 및 독소로부터 신체를 보호하고 병에 걸리지 않도록 보호하는 기전이다. 홍역이나 풍진 바이러스에 감염되면 일반적으로 재감염되지 않는다. 이는 첫 번째 감염에 의해 체내에서 항체가 형성되고 두 번째 및 후속 감염에 대한 내성이 나타나기 때문이다. 예방접종과 항독소 혈청은 감염을 예방하는 데 사용된다. 신생아나 노인 환자에게 항암제 및 면역억제제를 장기간 투여하는 경우 면역기능이 현저히 저하되면 다양한 감염증에 걸리기 쉬워져 사망의 원인이 될 수 있다.

알레르기 > 이물질에 대한 면역반응이 과도해져 신체에 유해한 반응이 나타나는 경우를 알레르기[allergy; 과민반응(hypersensitivity)]라고 하며, 음식 알레르기, 꽃가루 알레르기, 천식 등이 있다.

자가면역질환 > 자기 자신(self)을, 자기 세포의 성분에 의해 공격되어 면역체계가 비정상적으로 반응하여 발생하는 질병이다. 류마티스 관절염과 전신홍반성루푸스와 같은 콜라겐병(교원병, 아교질병)이 대표적이다. 항-DNA 항체와 같은 자가 항체가 혈액에서 검출된다. 면역은 "제4장 염증과 면역, 이식과 재생의학"에 설명되어 있다.

2 외인(extrinsic factors)

1. 영양장애

건강한 신체를 유지하려면 적절한 영양 섭취가 필수적이다. 체내에 섭취한 각 영양소가 과도하거나 결핍되면 다양한 장애가 발생할 수 있다. 3대 영양소인 단백질, 지질, 탄수화물(당질) 외에도 수분, 무기물(미네랄), 비타민도 생존에 필요한 영양소이다.

Memo

▶ 표 1-2 물리적 요인의 종류와 질환의 관계

물리적 요인	주요 질병
기계적 요인	교통사고
기압의 변화	잠함병, 고산병
온도 이상	화상, 동상
전기	중추신경계 장애, 심장장애
자외선	피부염
방사선	급성 질환(중추신경계 장애, 골수장애, 장 괴사), 만성 질환(재생불량성 빈혈, 백혈병, 갑상샘암)

2. 물리적 요인

질병은 신체 외부에서 오는 다양한 신체적 요인에 의해 발생한다. 물리적 요인의 종류로는 기계적 요인, 기압의 변화, 온도의 이상(고온 또는 저온), 전기, 자외선, 방사선 등이 있다(▶표 1-2).

3. 화학적 요인

입, 코, 피부를 통해 몸에 유해한 화학물질을 체내로 흡수함으로써 중독이나 다양한 질병이 발생하게 된다. 화학물질의 종류에는 강산, 강알칼리, 수은 · 납 등의 금속, 일산화탄소 등의 유독가스, 벤젠과 같은 유기용매, 항균제 및 항암제와 같은 약물이 있다. 이들은 점막의 부식, 신경장애, 간장애, 콩팥장애, 피부염, 면역기능저하 및 암 등을 유발한다.

4. 생물학적 요인

세균, 바이러스, 진균(곰팡이류), 원충 등의 병원체가 체내에 침입하여 증식함으로써 다양한 질병이 발생한다. 특히 어린이, 노인 및 암환자의 경우 세균 및 바이러스에 의한 폐렴이 심각하며, 종종 사망의 원인이 되기도 한다. 병원체는 호흡기, 위장관, 요로, 피부 등에서 체내로 침입하여 각 장기에 병변을 일으키고 전신에 다양한 영향을 미친다.

감염증 > 간호사는 다양한 감염병 환자를 돌볼 필요가 있지만, 병원균과 질병의 관계뿐만 아니라 살균과 소독 등의 감염예방기술에 대해서도 올바른 지식을 습득할 필요가 있다. 최근에는 의료전문가를 통한 원내 감염질환(원내 감염)의 확산이 의료계에서 주목받고 있으으며, 충분한 예방조치가 필요하다. 감염병은 "제5장 감염병"에 설명되어 있다.

3 공해병, 의원병, 직업성암

공해병, 의원병, 직업암 등은 질병의 발병으로 이어지는 외인의 예이며, 모두 사회 문제로 주목받고 있다.

Memo

1. 공해병

공해병은 인류의 다양한 산업 활동에서 배출되는 유해물질로 인해 발생하는 질병이다. 대기오염, 수질오염 등 환경오염으로 인한 오염은 장기적으로 인체에 직·간접적으로 영향을 미치고, 지역사회에 사는 많은 사람들의 건강을 해친다.

새집증후군 > 새집증후군은 집안 내부에서 사용되는 포름알데히드 등 휘발성 유기용제에 의해 알레르기 반응 등의 컨디션을 나쁘게 만드는 현상을 말한다. 최근에는 넓은 의미에서 오염 관련 질병으로 주목받고 있다.

미나마타병 > 미나마타병은 감각장애, 운동실조, 시야협착, 청력상실, 균형장애, 언어장애 등을 일으키는 중독성 중추신경계 질환이다. 일본 구마모토현 미나마타만의 공장에서 버려진 유기수은이 어패류를 오염시켜 1953년경부터 이 해산물을 섭취한 주변 주민들 사이에서 질병이 자주 발생하였다.

2. 의원병

환자를 위해 행해진 약물치료 등의 의료행위가 새로운 질병을 일으키는 경우가 있는데, 이와 같이 발생하는 질병을 의원병이라고 한다.

예를 들어, 부신겉질 스테로이드의 장기간 투여는 쿠싱증후군, 당뇨병 및 뼈엉성증을 유발할 수 있다. 또한 항균제 및 항암제를 투여하면 간손상 및 콩팥손상이 발생할 수 있다. 그 외에도 예방접종 시 바늘 사용이나 오염된 혈액제제의 이용에 의해 바이러스에 감염되어 C형 간염이나 에이즈가 발병해 사회문제가 되고 있다.

약물로 인한 에이즈 문제 > 과거에는 해외에서 수입한 혈액제제를 혈우병 환자의 치료에 사용하였다. 그렇게 수입된 혈액제제가 인간면역결핍바이러스(HIV)에 오염되어 있을 위험이 있음에도 불구하고 계속 사용되었으며, 따라서 많은 혈우병 환자가 HIV에 감염되었다.

3. 직업성암

특정 직업에 종사하여 그 직업환경에 있는 발암물질에 노출됨으로써 발생하는 암을 직업성암이라고 한다. 옛날에는 영국의 굴뚝청소부에서 발생한 음낭암이 유명하다. 벤지딘(디아미노비페닐)과 2-나프틸아민에 의한 방광암, 석면에 의한 흉막중피종, 복막중피종 및 허파암(폐암), 크롬에 의한 허파암, 타르에 의한 허파암이나 피부암 등이 있다. 피해자에 대한 구제와 화학물질로 인한 건강문제를 예방하기 위한 조치가 필요하다.

석면에 의한 중피종 > 중피종과 허파암(폐암)은 건설 및 조선 산업에 종사하는 근로자와 석면을 취급하는 사무실 주변 거주자 사이에서 흔하게 발생하고 있으며, 이는 사회 문제가 되고 있다. 노출에서 발병까지 30~40년이 걸린다고 한다.

화학물질 및 쓸개관암 > 쓸개관암은 인쇄회사 직원들 사이에서 자주 발생하여 사회 문제가 되고 있다. 조사 결과, 인쇄기 청소에 사용된 1,2-디클로로프로판이 발암물질의 원인으로 여겨지고 있다.

Memo

Ⅲ 질병의 분류 및 병리학을 배우는 방법

인간에게는 많은 질병이 존재하지만, 대부분은 다양한 외인 및 내인의 조합으로 인해 발생하며, 각 질병에는 종종 세포와 조직에 특징적인 변화가 나타나는 경우가 있다. 질환은 각 장기의 공통된 특징과 병인에 따라 순환기 질환, 염증, 대사성 장애, 선천성 및 유전적 이상, 종양 등으로 분류된다. 이 분류는 병변을 일으키는 기관명과 결합하여 다양한 질병명이 붙여진다(▶표 1-3).

예를 들어, 혈액순환의 이상에 의해 발생하는 순환장애로 "경색(infarction)"이라는 현상이 있다. 심장에서 발생하면 "심근경색"이라 하고, 뇌에서 발생하면 "뇌경색"이라고 한다. 그리고 특징적인 세포 및 조직 변화가 각각에서 관찰된다. 탄수화물의 비정상적인 신진대사인 당뇨병에서는 콩팥, 이자(췌장) 및 혈관벽의 특징적인 변화가 관찰되며, 각각 임상증상과 관련이 있다.

종양은 신체를 구성하는 세포의 자율적이고 비정상적인 증식으로 치료하지 않고 방치하면 사망에 이를 수 있는 악성종양(암)도 존재한다. 위암과 허파암에서는 특징적인 세포 및 조직 변화가 관찰되며, 질병의 진행도 다르다.

병리학 총론과 병리학 각론 > 병리학 총론은 장기의 경계를 넘어 공통으로 나타나는 질병의 원인과 결과를 이해하는 학문 분야이다. 그리고 병리학 각론은 각 장기의 다양한 원인에 의한 특징적인 세포 및 조직 변화를 통해 질병의 원인, 병태생리학, 치료방법을 이해하는 학문 분야이다. 질병 전체를 체계적으로 이해하고 임상적으로 활용하기 위해서는 두 가지를 모두 배우는 것이 중요하다.

▶ **표 1-3** 질환의 분류

분류	질병의 특징	각 기관의 질병의 예
순환장애	혈액순환 이상	심근경색, 뇌출혈, 허파울혈
염증	병원체 및 이물질로부터의 생물학적 방어, 면역 반응	콜라겐병, 알레르기성 피부염, 세균성 폐렴, 허파결핵, 만성 바이러스성 간염 등의 자가면역질환
대사장애	물질대사장애	당뇨병, 이상지질혈증, 통풍, 황달
선천성 기형 및 유전적 이상	염색체 분리장애, 타고난 유전적 이상 및 기능 장애	다운증후군, 심실사이막(중격)결손과 같은 선천성 심장기형, 가족성샘종폴립증
종양	세포의 자율적이고 비정상적인 증식, 양성 및 악성	위암, 큰창자암, 유방암, 허파암, 자궁근종

제 2 장

세포 및 조직의 장애와 복구

Memo

이 장에서는 세포손상의 원인과 기전, 세포가 만성 자극을 받았을 때 생기는 적응 현상, 손상을 받은 결과 생기는 변성과 죽음 그리고 조직의 복구 과정에 대해 배운다.

I 세포의 손상과 적응

세포(cell)는 다양한 내적요인(intrinsic factors)과 외적요인(extrinsic factors)으로 인해서 손상을 받으며, 그 형태와 기능에 변화를 초래한다. 외부로부터의 자극이 적고, 세포의 손상이 거의 없는 경우에는 위축(atrophy) 또는 비대(hypertrophy) 등의 적응현상이 나타난다. 이와는 달리, 손상이 매우 커서 원래 형태로 돌아갈 수 없는 경우, 즉 비가역성의 손상을 받은 경우에 세포는 사멸한다. 또한 세포가 받은 손상이 가역성일지라도 원래 상태로 돌아가는 것이 가능한 경우에 세포에 발생하는 다양한 변화를 모두 **변성(degeneration)**이라 한다. 변성한 세포내에는 다양한 종류의 물질이 축적된다.

1 세포손상과 그 원인

세포의 손상을 일으키는 원인에는 다양한 것이 있다. 그 주된 원인으로 ① 순환장애 등으로 인한 산소결핍 ② 병원체 감염 ③ 외상과 열, 방사선, 전기 등의 기계적 또는 물리적 자극 ④ 화학물질과 약제로 인한 중독 ⑤ 면역계의 이상(면역체계로부터의 공격) ⑥ 유전적 이상 ⑦ 영양장애 ⑧ 노화 등이 있다.

1. 산소결핍에 의한 세포손상

세포손상의 원인으로 가장 흔한 것은 산소결핍이다. 산소결핍이 발생하면 호흡을 다루는 세포소기관의 미토콘드리아(사립체, mitochondria)가 가장 먼저 장애를 받는다. 세포내의 호흡이 장애를 받게 되면 에너지 공급이 중단된다. 세포막에는 세포 내의 나트륨을 세포 외부로 끌어올리고 대신 칼륨을 세포내로 넣는 작용을 하는 나트륨-칼륨 펌프라고 불리는 기능이 있다. 그런데 에너지 공급이 정지되면 이 나트륨-칼륨 펌프의 기능이 정지된다. 그 결과로 세포내에 나트륨이 축적되어 칼륨을 상실하고 세포가 팽창하게 된다. 이어서 세포 내에 산소의 작용 등으로 다양한 대사체계의 장애를 초래한다.

2. 세포노화와 활성산소

노화와 함께 세포나 조직이 재생하거나 복구하는 능력은 점차 떨어진다. 노화한 세포에서는 단백질을 합성하는 능력이나 포도당(glucose)을 이용하는 능력이 저하된다. 세포는 산소와 포도당으로부터 에너지를 만들어 내고 있으며, 과도한 산소는 세포를 손상시키고, 이 작은 상처가 오랜 세월에 걸쳐 축적되어 세포의 노화가 일어난다.

활성산소 > 몸을 움직이는 에너지는 세포소기관 중의 하나인 미토콘드리아에서 산소를 이용하여 형성된다. 그러나 세포가 노화하게 되면 미토콘드리아의 에너지 생산 능력이 저하되기 때문에 과잉 산소가 증가한다. 과잉 산소는 **활성산소**[1]라고 불리는 물질을 만들어 세포에 다양한 독성을 발휘한다. 예를 들면, 단백질 구조를 변화시키거나 당이 결합한 단백질을 과잉 생산한다. 또한 DNA에 손상을 입혀 돌연변이를 일으키는데, 이는 종양 발생의 원인이 되기도 한다.

항산화작용 > 체내에 섭취된 비타민 A, C, E 등에는 과잉 산소를 처리하는 기능이 있으며, 이것을 **항산화작용(antioxidation)**이라고 한다. 비타민 외에도 항산화작용을 하는 기구가 생체 내에는 다수 있으며, 이러한 항산화작용이 저하되면 노화현상이 촉진된다.

갈색위축 > 세포 내의 노폐물은 리소좀(lysosome)에 포함된 효소에 의해 분해되지만 활성산소에 의해 산화된 지질은 완전히 분해되지 않고 남게 된다. 이것이 세포 내에 황갈색으로 축적되는데, 이것을 **리포푸신(지방갈색소, lipofuscin)** 또는 **소모성 색소**라고 한다(▶그림 2-6-a). 특히 심장이나 간, 뇌의 신경세포 등에 축적하여 노화와 함께 그 양이 증가한다. 심장이나 간에 리포푸신이 고도로 축적되면 장기가 갈색으로 보이기 때문에 갈색위축(brown atrophy)이라고 불린다.

세포의 수명과 텔로미어 > 세포의 수명은 유전적 요인에 따라 내재적으로 결정되는 듯하지만 아직 명확히 밝혀져 있지는 않다. 실제로 인간에게서 채취한 세포를 시험관 속에서 배양해 보면 초기에는 세포분열을 거듭하여 증식하나 그 후에는 분열하지 않고 사멸한다. 여기에는 **텔로미어(telomere)**라고 불리는 DNA 말단부의 구조가 관여한다. 세포가 분열할 때마다 텔로미어의 길이가 짧아지기 때문에 이에 의해 세포가 분열할 수 있는 횟수가 결정된다.

2 세포적응

각각의 세포는 항상 외부로부터의 자극에 노출되어 있으나 만성적으로 과잉 자극을 받을 경우에는 어느 정도의 범위에서 적응하는 능력을 갖추고 있다. 세포의 적응에는 위축(atrophy), 비대(hypertrophy), 과다형성(hyperplasia), 화생(metaplasia) 등이라고 불리는 현상이 포함된다. 외부로부터 오는 자극이 적응능력 한도를 넘은 경우에 세포는 변성하거나 사멸한다.

1. 위축

일단 성숙한 조직과 장기가 후천적으로 그 용적의 감소를 초래하는 것을 **위축(atrophy)**이라 한다. 위축은 세포 용적의 감소 또는 수의 감소로 이 중 한 가지 또는 모두가 발생하여 일어난다. 성숙과 발생의 이상에 기초한 선천적인 **저형성(증식저하, hypoplasia)**과는 다르다.

분류 > 위축은 그 원인에 따라 ① 연령증가로 인한 위축(갈색위축 등) ② 영양장애로 인한 위축 ③ 불사용 위축 ④ 압박위축 ⑤ 신경성 위축 등으로 분류된다.

영양장애로 인한 위축은 동맥경화로 인해서 콩팥동맥이 현저하게 좁아진 경우에 콩팥이 작게 위축되는 경우 등을 포함한다(▶그림 2-1). 혈류량이 감소함으로써 세포와 조직에 크기와 형태를 유지하기 위한 충분한 영양과 산소를 공급하지 못하게 되어 위축이 발

Memo

1) 미토콘드리아에서 발생하는 대표적인 활성산소로는 슈퍼옥사이드($\cdot O_2^-$)라고 하는 자유 라디칼(부대전자를 갖는 반응성이 높은 물질)이 있다.

Memo

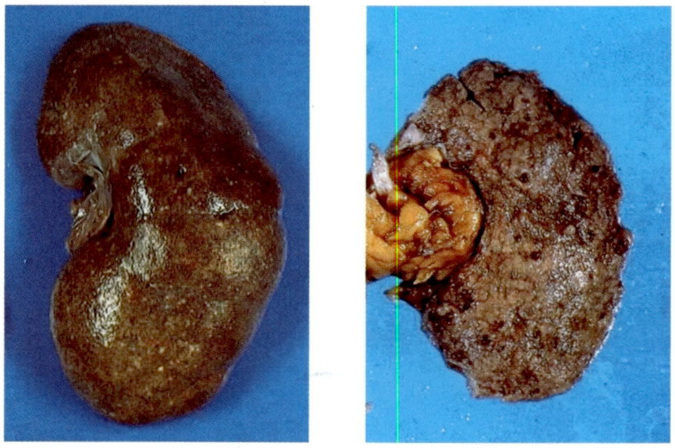
a. 정상 b. 위축

▶ 그림 2-1 콩팥의 위축

생한다.

불사용 위축의 예로는, 장기적으로 병원 침상에 누워서 생활함으로써 골격근의 위축이 일어나게 되는 경우이다. 조직이나 세포는 생리적으로 기능을 유지하며, 대사를 계속하려고 하여 그 크기나 형태가 유지된다. 이 때문에 장기간 누워 있는 채로 팔다리를 사용하지 않게 되면 골격근의 위축이 발생한다.

또한, 소변의 정체로 인한 물콩팥증(수신증, hydronephrosis)은 압박 위축의 좋은 예이다. 국소적으로 세포와 조직에 대해 압박 상태가 계속되면 이에 따라 순환장애가 발생하여 위축하게 된다.

2. 비대와 과다형성

비대 > 위에서 기술한 바와 같이 세포 용적이 감소하는 것을 세포의 위축(atrophy)이라고 부르는 데 반해 세포의 용적을 증가시키는 적응 현상을 세포의 **비대(hypertrophy)**라고 한다(▶그림 2-2-a, b). 심장근육과 골격근은 다른 조직과는 달리 새롭게 분열 · 증식하는 능력이 없다. 그렇기 때문에 운동부하가 걸리면 오로지 개별 근육세포섬유가 비대해지면서 적응하여 기능을 증대시킬 수밖에 없다. 이 운동부하가 걸린 결과 생긴 비대를 **작업성 비대**라고 한다. 콩팥과 같이 한 쌍으로 되어 있는 장기의 한쪽을 떼어낸 경우 남겨진 장기가 비대해지는 경우가 있다. 이를 **보상성 비대**라고 한다. 또, 말단비대증과 같이 호르몬의 과잉증에 의해서 일어나는 비대를 **호르몬성 비대**라고 한다.

과다형성 > 조직과 장기가 용적을 늘리는 경우로, 세포의 비대로 인한 경우 외에 세포 수가 증가하는 경우가 있다. 세포 수가 증가하는 현상을 **과다형성(hyperplasia)**이라 하며 병리학적으로는 비대와 구별한다(▶그림 2-2-c). 과다형성은 세포의 분열 · 증식이 과잉으로 발생하는 현상이다.

종양도 세포의 과다형성이 발생한 상태이나, 종양이 외부로부터의 자극 없이 스스로 증식하는 것에 비해, 과다형성은 외부 자극이 소실된 경우 원상태로 돌아갈 수 있다. 손에 생긴

Memo

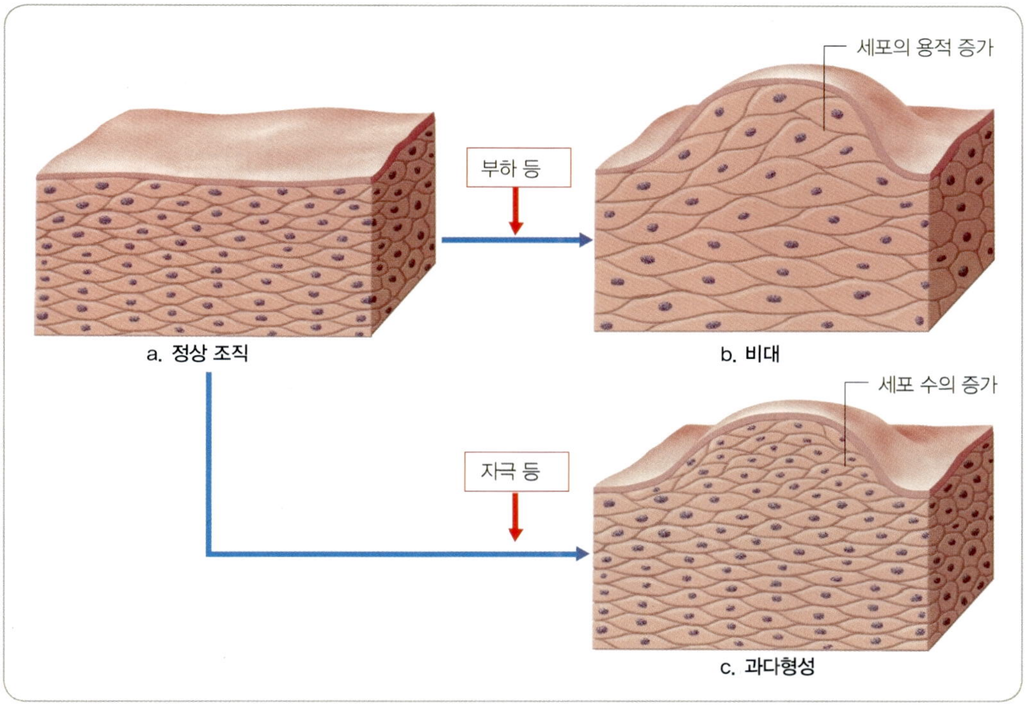

▶ 그림 2-2 비대와 과다형성

굳은살이나 구두로 벗겨진 뒤꿈치 등 피부에 장기간 지속적으로 압박과 마찰 등의 자극을 가하면 일부분에 한정적으로 각질이 두껍게 되는 경우가 있다. 이를 굳은살이라 하며, 피부 각질의 과다형성으로 인한 것이다.

종대 > 장기 등이 부어서 용적이 커지는 것을 **종대**라고 한다. 약물 투여에 의해 간이 종대하거나 호르몬 과잉으로 내분비 장기가 종대하는 경우가 있는데, 이러한 현상은 비대와 과다형성이라는 두 요소가 복합되어 일어난 것으로 생각된다. 염증 시에는 부종에 의해 종대가 일어난다.

3. 화생

일정 자극이 장기간에 걸쳐 작용함으로써 정상적이었던 조직이 본래의 조직과는 다른 조직으로 대치되는 현상을 **화생(metaplasia)**이라 한다.

편평상피화생 > 기관지 표면을 덮고 있는 상피(▶NOTE '여러 가지 상피와 그 세포'참조)는 본래는 섬유성 원주상피로 구성되어 있으나 흡연 등 만성적인 자극이 가해짐으로써 물리적 저항성이 있는 중층편평상피로 바뀌는 경우가 있다. 이러한 대치현상을 편평상피화생이라 한다(▶그림 2-3). 편평상피화생은 이 외에 자궁목(자궁경부) 등 다양한 종류의 장기와 조직에서 종종 발생하는 현상이다.

창자상피화생 > 위(stomach)는 연령이 증가함에 따라 위가 가진 고유의 샘조직으로 구성된 점막상피가 위축되어 작은창자점막과 유사한 상피로 바뀐다. 이를 위점막상피의 창자상피화생이라 한다.

Memo

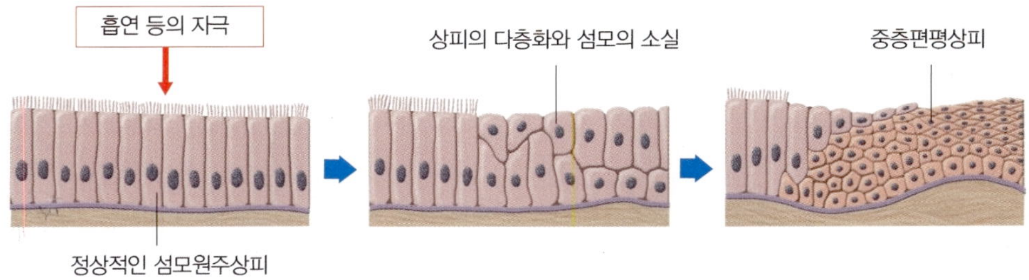

▶ **그림 2-3** 기관지상피의 편평상피화생

연골화생 · 골화생 > 상피 외에 만성의 기계적인 자극으로 인해 샘조직의 결합조직에 연골과 뼈를 형성하는 경우가 있는데, 이를 연골화생 또는 골화생이라 한다.

3 세포의 죽음

세포가 받은 장애가 매우 높은 수준으로 비가역성일 경우에 세포는 결국 죽게 된다. 세포사의 종류에는 괴사(necrosis)와 세포자멸사(apoptosis)가 있다.

1. 괴사

세포가 고도의 결손을 입은 경우에 보이는 일반적인 세포사의 형태를 **괴사(necrosis)**라 한다. 핵은 응축 또는 붕괴되고 스스로 세포내에 존재하는 리소좀 효소로 인해 원형을 되찾지 못하게 한다. 이를 **자가용해(autolysis)**라 한다. 괴사는 크게 액화괴사(융해괴사)와 응고괴사의 두 가지 형태로 분류된다.

액화괴사 > 괴사를 일으킨 세포의 자기융해가 고도로 발생한 경우를 융해괴사 또는 **액화괴사**라고 한다(▶그림 2-4-a). 단백질이 적고 지방조직이 많은 경우에 발생하며, 뇌연화증 등이 특징적인 증상이다.

응고괴사 > 세포질의 단백질에 고도의 변성이 발생하여 세포 윤곽이 남는 괴사를 **응고괴사**라 하며, 허혈성(빈혈성) 경색 등에 발생한다(▶그림 2-4-b).

치즈괴사 > 결핵결절에서 보이는 괴사는 치즈(건락)와 유사한 특징적인 외관을 보이기 때문에 **치즈괴사(건락괴사, caseous necrosis)**라고도 불린다(▶그림 5-2 참조). 치즈괴사는 응고괴사의 특징과 액화괴사의 특징을 합한 것으로, 특수 형태의 괴사이다.

2. 세포자멸사

괴사 외에 **세포자멸사(apoptosis)**라고 불리는 특수한 형태의 세포사가 있다. 괴사가 수동적인 죽음인 것에 비해, 세포자멸사는 세포의 능동적인 죽음이다.

세포자멸사는 일반적으로 한 개의 세포에서 독립적으로 발생하며, 괴사와 같이 다수의 세포나 조직 덩어리에서 세포가 소멸되는 경우는 없다(▶그림 2-4-c). 예를 들어, 개체

Memo

NOTE 여러 가지 상피와 그 세포

몸의 표면이나 소화관, 호흡기계, 요로 등의 관강 표면은 상피에 의해 빈틈없이 덮여 있다. 상피는 장벽 기능을 가지며, 서로 밀착한 상피세포와 그 바닥부의 기저막에 의해서 체내의 조직과 외계를 분리하고 있다. 체내와 외계의 물질 교환은 모두 상피세포를 통과하여 이루어지므로, 상피세포에는 흡수 및 분비의 기능이 갖추어져 있다. 땀샘이나 지방샘 등의 피부에 부속된 샘이나 유선, 위나 창자의 샘, 침샘이나 간 · 이자 등의 외분비샘은 상피가 특수화된 것으로, 도관계에 따라 관강 장기의 내강이나 외표면과 소통하고 있다. 내분비샘은 발생한 부위의 표면 상피와의 접촉이 상실되어 있지만, 상피 유래이다.

가슴안(흉강, thoracic cavity)과 배막안(복강, abdominal cavity) 등의 체강 표면을 덮고 있는 중피나 혈관 내강을 이루는 내피도 상피와 매우 유사한 구조와 기능을 갖지만, 발생 기원이 다르기 때문에 상피와는 구별된다.

상피는 세포의 배열 양식에 따라 **단층 상피, 다열상피, 중층상피**로 분류되고, 세포의 형태에 따라 **편평상피, 입방상피, 원주상피**로 분류된다. 이 조합에 의해 단층입방상피라든가, 중층편평상피 등으로 불린다.

또한 상피세포가 배열하여 강을 형성한 것이 선관(선강)이며, 정상조직에서는 원주상피와 입방상피가 선관을 만든다. 선암에서는 종양세포가 선관을 형성한다.

피부 표면을 덮고 있는 상피를 표피라고 하며, **중층편평상피**로 이루어진다. 기저층의 세포는 다각형을 하고 있는데, 표층에 가까워짐에 따라 편평해지고, 최표층의 세포가 핵을 잃어 세포의 대부분이 케라틴이라고 불리는 단백질로 대체된다. 이것을 각화라고 하며, 두꺼운 케라틴층을 각질층이라고 한다. 구강이나 식도, 결막이나 각막, 질의 점막도 표피와 매우 비슷한 중층편평상피로 이루어지지만, 이들 점막의 중층편평상피는 정상적으로 각화하지는 않는다(▶그림 a).

원주상피에는 섬모를 가지는 것이 있고, 호흡기계의 기도상피는 **다열섬모원주상피**로 이루어진다(▶그림 b). 핵의 위치가 제각각이고, 언뜻 보기에 여러 층으로 겹쳐져 있는 것처럼 보이기 때문에 다열상피라고 하지만, 실제로는 모든 세포가 기저막상에 고정되어 있다.

콩팥깔대기(신우), 요관, 방광, 요도의 점막에 특징적인 상피를 **이행상피**라고 한다. 중층편평상피와 중층원주상피의 중간형 혹은 이행형이라고 생각되었기 때문에 붙여진 이름이지만, 실제로는 수축과 확장의 큰 변화에 견딜 수 있도록 특수화한 요로 특유의 상피이다. 그래서 요로상피라고도 불린다. 최표층을 피개세포(우산세포)라고 불리는 대형 세포가 덮여 있다(▶그림 c).

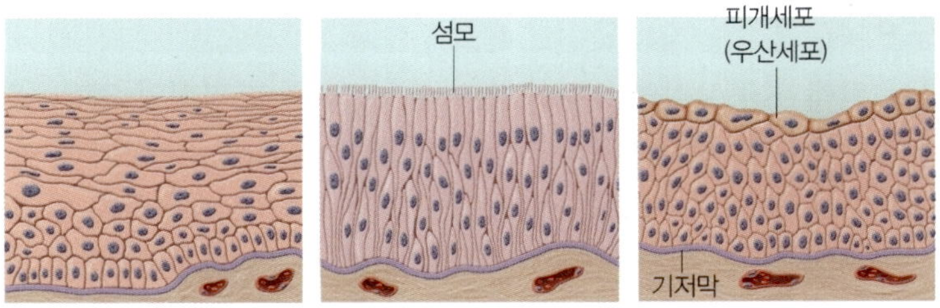

a. 식도의 중층편평상피 b. 기관지의 다열섬모원통상피 c. 방광의 이행상패(요로상피)

발생에 있어서 손가락 사이에 있던 물갈퀴가 소실되어 손가락이 형성된다. 이때 물갈퀴 부분의 세포가 탈락하는 메커니즘을 세포자멸사라고 한다. 이렇듯이 운명으로 정해진 세포사이기 때문에 프로그램화된 세포사라고도 표현한다. 또한 바이러스 감염과 항암제 등의 약물, 방사선 조사 등으로 인한 세포사에도 세포자멸사의 메커니즘이 관여한다는 사실이 알려져 있다.

Memo

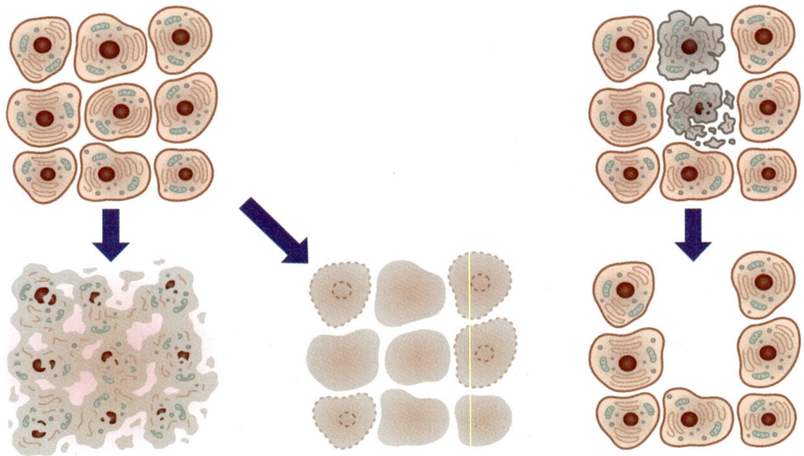

▶ **그림 2-4** 괴사와 세포자멸사

4 세포와 조직의 변성

세포가 손상을 받으면 종종 세포 내에서의 대사에 이상이 생겨 지질이나 단백질, 글리코겐 등이 세포 내에 저장된다. 이러한 물질 축적은 물질이 과잉 생산되거나 분해 또는 대사의 장애에 의해서 일어난다. 대부분의 경우 효소의 기능적인 장애나 선천적인 이상, 혹은 호르몬의 과잉이나 부족에 의해 발생되지만 외래 물질이 축적되는 경우도 있다.

1. 세포의 변성

세포의 손상이 원래의 정상적인 상태로 돌아갈 수 있는 가역성인 경우, 손상으로 인해 발생된 형태와 기능의 변화를 광범위하게 **세포의 변성(degeneration)**이라 한다. 일반적으로 손상을 입어 변성된 세포는 나트륨-칼륨 펌프가 원활하게 작용하지 않기 때문에 나트륨과 함께 수분이 저류하여 세포가 부풀어 오른다. 또 세포내에서 처리하지 못하게 된 다양한 노폐물이 축적되어 혼탁해진다. 많은 경우 세포가 손상된 결과 세포 내에 생리적으로는 존재하지 않는 물질이 축적되는데 이런 상태를 변성이라 부른다. 변성된 세포는 시간이 경과함에 따라서 구조와 기능을 회복한다.

지방축적 > 세포가 손상을 입었을 경우에 나타나는 가장 일반적인 물질 축적은 지방의 축적이며, **지방변성(fatty degeneration)**이라고도 한다. 일반적으로 세포내에서 중성지방의 대사경로로 이용되는 산화적 인산화 장애로 인해서 지방 덩어리의 축적이 발생한다.

지방축적에는 많은 경우 중성지방의 과잉 생산이 동시에 관련되어 있다. 또한 간이 주요 지질의 대사부위이기 때문에 지방축적은 간에서 발생하는 빈도가 높다. 지방축적이 심한 간을 지방간(fatty liver)이라 한다(▶그림 6-2).

Memo

유리방울변성 > 세포내에 단백질의 소입자가 축적된 상태를 **유리방울변성(hyaline droplet degeneration)**이라 한다. 콩팥증후군에서 세뇨관 상피에서 많이 나타나며, 에오신 염색으로 잘 염색되는 물방울 형태로 세포내에서 나타난다. 이 물방울 형태는 오줌에서 노출된 혈청 단백질을 세뇨관 상피가 재흡수한 것이다.

점액변성 > 점액(mucus)이라 불리는 당단백질이 세포내에 축적되는 상태를 **점액변성(mucinous degeneration)**이라 한다. 위나 장에 발생하는 반지세포암이라고도 하는 특수 형태의 샘암세포에서 나타난다. 반지세포암의 세포는 다량의 점액이 세포내에 저류하기 때문에 핵이 주변으로 밀려 나와 있고 그래서 **반지세포(signet ring cell)**라고 표현되는 특징적인 세포 형태이다(▶그림 2-5).

당원축적 > 글리코겐(당원, glycogen)이 세포 내에 과잉 축적된 상태를 당원축적 또는 **당원변성**이라 한다. 글리코겐은 주로 간과 심장근육, 골격근 등에 축적되어 있기 때문에 유전성 글리코겐 대사이상증인 당원축적병(glycogen storage disease, GSD)일 경우에, 특히 이 세포에 고도의 글리코겐 축적이 나타난다. 이 외에 당원증일 때에 간세포 핵과 세뇨관 상피에 글리코겐 축적이 보이는 경우가 있다(▶그림 2-6-b).

2. 사이질(간질)의 변성

세포 성분을 실질이라고 하는 데에 비해 세포 외의 조직성분을 **사이질(interstitium)**이라 한다. 사이질을 구성하는 주성분인 교원섬유 등이 변성을 일으켜 단백질 성분이 축적되는 경우가 있다. 축적되는 성분과 축적 방법에 따라서 유리질변성, 아밀로이드변성, 피브리노이드변성, 뮤코이드변성 등으로 분류한다.

유리질변성 > 유리질(초자) 또는 히알린(hyaline)이라 불리는 구조가 없는 단백질이 축적된 상태를 **유리질변성(초자변성, hyaline degeneration)**이라 하며, **유리질화**라고도 한다. 사이질 변성의 가장 흔한 상태로, 동맥경화를 초래한 동맥의 내피화와 만성 토리콩팥염에서 토리사이질 등에서 나타난다.

소동맥이나 세동맥에 유리질이 축적한 상태를 세동맥경화증이라 한다. 세동맥경화증은 고혈압 또는 당뇨병의 합병증으로써 매우 중요하다.

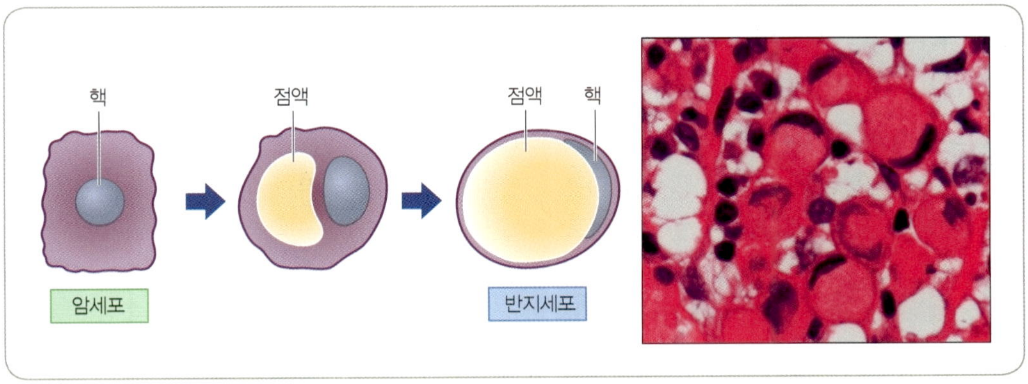

▶ **그림 2-5** 위암(반지세포암)에서 나타나는 점액변성

Memo

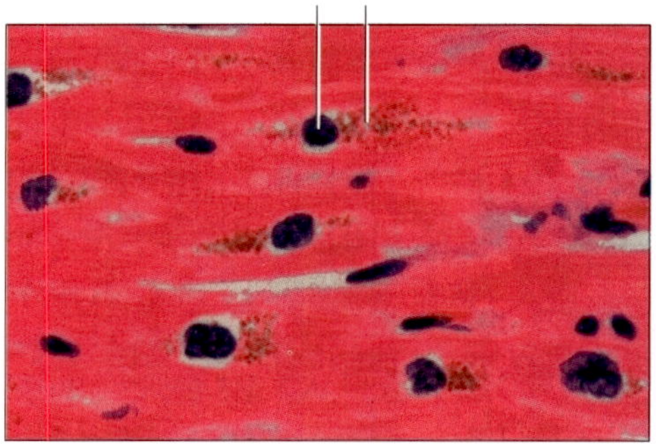

a. 지방갈색소축적

비대한 심장근육세포. 세포의 비대에 따라 핵도 비대하고 세포 내의 핵 주위에 지방갈색소가 축적되고 있다.

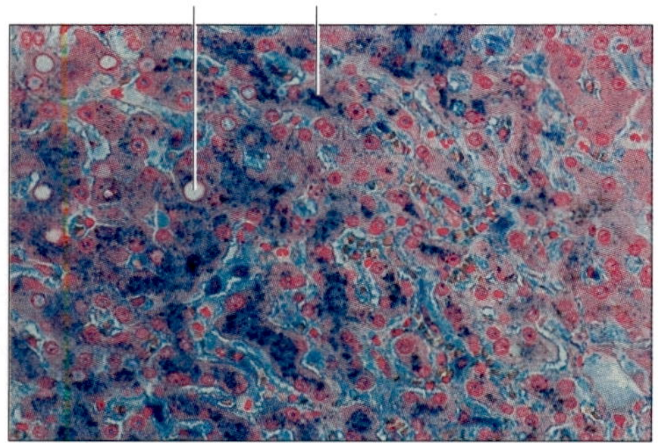

b. 혈철소축적과 당원축적

만성 울혈이 있는 간. 침착된 혈철소가 파랗게 물들어 있다. 하얀색으로 보이는 것은 간세포의 핵에 축적된 글리코겐이다(당원침착).

▶ **그림 2-6** 색소축적

아밀로이드변성 > 아밀로이드(유전분질, amyloid)라 불리는 특수한 미세섬유 구조를 나타내는 단백질이 조직에 축적된 상태를 **아밀로이드변성**이라 한다. 유리질과 매우 비슷하나 아밀로이드를 검출하는 특수한 염색과 전자현미경 등을 사용하여 구별한다.

피브리노이드변성 > 피브리노이드(유섬유소, fibrinoid)로 불리는 피브린(섬유소, fibrin)과 유사한 물질이 조직에 축적된 상태를 **피브리노이드변성**이라 한다. 종종 소규모의 괴사를 동반하기 때문에 **피브리노이드 괴사**라고도 한다. 교원병 또는 Ⅲ형 알레르기 시에 특징적으로 보이는 알레르기 변화로, 면역복합체의 축적이 관련되어 있다. 일반적으로 작은 혈관벽에 축적물로 나타난다.

뮤코이드변성 > 사이질에 점액다당류(뮤코다당류, mucopolysaccharide) 등의 점액형 물질이 축적하여 부종이 발생한 것 같은 상태를 **뮤코이드변성**이라 한다. 갑상샘저하증(갑상샘기능저하증, hypothyroidism)에서 나타나는 점액수종(myxedema)은 전신의 피부 결합조직에 뮤코이드변성이 생긴다.

3. 색소축적

탄분과 같이 외부에서 흡입된 이물질 외에 지방갈색소(lipofuscin), 멜라닌, 혈철소 등 생체 내에서 생산되는 다양한 색소가 세포 내에 축적된다.

탄분축적 > 탄분은 외부에서 흡입되는 이물질로 담배의 연기나 자동차의 배기가스 등에 포함되어 있다. 체내에서 큰포식세포(대식세포, macrophage) 등이 탐식하나 세포에서 리소좀 효소로 소화되지 않기 때문에 큰포식세포의 세포 내에 축적되어 있다가 세포가 괴사하게 되면 방출되어 사이질에 축적된다. 담배 연기를 장기간에 걸쳐서 흡입한 사람의 허파조직에는 다량의 탄분이 축적되어 있다.

지방갈색소축적 > 연령에 따른 변화 등에 수반하여 심장근육세포나 신경세포 등의 세

Memo

포질에 **지방갈색소(소모성 색소, lipofuscin)**가 축적한다(▶그림 2-6-a). 리포푸신이 고도로 축적한 장기는 갈색위축에 의해 갈색으로 보인다.

멜라닌축적 > **멜라닌(melanin)**은 피부나 모발, 눈 등에 생리적으로 존재하는 흑색 색소이다. **에디슨병(Addison disease)** 등 내분비 질환은 멜라닌 대사에 관련된 호르몬의 이상으로 피부에 색소축적이 발생한다. 점(검은점 또는 모반)이나 악성 흑색종이라고 불리는 종양은 종양세포가 멜라닌을 생산한다.

혈철소축적 > **혈철소(hemosiderin)**는 생체 내에 철 대사물 중 하나이다. 철(Fe)은 적혈구 헤모글로빈(hemoglobin)의 중요한 구성 성분이기 때문에 노쇠한 적혈구가 붕괴했을 경우 등에 혈철소가 만들어진다. 예를 들어, 오래된 출혈소나 만성 울혈증이 있는 장기 등에서 종종 큰포식세포 등의 세포로 둘러싸인 상태로 관찰된다(▶그림 2-6-b).

혈철소의 축적이 광범위하게 보이는 상태를 **혈철소증(hemosiderosis)**이라 한다. 혈철소가 발생된 장기나 조직은 철이 녹슨 색깔로 보인다.

Ⅱ 조직의 복구와 창상치유

손상을 입은 조직이 염증, 세포증식, 조직 재구축을 거쳐서 회복하는 과정을 창상치유라 한다. 조직의 손상 정도나 장애를 입은 조직의 종류에 따라서 그 복구과정이나 치유형태가 다소 달라진다.

1 조직의 재생

손상을 입은 조직이 남은 세포나 조직의 증식으로 인해서 원상태로 복구되는 것을 **재생(regeneration)**이라 한다.

상피세포의 재생 > 피부 표면을 덮는 표피나 점막상피 등의 상피조직은 그 깊은 부위에 있는 세포 증식대에서 항상 세포분열이 반복하며, 가장 표층의 세포는 탈락하고 새로운 세포가 그 자리를 대치한다. 상피조직이 손상을 입어 결손을 일으킨 경우에는 결손부의 주위나 깊은 부위에 남은 증식대의 상피세포가 증식하여 새로운 상피가 되어 회복된다. 이를 상피세포의 재생이라 한다.

실질세포의 재생 > 간세포 등의 실질세포는 일반적인 상태로는 분열하여 증식하는 일은 없으나, 손상을 입어서 조직의 결손이 생기면 남은 실질세포가 분열하여 조직이 재생된다. 그래서 결손 부분의 형태와 기능을 회복할 수 있다.

이에 비해서 골격근이나 심장근육, 뇌의 신경세포 등은 일반적으로 분열 증식하는 능력을 가지고 있지 않기 때문에 조직의 결손이 발생하여도 재생하지 못한다. 이 때문에 심근경색 등의 경우 한번 괴사가 발생하여 결손된 부분은 섬유화로 인한 흉터를 남기고 기능을 완전히 회복할 수는 없다.

Memo

2 육아조직과 반흔조직

염증의 원인이나 조직의 손상이 더 이상 없으면 급성기의 염증반응이 어느 정도로 가라앉게 되고, 남은 유해물질이나 괴사에 빠진 조직을 제거하는 과정 및 결손된 조직을 원래 상태로 되돌리는 과정이 우리 몸에서 일어난다. 이 과정을 수복(repair)이라 한다. 수복과정에는 탐식세포와 섬유모세포[2]가 주요 역할을 담당한다.

2) 결합조직의 중심이 되는 가장 흔한 세포이다.

림프구는 면역반응을 통해서 염증의 원인을 해결하는 작용을 한다. 호중구가 처리하지 못한 병원체나 괴사세포는 큰포식세포가 탐식한다. 또한 결손된 조직은 섬유모세포가 교원섬유를 만들어 채우거나 실질세포가 재생하여 복구된다.

육아조직 > 일련의 복구과정에서 제거된 노폐물을 운반하거나 조직의 복구에 필요한 재료를 운반하기 위해서 풍부한 모세혈관이 만들어진다. 이처럼 조직의 복구과정에서 새롭게 만들어지는 모세혈관이 풍부한 조직을 **육아조직(granulation tissue)**이라 한다. 상처가 치유될 때 생기는 새 살은 짙은 분홍색의 부드러운 조직으로 나타난다.

반흔조직 > 조직의 복구가 진행됨에 따라서 모세혈관은 점차 감소하고 교원섬유 성분이 증가한다. 그리하여 최종적으로 딱딱한 백색을 띠는 교원섬유로만 구성되는 조직으로 바뀌진다. 이를 **반흔조직(흉터, scar)**이라 한다.

3 일차유합과 이차유합

창상치유는 치유의 방법에 따라 **일차유합**과 **이차유합**으로 크게 두 가지로 나눌 수 있다(▶그림 2-7).

일차유합 > 수술 절개창과 같이 조직의 결손이 적고, 감염 등이 발생하지 않은 경우에는 조직의 복구가 신속히 진행되어 큰 반흔(흉터)을 남기지 않고 치유된다. 외과봉합 시에 보이는 이러한 치유과정을 일차유합이라 한다.

이차유합 > 일차유합로 비해서 조직의 결손이 큰 경우나 감염 등으로 인해 다량의 괴사조직이 발생하는 경우에는 금방 봉합할 수 없으며 그대로 열어둔 채 창상으로써 관찰되는 경우가 있다. 괴사조직이나 결손부위에 축적한 삼출물을 처리하기 위해서 대량의 염증세포가 동원되고 나아가서는 풍부한 모세혈관이 만들어져 육아조직이 형성된다. 육아조직은 시간의 경과와 함께 반흔조직(scar)으로 변화하여 결손부 주위의 조직이 수축함에 따라서 창상 면적이 점차 작아진다. 이에 따라 조직의 복구는 지연되며 후에 흉터를 남기는 형태로 치유된다. 이러한 복구과정을 거친 치유과정을 이차유합이라 한다.

4 창상치유에 영향을 주는 요인

창상치유의 과정은 연령이나 전신적 또는 국소적 요인 등 다양한 요인으로 인해서 영향을 받는다. 예를 들어서 개체의 영양상태가 나쁜 경우 창상치유는 늦어지고, 또 동맥에 협착 등이 있어 국소부위에 대한 혈액의 공급이 좋지 않은 경우나 국소에 감염을 동반한

Memo

경우에도 창상치유는 지연된다. 나아가 창상부위에 이물질이 혼입된 경우에는 그 이물질이 감염 원인이 될 가능성뿐만 아니라 주위의 조직을 자극하여 염증을 지속시켜 창상치유를 지연시키는 원인이 되기도 한다.

켈로이드 > 개체에 따라서는 켈로이드 체질이라고 불리는 소인이 있다. 이 경우에는 조직복구 과정에 있어서 아교질섬유가 과잉으로 축적하여 치유 후에 **켈로이드(keloid)**라고 불리는 과다한 반흔의 형태를 남긴다.

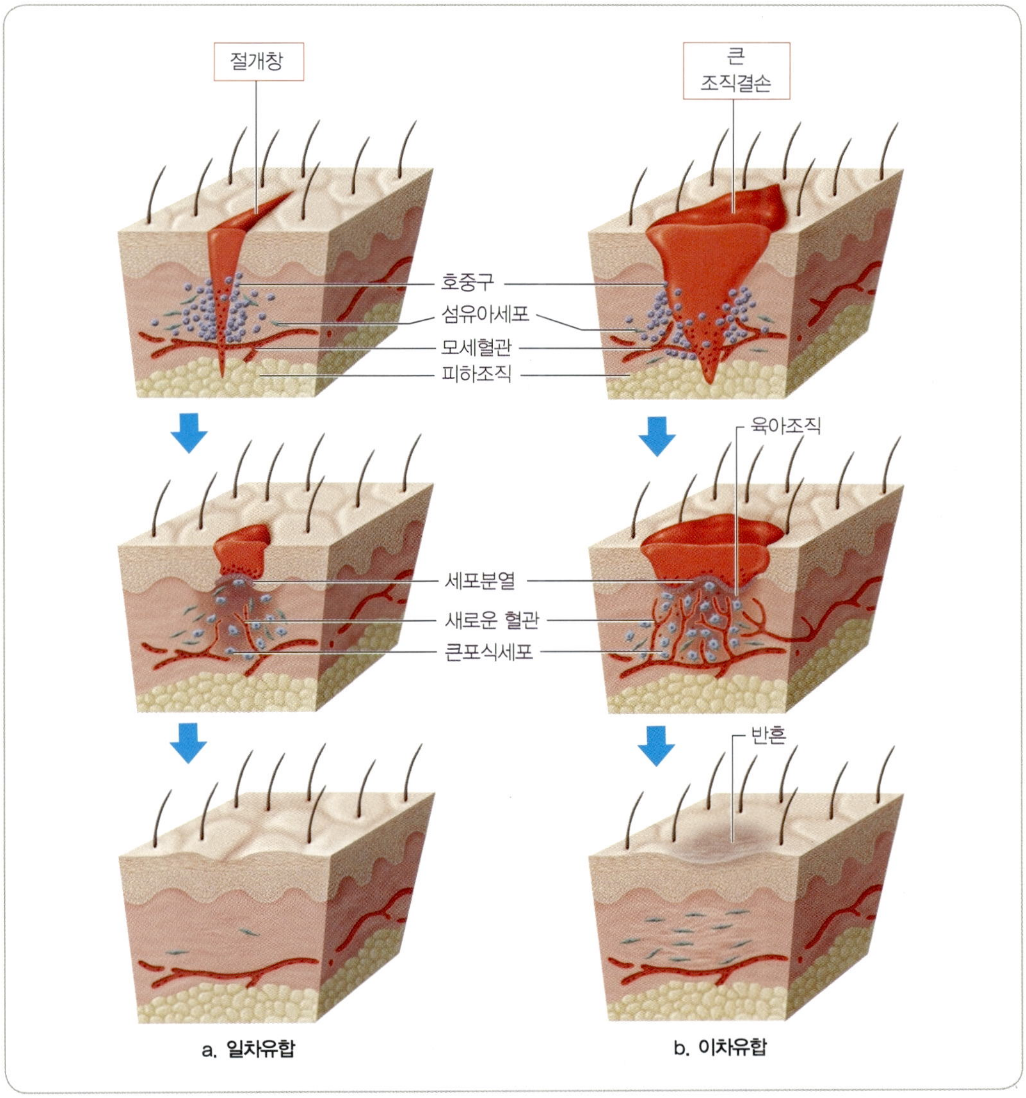

▶ 그림 2-7 창상치유

병리학

제 3 장

순환장애

Memo

현대인의 주요 사망원인으로 암, 심근경색 등의 심장질환이나 뇌경색, 뇌출혈 등의 뇌혈관질환이 있다. 심장질환, 뇌혈관장애는 이 장에서 다루는 순환장애에 의해 발생한다.

이 장에서는 부종, 충혈, 울혈, 출혈, 혈전증, 색전증, 허혈, 경색, 결순환에 의한 장애 외에 전신성 순환장애로서 쇼크, 고혈압, 파종성 혈관 내 응고증후군을 배운다.

I 순환계통의 개요

순환계통은 전신의 세포와 조직이 정상적으로 기능하기 위해서 필요한 산소와 영양을 공급하고, 노폐물을 운반하여 체액의 **항상성(homeostasis)**을 정상적으로 유지하는 작용이 있다.

순환계통을 크게 나누면 **혈액순환계**와 **림프순환계**로 분류할 수 있다. 혈액순환은 다시 온몸순환계(체순환, 대순환)와 허파순환계(폐순환, 소순환), 문맥순환계로 분류한다(▶그림 3-1).

체내 수분 > 체중의 약 60%가 수분이며 40%가 세포 내(intracellular fluid, ICF), 20%가 세포 외(extracellular fluid, ECF)에 존재한다. 20%의 세포 외 수분 중 15%가 조직 사이에 존재하고, 5%가 혈장으로 존재한다.

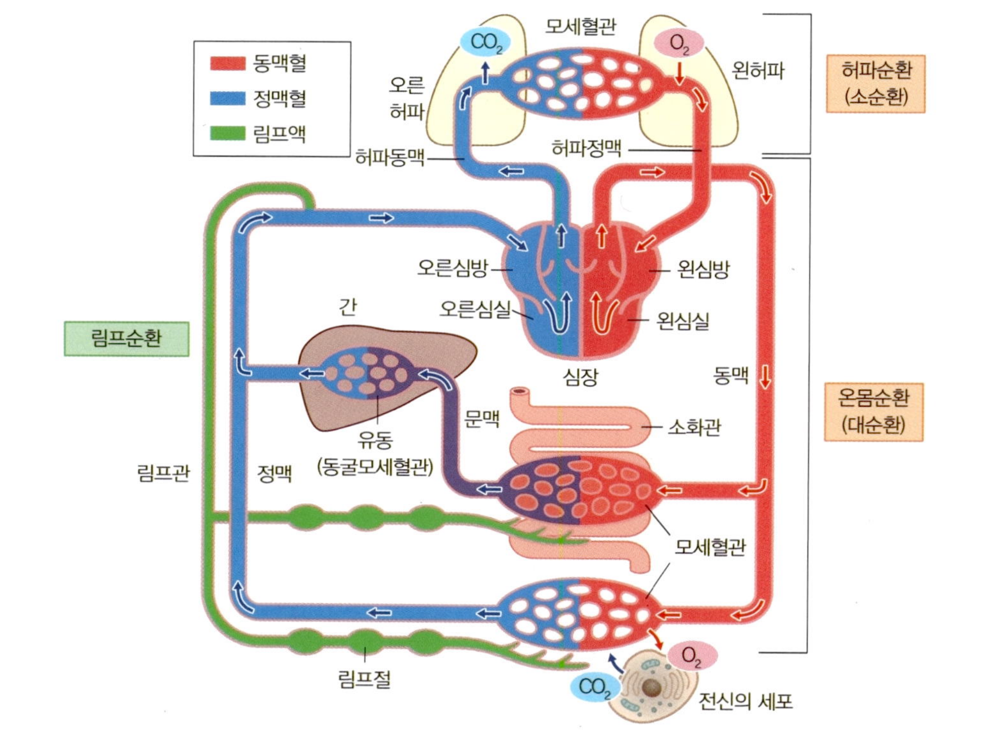

▶ **그림 3-1** 순환계통의 모식도

Memo

온몸순환계(체순환, 대순환) > 왼심실에서 나와 대동맥→전신의 세동맥→모세혈관→전신의 정맥→위·아래대정맥→오른심방에 이르는 경로를 말한다. 왼심실에서 말초모세혈관까지는 산소(O_2)가 풍부한 동맥혈이 흐른다. 모세혈관에서 각 조직에 산소와 영양을 공급하고 그 대신 이산화탄소(CO_2)와 노폐물을 흡수하여 정맥혈이 되어 대정맥을 거쳐서 오른심방으로 돌아온다.

순환혈액량은 안정 시 5 L/분 정도이지만, 혈액량의 90%는 온몸순환계 내에 존재한다.

허파순환계(폐순환, 소순환) > 오른심실에서 나와 허파동맥→허파모세혈관→허파정맥→왼심방으로 이르는 경로를 말한다. 오른심실로부터 나온 혈액은 허파의 모세혈관에서 이산화탄소를 방출하고 산소를 받아 왼심방으로 돌아온다. 즉 허파동맥 내에는 산소가 부족한 정맥혈이 흐르며, 반대로 허파정맥 내에는 산소가 풍부한 동맥혈이 흐르게 된다.

문맥순환계 > 위, 장 등의 소화관, 이자(췌장, pancreas), 지라(비장, spleen)의 모세혈관으로부터 모인 혈액은 문맥이라고 불리는 굵은 혈관에 모여 간(liver) 내로 들어간다. 간 내에 있는 동굴모세혈관(sinusoidal capillary)에서 문맥혈은 동맥혈과 섞여서 간세포와의 사이에서 영양물질과 노폐물을 주고 받으면서 간정맥을 거쳐 아래대정맥으로 흘러들어온다. 이 순환의 특징은 두 개의 모세혈관그물을 거치는 점으로(소화관의 모세혈관그물과 간의 동굴모세혈관), 소화관에서 흡수한 영양물질을 간으로 운반하는 작용을 한다.

림프순환계 > 혈액 중에 혈장의 일부가 모세혈관에서 흘러나와 **사이질액(간질액, interstitial fluid)**이 된다. 그 일부가 림프관에 들어간 후 가슴관(흉관)을 거쳐서 빗장밑정맥(쇄골하정맥)과 목정맥(경정맥)이 합류하는 정맥다리(정맥각)에서 대정맥까지 이르는 과정을 림프순환이라 한다. 림프관의 경로에는 림프절이 존재하며, 림프관 내에는 적혈구 등의 혈구 성분은 흐르지 않는다.

Ⅱ 부종

혈관에서 걸러져 나온 수분이 세포 내, 세포 틈새(세포 간격) 또는 체강 내(심장막안, 가슴안, 배안)에 과잉 저류한 상태를 **부종(edema)**이라 한다(▶그림 3-2). 몸 공간(체강)에 저류하는 체액을 각각 **심낭수(pericardial fluid)**, **가슴막삼출액(흉수, pleural effusion)**, **복수(ascites)**라 한다. 또한 전신에 고도의 부종이 나타난 경우를 **전신부종(generalized edema)**이라고 한다.

1 부종의 원인

① **모세혈관압의 증가**: 울혈성 심장기능상실이나 정맥의 압박, 혈전 등에 의해 전신성 혹은 국소성으로 혈류의 정체가 있는 경우 모세혈관압이 증가하여 부종이 발생한다. 울혈성 심장기능상실에 수반되는 전신성 부종은 심장성 부종(cardiogenic edema)이라고 불린다.

Memo

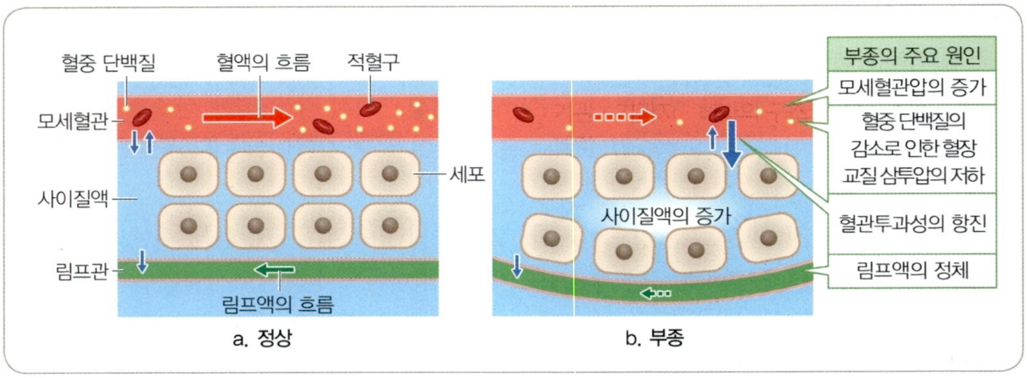

▶ **그림 3-2** 부종

② **혈장교질삼투압의 감소**: 혈장 중 단백질의 양에 따라 모세혈관의 삼투압(혈장교질삼투압)이 변화하여 모세혈관을 통한 수분의 이동에 영향을 준다.

콩팥증후군(신증후군, nephrotic syndrome)에서는 토리(사구체, glomerulus)에서 단백질(알부민 등)이 다량 손실되어 혈장교질삼투압이 감소되기 때문에 수분이 조직 안으로 이동하여 부종이 발생한다(**콩팥성 부종, renal edema**)(▶그림 14-6 참조).

간경변증 말기에서는 단백질 합성 장애에 의해 혈중 단백질 농도가 떨어지고, 교질삼투압이 감소되어 부종이 발생한다(간성 부종, hepatic edema).

암 말기에는 식사를 충분히 하지 못하고 혈중 단백질 농도가 감소되어 부종이 발생한다.

③ **혈관벽의 투과성 항진**: 염증에 의해 모세혈관의 투과성이 항진하여 혈관으로부터 수분이 쉽게 여과되어 부종이 발생한다(▶그림 4-1 참조).

④ **림프관의 폐색 또는 협착**: 암 수술로 인해 광범위한 림프절 절제를 실시한 경우 림프액이 정체되어 부종이 발생한다.

2 삼출액과 누출액

몸 공간(체강)에 저류하고 있는 액체의 성분은 저류의 원인에 따라서 다르다.

삼출액 > 염증(▶그림 4-1 참조)으로 인해서 혈관벽의 투과성이 증가하여 혈관에서 흘러나오는 액체이다. 액체의 비중은 1.020 이상이며, 리발타 반응(액체의 단백질 함유량이 많으면 양성이 된다)시 양성이 된다.

누출액 > 염증 이외의 원인(심장기능상실, 간경변, 콩팥증후군 등)으로 인해서 혈관에서 흘러나오는 액체이다. 액체의 비중은 1.012 이하이며, 리발타 반응은 음성이 된다.

Memo

Ⅲ 충혈과 울혈

1 충혈

충혈(hyperemia)이란 국소적으로 확장한 동맥 내에 혈액량이 증가한 상태를 말한다. 국소는 선명한 붉은색을 나타내며 온도 상승과 박동이 나타나고 부어오른다. 충혈은 염증에 의한 것을 제외하고 일시적인 것이 많으며 병적인 의의는 없다.

충혈의 원인 > ① 근육운동 등 조직의 생리적 기능항진, ② 자율신경반응에 의한 동맥의 확장, ③ 염증에 수반되는 것, ④ 온열 · 자외선에 의한 것 등이 원인이다. 예를 들어, 피부에 염증이 발생했을 때 그 부분이 붉어지고 뜨거워지는 것은 충혈로 인한 것이다. 화가 나거나 부끄러울 때 얼굴이 빨개지는 것도 충혈의 결과이다.

2 울혈

심장 방향으로 흐르는 정맥혈의 흐름에 장애가 생겨 정맥 모세혈관이 확장하여 정맥혈이 증가한 상태를 **울혈**(congestion)이라 한다. 국소성 또는 전신성으로 나타나며 충혈과는 다르게 장시간 계속된다.

1. 울혈의 종류

국소성 울혈 > 정맥혈전이나 종양의 침윤으로 인한 혈관 내강의 폐쇄, 임신 자궁 등으로 인한 정맥의 압박 등으로 발생한다. 또한 붕대로 정맥을 강하게 압박하면 그 압박부에서 말초 정맥에 울혈이 발생한다.

전신성 울혈 > 혈류에 펌프의 작용을 하고 있는 심장기능 장애가 발생하면(심장기능상실) 급성 전신성 울혈이 발생한다. 허파에서 나타나는 울혈은 특히 그 증상이 두드러진다.

2. 울혈에 의한 변화

청색증 > 울혈 초기는 국소에 모세혈관의 확장과 정맥혈의 저류로 인해 피부가 적자색을 나타낸다. 이 상태를 청색증(cyanosis)이라 한다. 주로 피부와 입술, 손톱, 발톱 등에 나타난다. 청자색은 혈액 중 데옥시헤모글로빈(탈산소화 혈색소)이 증가하기 때문이다.

울혈의 경과 > 울혈이 계속되면 정맥 모세혈관압이 증가하여 액체성분이 조직의 사이질로 흘러나오기 쉬워져 부종(edema)이 발생된다. 변화가 극심한 경우에는 적혈구도 혈관에서 흘러나오게 되어 조직에 혈철소색소(hemosiderin)가 축적된다. 울혈이 지속되면 주위조직세포는 산소와 영양의 결핍으로 변성하거나 위축하게 된다. 또한 확장된 혈관 주위에 결국 결합조직이 증식하여 장기는 더욱 딱딱해지게 된다. 이를 경화라고 한다.

Memo

● 허파울혈

허파에 울혈이 장기적으로 지속되면 허파꽈리 공간(폐포 강)에 수분과 적혈구가 흘러나온다. 흘러나온 적혈구는 파괴되어 혈철소색소가 되어 큰포식세포가 이를 탐식하게 된다. 허파울혈(폐울혈) 환자에게서 나타나는 혈철소세포를 탐식한 큰포식세포를 심장기능상실세포라 한다(▶그림 3-3).

● 간울혈

장기간에 걸쳐 전신 울혈이 지속된 경우, 간 단면을 맨눈으로 관찰하면 간소엽의 중심부에 울혈로 인한 암적색과 주변에 간세포의 지방화로 인한 황색이 서로 섞인 특징적인 패턴이 나타난다(▶그림 3-4). 간소엽 중심부는 소엽에서 혈액의 출구에 해당하며, 심장

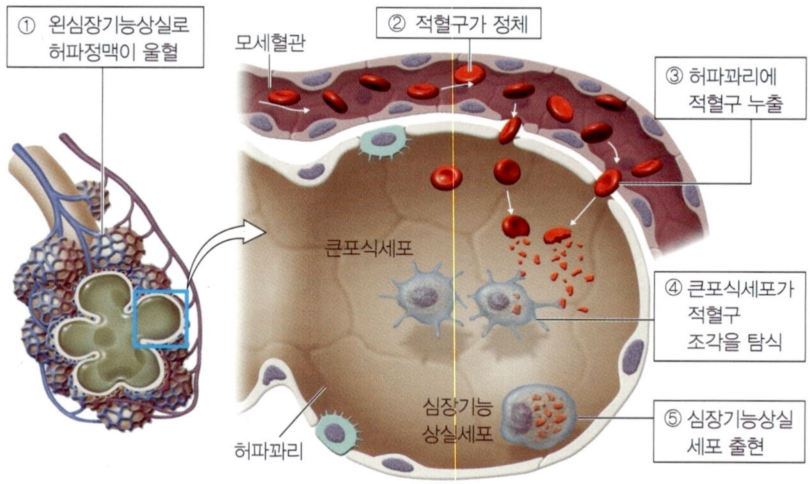

▶ **그림 3-3** 허파울혈

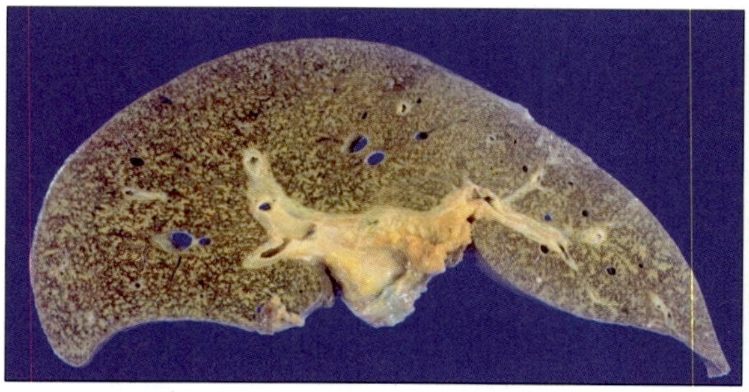

진행위암 환자에서 나타나는 간울혈 만성 심장기능상실(심부전)을 동반하고 있다. 검은 점 상태로 보이는 부분이 울혈 부분이다. 노랗게 보이는 부분은 지방화를 동반한 간소엽을 나타낸다.

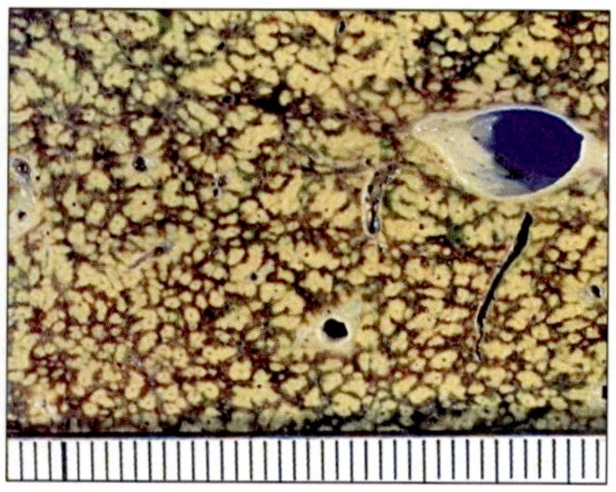

그림을 확대한 것이다. 검게 보이는 부분이 울혈된 부분이다. 조직 표본에서 보면 울혈 부분은 간정맥의 주변부임을 알 수 있다.

▶ **그림 3-4** 간울혈

Memo

의 펌프능력이 감소하면 이 부분에서 울혈이 발생하기 쉽다.

Ⅳ 출혈

1 출혈

혈액의 모든 성분이 혈관 내막으로부터 혈관 밖으로 유출하는 것을 **출혈**(hemorrhage)이라 한다. 출혈은 발생 체계에서 파열성 출혈과 누출성 출혈로 나눈다.

1. 파열성 출혈

혈관벽이 손상되어 생기는 출혈을 말한다. 외상 등으로 인한 혈관벽의 손상 또는 동·정맥의 병변으로 인해서 혈관벽이 약하게 되어 손상을 입어 출혈을 일으킨다. 동맥자루(동맥류)의 파열, 고혈압으로 인한 뇌출혈 등이 좋은 예이다(▶그림 3-5).

2. 누출성 출혈

혈관벽은 손상되지 않고 혈관 내피의 빈틈에서 혈액이 새어 나오는 것을 말한다. 혈관벽 및 혈관주위 조직의 이상 또는 혈액응고 이상으로 인한 경우가 있다. 혈액응고의 이상에는 혈소판의 감소(약물 · 감염증 · 종양 등으로 인한 골수기능의 장애), 혈액응고인자의 생성 장애(응고인자를 생산하는 간의 기능장애와 몇 개의 혈액응고인자의 생산에 필수적인 비타민 K의 결핍), 응고인자의 유전적인 결손(혈우병) 등이 있다.

출혈성 소인 > 작은 외상으로 인해서도 출혈되며, 출혈이 간단히 멈추지 않는 상태를 출혈성 소인이 있다고 한다. 누출성 출혈의 형태를 가지고 있으며 원인으로는 혈우병, 자반증, 백혈병 등이 있다.

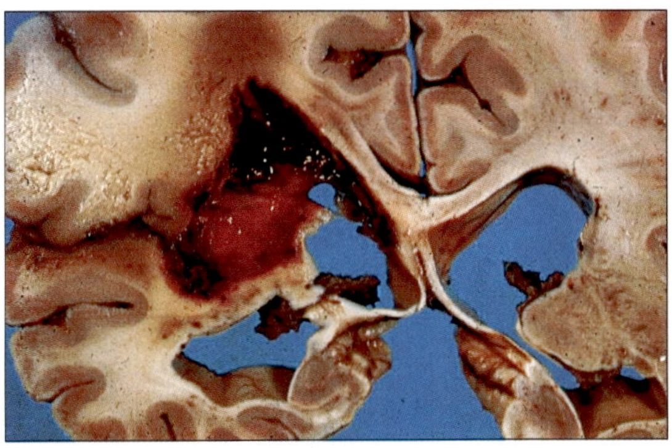

대뇌의 분해 사진. 오른쪽 시상에 대출혈이 발생하였다. 출혈은 뇌실 내에서 파열되었다. 뇌출혈은 고혈압에 따른 혈관벽의 변성이 밀접하게 관련되어 있다.

▶ 그림 3-5 뇌출혈

Memo

3. 출혈의 종류와 영향

출혈의 종류 > 신체 외부에서 출혈을 일으킨 것을 **외출혈**이라고 하며, 신체 내부에서의 출혈을 **내출혈**이라 한다. 조직 내에서 출혈되어 덩어리 상태로 굳은 것을 **혈종**(hematoma)이라 한다. 피부나 점막에 발생한 출혈을 **자반**(purpura)이라고 한다. 자반은 크기에 따라서 부르는 방법이 다르며, 점 형태인 경우를 **점상출혈**(petechiae), 얼룩진 무늬 형태인 경우를 **반상출혈**(ecchymosis)이라 한다.

출혈부위로 분류해 보면, 위 등 상부 소화관에서 출혈한 혈액을 입으로 토하는 경우를 **토혈**(hematemesis), 혈액이 변에 섞여서 항문으로 나오는 경우를 **혈변**(hematochezia or melena), 허파나 기관지의 출혈로 인한 출혈을 기침과 함께 입으로 뱉는 경우를 **객혈**(hemoptysis)이라 한다. 그리고 오줌에 혈액이 섞여 나오는 경우를 **혈뇨**(hematuria)라 한다.

출혈의 영향 > 다량의 출혈이 발생하면 죽음에 이른다. 일반적으로 전체 혈액량의 약 3분의 1이 소실되면 사망한다. 출혈양이 급속하게 많은 경우에는 저혈압이 발생하여 쇼크 상태에 빠져 사망하는 경우가 있다(저혈량 쇼크, hypovolemic shock). 머리뼈(두개골) 내에서는 소량의 출혈이 발생하여도 뇌조직을 압박하기 때문에 심각한 상태가 될 수 있다(▶그림 3-5).

2 지혈

지혈의 기전 > 지혈(hemostasis)은 혈관과 혈액의 양쪽에서 실시된다. 혈관이 손상을 입으면 그 부분의 혈관이 수축하여 손상부위를 줄이려고 한다. 한편, 손상부위에는 혈액 속에서 혈소판이 부착하여 혈소판 덩어리를 형성한다(일차지혈). 나아가 혈액의 응고 기전이 작용하여 섬유소(피브린, fibrin)가 형성됨으로써 혈전 덩어리를 만들어 완벽한 지혈을 하려고 한다(이차지혈)(▶그림 3-6).

V 혈전증

정상적일 경우는 생체의 심장이나 혈관 내에 있는 혈액은 응고가 발생하지 않는다. 그러나 어떠한 원인으로 혈액 덩어리가 형성되면 이를 **혈전**(thrombus)이라고 하며, 심장이나 혈관 내에서 혈전이 형성되는 병적 현상을 **혈전증**(thrombosis)이라고 한다(▶그림 3-7).

Memo

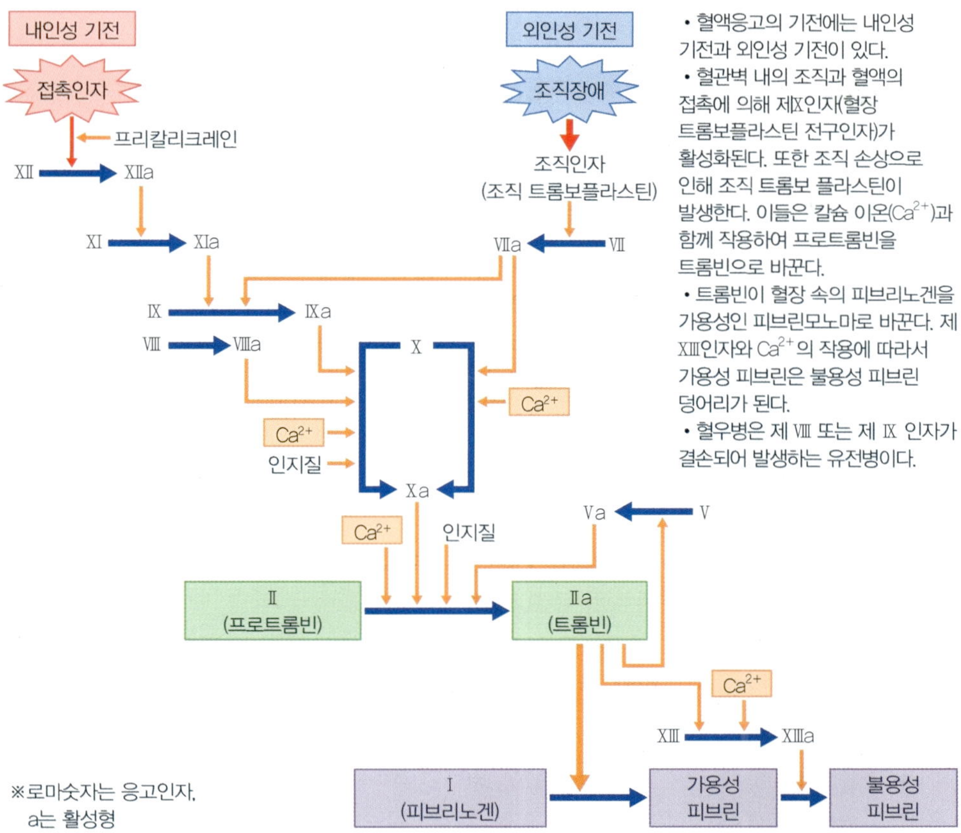

- 혈액응고의 기전에는 내인성 기전과 외인성 기전이 있다.
- 혈관벽 내의 조직과 혈액의 접촉에 의해 제IX인자(혈장 트롬보플라스틴 전구인자)가 활성화된다. 또한 조직 손상으로 인해 조직 트롬보 플라스틴이 발생한다. 이들은 칼슘 이온(Ca^{2+})과 함께 작용하여 프로트롬빈을 트롬빈으로 바꾼다.
- 트롬빈이 혈장 속의 피브리노겐을 가용성인 피브린모노마로 바꾼다. 제XIII인자와 Ca^{2+}의 작용에 따라서 가용성 피브린은 불용성 피브린 덩어리가 된다.
- 혈우병은 제 VIII 또는 제 IX 인자가 결손되어 발생하는 유전병이다.

▶ **그림 3-6** 혈액응고기전

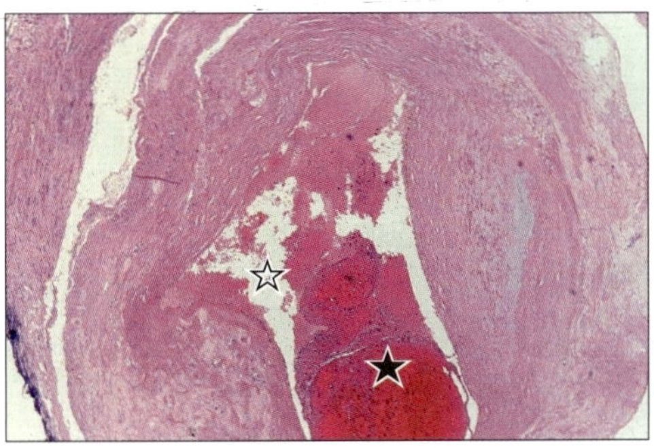

a. 동맥혈전증

다리의 동맥에 발생한 동맥혈전증. 동맥경화증 때문에 내막은 현저하게 비후되어 있고, 속공간에 적색혈전(★)이 형성되어 있다. 내강(☆)은 그 때문에 폐색해 있다.

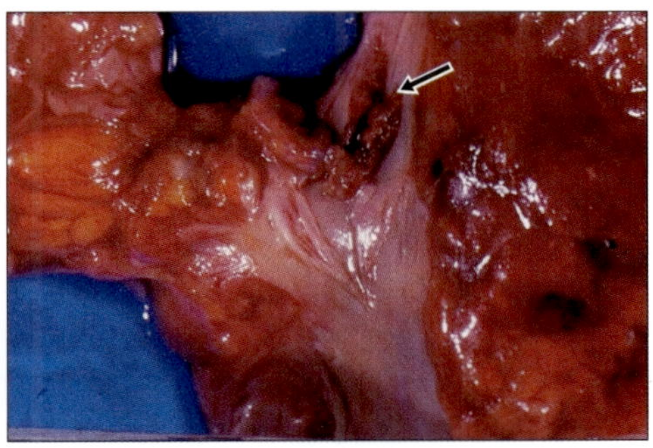

b. 정맥혈전증

위대정맥에 발생한 혈전증. 이 환자는 정맥 내에 카테터를 유치하고 있기 때문에 그 곳에 혈전(⬅화살표)이 발생했다. 혈전부분에 어떠한 자극을 받아서 벗겨지면 허파색전증 등의 혈전색전증을 일으킨다.

▶ **그림 3-7** 혈전증

Memo

1 혈전의 종류

혈전은 그 성분에 따라 백색혈전 · 적색혈전 · 혼합혈전 · 섬유소(피브린)혈전으로 분류한다.

① **백색혈전**: 혈소판과 섬유소로 구성되어 있으며 적혈구는 적다.

② **적색혈전**: 대부분 적혈구로 구성되어 있다.

③ **혼합혈전**: 백색혈전과 적색혈전이 혼합하여 발생하는 것이다.

④ **섬유소혈전**: **파종성 혈관내 응고증후군**(DIC, ▶그림 3-15)일 경우에 나타난다.

혈전이 심장의 내면에 부착되어 생기는 경우를 **벽재성 혈전**(mural thrombus), 혈관의 내강을 폐쇄시키는 혈전을 **폐색성 혈전**(obstructive thrombus), 심장의 판막에 혈전이 부착되는 경우를 **사마귀성 혈전**(verrucous thrombus)이라고 한다.

2 혈전증의 원인

혈전증의 원인으로 다음 세 가지가 중요하다.

① **혈관벽의 변화**: 동맥경화, 외상 등으로 인해서 혈관의 내면을 덮는 혈관내피세포가 손상되어 혈소판이 손상 부위에 부착되어 응집한다. 응집한 혈소판에서 혈액응고인자가 방출되어 혈액응고가 발생하고 나아가 적혈구나 피브린 등이 부착되어 혈전이 형성된다(▶그림 3-8).

② **혈류의 변화**: 동맥류 · 정맥류 등에 의해 혈류가 느려지거나 정체되거나 어지러움 · 소용돌이(와류, 난류)가 발생한 경우에 혈전은 형성되기 쉽다. 소용돌이의 경우 혈관내피세포가 손상을 입기 쉬워진다.

③ **혈액성상의 변화**: 혈소판 증가, 혈액의 점도성 증가 또는 혈액응고촉진인자가 혈액 중으로 방출됨에 따라서 혈전이 생기기 쉽다. 수술 후나 출산 후, 암이나 쇼크 등의 경

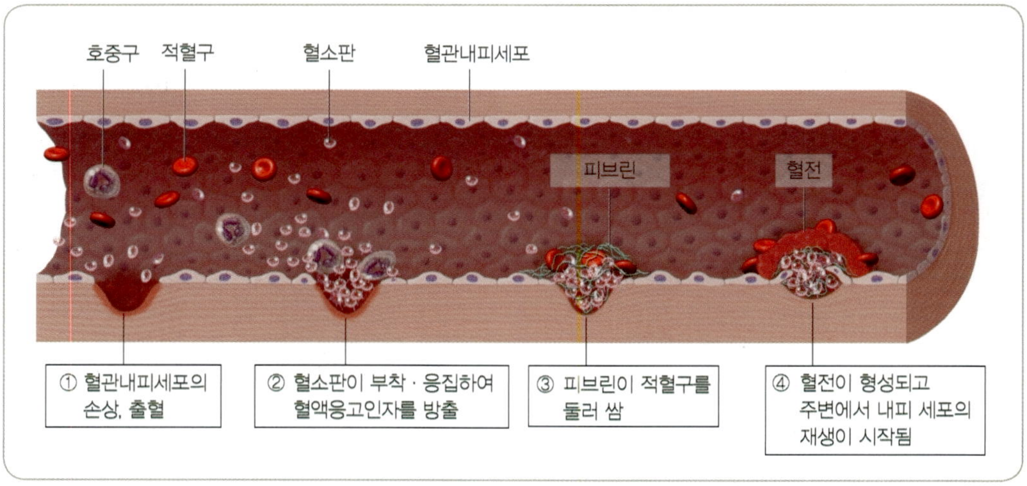

▶ **그림 3-8** 혈전의 형성과정

Memo

우에 나타난다.

호발부위 > 혈전이 형성하기 쉬운 부위로는 심장동맥 · 심장판막 · 뇌동맥 · 다리정맥(하지정맥) 등이 있다.

3 혈전증의 결과

선명한 혈전은 섬유소 융해효소, 단백분해효소 등으로 인해서 녹기 쉽다. 혈전이 커지면 혈관 내강을 폐쇄시켜 허혈(ischemia)이나 경색(infarction)이 발생한다.

혈전의 기질화 > 혈전이 오래 되면 혈관벽에서 혈관 안쪽으로 향해서 섬유모세포, 평활근세포가 침입하여 혈전의 흡수가 발생하고 모세혈관이나 섬유조직이 형성되게 된다. 이를 혈전의 **기질화(organization)**라 한다.

혈전의 재소통 > 혈전으로 인해서 완전히 폐색된 혈관이라도 새롭게 생긴 모세혈관을 거쳐서 다시 혈액이 흐르게 되는 경우가 있다. 이를 **혈전의 재소통**이라 한다.

혈전이 어떠한 원인으로 떨어져나가면 혈류를 따라 순환하다가 말초혈관을 폐색시키는 경우가 있다(다음 항 혈전색전증 참조).

Ⅵ 색전증

심장, 혈관 내에서 형성된 혈전 그리고 혈관 외부에서 안으로 들어온 유리체 부유물이 혈류에 운반되어 말초의 혈관을 폐색한 상태를 **색전증(embolism)**이라 한다. 혈관을 폐색한 물질을 **색전(embolus)**이라 한다.

1 혈전색전증

심장, 혈관 내에 형성된 혈전이 벗겨져 혈류에 운반되고 하류의 장기로 가는 혈관을 막아서 허혈, 기능장애를 일으키는 경우가 있다. 이것을 **혈전색전증(thromboembolism)**이라 한다.

동맥혈전색전증 > 심장이나 큰 동맥에 발생한 혈전이 말초의 가는 혈관을 막히게 하면 동맥혈전색전증이라 한다. 뇌, 콩팥(신장), 소화관, 지라(비장) 등에 발생한다.

정맥혈전색전증 > 정맥혈전색전증은 다리 등 정맥에 발생한 혈전으로 발생한다. 혈전은 오른심실을 통해서 허파로 운반되어 **허파혈전색전증(pulmonary thromboembolism, PTE)**을 일으킨다. 허파혈전색전증은 가스교환을 방해하여 갑자기 사망하는 경우가 많으며, 제왕절개나 큰 수술을 받은 후의 환자에서 문제가 된다.

Memo

② 허파혈전색전증/심부정맥혈전증

장시간 다리를 움직이지 않고 같은 자세를 취함으로써 다리정맥에 울혈이 계속되어 혈전이 발생하고, 갑자기 자세를 바꾸거나 일어서는 것을 계기로 혈전이 벗겨져 허파동맥에 색전증을 일으켜 호흡장애가 생길 수 있다(▶그림 3-9). 정식 병명으로는 **허파혈전색전증/심부정맥혈전증(pulmonary thromboembolism/deep vein thrombosis)**이지만 항공기의 이코노미클래스처럼 좌석이 좁아 다리를 자유롭게 움직일 수 없는 상태에서 장시간 앉아 있는 경우에 종종 발병하므로 이코노미클래스 증후군이라고도 한다.

③ 공기색전증

수술 또는 외부에 상처를 입은 경우에 대정맥에 손상을 입으면 공기가 정맥 내로 흡인되어 **공기색전증(air embolism)**을 일으킨다. 또한 긴급수혈 시 등에 가압정맥주사는 주입액이 없어진 것을 모르고 계속 공기를 주입하여 색전증을 일으키는 경우가 있으므로 주의가 필요하다.

잠수병 > 잠수사 등에게 나타나는 잠수병은 깊은 물 속에서 갑자기 수면으로 올라올 때 발생한다. 깊은 물 속에서는 고압의 공기를 마시고 있는데, 갑자기 일반적인 기압의 지상으로 돌아오면 혈액에 녹아 있던 공기(주로 질소)가 기포화되어 색전증을 일으킨다.

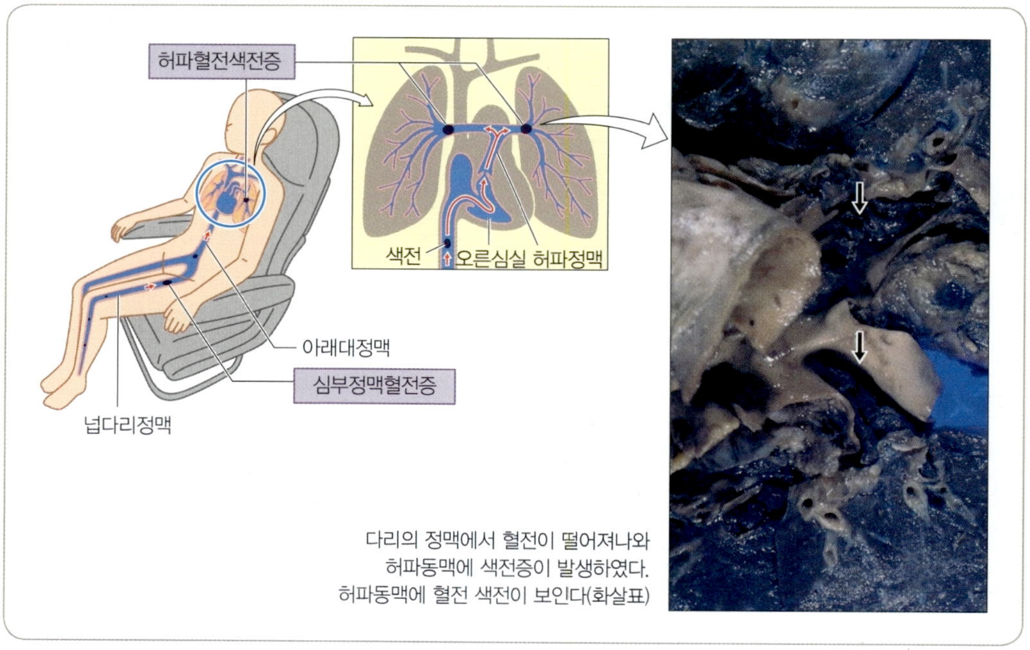

▶ **그림 3-9** 허파혈전색전증/심부정맥혈전증(정맥혈전색전증)

Memo

4 양수색전증

양수색전증은 임신 시 모체에서 발생하는 것이다. 양수가 혈액 속에 혼입되어 급성 호흡장애나 혈액응고이상을 일으켜 종종 사망에 이르게 한다.

Ⅶ 허혈과 경색

1 허혈

장기 또는 조직으로 유입하는 동맥성 혈액의 양이 감소한 상태를 **허혈(ischemia)**이라 한다. 허혈은 동맥경화, 혈전, 색전 등으로 인해서 동맥의 속공간이 폐색된 경우와 종양 등으로 인한 혈관벽에 외부로부터의 압력, 혈관연축(자극으로 인해서 혈관벽에 평활근이 비정상적으로 수축하는 것)으로 인하여 혈관의 속공간이 좁아진 경우에 발생한다.

1. 곁순환(측부순환)

동맥 또는 정맥의 흐름이 일부 장애가 생길 경우 그 흐름이 장애가 생긴 부위를 우회하여 전후의 혈관을 연결하는 연결가지(문합지)가 있다면 장애를 입은 혈액의 흐름을 보완할 수 있다(▶그림 3-10-a). 이것을 **곁순환(측부순환, collateral circulation)**이라 한다. 일반적으로 동맥에는 연결가지가 적고 정맥이 많다. 그 때문에 정맥에는 간단히 곁순환이 생성되며 일부가 막혀도 큰 장애를 일으키지 않는다.

2. 허혈에 의한 변화

장기 · 조직에 산소 공급량이 부족하게 되고 노폐물의 축적으로 인해 기능장애가 발생한다. 일반적으로 세포의 용적은 작아지고 허혈의 정도가 심해지면 세포와 조직은 괴사에 이르게 된다. 이러한 정도는 허혈이 갑자기 발생하였는지 또는 천천히 발생하였는지 그리고 혈류 부족의 정도와 조직의 저산소에 대한 감수성, 곁순환로(혈행의 연결가지)의 유무 등에 따라서 차이가 있다. 허혈이 완만히 발생하여 혈류 부족의 정도가 경미한 경우는 장기의 변성 · 위축이 발생한다. 혈류 부족의 정도가 강하고 장기간 지속될 경우 장기의 괴사가 일어난다.

심장근육세포나 콩팥의 요세관 상피, 뇌의 신경세포는 산소 결핍에 대한 감수성이 높아 괴사에 빠지기 쉽다. 그러나 문합이 많은 혈관이나 곁순환을 가진 장기는 허혈에 빠지기 어렵다.

Memo

2 경색

문합가지나 곁순환이 없는 소동맥이 혈전증(thrombosis)이나 색전증(embolism) 등으로 막히게 되면 그 혈관으로 인해서 산소나 영양의 공급을 받았던 말초의 조직은 괴사하게 된다. 이를 **경색(infarction)**이라 한다(▶그림 3-10-a).

그 밖에 동맥 폐색의 원인으로는 기능적 수축(연축), 종양 등에 의한 외부로부터의 압박, 조직의 비틀림, 혈관 자체의 염증(혈관염) 등이 있다.

경색은 빈혈성 경색과 출혈성 경색으로 나뉜다.

빈혈성 경색 > **빈혈성 경색**은 **허혈성 경색, 백색 경색**이라고도 하며, 맨눈으로 볼 때 흰색으로 보이는 경색소로 콩팥, 지라, 심장 등에 발생한다(▶그림 3-10-b). 경색소는 혈관 분포의 관계에서 쐐기 형태를 나타내며 쐐기의 끝부분이 폐색을 일으키는 혈액의 부위로 향

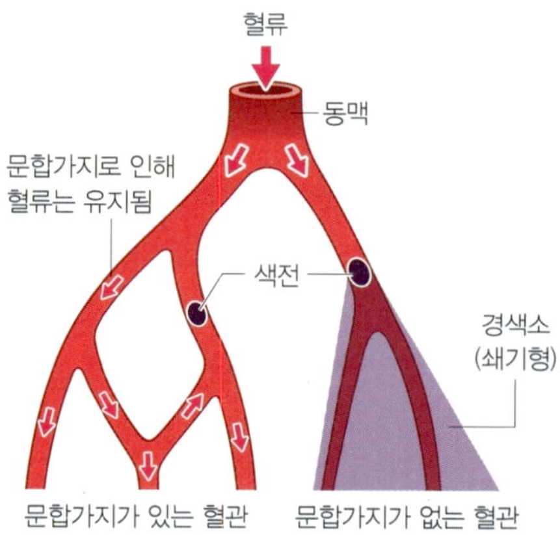

a. 문합가지와 혈류

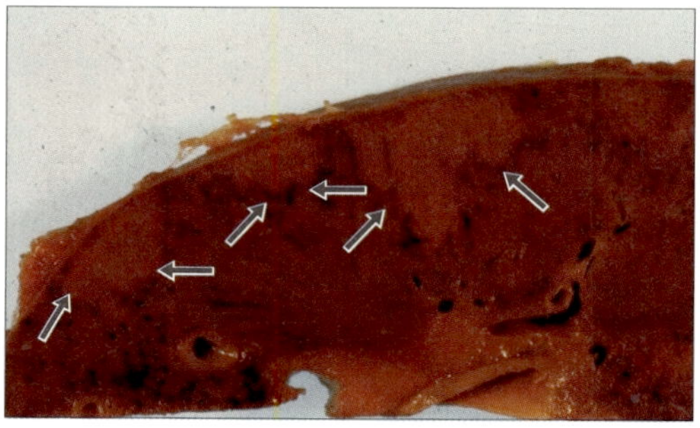

b. 콩팥경색

심장에 형성된 혈전이 전신으로 퍼져 콩팥으로 다발성 경색을 일으켰다. 피막밑에 백색 쐐기형태의 경색소를 형성하였다. 쐐기의 끝부분인 혈관 안에는 혈전이 막혀 있다.

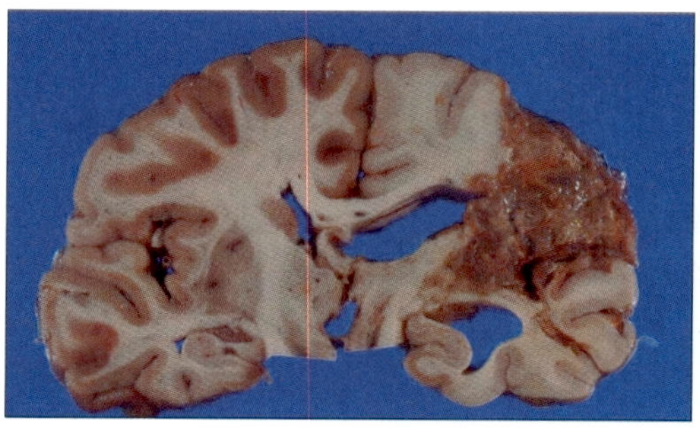

c. 뇌경색

왼이마엽에서 관자엽에 걸쳐 경색소가 나타났다. 뇌에 영양을 공급하는 동맥에 동맥경화증 혈전이 발생하여 그 지배영역인 뇌조직이 괴사하기에 이르렀다. 뇌 안에서의 경색소는 시간의 경과와 함께 액상으로 부드럽게 변하며 뇌연화라고도 한다.

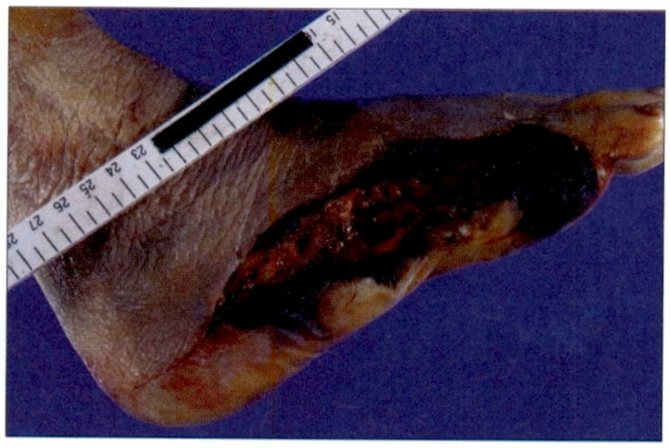

d. 당뇨병성 괴저

다리에 영양을 주는 동맥이 동맥경화증, 혈전증으로 폐색되어 발의 끝부분이 괴저되었다. 환자는 다리절단 수술을 받았다.

▶ **그림 3-10** 경색

Memo

해 있다. 괴사부위의 주변에는 충혈이 나타난다.

출혈성 경색 > **출혈성 경색**은 **적색경색**이라고도 하며, 맨눈으로 볼 때 적색으로 보이는 경색소로 허파, 소화관, 간 등에 나타난다. 혈류가 이중으로 지배를 받는 경우 또는 경색 장기에 울혈을 동반한 경우에는 경색부위에 출혈이 나타난다. 예를 들어, 허파는 허파동맥과 기관지동맥 양쪽에서 혈액을 받고 있다. 허파동맥에 혈전 등이 발생하여 경색이 나타나면 이차적으로 기관지동맥이 파열하여 주변에 출혈을 일으킨다.

경색의 경과과정 > 경색부위는 초기에 주변으로부터 부풀어 올라서 창백한 색으로 보인다. 주변에 육아조직(granulation tissue)이 발달하고 괴사소는 점차 반흔조직(흉터, scar)으로 바뀐다. 뇌일 경우에는 경색으로 인한 괴사소가 연화 · 융화되어(액화괴사, ▶ 그림 2-4-a 참조) 낭종이 된다(▶그림 3-10-c). 이것을 **뇌연화**라고 한다.

심장과 뇌에 있어서 광범위 경색은 종종 치명적이다. 또한 허파에 있어서는 분명한 괴사가 발생하기 전에 가스교환 등의 기능장애가 발생하여 치명적으로 발전하는 경우가 있다. 한편 콩팥, 지라(비장) 등의 경색은 치명적으로 되는 경우가 적다.

피부에 있어서의 허혈성 괴사는 괴저(gangrene)라고 하며, 당뇨병으로 합병되기 쉽다(▶그림 3-10-d). 감염을 일으키기 쉽고 절단에 의한 치료가 필요하다.

Ⅷ 곁순환에 의한 장애

본래 곁순환(측부순환)은 혈류의 장애를 발생시키고 있는 전후를 접촉하여 말초조직의 허혈 · 경색을 피할 수 있는 구조이나, 경우에 따라 곁순환 그 자체에 의해 장애가 발생할 수 있다.

문맥고혈압 > 간경변으로 인해서 문맥에서 간을 거쳐 아래대정맥(하대정맥)으로 가는 혈액의 흐름에 장애가 생기면 문맥의 혈압이 높아진다. 이 상태를 **문맥고혈압(문맥압항진증, portal hypertension)**이라 한다. 문맥고혈압에서의 정맥혈은 곁순환로를 흐르게 된다(▶그림 3-11-a).

① **식도정맥류**: 위의 분문부에서 식도점막 아래에 정맥 · 기정맥을 거쳐 위대정맥(상대정맥)으로 흐르는 곁순환 경로가 있어 혈액이 이곳을 많이 흐르게 되면 식도점막 아래에 있는 식도정맥은 확장되고 점막은 부풀어 오른다. 이것을 **식도정맥류(esophageal varix)**라고 한다(▶그림 3-11-b). 식도정맥류의 파열은 대형 출혈을 초래하여 간경변증 환자에게는 종종 사망의 원인이 되기도 한다.

② **메두사의 머리**: 출생 시에 기능하고 있었던 배꼽동맥(제동맥)이 생후 불필요하게 되어 관의 공간은 폐쇄된 상태가 된다. 그러나 문맥압이 높아지면 혈액은 배꼽주위 피부밑의 정맥, 복벽정맥을 거쳐 위대정맥 또는 아래대정맥으로 흐른다. 이러한 곁순환이 발달하게 되면 배꼽 주위에 늘어난 정맥이 부채꼴로 보인다. 이 소견이 그리스 신화에 나오는 메두사 머리의 뱀과 닮았다는 점에서 **메두사의 머리(caput madusae)**라고 불린다(▶그림 3-11-c).

Memo

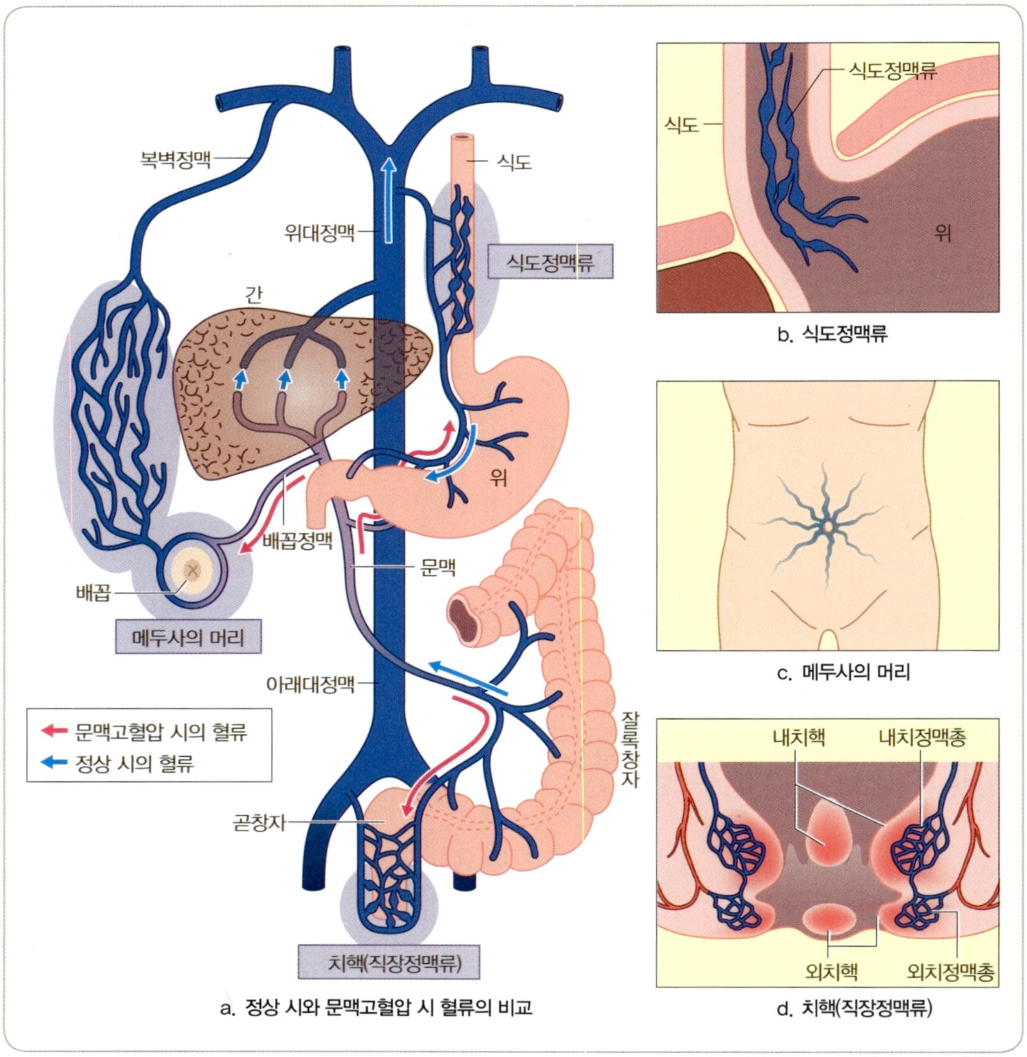

▶ **그림 3-11** 문맥고혈압 시의 곁순환

③ **치핵**: 곧창자, 항문 주변의 정맥을 지나 아래대정맥으로 흐르는 곁순환이 발달하면 치질정맥얼기(치정맥총)가 혹 상태로 확장되어 늘어나게 되는데, 이렇듯 곧창자, 항문 주변에 발달한 정맥류를 **치핵(직장정맥류, rectal varix)**이라 한다(▶그림 3-11-d).

Ⅸ 쇼크

광범위하게 장기, 조직으로의 혈류가 현저하게 감소하여 저산소 · 저혈압이 되어 전신의 장기와 조직에 장애가 발생한 상태를 쇼크(shock)라고 한다. 쇼크는 조직의 대사에 필요한 혈액이나 산소를 공급할 수 없는 혈액순환 불량 상태이며, 혈압이 급속도로 떨어지고, 종종 죽음에 이른다.

Memo

1 쇼크의 분류

쇼크는 그 원인에 따라 다음과 같이 분류된다(▶그림 3-12).

① **출혈성(저혈량) 쇼크**: 급격한 대출혈인 경우에 발생한다. 동맥자루의 파열, 교통사고에 따른 내장파열 등이 있다. 심한 설사나 화상 등에 의한 체액 상실에 의해서도 일어난다.

② **심장성 쇼크**: 심근경색 등으로 심장에 펌프작용이 손상되어 혈액 박출량이 급속히 감소한 경우에 발생한다.

③ **내독소 쇼크**: 세균 감염으로 인한 패혈증일 경우 세균에서 엔도톡신(내독소)이 혈액 안으로 방출되면 히스타민 등의 염증 매개체나 사이토카인이 분비되어 모세혈관이 확장되고, 따라서 혈관저항이 감소하고 혈압이 저하된다.

④ **아나필락시스 쇼크**: 약물이나 혈관조영제 등에 의한 I형 알레르기 반응(▶그림 4-4 참조)에 의해 발생한다. 전신의 혈관 확장, 투과성 항진을 과잉으로 촉진하여 혈압 저하를 초래한다.

2 쇼크의 증상과 병태

증상 > 식은땀, 피부 창백, 핍뇨, 의식혼탁 등의 증상이 보인다.

병태 > 쇼크 시에는 심장박동은 증가하고 말초혈관은 수축하여 혈압을 유지하는 듯한

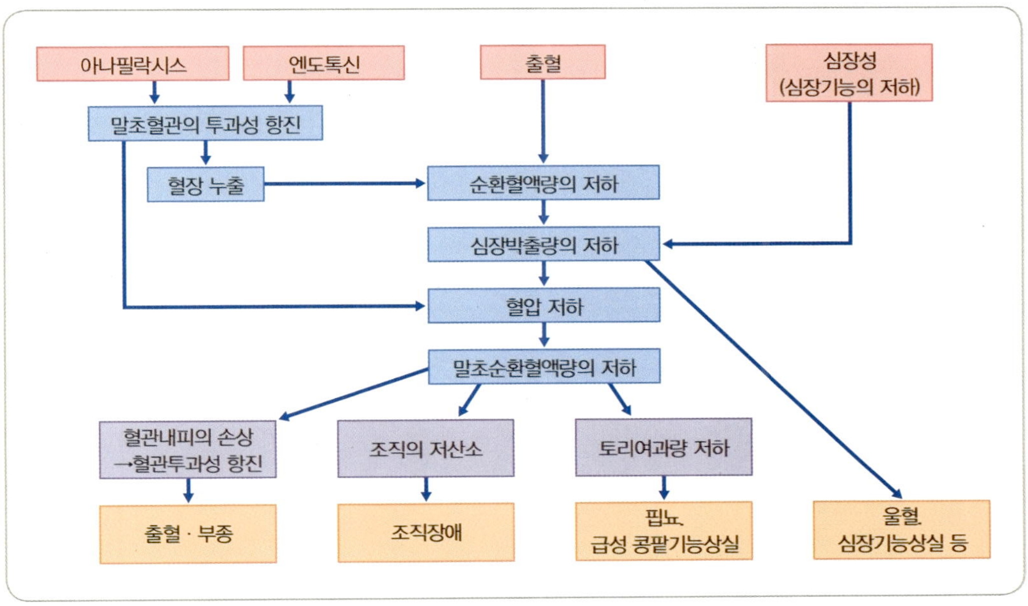

▶ 그림 3-12 쇼크의 병태

Memo

반응을 보인다. 레닌-안지오텐신-알도스테론계(▶그림 3-13)에 의해 혈관 내의 수분량을 유지하도록 작용한다. 부신속질에서는 카테콜아민의 분비 증가가 일어나 말초혈관의 수축에 의해 혈압을 유지하도록 작용하는데, 그 결과 조직으로의 혈액순환량은 더욱 저하되어 장애가 진행되는 경우도 있다. 혈관에서는 내피세포에 장애가 발생하고 혈관투과성이 항진하여 이에 따라 더욱 순환혈액량이 감소하게 된다. 그로인해 다양한 조직에 울혈, 출혈, 부종 등이 발생하며 세포 내에서 괴사가 일어난다.

X 고혈압

체순환에 있어서 동맥혈압이 높은 상태를 **고혈압(hypertension)**이라고 한다. 대한 고혈압학회에서는 성인에서 수축기 혈압(최대혈압) **140 mmHg** 이상 또는 이완기 혈압(최소혈압) **90 mmHg** 이상을 고혈압으로 정의하고 있다(▶표 3-1).

1 혈압 조절

혈압은 심장박출량(순환혈액량)과 말초혈관저항에 의해 규정되어 있다. 순환하고 있는 혈액량, 심장의 박출량이나 말초혈관의 저항을 변화시키는 호르몬 분비, 말초혈관의 굵기를 조정하는 자율신경계의 작용 등이 영향을 준다. 또한 유전인자나 식사, 심리적 스트레스도 관련이 있다.

● 레닌-안지오텐신-알도스테론계

혈압이 저하되어 콩팥의 순환혈액량이 감소하면 콩팥의 토리(사구체)에서 레닌이 분비된다. **레닌(renin)**과 **안지오텐신변환효소(ACE)**의 작용에 의해 **안지오텐신 II**가 생산되어 말초의 혈관을 수축시킨다. 안지오텐신 II는 부신겉질인 **알도스테론(aldosterone)**의 분비를 촉진하여 콩팥에서의 나트륨 이온(Na^+)과 물의 재흡수를 촉진하여 순환혈액량을 증가시킨다(▶그림 3-13).

▶ **표 3-1** 성인 혈압의 분류(대한 고혈압학회: 고혈압 진료지침, 2022년)

분류	수축기 혈압(mmHg)		확장기 혈압(mmHg)
정상혈압*	<120	그리고	<80
주의 혈압	120–129	그리고	<80
고혈압전단계	130–139	또는	85–89
고혈압 1기	140–159	또는	90–99
고혈압 2기	≥160	또는	≥100
수축기단독고혈압	≥140	그리고	<90

*심뇌혈관질환의 발생 위험이 가장 낮은 최적 혈압

Memo

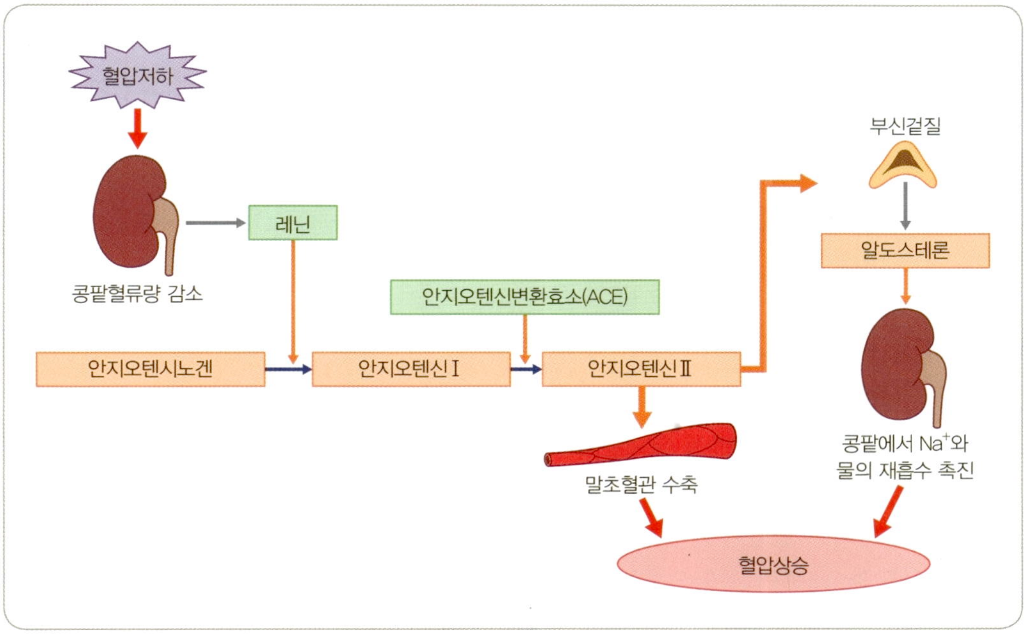

▶ **그림 3-13** 레닌-안지오텐신-알도스테론계에 의한 혈압 조절

2 고혈압의 분류

원인이 명확하지 않은 고혈압을 본태성 고혈압이라고 한다. 고혈압이 특정 질환을 동반하여 발생하는 경우를 **속발성 고혈압** 또는 **이차성 고혈압**이라고 한다(▶표 3-2).

▶ **표 3-2** 고혈압의 분류

분류	내용
본태성(일차성) 고혈압	1. 양성 고혈압
	2. 악성 고혈압
속발성(이차성) 고혈압	1. 콩팥성 고혈압 (1) 콩팥실질성 질환[만성 토리콩팥염(사구체신염) 등] (2) 콩팥혈관성 질환(콩팥동맥경화증 등)
	2. 내분비성 고혈압 (1) 갈색세포종 (2) 쿠싱증후군 (3) 원발성 알도스테론증 등
	3. 심장혈관성 고혈압 (1) 대동맥염증후군 (2) 대동맥경화증 등
	4. 신경성 고혈압 (1) 뇌압항진(뇌종양, 뇌출혈 등) (2) 혈관운동신경 자극 등
	5. 그 외 임신고혈압증후군 등

Memo

1. 본태성 고혈압

고혈압의 90% 이상은 **본태성 고혈압(essential hypertension)**이다. 유전적 요인이 관계되어 있고, 중년기 이후에 발병하며, 고령이 됨에 따라서 진행되는 경우가 많다(양성 고혈압). 그 중에는 진행이 빠르고 비교적 짧은 경과로 눈바닥(안저)의 망막증이 발병하거나 심장기능상실이나 콩팥기능상실, 뇌증을 합병하여 사망하는 경우가 있다. 이것을 **악성 고혈압**이라고 한다.

2. 이차성 고혈압

콩팥성 고혈압 > **이차성(속발성) 고혈압** 중 가장 흔한 것은 **콩팥성 고혈압**이다. 콩팥성 고혈압은 콩팥동맥경화증, 만성 토리콩팥염(사구체신염)에 의한 것이 많다. 이러한 콩팥 질환에 의해 콩팥으로 순환하는 혈액량이 감소하면 레닌-안지오텐신-알도스테론계가 만성적으로 활성화되어 혈압이 상승한다.

내분비질환 > 내분비 질환으로는 부신의 갈색세포종, 알도스테론증, 쿠싱증후군 등에 의해서도 고혈압이 발생한다.

3 고혈압에 의한 변화와 치료

1. 병리 소견

고혈압의 결과로 발생하는 변화로는 콩팥 등 전신 장기의 세동맥 경화와 심장 비대(▶그림 10-6-a 참조)가 있다. 대동맥이나 중형 동맥에서도 고혈압에 의해 내피세포가 손상되어 **죽상경화증(atherosclerosis)**(▶그림 10-1 참조)이 진행되기 쉽다. 또한 고혈압에서는 말초혈관의 저항이 증가하여 굵은 동맥에서의 혈압이 높아진다. 말초혈관의 저항이 왜 높아지는가, 그 기전은 아직도 불분명하다.

● 세동맥경화

장기 내에서는 세동맥이 수축, 이완함으로써 장기 내를 흐르는 혈액량과 말초혈관 혈압을 조절하고 있다. 고혈압에서는 세동맥에 대한 혈압조절 부담이 커져 그 결과로써 내막의 유리질변성(초자변성, hyaline degeneration) 및 비후가 발생하는데, 이것이 **세동맥경화(arteriosclerosis)**이다. 그 정도가 심해지면 섬유소 모양 괴사 상태가 된다. 이것은 악성 고혈압일 때에 나타나기 쉽다. 세동맥경화는 특히 콩팥, 뇌 등에서 나타나고, 콩팥경화증이나 뇌출혈의 원인이 된다.

2. 치료

고혈압의 치료는 ① 생활습관 지도, ② 식사요법, ③ 약물요법을 조합하여 이루어진다.

생활습관지도 > 정신적 긴장상태(스트레스)는 혈압상승의 원인이 되기 때문에 스트레스가 쌓이지 않는 생활습관을 지도해야 한다. 적당한 운동과 휴식(휴양)은 좋은 방법이다. 춥고 차가운 자극을 피하는 것도 중요하다.

Memo

식이요법 > 염분섭취량과 고혈압의 발병이 밀접한 관련이 있다는 것이 알려져 있다. 한국인의 염분섭취량은 하루 10 g 정도로 추정되고 있는데 1일 6 g 미만으로 제한한 식사를 하는 것이 필요하다. 또한 체중을 비정상적으로 증가시키지 않는 것도 중요하다.

약물요법 > 생활습관지도와 식사요법으로 혈압이 충분히 조절될 수 없는 경우에는 혈압강하제가 사용된다. 혈압강하제에는 작용 기전에 따라 ① 이뇨를 촉진하는 것, ② 교감신경의 자극을 억제하는 것, ③ 칼슘 길항제 등 말초혈관을 확장시키는 것, ④ 안지오텐신변환효소(ACE) 저해제, ⑤ 안지오텐신 II 길항제 등 레닌-안지오텐신-알도스테론계에 작용하는 것 등이 있다.

XI 파종성 혈관내 응고(DIC)

파종성 혈관내 응고(disseminated intravascular coagulation, DIC)는 혈액응고 메커니즘의 촉진으로 인해서 전신의 작은 혈관 내에서 다발적으로 소혈전이 형성되는 상태이다. 임상 현장에서는 단순히 DIC라고 불리는 경우가 많다.

점상출혈 등 출혈 경향도 발견되어 암, 급성 골수성 백혈병(AML), 심각한 세균감염, 조기태반 박리, 위중한 외상 등으로 인해서 발생한다. 쇼크를 동반하여 죽음에 이르는 경우도 많다.

병태 > 다양한 원인으로 혈액 중에 혈액응고를 일으키는 인자가 방출되어 작은 혈관 내에 피브린 혈전이 형성된다(▶그림 3-14). 이때 혈액 안에 있는 피브리노겐과 혈소판이 다량으로 소비되는 것 외에 발생된 혈전을 녹이려고 **피브린 용해(섬유소 용해, fibrinolysis)**도 촉진되기 때문에 지혈기능이 장애를 입어 출혈이 발생한다. 이러한 소혈전이 많이 발생하는 부위는 콩팥, 피부, 허파 등이다(▶그림 3-15).

진단 · 치료 > 혈액 속에 혈소판이나 피브리노겐의 감소 외에 **피브린/피브리노겐 분해산물(fibrin/fibrinogen degradation product, FDP)**이 증가하는 것이 검사 소견으로써 중요하다. 치료로는 헤파린의 투여가 실시된다.

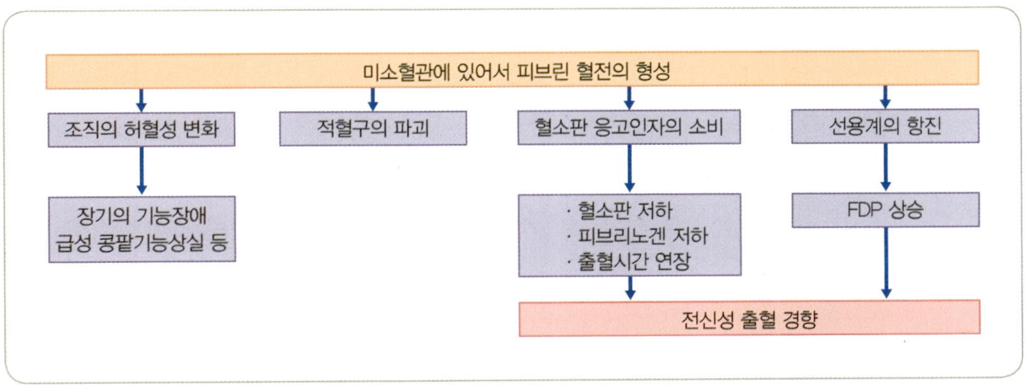

▶ **그림 3-14** DIC의 병태

Memo

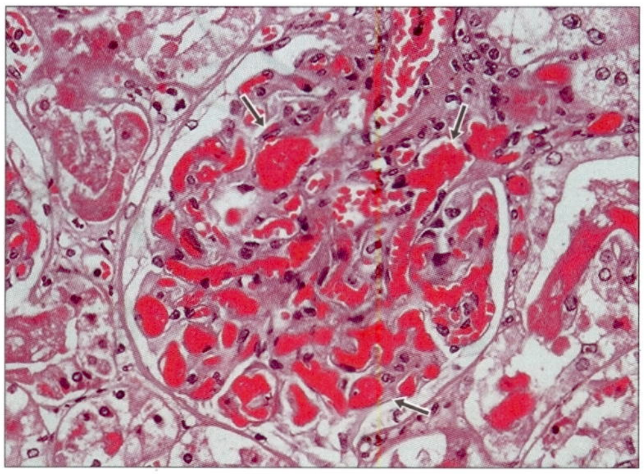

콩팥의 토리(오줌이 만들어지는 부분)는 모세혈관이 털망울(구) 형태로 굽어진 구조를 하고 있다. DIC는 토리의 모세혈관 내에 피브린 혈전 (화살표)이 나타나는 경우가 많다. 치료방법으로써 헤파린을 투여하면 이러한 미세한 혈전은 사라지는 경우가 많다.

▶ **그림 3-15** DIC를 일으킨 토리(사구체)

병리학

제 4 장

염증과 면역, 이식과 재생의학

Memo

이 장에서는 생체의 방어반응으로써 염증과 면역에 대해 배우고, 동시에 면역반응으로 인한 알레르기, 자가면역질환, 콜라겐병(아교질병, 교원병)에 대해 알아본다. 또한 면역반응과 밀접한 관계에 있는 이식에 대해서도 학습한다.

I 염증과 그 분류

1 염증이란

조직에 손상을 줄 정도의 자극에 대해서 일어나는 조직의 반응을 **염증(inflammation)** 이라 한다. 염증은 혈관이 있는 생체조직의 방어반응이다. 염증의 징후로서 옛날부터 Celsus[1]가 말한 4가지 징후, 즉 **발적, 발열(국소의 발열감), 통증, 종창(부종)**이 알려져 있다. 이에 Galenos[2]가 언급한 **기능상실**까지 추가하여 염증의 5가지 징후라 한다.

1) 기원전 35년부터 기원 후 45년경에 로마에 백가전서가 그리스의 과학지식을 백가전서로서 집성하였다. 이 중 의학 문헌만이 후세에 남겨졌다.

2) 129~199년. 로마의 궁전의 히포크라테스 등 그리스 의학을 집대성하여 생리학 체계의 기초를 쌓았다.

1. 염증의 원인

염증이 발생하기 위해서는 일반적으로 외부로부터 유해한 자극(외인)이 있을 때 일어난다. 염증의 외인은 크게 ① 생물학적 요인, ② 물리적 요인, ③ 화학적 요인의 세 가지로 나눌 수 있다.

① **생물학적 요인**: 병원체의 침입으로 인해 발생하는 일반적인 감염증을 의미한다. 감염증의 원인으로는 바이러스, 리케차, 세균, 스피로헤타, 진균, 원충, 기생충 등이 있다(▶"제5장 감염증" 참조).

② **물리적 요인**: 기계적인 외부의 힘, 전기, 자외선, 방사선 또는 고온으로 인한 열상이나 저온으로 인한 동상 등 어느 정도 범위 이상의 자극이 염증의 원인이 된다.

③ **화학적 요인**: 화학물질로 인한 장애로써 중금속이나 유기용제에 대한 중독 또는 산, 알칼리로 인한 부식 등이 포함된다.

2. 급성염증과 만성염증

염증은 그 경과에 따라 급성 염증과 만성 염증 두 가지로 분류된다. 기간이 비교적 짧고 조기에 종식되는 염증을 **급성염증(acute inflammation)**이라고 한다. 한편, 조직 손상이 장기간에 걸쳐서 생기는 경우와 염증의 원인이 좀처럼 처리되지 않는 경우의 염증을 **만성염증(chronic inflammation)**이라고 한다.

3. 염증세포와 염증 매개체

염증세포 > 염증부위에 집중적으로 모여 염증에 관여하는 세포를 **염증세포**라 한다. 염증세포에는 호중구와 같이 주로 급성기에 나타나는 염증세포와 림프구나 탐식세포와 같이 만성기에 나타나는 염증세포가 있다.

염증 매개체 > 다양한 외부적 요인으로 인해서 조직이 손상을 입으면 파괴된 세포나 혈소판 등에서 히스타민이나 류코트리엔[3] 등의 다양한 화학적 매개물질이 방출된다. 이 물질들이 염증 매개물질로 작용함에 따라서 염증이 발생한다. 염증 매개체는 표적세포의 특정 수용체에 결합하여 작용하며, 발적 · 국소의 발열감 · 통증 · 종창(부종)과 같은 염증 징후의 발현에 관여하고 있다.

방출된 염증 매개물질 중 히스타민 등의 종류는 혈관에 작용하여 혈관을 확장시키고 혈액이 천천히 흐르도록 한다(▶그림 4-1). 이 혈관 확장으로 인한 혈류의 증가에 따라서 염증 부위에 발적, 발열(국소의 발열감) 등이 나타난다.

또한 히스타민 등의 염증 매개물질은 모세혈관의 내피세포를 수축시키고 세포 틈새를 넓히기 때문에 혈장의 단백질이나 혈액의 세포가 국소의 혈관벽을 지나서 주위조직으로 삼출하거나 침윤하기 쉽게 된다(**혈관투과성의 항진**). 혈관투과성이 커지므로 혈액 속에서 혈장이 누출하여 사이질액이 증가한다. 이 때문에 조직에 부종이 생긴다. 또한 사이질액 증가로 인한 조직압의 상승이나 혈장에 포함된 국소 호르몬인 브라디키닌으로 인해서 통각수용체가 자극을 받아 통증이 일어난다.

류코트리엔과 같은 일종의 염증 매개체는 호중구를 비롯한 백혈구의 이동을 촉진하고 염증세포를 국소에 모아서 쌓아두는 작용을 한다. 염증 부위에 모여있는 급성기 염증세포에서 리소좀 효소나 활성산소 등이 방출되며, 이로 인해서 염증 부위의 조직 손상이 더 심해지기도 한다. 호중구는 세균 등 이물질이나 조직파괴 산물을 끌어들여 소화하는 작용(탐식작용)을 한다.

Memo

3) 백혈구에서 발견된 트리엔 구조를 가진 불포화지방산. 염증에 관여하는 화학전달물질(세포간 정보전달물질)의 일종이다.

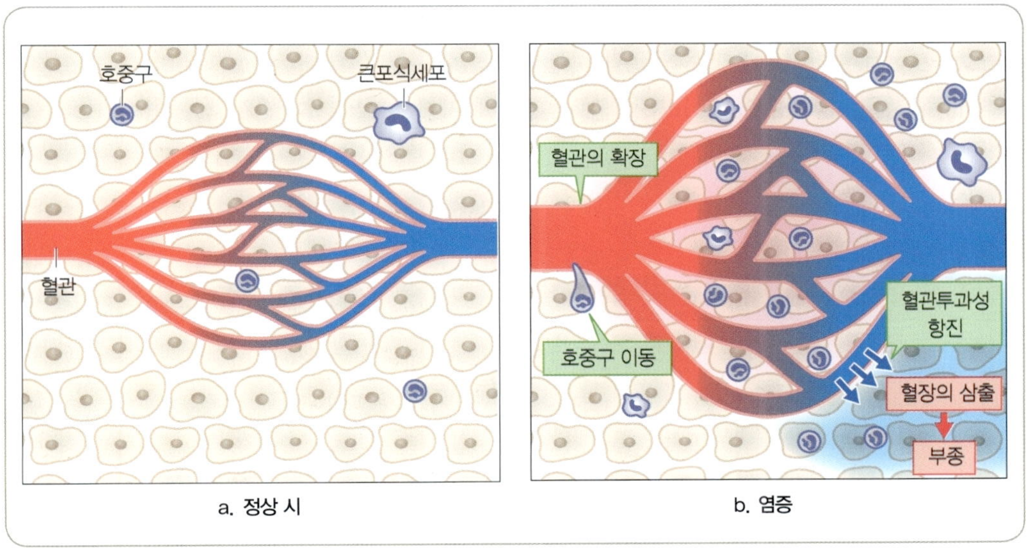

▶ 그림 4-1 염증

Memo

4. 염증의 치료

염증의 치료에는 **원인요법**과 **대증요법**이 있다. 원인요법은 병원체에 항균제를 사용하거나 독소에 의한 중독에 항독소를 사용하여 염증의 원인을 치료한다. 대증요법은 증상에 대해 해열제나 진통제를 사용하여 증상을 감소시킨다. 대증요법으로 사용되는 항염증 치료제로는 부신겉질 스테로이드제와 비스테로이드성 항염증제(일반 해열제, 진통제, NSAIDs) 및 소염효소제 등이 있다.

항염증 치료제 > 항염증 치료제는 염증 반응 완화와 증상 경감에 효과가 있지만 원인요법과 달리 근본치료는 아님을 알아둘 필요가 있다. 특히 부신겉질 스테로이드제는 염증 반응을 강력하게 억제하기 때문에 감염병 환자에게 사용하면 오히려 병원체 증식을 촉진할 수 있다. 따라서 감염병이 의심되는 경우에는 부신겉질 스테로이드의 사용은 일반적으로 금기이다.

2 염증의 여러 형태

여러 염증은 그 조직상의 특징에 따라 몇 가지 유형으로 분류한다(▶표 4-1).

1. 삼출성염증

염증의 경과 중 혈관 내 성분의 삼출이 강한 것을 삼출성 염증이라고 한다.

장액성염증 > 혈장에서 섬유소(fibrin)를 제외한 성분은 혈청과 거의 같은 성분의 액체이며 이를 장액이라 한다. 장액이 주로 삼출하는 염증을 **장액성염증(serous inflammation)**이라 하며, 화상 시에 나타나는 수포나 벌레에게 쏘였을 때 부풀어 오르는 것이 대표적인 예이다.

카타르 > 점막의 삼출성염증을 **카타르(catarrh)**라 하여 삼출하는 성분에 따라 장액성 카타르, 점액성 카타르, 농성 카타르 등으로 나눈다. 장액성 카타르에는 알레르기성 비염 등이 포함된다.

섬유소성염증 > 다량의 섬유소(피브린)[4]가 삼출하는 것을 특징으로 하는 염증을 **섬유소성 염증(fibrinous inflammation)**이라 한다. 대표적인 질환으로는 섬유소성 심막염이나 디프테

4) 혈액 안에 섬유소원(fibrinogen)이라는 전구물질의 형태로 존재하며 응고인자의 하나인 트롬빈의 작용으로 변화한 것이다. 불용성의 단백질로서 혈액응고(지혈)에 중요한 역할을 맡는다.

▶ 표 4-1 염증의 분류

염증의 형태	특징	주요 질환
1. 삼출성 염증	혈액성분의 삼출	
• 장액성 염증	• 혈청성분의 삼출	• 수포, 알레르기성 비염
• 섬유소성 염증	• 피브린의 삼출	• 섬유소성 심막염, 디프테리아
• 화농성 염증	• 호중구의 침윤	• 축농증, 화농성 막창자꼬리염
• 출혈성 염증	• 출혈	• 인플루엔자폐렴
• 괴저성 염증	• 괴저	• 가스괴저, 괴저성 충수염
2. 증식성 염증	세포증식	간경변증, 허파섬유증
3. 특이성 염증	육아종의 형성	결핵, 제3기 매독, 나병

Memo

리아가 있다. 디프테리아는 점막의 섬유소성 염증이며, 괴사물과 삼출한 섬유소가 점막표면을 막처럼 덮기 때문에 거짓막성염증(위막성염증, pseudomembranous inflammation)이라고도 한다.

2. 화농성염증

호중구의 침윤이 심하고 주체가 되는 염증을 **화농성염증(purulent inflammation)**이라고 하며, 여기에는 연조직염과 고름집 등이 포함된다.

연조직염 > **연조직염(봉와직염, cellulitis)**은 광범위하고 고르게 퍼지는 호중구 침윤과 부종을 특징으로 하며, 급성 막창자꼬리염(충수염, appendicitis)이 대표적인 예이다.

고름집과 축농증 > **고름집(농양, abscess)**은 조직의 국소 부위에 결손이 생겨 새롭게 발생한 공간에 호중구나 괴사물질 덩어리인 고름이 차 있는 병변이다. 고름은 황백색 내지 황녹색의 불투명하고 약간 끈적한 액체이다. 한편 코곁굴염(부비강염, paranasal sinusitis)과 같이 생체 본래에 있는 공간(강)이나 몸공간(체강) 등에 고름이 고여 있는 상태를 **축농증(empyema)**이라 하여 고름집(농양)과 구별한다.

샛길 > 정상적인 경우에는 존재하지 않으며, 비정상적으로 교통하는 관 형태의 구조를 **샛길(누공, fistula)**이라 한다. 후천성으로 발생하나 대부분이 화농성 염증에 동반하여 형성되고, 피부 표면이나 장관 내 공간 등에 있는 고름집과 연결되어 있어 그 공간에서 지속적으로 고름이 배출된다. 샛길의 대표적인 질환이 치질이다.

3. 괴저성염증

무산소균(혐기성 균)의 감염 등을 동반한 특수한 괴사의 상태를 괴저(▶그림 3-10-d 참조)라 하며, 괴저를 수반하는 염증을 **괴저성염증(gangrenous inflammation)**이라고 한다. 급성 막창자꼬리염(충수염)이 방치되어 진행되면 종종 괴저성 염증 상태가 된다.

4. 증식성염증

세포의 증식이 특징인 염증을 **증식성염증(proliferative inflammation)**이라 한다. 일반적으로 섬유모세포의 증식이 특징이다. 증식성 염증은 지속적인 자극으로 일어나며 만성염증으로 나타난다. 대표적인 질환으로는 간경변증이나 허파섬유증(▶그림 12-3 참조)이 있다.

5. 특이성염증(육아종성염증)

증식성염증 중 육아종이라 불리는 특별한 조직 구조를 형성하는 것을 **육아종성염증(granulomatous inflammation)**이라 한다. 결핵균이나 진균 등 처리하기 어려운 특이한 병원체로 인해 발생하는 경우가 많다. 결핵이나 매독의 제3기에 나타나는 고무종, 나병, 사르코이드증(sarcoidosis) 등이 대표적인 질환이다.

육아종 > 유상피세포라 불리는 방추형의 세포가 덩어리 형태로 모인 것을 **육아종(gran-**

Memo

uloma)이라 한다. 유상피세포는 변형된 큰포식세포(대식세포, macrophage)이다. 큰포식세포가 병원체나 이물질 등을 탐식할 경우 그 병원체와 이물질이 리소좀 효소로 소화하지 못하는 경우 세포의 형태를 전환하여 유상피세포가 된다. 유상피세포는 병원체나 이물질을 둘러싸서 생체 내에서 주위조직으로부터 분리시키는 작용을 한다.

Ⅱ 면역과 면역결핍증

일반적으로 체내에 침입한 병원체를 제거하고 병의 발생을 방어하는 작용을 면역(immunity)이라 한다. 특히(어떤 감염증을 앓고 나서) 일단 치유된 후에 같은 병원체가 또다시 침입해도 병의 발생을 피할 수 있는 경우에 종종 "면역이 생겼다"라고 표현한다.

체내에 침입한 병원체를 생체가 제거하는 시스템은 항원 특이적으로 특정 항원에 대해서만 작용하는 좁은 의미의 면역 외에도 병원체의 종류를 가리지 않고 항원 비특이적인 감염방어의 시스템도 존재한다. 전자의 좁은 의미의 면역을 **획득면역**(acquired immunity)이라고 하며, 후자를 **자연면역**(natural immunity) 혹은 **선천면역**(innate immunity)이라 한다.

자연면역 > 피부의 각질층이나 점막 표면의 점액은 병원체의 침입을 방어하는 작용을 한다. 이러한 구조를 자연면역이라 한다. 피부나 기도, 소화관 표면의 점막감염 방어기구 외에도 호중구, 큰포식세포, 자연살해세포(NK 세포) 등 탐식계의 세포군 등에도 자연면역이 포함되어 있다(▶ 제5장 "Ⅰ 감염과 숙주의 방어 기구"참조).

1 면역기억과 능동면역

항원과 면역응답 > 면역계가 비자기(non-self)로써 인식하는 병원체 등을 **항원**(antigen)이라 한다. 생체 내에 병원체 등의 항원이 침입하면 림프구가 이것을 인식함에 따라 병원체를 없애도록 면역체계가 작동한다. 항원에 대해 작동하는 림프구의 반응을 **면역응답**(immune response)이라 한다.

감작과 면역기억 > 병원체 등의 외래성 항원에 대한 면역은 병원체와 항원이 한번 체내로 침입하여 면역반응을 통해서 처음으로 생기게 된다. 이를 **감작**(感作)이라 한다. 한번 감작된 항원에 대해 두 번째 이후에 면역반응은 첫 번째보다도 신속히 또 효과적으로 작용한다. 일단 인식된 항원은 림프구가 기억하고 2회 이후의 면역응답은 더욱 강하고, 더욱 빠르게 발생한다. 이에 따라 병원체 등의 항원은 신속하고 효과적으로 제거된다. 이를 **면역기억**(immunological memory)이라 한다. 이 때문에 동일한 병원체가 다시 침입하여도 증상이 발생하는 것을 막을 수 있다.

그러나 같은 종류의 바이러스(virus)라 하더라도 표면 형태가 조금 다르면 면역응답은 성립하지 않는다. 이는 인플루엔자 유행 등에서 많이 경험하는 일이다. 이렇듯 항원을 인식하는 면역기전은 매우 치밀하며 현저하게 특이성이 높은 반응으로 구성되어 있다.

예방접종 > 한번 감작된 항원에 대해 두 번째 이후에 면역반응은 첫 번째보다도 신속히 또 효과적으로 작용한다. 따라서 질환을 일으키지 않는 정도의 병원체를 체내에 다시 투여해 둔다면 실제로 그 병원체가 침입했을 경우에 효율성 있게 병원체를 제거하고 질환을 예방할 수 있다. 이러한 목적에서 개발된 것이 **백신(vaccine)**[5]에 의한 예방접종이다.

백신으로 사용되고 있는 것은 독을 약하게 한 병원성이 없는 균이나 바이러스를 사용하는 **생백신(약독화 생백신)**, 사멸한 균이나 바이러스를 사용하는 **사백신(불활성화 백신)**, 변성하여 독성을 잃은 독소의 성분을 사용하는 **톡소이드(toxoid)** 등이 있다.

능동면역 > 백신 예방접종으로 면역 저항성을 획득하는 것을 **능동면역(active immunity)**이라 한다. 이에 반해 다른 개체가 만든 중화항체를 포함한 항독소혈청 등을 투여하여 일시적으로 면역능력을 가지는 방법을 **수동면역(passive immunity)**이라 한다.

Memo

5) 처음으로 사용된 백신은 종두이다. 종두는 천연두를 예방할 목적으로 우두를 사람에게 접종하여 천연두에 대한 면역이 생기게 함으로써 예방하게 되었다.

2 면역에 관여하는 세포

면역의 기전에는 다양한 세포가 관여한다. 그 중 특히 T 세포(T 림프구), B 세포(B 림프구) 등의 림프구가 중요하다.

1. T 세포(T 림프구)

림프구는 백혈구의 일종으로 그 기초가 되는 림프구 전구세포는 골수(bone marrow)에서 형성된다(▶그림 11-1 참조). 일부의 림프구는 **가슴샘(흉선, thymus)**으로 옮겨서 특별한 분화를 한 후에 말초혈액이나 조직 내에서 분포한다. 이처럼 가슴샘에서 유래하는 림프구를 **T 세포(T 림프구, T lymphocyte)**라 부른다. T 세포는 말초혈액 림프구의 60~70%를 차지한다. 완성된 T 세포의 세포 표면에는 **T 세포 수용체(T cell recepter, TCR)**라고 불리는 수용체가 있으며, 특정 항원과 특수하게 반응하여 면역반응을 일으킨다.

T 세포의 작용 > T 세포는 주로 결핵균이나 진균의 감염 방어, 바이러스 감염 세포나 암세포 등의 제거, 이식편의 거부 등의 역할을 담당한다.

T 세포의 종류 > T 세포는 다양한 기능을 가진다. 세포 표면에 표출되는 분자의 차이 때문에 **도움 T 세포(helper T cell, 또는 T_h cell)**나 **세포독성 T 세포(cytotoxic T cell, 또는 T_c cell)**라는, 기능이 다른 몇 개의 종류로 분류되고 있다. T 세포 수용체(TCR)와 같이 모든 T 세포에 공통적으로 있는 세포 표면 분자 외에 도움 T 세포에서는 CD4[6], 세포독성 T 세포에서는 CD8이라고 불리는 세포 표면분자가 특수하게 표출되어 있다. 도움 T 세포에는 B 세포의 항체 생산을 유도하거나 다른 T 세포가 관여하는 면역반응을 촉진시키는 등의 작용을 한다(▶그림 4-2). 한편, 세포독성 T 세포는 세포 표면에 나타난 특정 항원을 인식하여 바이러스에 감염된 세포 등을 죽이고 제거하거나 이식편의 거부작용을 일으킨다.

6) 세포 표면에 표출되어 있는 분자의 명칭으로 국제적으로 통일된 CD 번호가 사용되고 있다. CD는 cluster of differentiation의 약어.

2. B 세포(B 림프구)

B 세포는 말초혈액 림프구의 10~20%를 차지하며 가슴샘(흉선)을 거치지 않고 직접 **골수(bone marrow)**에서 유래하는 점에서 **B 세포(B 림프구, B lymphocyte)**라 불린다. 완성된 B 세포의 세포 표면에는 특정 항원과 특이하게 결합하는 수용체(B cell recepter, BCR)가

Memo

있어, 이 수용체에 항원이 결합하면 증식하여 일종의 단백질을 생산하여 분비하도록 되어 있다. 이 단백은 항원과 특이하게 결합하는 성질을 지니고 있어 **항체**라고 불린다. B 세포의 세포 표면에 있는 수용체는 이 B 세포가 분비하는 항체와 동일한 구조를 가지고 있어 **표면 면역글로불린(immunoglobulin, Ig)**이라 불린다.

형질세포 > B 세포가 최종적으로 분화한 세포를 **형질세포(plasma cell)**라 한다. B 세포에 있는 것과 같은 세포 표면 수용체가 없고 항체를 생산하는 작용만 한다. B 세포의 세포 표면에 있는 수용체에 특이한 항원이 결합하면 도움 T 세포(T_h cell)가 보조 자극을 함으로써 B 세포는 형질세포로 분화하여 항원에 대응하는 항체를 생산한다(▶그림 4-2).

3. 자연살해세포(NK세포)

자연살해세포(NK세포, natural killer cell)는 T 세포와 B 세포에 포함되지 않는 림프구의 일종으로 말초혈액 림프구의 10~15%를 차지한다. 암세포나 바이러스 감염 세포 등을 무작위로 항원 비특이적으로 제거하는 능력을 가지고 있다.

4. 큰포식세포(대식세포)

큰포식세포(macrophage)는 활발한 탐식능력을 지니고 있어 **대식세포**라고도 불린다. 염증부위에서 괴사조직이나 병원체 등을 탐식하여 처리하는 작용을 한다. 말초혈액 안에 있을 때에는 **단핵구(monocyte)**라고 불리며, 염증 시에 조직으로 이동하여 큰포식세포가 된다.

항원제시세포 > 면역반응에서 큰포식세포는 처리할 항원물질을 T 세포로 제시하는 중요한 작용을 한다(▶그림 4-2). 이러한 작용을 하는 세포를 **항원제시세포(antigen present-**

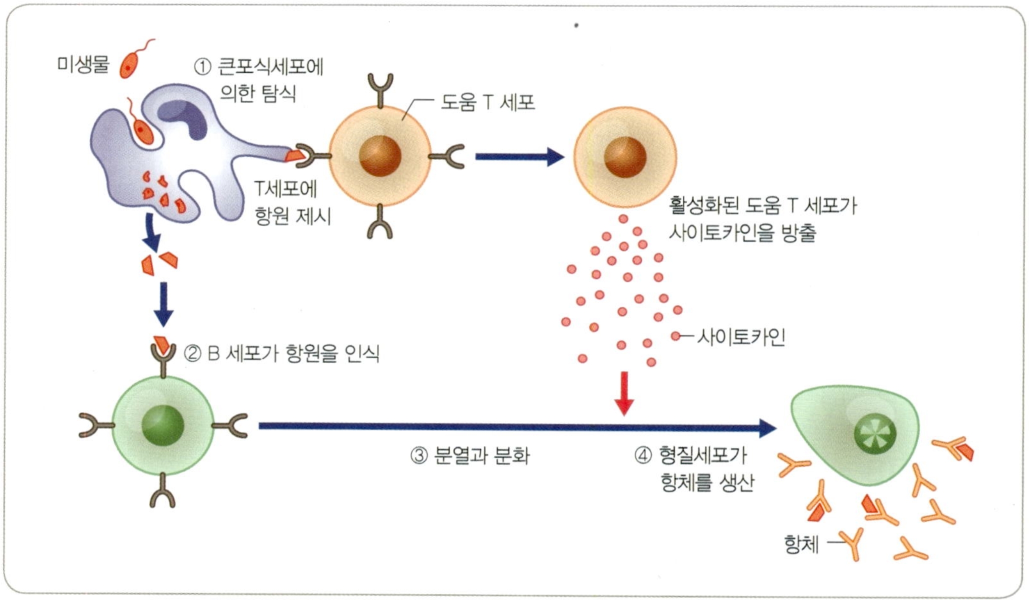

▶ **그림 4-2** B 세포의 분화와 항체 생산

Memo

ing cell, APC)라 한다. 큰포식세포 외에 B 세포도 항원제시세포로써 작용을 한다. T 세포 표면에 있는 T 세포 수용체(TCR)는 항원제시세포에 의해서 적절하게 처리된 항원만을 인식하여 T 세포는 면역반응을 시작한다.

가지세포 > 전신 림프절과 편도 등 림프구가 주로 모인 조직을 림프조직이라 한다. 림프조직에는 큰포식세포와 유사한 기능을 가진 세포가 있으며, 이를 **가지세포(수지상세포, dendritic cell)**라 부른다. 가지세포는 탐식능력은 약하나 매우 강한 항원제시능력을 지니고 있다.

3 체액면역과 세포면역

체액면역 > 항원을 인식한 B 세포는 형질세포로 분화하여 항체(immunoglobulin)를 생산하고 방출한다(▶그림 4-2). 체액 중으로 방출된 항체는 대응하는 항원과 특이적으로 결합함에 따라 독소나 바이러스를 중화시킨다. 이렇듯 주로 항체를 통해서 작용하는 면역반응을 **체액면역(humoral immunity)**이라 한다. 체액면역에는 혈청 안에 있는 **보체(complement)**라고 불리는 일종의 단백질 무리도 관여하고 있다.

세포면역 > 이에 비해 T 세포는 항체를 생산하는 능력을 지니고 있지 않으며, 세포와 세포 간의 접촉을 통해서 면역반응을 일으킨다. 이렇듯 T 세포를 주체로 하는 면역반응을 **세포면역(cellular immunity)**이라 한다. 세포면역에서 효과가 발현하기 위해서는 **사이토카인(cytokine)**이라 불리는 물질이 중요한 작용을 담당하고 있다.

1. 항체

항체는 B 세포에서 분화한 형질세포가 생산하는 단백질의 일종으로 혈청 속에 존재한다. 이 혈청단백을 전기영동법(electrophoresis)으로 분류하면 감마글로불린(γ-globulin) 분획에 포함된다[7]. 이를 **면역글로불린(immunoglobulin, Ig)**이라 부른다.

항체의 종류 > 항체(면역글로불린)는 물리화학적 또는 면역학적 성상에 따라 IgG, IgA, IgM, IgD, IgE의 5개의 종류로 나눌 수 있다. 일반적으로 혈청 안에서 보이는 면역글로불린의 대부분은 IgG, IgA, IgM으로 구성되어 있으며, 그 중에서 IgG가 가장 많이 포함되어 있다. 어떤 항원에 처음으로 생체가 노출되었을 시 우선 IgM이 형성되고 그 후 IgG가 생산되도록 되어 있다. 두 번째 이후의 면역 응답에서는 주로 IgG가 생산된다.

한편 IgA는 소화관 및 상 · 하기도 등의 점막에서 감염방어 작용을 하고 있다. IgA는 특히 초유에 많이 포함되어 있으며 모유 안에 풍부하게 함유되어 있어 신생아의 체내로 흡수된다. 한편, 태반을 통과하여 태아에게 이동될 수 있는 것은 IgG뿐으로, 모체에서 이동하는 IgG와 모유 중에 IgA가 신생아의 감염방어에 있어 중요한 역할을 담당하고 있다.

이에 반해 IgD와 IgE는 혈청 안에 매우 소량 밖에 포함되어 있지 않으며, 다소 특수한 작용을 하고 있다. IgE는 I 형 알레르기에만 관여하는 항체이다. 또한 IgD는 IgM과 함께 B 세포의 표면 면역글로불린으로써 존재하며, B 세포의 분화에 관계하고 있다.

항체의 작용 > 항체는 항원에 대한 친화성이 높고, 대응하는 항원과 강하게 결합하며(

7) 혈청 속에 있는 단백질은 알부민과 글로불린으로 크게 나눈다. 나아가 전기영동법에 의하면 글로불린은 α_1, α_2, β, γ으로 세분화된다.

Memo

항원항체복합체) 그 결합성은 매우 특이적이다. 어떤 종류의 항체는 독소나 바이러스와 결합하여 그 독성이나 생물 활성을 없애거나 약하게 한다(▶그림 4-3-a). 이 작용을 **중화(nutralization)**라고 한다. 또한 항체 중 IgG와 IgM은 보체와 결합하는 부위를 가지고 있어 보체와 항원을 이어주는 작용이 있다(▶그림 4-3-c).

면역복합체 > 항원과 항체가 반응하여 형성된 것을 **항원항체복합체(antigen-antibody complex)**라고 한다. 여기에 보체가 결합한 것을 항원항체보체복합체라고 하며, 이를 통틀어 면역복합체라고 부른다.

옵소닌작용 > 체내에 침입한 세균 등에 항체나 보체가 결합하게 되면 호중구나 큰포식세포가 탐식을 활발하게 하는 작용을 한다. 이를 **옵소닌작용(opsonization)**이라 한다(▶그림 4-3-b).

항체의존성세포독성작용 > 또한 바이러스 감염 세포나 종양 세포 표면에 발현된 항원에 항체가 결합하면 세포독성 T 세포나 NK 세포 등 살해 작용을 갖는 세포는 항체와 비특이적으로 결합함으로써 세포독성작용을 발휘한다. 이것을 **항체의존성세포독성작용(antibody-dependent cell-mediated cytotoxicity, ADCC)**이라고 한다(▶그림 4-3-d).

2. 보체

보체는 20종류 이상으로 구성된 한 무리의 단백질로, 신선한 혈청 안에 포함되어 있다. **보체(complement)**라는 명칭은 '항체작용을 보조한다'는 의미에서 유래한 것이다. 항체와 결합하여 활성화되고 항원이 된 세포나 조직을 손상시켜 융해시킨다(▶그림 4-3-c). 또한 보체에는 항체가 항원과 결합하여 작용하는 다양한 기능을 증강시키는 작용이 있다.

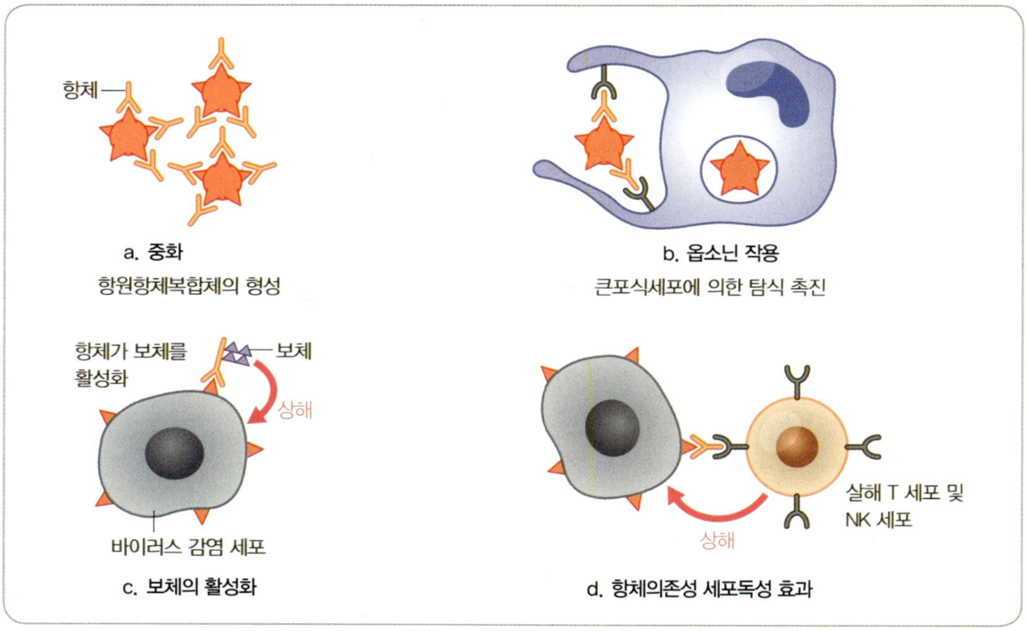

▶ **그림 4-3** 항체의 작용

Memo

보체를 포함한 면역복합체는 침착된 부위에 강한 염증을 일으킨다.

3. 사이토카인

염증반응이나 면역반응에서 다양한 화학전달물질이 세포 간의 정보전달물질로써 작용하고 있다. 이 중 한 무리의 폴리펩티드 물질을 **사이토카인(cytokine)**이라 한다. 많은 사이토카인은 주로 백혈구의 상호작용에 관여하고 있어 **인터루킨(interleukin, IL)**이라는 명칭이 붙여져 있다.

사이토카인은 세포 표면에 표출된 특이 수용체와 결합하여 염증세포나 면역세포 등에 미량으로도 작용하여 효율성 있게 정보를 전달할 수 있다. 수용체를 통해서 작용하는 점에서 내분비계의 호르몬과 매우 비슷하지만 몇 가지 점에서 다르다.

사이토카인은 호르몬과 같이 멀리 떨어진 장기의 세포에 작용하는 것은 매우 드물며, 일반적으로 매우 가까운 국소부위에서 작용을 한다. 멀리 떨어진 곳까지 작용하는 현상을 내분비작용(endocrine)이라고 부르며, 가까운 국소부위에서 작용하는 현상을 국소분비작용(paracrine)이라 부른다. 또한 사이토카인을 방출한 세포가 그 사이토카인에 대한 수용체를 스스로 표출시켜서 세포 스스로 활성화시키는 현상도 나타난다. 이것을 자가분비작용(autocrine)이라 한다.

4 면역결핍증

면역계의 기능이 정상적으로 작용하지 않아 병원체에 대한 저항력이 낮아진 상태를 **면역결핍증(면역부전증, immunodeficiency disease)**이라 한다. 선천적으로 발생하는 것과 후천적으로 발생하는 것으로 나눈다. 면역결핍 상태가 되면 다양한 감염증에 걸리기 쉽게 된다. 이를 감염취약성이라 한다. 또한 일반적으로는 감염증을 일으키지 않는 약한 독성 또는 병원성이 없는 바이러스나 세균에 의해서도 감염증을 일으키게 된다. 이러한 감염증을 **기회감염증(opportunistic infections)**이라 한다.

1. 선천면역결핍증

선천면역결핍증은 특정 유전자의 이상 또는 결손으로 발생하여 일반적으로 유전성 질환으로 나타난다. 이상이 있는 유전자가 무엇인가에 따라 병태도 다양하게 나타난다.

중증복합면역결핍증 > 가장 위독한 것은 T 세포와 B 세포 모두 결손이 생기는 **중증복합면역결핍증**이다. 이 환자는 모체에서 이동한 면역글로불린(IgG)이 소실되는 생후 6개월경부터 쉽게 감염성이 나타나기 시작한다. 모든 병원체에 대해서 저항이 없기 때문에 평생을 무균실에서 살지 않는 한 생존할 수 없다. 치료로는 골수이식 외에 **아데노신디아미나아제(adenosine deaminase, ADA)**라는 효소가 결손되는 ADA 결손증에 대해서는 효소보충요법이나 정상적인 효소를 만드는 유전자를 도입하는 유전자 치료도 행해지고 있다.

이 밖에 가슴샘(흉선, thymus)에 결손이 있기 때문에 T 세포의 기능만이 결손된 경우와 B 세포만이 결손된 경우 등 다양한 병의 형태가 알려져 있다. 이들 질환에 대한 연구

Memo

를 통해 면역계의 특정 기능이 손상을 입은 경우에 어떠한 병원체의 제거가 불가능한지를 나타내는 정보를 제공해 준다.

2. 이차성 면역결핍병증과 에이즈(AIDS)

후천적으로 생기는 면역결핍증은 후천면역결핍증으로 불리며, 다른 질환의 한 부분으로 발생하는 것과 약제 투여, 방사선 조사 등으로 인한 것이 있다.

예를 들어, 백혈병 등 악성종양이나 중증감염증, 당뇨 또는 간경변증이나 만성 콩팥기능상실(신부전) 등 만성 소모성 질환 등을 앓고 있는 환자는 종종 면역결핍 상태가 되어 다양한 감염증을 앓기 쉽게 되며 감염증의 치유가 늦어질 수 있다.

또한 항암제 등 면역억제 효과가 있는 약제를 사용하고 있을 때 혹은 장기이식이나 콜라겐병 치료 등의 목적으로 부신겉질 스테로이드제나 면역억제제를 대량으로 사용하고 있는 경우에도 면역결핍 상태가 된다. 노화에 의해서도 면역능력은 낮아진다.

에이즈(AIDS) > 후천적으로 발생하는 면역결핍증의 특수한 것으로써 에이즈(AIDS)라고 불리는 감염증이 있다. 에이즈는 **후천성면역결핍증후군(acquired immunodeficiency syndrome, AIDS)**의 약자로, 면역의 사령탑이라고 할 수 있는 도움 T 세포(T_h cell)에 사람면역결핍바이러스(*human immunodeficiency virus*, HIV)라고 불리는 바이러스가 감염되어 도움 T 세포가 사멸한다. 그 때문에 면역계의 조절을 할 수 없게 되어 치명적인 면역결핍증을 일으킨다.

Ⅲ 알레르기와 자가면역질환

생체에 유해한 면역반응을 일반적으로 **알레르기(allergy)**라고 한다. 보통 잘 알려진 알레르기의 대부분은 외인성 항원에 대해 면역반응이 너무 과도해서 생체 자신이 상처를 입게 되는 성질을 가지고 있다. 이 때문에 **과민반응(hypersensitivity)**이라고도 한다.

이 외에 유해한 면역반응으로 생체조직 그 자체가 면역의 표적이 되는 경우가 있다. 이것이 자가면역이라고 불리는 현상으로, 이에 따라 발생하는 병태를 **자가면역질환(autoimmune disease)**이라고 부른다. 옛날부터 콜라겐병(교원병)이라고 알려져 있는 몇 개의 질병이 있는데, 이 중 대부분은 전신성으로 발생하는 자가면역질환이다.

1 알레르기

면역체계는 병원체에 대해서만 작용하는 것이 아니라 외부에서 들어오는 모든 물질에 대해 작용을 한다. 이 때문에 생체에게 유익한 반응을 하는 한편 때로는 반대로 심각한 반응을 초래하기도 한다. 이것을 알레르기(과민증)라고 한다.

쿰스의 분류 > 알레르기를 분류할 때는, **쿰스의 분류(Coombs classification)**가 자주 사용된다(▶표 4-2). 이 분류에서는 알레르기를 발병기전에 따라 Ⅰ형~Ⅳ형으로 분류하고 있다.

Memo

1. Ⅰ형 알레르기(즉시형)

Ⅰ형 알레르기는 알레르기의 대표적인 유형이다. 일단 감작된 항원에 두 번째 이후에 접촉한 경우 즉시 일어나는 면역반응으로, **즉시형** 또는 **아나필락시스(anaphylaxis)형**이라고도 한다. 이 반응에는 면역글로불린 E(IgE)가 관여하고 있다.

발병기전 > Ⅰ형 알레르기에서는 조직 중에 있는 **비만세포(mast cell)**라고 불리는 세포와 혈액 속에 포함된 과립구(granulocyte)의 일종인 **호염기구(basophil)** 등 두 종류의 세포가 중요한 작용을 담당하고 있다. 이들 세포의 세포질에는 다수의 과립이 있으며, 이 과립 속에 알레르기의 원인이 되는 화학전달물질이 포함되어 있다.

비만세포나 호염기구는 그 세포 표면에 IgE 항체와 결합하는 IgE 수용체를 가지고 있다(▶그림 4-4). 이 세포들에 IgE 항체가 결합하고 이후 IgE 항체에 항원이 결합하면 비만세포나 호염기구는 세포 내의 과립을 방출한다(**탈과립, degranulation**). 이 과립 안에 들어 있는 히스타민(histamine) 등의 화학전달물질이 국소에 염증반응을 일으킨다. 따라서 이러한 형태의 알레르기는 항원에 특이적인 IgE 항체를 이미 가지고 있는 경우에만 발병한다.

Ⅰ형 알레르기로 발생한 염증에서는 종종 다수의 호산구(eosinophil)가 관찰되는 것도 특징 중 하나이다. 호산구에는 비만세포의 방출을 억제하거나 방출한 과립을 탐식하는 작용이 있다. 동시에 호산구가 가진 화학전달물질에 의해 염증을 촉진하여 일종의 조직 장애에 관여하고 있다.

▶ **표 4-2** 알레르기의 분류(Coombs classification)

알레르기의 형	관여하는 인자	주요 질환
Ⅰ형 알레르기(즉시형)	IgE 항체, 비만세포, 호염기구	알레르기성 비염, 아토피성 피부염, 기관지천식, 페니실린 쇼크
Ⅱ형 알레르기(항체매개형)	항체, 보체	혈액형 부적합 수혈, 중증근무력증, 특발성 혈소판감소성 자반증
Ⅲ형 알레르기(면역복합체형)	면역복합체	급성 토리콩팥염, 콜라겐병
Ⅳ형 알레르기(지연형)	T 림프구	접촉피부염, 투베르쿨린 반응

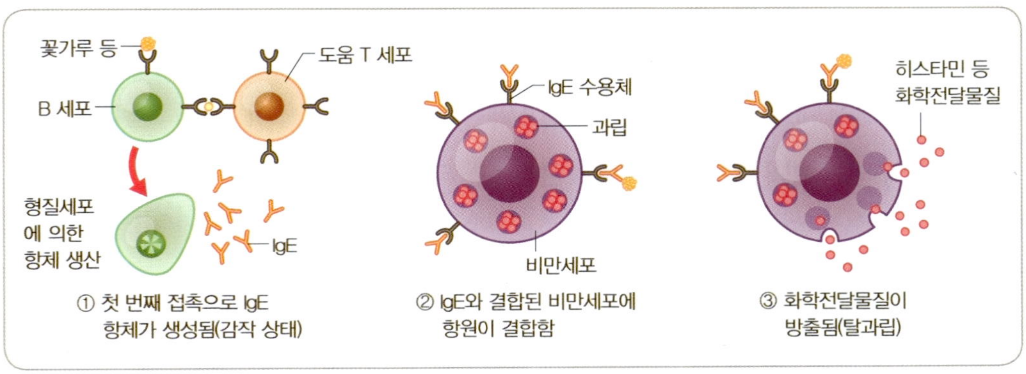

▶ **그림 4-4** Ⅰ형 알레르기의 기전

Memo

알레르겐과 질환 > 생체에 항원으로 작용하여 알레르기를 일으키는 물질을 **알레르겐(allergen)**이라고 한다. 진드기나 꽃가루, 진균, 동물의 털 등 흡입성 알레르겐이나 계란, 우유, 생선 등의 식사성 알레르겐 등 다양한 물질이 알레르겐이 되어 있는 사실이 알려져 있다. 이들 알레르겐이 체내에 들어감으로써 알레르기 비염, 꽃가루 알레르기, 기관지천식, 두드러기, 아토피성 피부염 등 다양한 병태가 일어난다. 또한 조영제로 사용되고 있는 요오드에 대한 알레르기와 페니실린계 항균제에 의한 쇼크(페니실린 쇼크) 등 약물에 대한 알레르기도 같은 기전에서 발생한다.

아나필락시스 > Ⅰ형 알레르기 반응이 전신성으로 발생하면 호흡곤란이나 순환부전이 급격히 일어나 쇼크 상태가 될 수 있다. 이것을 **아나필락시스(anaphylaxis)**라고 한다. 페니실린 쇼크가 대표적인 예이다.

예방 > 알레르기의 원인이 되고 있는 항원, 즉 알레르겐이 무엇인지 확인하고 접촉을 피하는 것이 최선의 예방이다. 어떤 항원에 대한 알레르기의 유무는 소량의 항원을 피부에 접촉시켜서 반응의 유무를 살피거나 항원에 특이적인 IgE 항체의 유무를 조사함으로써 판단할 수 있다.

치료 > 치료에는 항히스타민제가 사용된다. 비만세포에서 유리한 히스타민이 혈관의 평활근세포 등에 있는 히스타민 수용체와 결합하기 전에 사용되지 않으면 효과가 적다. 증상이 비교적 심각한 것은 에피네프린이나 기관지확장제 등을 사용한다. 나아가 중증이 되었을 때 아나필락시스 쇼크를 일으키는 경우에는 삽관 등 기도확보나 부신겉질 스테로이드의 정맥주사가 필요하다. 처치가 지연되면 질식사하는 경우가 적지 않다.

2. Ⅱ형 알레르기(항체매개형)

Ⅱ형 알레르기는 세포상해성 항체가 중요한 작용을 담당하며, **항체매개형**이라고도 한다. 즉, 표적이 되는 세포나 조직에 대해 특이적으로 결합하는 항체가 형성되어 알레르기가 발생한다. 보통 IgG나 IgM 등의 항체 외에 보체가 관여하거나 항체의존성세포독성작용(antibody-dependent cell-mediated cytotoxicity, ADCC)을 통해 세포나 조직의 손상을 일으킨다(▶그림 4-5-a).

● 혈액형 부적합수혈과 신생아 용혈성질환

혈액형이 A형인 사람은 혈액 속에 B 항체를 가지고 있듯이 이종 혈액형 물질에 대한 동종항체가 자연스럽게 존재한다. 그러므로 혈액형 부적합수혈이나 신생아 용혈성 질환에서는 이 혈액형 물질에 대한 항체가 적혈구 표면의 항원에 결합함으로써 적혈구를 파괴한다.

● 자가면역성 용혈빈혈과 특발성혈소판감소성자반증

자기 자신의 적혈구나 혈소판에 대한 항체가 새로 생기기 때문에 **용혈빈혈(hemolytic anemia)**이나 **혈소판감소(thrombocytopenia)**를 일으키는 경우도 있다.

● 굿파스처증후군(Goodpasture syndrome, GPS)

콩팥이나 허파의 바닥막(기저막) 물질에 대한 항체가 발생하여 위중한 토리콩팥염과 허

Memo

파출혈을 일으키는 경우가 있다. 이는 Ⅱ형 알레르기로 인한 결과이며 굿파스처증후군이라고 한다. 희귀한 자가면역질환 중 하나이다.

● 중증근무력증(myasthenia gravis)

염증 반응을 동반하지 않는 특수한 예로 중증근무력증이 있다. 골격근의 운동은 아세틸콜린이 신경 말단에서 분비되어 골격근의 신경근 접합부에 있는 수용체에 결합하여 제어되고 있는데, 중증근무력증 환자는 아세틸콜린의 수용체에 대한 항체가 생겨 이 항체가 수용체를 차단하여 아세틸콜린의 결합을 막기 때문에 근육이완이 발생한다(▶그림 4-5-b).

● 바세도우병[Basedow's disease; 그레이브스병(Graves disease)]

바세도우병은 Ⅱ형 알레르기의 일종으로, 질환의 발병에 특이적인 항체가 관여하고 있으나 세포의 기능을 방해하는 것이 아니라 오히려 기능을 항진시키도록 작용하고 있으므로 **V형 알레르기(자극형)**로 따로 분류하기도 한다.

병태 > 갑상샘기능항진증(hyperthyroidism)이다. **갑상샘자극호르몬(thyroid-stimulating**

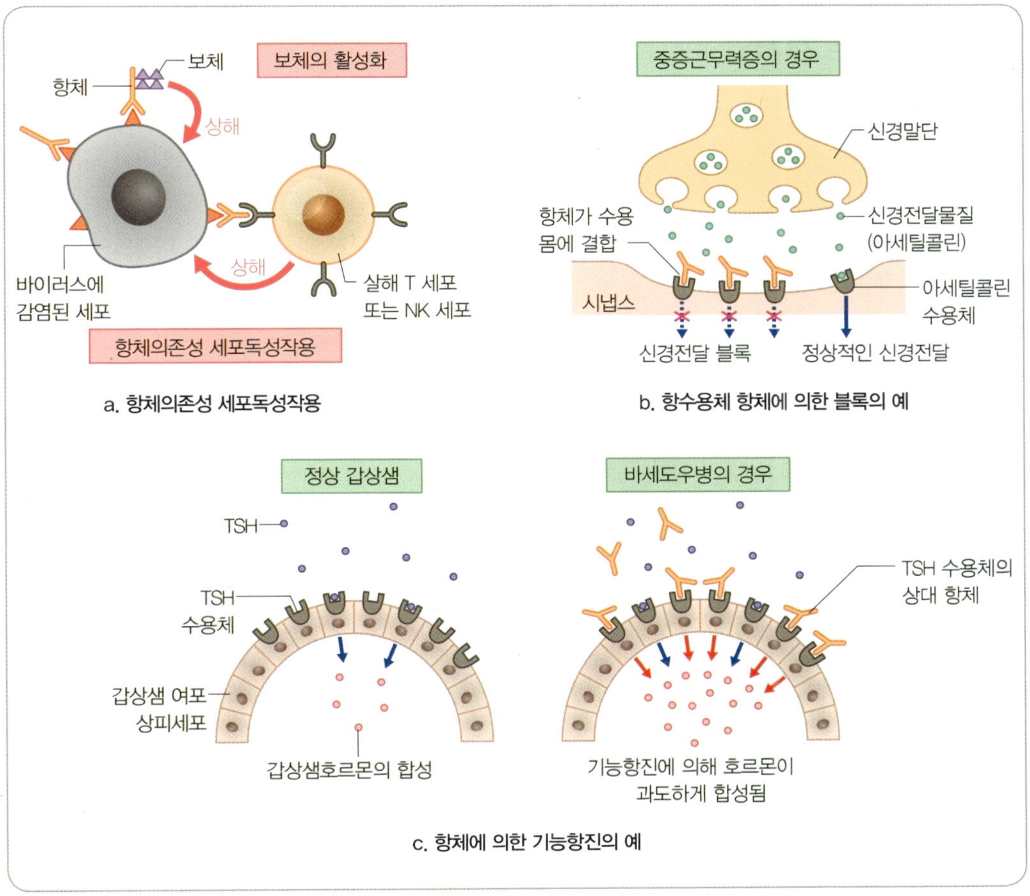

▶ **그림 4-5** Ⅱ형 알레르기

Memo

hormone, TSH)은 뇌하수체에서 분비되어 갑상샘 세포가 지니는 TSH 수용체와 결합하여 갑상샘 기능을 촉진시키는 작용을 한다(▶그림 4-5-c). 바세도우병에서는 이 TSH 수용체에 대한 항체가 형성되어 마치 TSH가 작용하고 있는 듯이 갑상샘이 자극을 계속 받아 기능항진 상태가 일어난다.

3. Ⅲ형 알레르기(면역복합체형)

면역복합체가 관여한 알레르기를 Ⅲ**형 알레르기**라고 한다. 가용성 항원이 혈액 중에서 IgG 항체와 결합한 면역복합체가 장기나 조직에 침착함으로써 조직의 손상이 일어난다(▶그림 4-6).

● 급성토리콩팥염

Ⅲ형 알레르기에 속하는 대표적인 질환으로써 다양한 토리콩팥염(사구체신염, glomerulonephritis)이 있다. 급성토리콩팥염은 용혈사슬알균(용혈성연쇄구균, *hemolytic streptococcus*) 감염 후에 발생한다. 어떤 종의 용혈사슬알균에 대한 항체가 균과 결합하여 혈액 속에 면역복합체를 만들고, 이 면역복합체가 콩팥의 토리(사구체)에 침착하여 콩팥염(신장염)을 일으킨다(▶그림 4-6).

4. Ⅳ형 알레르기(지연형)

Ⅳ**형 알레르기**는 항원에 접촉한 후 약 48시간 후에 반응이 일어나기 때문에 **지연형 과민반응**이라 불린다. 결핵균 감염 여부를 알아보는 투베르쿨린 반응이 대표적이다.

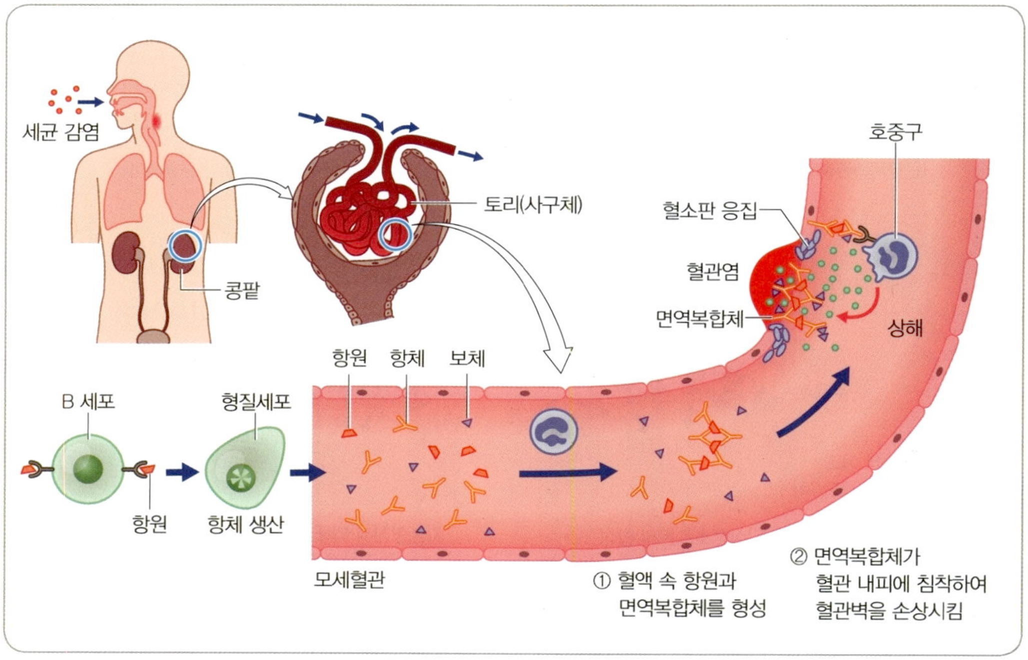

▶ **그림 4-6** Ⅲ형 알레르기의 기전(토리콩팥염의 예)

Memo

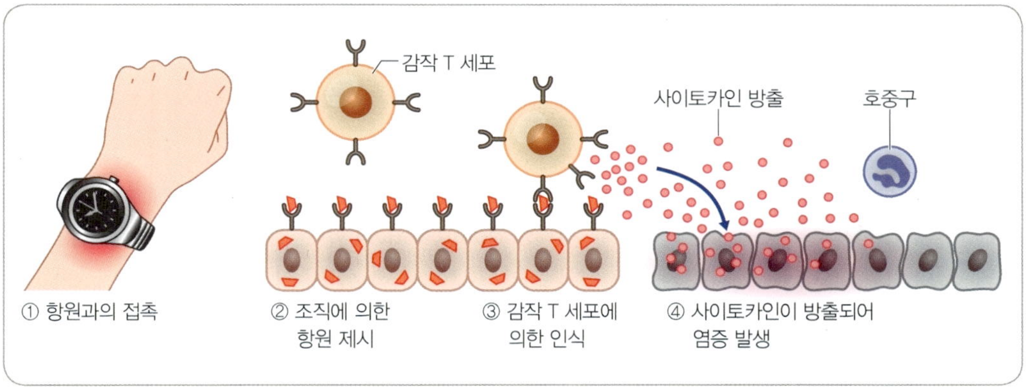

▶ **그림 4-7** Ⅳ형 알레르기의 기전(접촉피부염의 예)

Ⅰ형~Ⅲ형 알레르기가 항체를 통해서 발생하는 체액성 면역반응인 것에 비해, Ⅳ형 과민반응는 감작된 T 세포로 인해서 발생되는 세포성 면역반응이다(▶그림 4-7).

● 접촉피부염

이 기전으로 발생하는 질환으로 접촉피부염이 알려져 있다. 목걸이 등 피부에 직접 닿는 물질로 인해 발생하는 염증이다. 대부분 Ⅳ형 알레르기가 관련되어 있다. Ⅰ형 알레르기와 같이 원인이 되는 물질을 알레르겐이라고 한다. 알레르겐과의 접촉을 피하는 것이 최선의 예방책이다.

2 자가면역질환

자기의 세포나 조직에 대해 발생하는 면역반응을 **자가면역(autoimmunity)**이라 부르며, 이로 인해 발생하는 질환을 **자가면역질환(autommune disease)**이라 한다.

1. 면역관용과 기능상실

면역의 기본은 '자기(self)'와 '비자기(non-self)'를 구별하여 제거하는 것으로, 면역계는 일반적으로 자기의 세포나 조직에 대해 반응을 일으키지 않도록 형성되어 있다. 이를 **면역관용(immune tolerence)**이라 한다. 림프구는 가슴샘(흉선, thymus)이나 골수(bone marrow)에서 분화된다. 이때 자기의 항원과 반응하는 림프구가 제거되기 때문에 면역관용이 형성된다고 하는데, 이에 대해서는 아직 해명되지 않은 부분이 많다. 이 면역관용이 어떠한 원인에 의해 깨져서 자기의 세포와 조직에 면역반응을 일으킬 때 자가면역이 발생한다.

2. 자가면역질환

자기 조직에 대한 면역반응, 즉 자가면역으로 발생하는 질환을 자가면역질환이라 한다. 이는 전신에 있는 다양한 장기나 조직이 손상을 입은 경우와 특정 장기만이 손상을 입은 경우가 있다. 전자를 **전신성 자가면역질환**, 후자를 **장기 특이적 자가면역질환**이라고 한다.

Memo

전신성 자가면역질환에는 일반적으로 콜라겐병으로써 총괄되어온 질환군과 이에 유사한 몇 개의 질환이 포함된다(▶표 4-3). 장기특이적 자가면역질환에는 하시모토 갑상샘염, 자가면역성 용혈빈혈, 특발성 혈소판감소성 자반증, 악성빈혈 등이 포함된다(▶표 4-4).

자기항체 > 자기 조직에 대한 면역반응이 일어나면 혈액 속에 자기의 세포나 조직에 대해 반응하는 항체가 나타난다. 이를 **자가항체(autoantibody)**라 한다. 자가면역질환은 각각의 질환의 특징적인 자가항체가 나타난다고 알려져 있으며 이 사실이 진단에 도움이 된다. 이러한 자가항체의 존재는 병태와 깊이 관련되어 있다.

3 콜라겐병과 유사질환

콜라겐병(교원병, 아교질병, collagen disease)은 폴 클라인페러(Paul Klemperer) 박사에 의해 제창된 질환 개념으로, 결합의 구성요소인 콜라겐 결함으로 전신의 결합조직에 손상이 나타나는 질환들을 말한다. 교원섬유(collagen fiber)의 변성이 그 병태와 관련한다고 믿어졌기 때문에 콜라겐병(교원병)이라는 이름이 붙었다. 특히, 섬유소(fibrin) 모양의 단백질 침착이 특징인 결합조직의 변성을 섬유소모양(fibrinoid) 변성이라 하며, 콜라겐병에 공통적으로 나타나는 특징적인 소견으로 인식되어 왔다. **결합조직 질환(connective tissue disease)**이라고도 한다. 피부와 관절, 콩팥과 허파 등 전신의 여러 장기에 염증이 생겨 장기의 기능 장애를 초래한다. 현재는 각 질환의 특징적인 자가항체가 증명되었으며, 전신성 자가면역질환으로 불리고 있다.

고전적 콜라겐병 > 고전적인 6개 질환으로는 류마티스열, 류마티스관절염(RA), 전신홍

▶ **표 4-3** 전신성 자가면역질환

콜라겐병	류마티스열(rheumatic fever) 류마티스관절염(rheumatoid arthritis, RA) 전신홍반성루푸스(systemic lupus erythematosus, SLE) 진행성전신피부경화증(progressive systemic sclerosis, PSS), 피부경화증(scleroderma) 다발성근염(polymyositis), 피부근염(dermatomyositis) 결절성 다발동맥염(polyarteritis nodosa, PAN).
유사질환	베게너육아종증(Wegener granulomatosis) 쇼그렌증후군(Sjogren syndrome)

▶ **표 4-4** 장기특이적 자가면역질환

질환	특징적인 자가항체
만성갑상샘염(하시모토병)	항마이크로솜 항체, 항갑상샘글로불린 항체
자가면역성 용혈빈혈	항적혈구 항체
특발성 혈소판감소성 자반증	항혈소판 항체
악성빈혈	항벽세포 항체

Memo

반성루푸스(SLE), 진행성전신피부경화증, 다발성근염 · 피부근염, 결절성 다발동맥염이다. 류마티스열을 제외한 5개 질환의 원인이 불분명한 것에 비해 류마티스열은 용혈사슬알균 감염 후 자가면역성 염증이 원인인 것으로 명백히 밝혀졌기 때문에 최근에는 콜라겐병에 포함시키지 않고 있다.

콜라겐병 유사질환 > 고전적인 콜라겐병 외에도 유사한 병태를 나타내는 전신성 자가면역질환이 몇 개 알려져 있으며 콜라겐병 유사질환으로 분류되어 있다(▶표 4-3).

콜라겐병이나 그 유사질환을 포함한 전신성 자가면역질환은 종종 다양하고 다채로운 자가항체가 나타나며, 종종 동시적으로 복수의 병태가 나타나거나 하나의 병태에서 다른 병태로 이행하는 경우가 있다.

스테로이드 요법 > SLE를 비롯한 콜라겐병은 치료방법으로써 종종 부신겉질 스테로이드가 대량으로 사용된다. 이에 따라서 병태나 증상의 진행이 억제되고 질병의 예후는 극적으로 개선된다. 그러나 부신겉질 스테로이드를 대량으로 사용하게 되면 면역억제로 인한 감염증이나 소화성 궤양 등 부작용을 종종 일으키기 때문에 투여하는 데에는 세심한 주의가 필요하다.

생물학적 제제 > 최근 류마티스관절염(RA)에서는 염증과 관련된 사이토카인 등을 표적으로 한 새로운 생물학적 제제가 개발되어 통증 완화나 관절 파괴 방지에 매우 높은 효과를 발휘하고 있다. SLE에서도 생물학적 제제의 유효성이 확인되고 있어 치료에의 응용이 기대되고 있다.

● 전신홍반성루푸스(systemic lupus erythematosus, SLE)

전신홍반성루푸스(SLE)는 다양한 자가항체가 형성되어 혈액 속에 다량의 면역복합체를 만들어 각 장기에 침착시키기 때문에 전신에 여러 장기나 조직에 손상이 생긴다. DNA 등 세포핵 내에 있는 자가항원에 반응하는 자가항체를 **항핵항체(antinuclear antibody)**라 하며 SLE에 특이적이다.

SLE는 젊은 여성에게 많이 발생하며 전신의 혈관에 섬유소모양 괴사를 동반한 특징적인 혈관염을 발생시켜 다양한 장기에 특이적인 병변이 나타난다. 대표적인 병변으로 얼굴에 생기는 나비모양의 발진(butterfly rash)이 있다. 콩팥 병변은 **루푸스 콩팥염**이라고 불리며 증상이 있는 경우에는 대개 나타난다. 또한 콩팥(신)증후군을 나타내는 경우도 있고, 콩팥기능상실(신부전)이 사망원인이 되는 경우도 적지 않다.

● 류마티스관절염(rheumatoid arthritis, RA)

류마티스관절염(RA)은 류마티스 활막의 만성 염증으로 인한 관절 통증과 운동 장애를 특징으로 하는 원인불명의 전신성 자가면역질환이다. 질환이 진행되면 관절을 파괴하고 손가락 관절 등에 변형을 초래한다. 허파섬유증 등을 합병할 수 있다.

변성된 IgG에 대한 자기항체를 **류마티스인자(rheumatoid factor, RF)**라고 하며, 류마티스관절염 환자에서 양성이 되는 경우가 많은데, 다른 콜라겐병이나 드물게 정상인에서도 양성이 된다.

Memo

Ⅳ 이식 및 재생의학

면역학의 발전은 이식의료의 진보에 크게 공헌했지만, 최근의 줄기세포 연구와 이를 응용한 의료기술의 개발은 이식을 포함한 재생의료 방식을 더욱 크게 변모시킬 가능성이 있다.

1 이식과 거부반응

살아있는 장기 · 조직 · 세포 등을 다른 부위나 다른 개체로 옮기는 것을 **이식(transplantation)**이라 한다. 다른 종류 및 같은 종류의 조직을 이식하는 시도는 옛날부터 거듭되어 왔으나 고등동물에 대해서는 다른 개체에서 이식한 장기가 영구적으로 정착하여 살아있는 경우는 있을 수 없다. 이는 자기가 아닌 것(비자기, non-self)을 제거하려는 면역의 근원적인 기전이 작용하기 때문이다.

1. 거부반응

자기 스스로의 조직을 자기 신체의 다른 부위로 이식하는 것을 **자가이식(autograft)**이라 하며, 유전자형이 같은 일란성 쌍생아와 같은 개체 간에서 이식을 하는 **동계이식(syngraft)**의 경우는 면역학적인 문제가 없으며, 이식편은 생착하고 계속 기능할 수 있다.

이에 비해서 같은 종의 다른 개체에서 이식을 하는 **동종이식(allograft)**이나 다른 동물 종에서 이식을 하는 경우(**이종이식, xenograft**)에는 이식편은 일반적으로 잘 생착되지 못하며 괴사하여 탈락하게 된다. 이러한 현상을 **거부반응(rejection)**이라 한다. 이식 직후부터 수개월 이내에 일어나는 급성 거부반응 외에 그 이후 몇 년이 지나 발생하는 만성 거부반응 등으로 나뉘어진다.

2. 조직적합항원

같은 종끼리라 하더라도 각 개체에 따라서 유전자가 미소한 차이가 있어 **유전적 다형성(genetic polymorphism)**이라고 불린다. 같은 종류에 다른 개체에서 이식한 이식편이 생착하지 못하고 거부반응을 일으키는 데는 유전적 다형성의 결과 발생한 단백질 등의 분자의 미소한 차이를 항원으로 면역계가 식별했기 때문이다. 이러한 이식편의 거부반응에 관련된 항원을 **조직적합항원(histocompatibility antigen)**이라 한다.

MHC > 조직적합항원에는 다양한 분자가 포함된다. 그 중 주요한 것은 면역기능과 밀접히 관련된 분자로 구성되어 있으며, 이를 주요 조직적합항원이라 한다. 이 분자는 **주조직적합성 복합체(major histocompatibility complex, MHC)**라 불리는 유전자 영역에서 아미노산 배열이 결정되기 때문에 MHC 항원이라고도 한다. MHC 항원은 개체의 모든 세포 표면에 표출되어 있는 분자군으로 고등동물에서 면역계, 특히 T 세포가 자기를 인식하는 수단으로 이용하는 분자군이다. 즉, T 세포의 표면에 있는 T 세포 수용체는 자기의 MHC 항원과

Memo

함께 제시된 항원만을 항원으로 인식한다.

HLA > 인간에게 MHC 항원에 해당하는 분자를 **사람백혈구항원(human leukocyte antigen, HLA)**이라 한다. 이식된 장기가 생착할 가능성을 규정하는 지표로서 백혈구에서 처음으로 발견되었기 때문에 HLA로 이름이 붙여졌다. HLA는 6개 종류로 분류되어 있으며, 각 분류된 종류에서 수 종류 이상의 형태가 존재한다. 이러한 불일치는 거부반응의 요인이 되며, 반대로 일치할 경우 이식 장기의 생착률을 향상시킨다.

HLA의 아미노산 배열을 결정하는 유전자는 매우 다양한 유전적 다형성을 나타내며, 완전히 똑같은 유전자형을 가진 타인은 일란성 쌍생아 외에는 거의 없다. 이 때문에 HLA로 인한 개인의 식별이 가능하여 "세포표면의 지문"이라고 표현할 수 있다 또한 HLA에 일부의 특정 형태를 가진 사람에 대해서는 한 특정의 질환에 걸리기 쉽다는 상관관계가 있다고 잘 알려져 있다.

2 장기이식

인간은 피부에 자가이식(autograft)과 각막의 동종이식(allograft)을 비롯하여 최근 30년간 콩팥(신장), 심장, 간, 이자(췌장) 등 **장기이식(organ transplantation)**이 가능하게 되었다. 장기이식의 역사는 거부반응과 연관이 많은데 이식과 관련된 면역기능이 점차 해명되었고 면역반응을 억제하는 면역억제제가 개발됨에 따라 어느 정도의 거부반응을 조절할 수 있게 되었다. 이에 따라 장기이식에 관련한 성과도 비약적으로 향상하였다.

1. 시체 장기이식

이식할 장기를 제공하는 쪽의 사람을 **공여자(donor)**, 이식받는 쪽의 사람을 **수여자(recipient)**라고 하는데, 장기이식이 활발해짐에 따라 장기를 제공하는 공여자 부족 문제가 심각해지고 있다. 장기이식을 필요로 하는 대기 환자에게 공정하고 공평하게 이식을 진행하기 위해서는 죽은 사람으로부터 적출한 장기를 이식할 필요가 있다. 콩팥이식에서는 이전부터 시체의 콩팥이식도 적극적으로 이루어지고 있었다.

2. 콩팥이식

현재 우리나라에서 이루어지는 장기이식의 대부분은 **콩팥이식(kidney transplantation)**이다. 콩팥은 다행히 2개가 있으므로 HLA가 비슷한 사람이 가족으로부터 한쪽 신장을 이식하는 동종생체 콩팥이식이 활발하게 이루어져 왔다. 면역억제제 및 이식장기 보존기술의 발전 등으로 이식 후 생착률이 비약적으로 향상되었다. 그러나 이식 후에는 평생 면역억제제를 복용해야 하며 거부반응과 감염 위험에 항상 노출된다.

3. 간이식

생체 부분 간이식과 뇌사 간이식이 이루어지고 있지만 우리나라에서는 생체 간이식 수가 더 많다. 소아에서는 담도폐쇄증, 성인에서는 간경변증이나 간세포암, 원발성 담즙성

Memo

간경변증 등이 간이식 대상이다. 생체 간이식은 소아에게 시행되는 경우도 비교적 많아 어머니 등 근친자의 간 일부를 이식한다. 간에는 강한 재생 능력이 있기 때문에 공여자의 간은 보통 몇 달 안에 원래 크기까지 재생된다.

4. 허파이식(폐이식)

우리나라에서는 뇌사 이식보다 생체 이식이 더 많으며, 보통 2명의 건강한 공여자로부터 각각 한쪽 허파의 아래엽을 절제하고 수여자의 양쪽 허파를 적출하여 빈 가슴(흉강)내에 이식을 한다. 뇌사 이식의 경우는 양쪽 허파, 한쪽 허파, 심장과 허파 동시이식 중 하나를 선택하여 시행되고 있다. 선천성 허파고혈압증이나 허파섬유증 등이 이식 대상이 된다.

3 골수이식

정상적인 조혈기능이 상실된 환자의 골수세포를 사멸시켜 조혈간세포를 포함한 골수조직을 새롭게 주입하여 조혈능력을 재생시키는 요법을 **골수이식(bone marrow transplantation, BMT)**이라 한다. 현재 급성 백혈병이나 재생불량빈혈, 선천성 면역결핍증 등에 골수이식 치료를 실시하고 있다.

이식편대숙주병 > 골수이식의 경우 콩팥 등 일반 장기이식과는 달리 **이식편대숙주병(graft-versus-host disease, GVHD)**이라 불리는 질병이 문제가 되고 있다. 이식되는 조직을 이식편(graft)이라고 하며, 골수이식을 받는 사람의 몸을 숙주(host)라 하고 이식편이 숙주를 공격하는 면역반응을 GVHD라 한다. 이식을 하는 골수조직 중에는 면역반응의 중추를 담당하는 림프구가 필히 포함되어 있다. 이 림프구가 숙주를 자기가 아니라고(non-self) 인식하여 공격을 하는 반응을 한다.

골수은행 > GVHD를 막기 위해서 골수이식에서는 한층 더 신중하게 HLA의 유형을 맞출 필요가 있으며, HLA의 일치율이 높고 더욱 적합한 공여자를 찾아야 하는 것이 중요하다. 이 때문에 생긴 조직이 골수은행이다.

말초혈액조혈모세포이식과 제대혈이식 > 말초혈액에서 조혈간세포만 적출하여 이식하는 **말초혈액조혈모세포이식(peripheral blood stem cell transplantation, PBSCT)**이나 조혈간세포를 풍부하게 포함한 제대혈을 이식하는 **제대혈이식(cord blood stem cell transplantation, CBSCT)**도 이루어지게 되어 골수이식과 함께 조혈간세포 이식이 이루어지고 있다. 골수은행과 마찬가지로 제대혈 은행 네트워크가 설립되어 있으며, 일부 의료시설에서 제대혈을 채취 · 보존하여 이식에 이용하고 있다.

4 재생의학

재생의학(regeneration medicine)은 생체 내 세포나 조직이 외상이나 질병으로 광범위하게 탈락 · 소실되어 그 기능을 수행할 수 없게 되었을 때 새로운 세포나 조직 · 장기를 이

Memo

식하는 등의 방법으로 보충하여 잃어버린 기능을 회복시키는 의료를 연구하는 학문이다. 사마귀는 결손된 다리를 스스로 세포에 의해 재생하고 복원할 수 있는데, 사람에서도 사마귀와 마찬가지로 스스로 세포에 의해 손발이나 장기 등을 재생하고 복원하는 것을 목표로 한 꿈의 의료이다. 줄기세포, 그 중에서도 **iPS 세포(induced pluripotent stem cell)**의 연구개발이, 이 꿈을 현실에 가깝게 하려고 하고 있다(▶그림 4-8).

1. 줄기세포

인간의 발생은 한 개의 수정란에서 시작되며, 이것이 세포분열에 의한 자기복제를 반복함으로써 세포 수를 증가시킨다. 그 과정에서 다양한 기능을 가진 세포로 분화함으로써 개체를 형성해 나간다. 이 발생 과정의 배아에서 볼 수 있는 세포와 같이, 자기복제능력과 분화능력의 양쪽을 합쳐 가진 세포를 **줄기세포(stem cell)**라고 한다. 생체 내 모든 장기와 조직 안에 극소수이지만 줄기세포가 포함되어 있다는 사실이 오래전부터 알려져 왔다.

예를 들어, 혈액 속에는 혈액세포로 분화하는 조혈모세포(조혈줄기세포)가 포함되어 있다. 일단 성숙한 혈액세포는 분열되어 증식하지 못하고 노화되어 사멸해 가는데, 조혈모세포가 분열 및 증식함으로써 새로운 혈액세포가 공급되어 항상 같은 기능을 계속 유

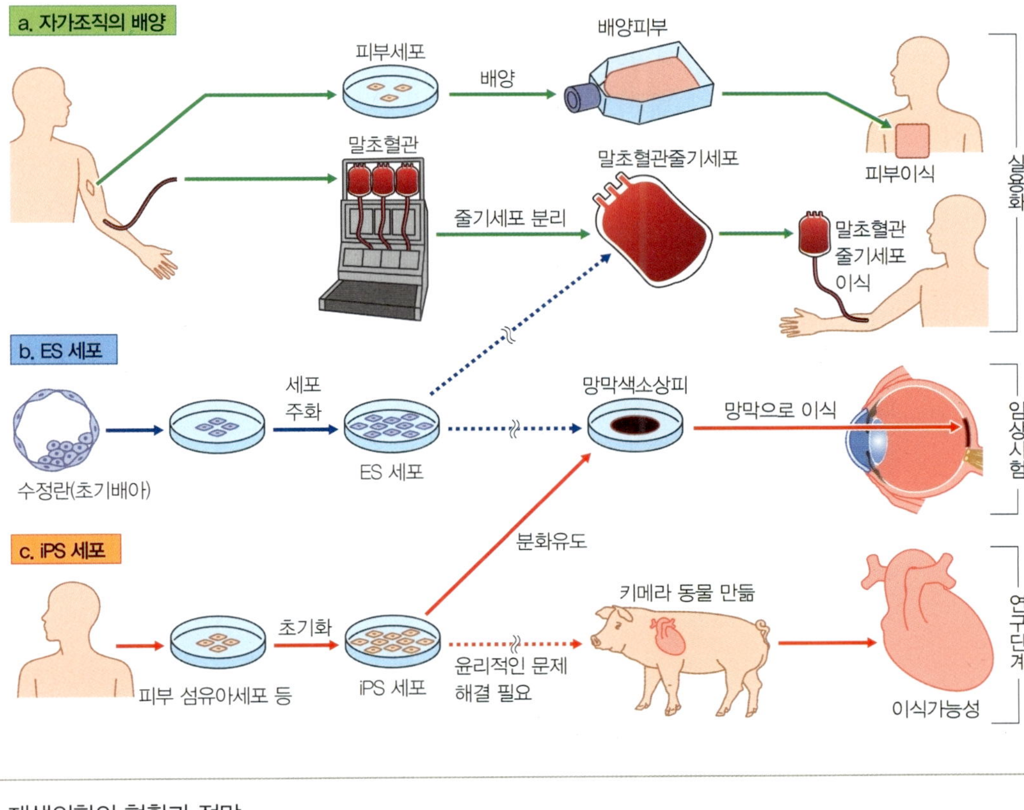

▶ 그림 4-8 재생의학의 현황과 전망

Memo

지할 수 있는 것이다.

다능성 줄기세포 > 조혈모세포 등과 같이 특정 세포종으로만 분화하는 것이 아니라 조건에 따라서는 신경계 세포나 간엽계(뼈, 연골, 근육의 근원이 되는) 세포 등 여러 세포종으로 분화할 수 있는 줄기세포를 **다능성 줄기세포**라고 한다. 발생 과정의 배아세포에 더 가까운 성질을 가진 세포를 말하며, 단순히 줄기세포라고 하는 경우는 다능성 줄기세포를 가리키는 경우가 많다.

ES 세포 > 발생 초기의 배아에서 유래하는 세포 중 생식세포를 포함한 모든 세포로 분화하는 능력을 가지고 있는 것을 특히 **전능성 줄기세포**라고 하며, 이를 실험실 내에서 배양하여 얻은 세포주를 **ES 세포(배아줄기세포, embryonic stem cell)**라고 한다(▶그림 4-8-b). 줄기세포는 수정란을 사용한다는 윤리적 문제가 있기 때문에 국내에서는 현재 거의 연구에 사용되지 않고 있다.

iPS 세포 > 이미 분화된 성인의 피부나 혈액세포에 특정한 여러 종류의 유전자를 도입함으로써 ES 세포와 같은 전능성 줄기세포를 만들 수 있다. 이렇게 만들어진 세포를 **iPS 세포(유도만능줄기세포, induced pluripotent stem cell)**라고 부른다(▶그림 4-8-c).

2. 재생의학의 현황과 전망

새로운 기술을 실제 의료 현장에서 응용하기 위해서는 안전성과 유효성이 보장되어야 한다. 이 때문에 기술의 진보와 함께 새로운 법 정비가 이루어지고 있다.

자가조직 배양 > 재생의료로서 현재 이미 이루어지고 있는 것도 있다. 피부과에서는 환자 자신의 표피를 체외에서 증식시킨 배양 자가표피를 화상 환자에게 이식하는 기술이 확립되어 있다(▶그림 4-8-a).

안과에서는 환자 자신의 조직 속에 포함된 체성줄기세포로부터 세포시트를 만들어 손상된 각막에 이식하는 치료가 이루어지고 있다.

분리된 세포의 주입 > 당뇨병 치료 목적으로 이자(췌장)의 랑게르한스섬 세포를 체내에 주입하는 세포 수준에서의 이식 등이 실용화를 위해 시도되고 있다.

iPS 세포 > 또한 2023년 세계 최초로 일본에서 망막의 질환인 삼출성 황반변성(▶그림 18-2 참조)에 대해 iPS 세포로부터 유도하여 분화시킨 망막색소상피의 이식수술이 실시되었다.

미래에는 동물의 체내에서 재생시킨 사람의 장기를 이식에 사용하는 시대가 올 수도 있다.

병리학

제 5 장

감염병

Memo

이 장에서는 감염병의 일반적인 특징에 대해 이해하고 대표적인 병원체에 의한 감염병에 대해 학습한다. 감염병의 원인이 되는 병원체의 특징이나 숙주의 감염 방어 기구에 대해서, 또 대표적인 감염병과 감염병의 치료법, 예방법에 대해서도 이해한다.

I 감염과 숙주 방어 기구

병원체인 미생물이 인간의 몸속에 침입해 그 속에서 증식하는 것을 **감염**(infection)이라고 하며, 감염에 의해 질병을 유발한 상태를 **감염병**(infectious disease)이라고 한다. 감염병의 발병에는 숙주의 저항성이나 면역능력이 깊이 관련되어 있다.

1 감염과 체내 확산

자연계에는 바이러스나 세균 등 다양한 미생물이 있으나 이 중 매우 한정된 종류의 미생물만이 인간의 몸을 감염시켜 병원성을 발휘하고 감염병을 일으킨다(▶표 5-1).

1. 병원성과 독소

인간의 감염병 원인이 되는 미생물을 **병원체**(pathogen)라 하며, 그 미생물은 **병원성**(pathogenicity)이 있다고 한다. 또한 병원체에 의해 감염된 사람을 **숙주**(host)라 한다. 미생물의 병원성에는 감염성이나 조직 침입성, 독소 생산능력 등이 관여한다.

감염성 > 미생물은 어떤 특정 종류의 동물에게만 감염시키는 특징을 가지고 있으며, 동물의 종류에 따라 병을 일으키고 또는 공생상태를 유지한다. 이렇듯 병원체가 특정 동물 종에게만 병원성을 발휘하는 것을 **감염성**이라 한다.

▶ **표 5-1** 주요 병원체와 감염병

병원체의 종류	주요 감염병
프리온	크로이츠펠트-야콥병
바이러스	인플루엔자, 두드러기, 풍진, 폴리오, 유행성 귀밑샘염, 바이러스성 간염, 일본뇌염, 에이즈
세균류	
리케차	발진티푸스, 쓰쓰가무시병, 홍반열
클라디미아	옴병, 트라코마
일반세균	세균성 이질, 콜레라, 페스트, 장티푸스, 임질, 백일해, 파상풍, 디프테리아, 결핵
스피로헤타	매독, 회귀열, 일사병
진균	칸디다증, 크립토코쿠스증, 아스페르길루스증
원충	아메바이질, 트리파노소마증, 트리코모나스증, 톡소플라스마증, 말라리아
기생충	회충증, 아니사키스증, 요충증, 구충증, 필라리아증, 간흡충증, 폐흡충증, 일본주혈흡충, 광저열두조충증, 에티노코쿠스증

Memo

조직 침입성 > 병원성을 가진 미생물은 숙주세포를 파괴시키고 조직 속으로 침입하여 증식하는 성질을 가지고 있어 이 성질에 따라 숙주에게 질환을 일으킨다. 이것을 **조직 침입성**이라고 한다.

독소 > 디프테리아균이나 파상풍균 등 어떤 종류의 세균은 독소를 생산하여 그 독성으로 인해서 생체에 유해한 작용을 일으킨다. 균체의 외부로 방출하기 때문에 특히 **외독소(exotoxin)**라 하며, 단순히 독소라 하면 외독소를 가리키는 경우가 많다.

한편 대장균 등 장관 내에서 증식하는 세포 중에는 균을 구성하는 균체 성분 그 자체에 독성이 있는 것이 있다. 균체 성분에 포함된 독소를 **내독소(엔도톡신, endotoxin)**이라고 한다.

2. 감염병과 감염원

유행 > 폐렴이나 요로감염증, 손발의 화농성 염증 등 많은 감염병은 인간에게서 인간으로 감염하는 경우는 없으나 인플루엔자나 이질, 콜레라 등과 같이 감염력과 병원성(**독력**, virulence)이 강한 바이러스나 세균은 인간에게서 인간으로 감염하여 종종 일정기간 동안 많은 환자에게 병을 발생시킨다. 특정 지역에 다수의 환자가 발생하는 것을 **유행(epidemic)**이라고 한다.

감염병 > 인간에게서 인간으로 전염하는 감염병을 원래부터 전염병으로써 구별해 왔으나 '전염병 예방법'을 대신하여 '감염병의 예방 및 관리에 관한 법률'이 시행되고 나서는 널리 '감염병'이라는 말이 사용되게 되었다. 감염병에 걸린 환자와 같이 병원체를 배출하는 근원이 되고 있는 사람 등을 감염원이라고 한다.

잠복기와 무증상감염 > 병원미생물에 감염되어도 즉각적으로 감염병이 발병하는 것은 아니다. 보통 어떤 병원미생물에 감염되어 증상이 나타낼 때까지는 수시간에서 수일 가량의 기간이 필요하다. 이렇듯 증상이 나타나지 않는 기간을 **잠복기(incubation period)**라 한다. 또 병원성을 지닌 미생물에 감염되었어도 장기간에 걸쳐 증상이 발생하지 않고 무증상인 채 있는 경우가 있다. 이렇듯 증상이 나타나지 않는 감염 상태를 **무증상감염(불현성감염, asymptomatic infection)**이라 하며, 병이 발생한 상태의 **증상감염(현성감염, symptomatic infection)**과 구별한다. 무증상감염을 지속하는 숙주를 건강보균자 또는 무증상보균자라 한다. 잠복기 또는 건강보균자도 감염병 환자와 마찬가지로 감염원이 될 수 있다.

동물유래 감염병 > 감염된 동물이 감염원이 되는 경우가 있다(▶표 5-2). 가축이나 야생동물, 애완동물 등 동물과 사람 간에 자연적으로 옮는 감염병은 비교적 많이 나타나며 이러한 감염병을 **동물유래 감염병** 또는 **인수공통감염병(zoonosis)**이라 한다. 원래부터 탄저나 페스트가 가축 또는 야생동물에게서 사람으로 옮기는 병으로 알려져 있다. 최근에는 박쥐가 감염원이 되는 신종 코로나바이러스에 의한 중증급성호흡기증후군 바이러스(SARS-Cov, 2003년)나 중동호흡기증후군 바이러스(MERS-Cov, 2012년), 2019년 신종코로나바이러스(COVID-19)와 새가 감염원이 되는 조류독감 등이 동물유래 감염병으로 알려져 있다.

세균성 식중독 > 세균성 식중독은 음식물에 부착해 증식한 특정 종류의 세균 또는 그

Memo

세균이 생산한 독소를 음식물과 함께 섭취함으로써 발생하는 질환이다. 식중독에는 이밖에 버섯이나 복어 등의 자연독에 의한 것이 있다.

세균성 식중독은 섭취한 세균이 장관 안에서 증식하기 위해 발병하는 감염형 식중독과 세균에 의한 독소에 의해 오염된 식품이 원인이 되는 독소형 식중독으로 나뉜다(▶표 5-3). 최근에는 생굴로 감염되는 노로바이러스 등 바이러스성 식중독이 증가하고 있다. 식중독은 식품위생법에 따라 의무적으로 신고해야 한다.

3. 감염경로

병원체가 어떻게 숙주에게 전염되는가의 과정을 감염경로라 한다. 감염원에 따라 또는 병원체가 숙주의 어느 부위에 침입하는지에 따라 여러 가지로 나뉜다.

경구 감염 > 오염된 물이나 음식을 매개하는 경우, 병원체는 보통 입으로 들어가 소화관 점막을 통해 체내에 침입한다. 이것을 **경구감염(oral infection)**이라고 한다. 식중독은 경구감염에 의해 일어난다.

경기도감염 > 기침이나 재채기를 통해서 공기 중으로 퍼진 병원체를 코나 입으로 흡입하는 경우는 기도 점막을 통해 병원체가 체내에 침입한다. 이것을 경기도감염이라고 한다. 여기에는 비말감염과 공기감염이 포함된다.

▶ **표 5-2** 동물유래 감염병

병원체의 종류	감염병	감염원이 되는 동물종
바이러스	광견병 웨스트나일병	개, 고양이, 너구리, 박쥐 야생조류, 까마귀
세균류 일반세균	페스트 살모넬라증 Q열 고양이긁힘병	프레디독, 다람쥐 관상파충류 소, 고양이 등 고양이
클라미디아	클라미디아폐렴	작은 조류, 야생조류
스피로헤타	렙토스피라증	쥐
진균	피부사상균증	개
원충	톡소플라즈마증 크립토스포리듐증	고양이 소 등
기생충	에키노콕쿠스증	개, 여우

▶ **표 5-3** 세균성 식중독과 주요 원인균

분류	원인균
감염형 식중독 세포장애성 독소생산성	 병원성 대장균, 살모넬라속, 장염비브리오, 캄필로박터속 독소원성 대장균, 웰시균
독소형 식중독	황색포도상알균, 보툴리누스균

기침이나 재채기, 대화 등을 할 때 공기 중으로 퍼진 비말(droplet)[1]에 의해 감염되는 것을 **비말감염(droplet infection)**이라고 한다. 비말이 공중에서 건조되어 비말보다 작아진 상태를 비말핵[2] 또는 에어로졸(aerosol)이라고 하며, 공기 중에 떠돌고 있는 비말핵을 흡인함으로써 감염되는 것을 **공기감염(airborne infection)**이라고 부른다.

인플루엔자나 결핵 등의 호흡기 감염병에서는 대부분의 경우 경기도감염을 일으켜 환자와 직접 접촉하지 않고 비말감염이나 공기감염에 의해 감염이 확산된다.

접촉감염 > 감염원을 가진 환자나 동물과 직접 접촉하거나 오염된 수건이나 식기 등을 통해서 간접적으로 접촉하는 경우 인간은 병원체에 감염된다. 이것을 **접촉감염(contact infection)**이라 하며 성병이나 인수공통감염병이 여기에 해당한다. 또 어떤 종류의 질환에서는 곰팡이나 진드기 등에 의해 병원체가 운반되는 경우가 있으며, 그러한 매개동물로 인한 피부 찔림(자상)이나 물림(교상)을 통해 감염되는 것도 접촉감염에 포함한다.

많은 감염병이 사람의 손을 통한 접촉감염에 의해 감염이 확산된다고 알려져 있으므로 철저한 손 씻기가 감염예방의 기본이 된다.

매개체감염 > 일반적으로 건강한 피부를 통한 병원체의 감염은 거의 없지만, 기생충인 주혈흡충류로 인한 감염 등에서는 피부에 상처를 남기지 않고 건강한 피부를 통해 병원체가 체내에 침입한다. 이것을 **매개체감염(vector-borne infection)**이라고 한다. 의료현장에서의 바늘찔림 사고나 수혈에 의한 감염도 매개체감염에 포함된다.

모자감염 > 인간에서 인간으로의 일반적인 감염을 **수평감염(horizontal infection)**이라고 한다. 이에 비해 병원체를 가진 어머니로부터 태아 또는 신생아에 감염되는 것을 **수직감염(vertical infection)**이라고 한다. 모자간 수직감염(모자감염)에는 병원체가 자궁 내에서 태반을 경유하여 감염되는 **태반경유감염(transplacental infection)**과 태아가 산도를 통과할 때 모체혈액 속이나 자궁경관, 질 등에 존재하는 병원체에 의해 감염되는 **산도감염(birth canal infection)**, 모유를 통한 **모유감염**의 3가지가 있다(▶표 5-4).

4. 체내에서의 확산

체내에 침입한 병원체는 국소에서 증식할 뿐만 아니라 때로는 림프관이나 혈관을 통해 전신으로 확산되는 경우가 있다.

바이러스혈증과 세균혈증 > 바이러스나 세균이 혈관 내에 침입하여 전신으로 확산된 상태를 **바이러스혈증(viremia)** 또는 **세균혈증(bacteremia)**이라 한다. 두드러기나 풍진은 바이

▶ 표 5-4 모자감염

감염 경로	병원체
태반경유감염	매독 트레포네마, 톡소플라스마, 풍진바이러스, 사이토메갈로바이러스(CMV), 인간면역결핍바이러스(HIV)
산도감염	B형 간염바이러스(HBV), 클라미디아-트라코마티스, 단순헤르페스바이러스(HSV), CMV, HIV
모유감염	인간 T 세포 백혈병 바이러스 1형(HTLV-1), CMV, HIV

Memo

1)2) 비말은 비교적 큰입자로(5~10 ㎛ 이상)로 무거워서 1~2m에서 전파가 가능한 반면 비말핵은 비말이 공기중에서 수분이 증발한 후 남은 작은입자로(5㎛ 이하) 공기중에서 먼거리까지 전파가 가능하다.

Memo

러스혈증을 거쳐서 나타나기 때문에 전신에 발진을 발생시킨다. 발치를 할 경우 일시적으로 세균혈증이 나타나는 경우가 있으나 확산한 세균은 호중구나 큰포식세포에 탐식되어 증상이 없는 채 사멸된다.

패혈증 > 체내의 감염장소에서 혈액 속으로 대량의 미생물이 지속적으로 유입하는 상태에서는 발열이나 백혈구증가증 등의 전신 증상이 나타나며, 때로는 쇼크 상태를 나타낸다. 이와같이 미생물의 감염으로 인해 심각한 전신 염증반응이 나타나는 상태를 **패혈증**(sepsis)이라 한다.

2 피부, 기도, 소화관의 감염 방어 기구

감염병의 발병에는 숙주의 저항성이나 면역능력이 깊이 관련되어 있다. 특이적인 감염방어기구인 면역에 대해서는 제4장에서 설명하였다. 피부나 기도점막, 소화관점막 등 외부와 접하고 병원체의 침입 통로가 되는 부위에는 병원체의 침입을 막는 구조가 있어(▶그림 5-1) 감염 방어에 중요한 작용을 하고 있다.

피부 > 피부의 표면은 표피(epidermis)라고 불리는 튼튼하고 두꺼운 중층평편상피(stratified squamous epithelium)로 덮여 있다. 땀샘이나 기름샘에서 만들어진 땀은 피부를 산성 상태로 유지시키며 피부에 부착된 미생물을 씻어낸다. 또한 가장 표층에 건조한 각질층이 때로 존재하며 이것이 떨어져 내려오면서 미생물의 침입을 막는다(▶그림 5-1).

기도 > 기도점막의 상피세포에는 섬모(cilia)라고 불리는 가느다란 털이 자라고 있으며,

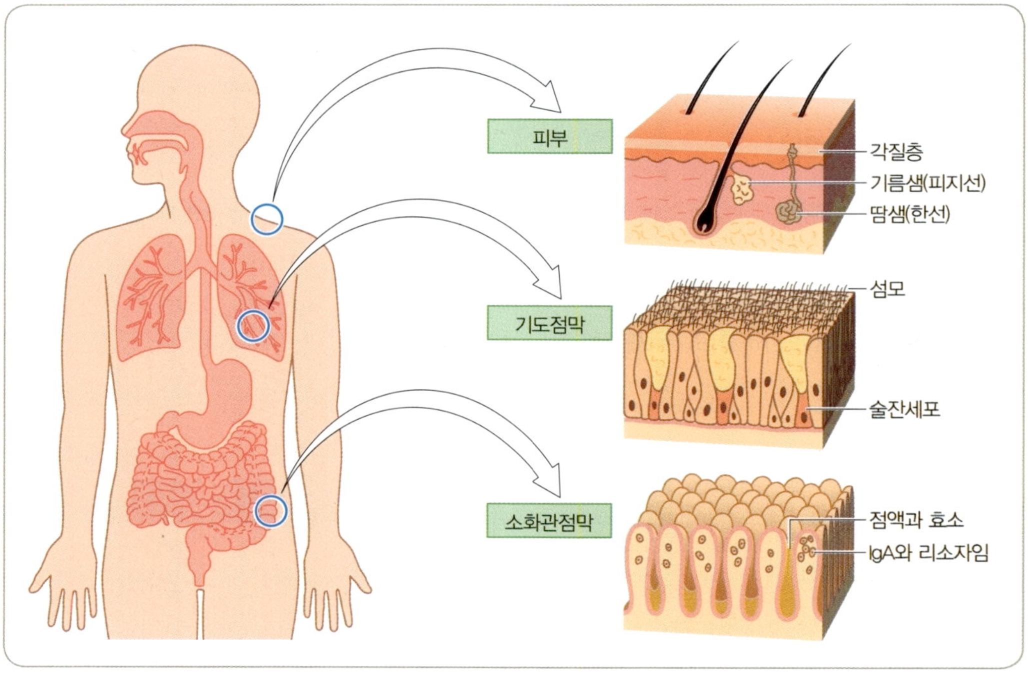

▶ **그림 5-1** 피부나 점막의 감염 방어 기구

Memo

섬모가 운동을 하여 표면에 부착한 미생물이나 미세먼지를 걸러서 가래의 형태로 뱉게 한다. 상피세포 사이에는 술잔세포(goblet cells)라고 불리는 세포가 존재하여 점액을 생산하며 점막을 보호하고 섬모가 미세먼지를 제거하는 작용을 도와준다(▶그림 5-1). 허파꽈리(폐포)에 도달한 미생물은 큰포식세포나 호중구에 의해 탐식된다.

소화관 > 위액이나 이자액 등의 소화 효소에는 미생물을 죽이는 힘이 있다. 점막의 상피세포는 점액을 생산하여 미생물과 소화 효소로부터 점막을 보호한다. 점막에 집중한 염증세포는 항균작용을 하는 IgA와 리소자임을 생산한다(▶그림 5-1).

3 정상세균총과 기회감염증

정상세균총 > 건강한 사람의 피부나 구강, 소화관 등에는 정상적인 상태에서는 여러 가지 세균이 살고 있으며, 어떤 종류의 미생물은 생체에 이익이 되고 있다. 숙주인 인간에게 오로지 해가 되는 경우를 **기생**이라고 부르는 데 반해, 해가 없거나 이익을 주는 경우는 **공생(symbiosis)**이라고 한다. 숙주와 공생 상태를 유지하고 있는 세균류의 모임을 **정상세균총(정상균무리, normal bacterial flora)**이라고 한다(▶표 5-5). 정상세균총은 병원성 미생물의 증식을 억제하며, 감염 방어를 위해서 중요한 역할을 담당하고 있다.

중복감염 > 약물 등으로 정상세균총이 손상되면 다른 미생물이 증식하여 병을 발생시키는 경우가 있다. 이러한 질환을 **중복감염(균교대감염, superinfection)**이라 한다. 예를 들어, 항생제를 장기적으로 복용하면 그 약제에 내성을 지닌 균이 비정상적으로 증식하여 포도알균으로 인한 장염이나 칸디다증 등을 일으키는 경우가 있다.

기회감염증 > 동일한 병원미생물이 감염하더라도 인간에 따라 감염병을 일으키는 경우와 그렇지 않은 경우가 있다. 예를 들어, 소아나 노인은 일반적으로 감염병을 일으키기 쉽다. 또한 만성질환자나 항암제 치료를 받고 있는 환자는 면역력이 감소되기 때문에 일반적으로 무해한 바이러스나 세균 등을 통해서 감염병이 일어나는 경우가 있다. 이를 **기회감염(opportunistic infection)**이라 한다. 정상세균총을 구성하는 미생물이나 환경 속에 존재하는 미생물이 원인이 되는 경우가 많으며 대표적으로는 폐포자충 폐렴[3]이나 사이토메갈로바이러스 감염병 등이 있다.

3) 사람폐포자충(*Pneumocystis carinii*)으로 인한 폐렴. 폐포자충(*Pneumocystis*)은 일반적으로 원충으로 분류해 왔다. 현재는 진균의 하나로 여겨진다.

▶ 표 5-5 정상세균총을 구성하는 세균류

부위	세균류
피부	표피포도알균, 프로피오니박테륨
구강	사슬알균, 바퀴살균(방선균), 박테로이데스, 칸디다
소화관	박테로이데스, 펩토스트렙토코쿠스, 비피듀박테륨, 창자알균, 대장균

Memo

Ⅱ 주요 병원체와 감염병

병원체는 바이러스, 세균, 진균, 원충, 기생충으로 분류된다(▶표 5-1). 이 외에 프리온이라고 불리는 단백질에 의해 감염되는 질환이 있다.

1 프리온병

프리온(prion)이라고 불리는 단백질성 감염인자에 의해 전파되는 감염병을 프리온병(prion disease)이라고 한다. 프리온은 포유류에서 몇몇 질환을 발생시키는데 흔히 광우병으로 불리우는 소해면상뇌증(bovine spongiform encephalopathy, BSE)과 사람에게서 발생되는 크로이츠펠트-야콥병(Creutzfeldt-Jakob disease, CJD) 등이 알려져 있다.

프리온은 중추신경계에 쌓여서 아밀로이드 형태의 반점을 형성함으로써 운동기능실조나 진행성 인지상실 등을 동반한 신경퇴행성증상을 일으킨다.

2 바이러스 감염병

일반적으로 생물은 핵 내에 유전정보인 DNA를 지니고 있으며 DNA의 염기 배열을 RNA에 복사한 후에 그 염기 배열에 따라서 아미노산을 조립하여 단백질을 합성한다. 즉, 일반적인 생물은 DNA와 RNA라는 두 종류의 핵산을 지니고 있다. 그러나 바이러스는 이 두 종류의 핵산 중 DNA 또는 RNA 한쪽만을 지니고 있다(각각, DNA 바이러스, RNA 바이러스라고 함). 이 때문에 숙주의 세포 내에서 기생하여 숙주의 단백질 합성계를 이용해야 증식할 수 있다.

사이토메갈로바이러스(CMV)나 단순헤르페스바이러스(HSV) 등 일부 바이러스는 조직표본상 세포 내로 증식한 바이러스가 핵과 세포질 안에 응집하여 봉입체 형태로 관찰되기도 한다.

지속감염, 만성감염 > 일부 종류의 바이러스는 발진이나 감기 등의 증상을 일으키지만, 증상을 나타내지 않고 무증상감염을 일으키는 바이러스도 많아 종종 **지속감염(persistent infection)**이나 **만성감염(chronic infection)**을 일으킨다.

예를 들어, 수두 바이러스는 수두 치유 후 신경절 세포에 숨어 있다가 숙주의 저항력이 떨어지게 되면 재활성화하여 대상포진으로써 신경통과 같은 통증 등의 증상을 일으킨다. 또한, 사람유두종 바이러스(HPV)나, B형 및 C형 간염 바이러스(HBV, HCV), 엡스타인바 바이러스(EBV) 등에서는 만성의 지속감염이 유지되다가 종양(암)이 유발하기도 한다.

● 에이즈(AIDS)

후천성면역결핍증(acquired immunodeficiency syndrome, AIDS)은 **인간면역결핍바이러스(*human immunodeficiency virus*, HIV)**의 감염으로 발생한다. HIV는 혈액과 체액을 통해서 사람에게서 사람으로 감염되어, 체내에서 **도움 T 세포(helper T cell, 또는 T_h cell)**라 불리는

Memo

중요한 면역기능을 담당하는 T 림프구에 감염을 일으킨다. 바이러스는 세포 내에서 증식을 계속하는데, 이 과정에서 감염된 T_h 세포는 곧 사멸하게 된다. 도움 T 세포의 수가 기준치 이하로 감소하게 되면 면역기능이 저하되어 모든 병원체에 대한 저항성이 상실되어, 결국 악성종양의 발생을 방어하지 못하게 된다. 이 때문에 폐포자충 폐렴, 사이토메갈로바이러스 감염병, 결핵 등에 잘 걸리게 되며, 악성림프종과 카포시육종 등의 종양 발생이 증가하게 된다.

3 일반적인 세균에 의한 감염병

병원체 중에 가장 일반적인 것이 **세균(bacteria)**이다. 형태적으로 구형의 **알균(구균, coccus)**과 막대형의 **막대균(간균, bacillus)**으로 나누고, 그람(Gram) 염색법에 의해 **그람양성균**과 **그람음성균**으로 나눈다. 또한, 생육환경으로 **산소균(호기성균)**과 **무산소균(혐기성균)**으로 나누어진다.

1. 그람양성알균 및 기타 알균

화농성 염증의 원인균으로써 그람양성알균인 포도알균, β용혈사슬알균, 폐렴알균이 잘 알려져 있다. 기타 그람양성알균인 구강연쇄알균 등의 β용혈사슬알균 이외의 사슬알균이나 창자알균(장알균)이 중요하다. 사람에게 병을 일으키는 알균은 그람양성이 많고, 그람음성알균에서는 나이세리아속의 수막염균이나 임균 등 몇몇 종류로 한정되어 있다.

● 포도알균

포도알균(*Staphylococcus*)속은 포도송이 모양의 구형의 균이 덩어리 형태를 하고 있다. 황색포도알균(황색포도구균)과 표피포도알균 등으로 나뉘어진다. 황색포도알균(*S. aureus*)은 다양한 종류의 외독소를 생산하여 병원성을 나타내어, 피부의 봉소염과 독소형 식중독의 원인이 된다. 약제에 내성이 생긴 **메티실린 내성 황색포도알균(*methicillin-resistant staphylococcus aureus*, MRSA)**은 원내감염의 원인균으로써 문제가 된다.

● β용혈사슬알균

사슬알균(연쇄구균, *Streptococcus*)은 구형의 균이 구슬을 연결한 형태의 세균으로, 혈액한천 배지에서 배양했을 때의 용혈 방법에 따라 ① α용혈사슬알균, ② β용혈사슬알균, ③ 용혈되지 않는 기타 사슬알균으로 나뉜다. 또한, 랜스필드 분류라고 하는 항원형에 의한 분류로 A군이나 B군 등의 몇 가지로 나눌 수 있다.

사람 병의 원인이 되는 β용혈사슬알균의 대부분은 A군이다. 화농성 사슬알균(*S. pyogenes*)은 A군 β용혈사슬알균에 속하며, 스트렙토라이신(streptolysin)이라는 적혈구를 파괴하는 외독소를 생산한다. 급성 인두염이나 성홍열, 피부나 연부의 화농성 염증의 원인이 된다.

스트렙토코커스-아가락티에(*S. agalactiae*)는 B군 β용혈사슬알균에 속하며, 신생아에서는 산도감염에 의해 수막염이나 패혈증 등을 일으킨다.

Memo

● 폐렴알균

폐렴알균(*S. pneumoniae*)는 사슬알균속에 포함되는데, 다른 사슬알균과 달리 구형의 균체가 2개 붙은 쌍알균(쌍구균)의 형태를 나타낸다. 대엽성 폐렴(▶그림 12-2 참조)이나 가운데귀염(중이염), 소아의 수막염의 원인이 된다.

● 기타 사슬알균

α용혈을 나타내는 사슬알균은 녹색 사슬알균으로 불리었으며, 구강 내에 흔하게 존재한다. 발치를 했을 때 혈액 속에 들어가 감염성 심내막염(endocarditis)의 원인이 되기도 한다. 이 밖에 충치의 원인이 되는 뮤탄스균(*S. mutans*) 등의 다수의 사슬알균이 구강 내 정상세균총을 구성하고 있어 **구강사슬알균**으로 불리고 있다.

● 창자알균

엔테로코커스(*Enterococcus*)속을 총칭하여 창자알균(장구균)이라고 한다. 그람양성의 쌍알균으로, 사람의 창자 내에 흔히 존재한다. 병원성은 낮지만 면역저항이 저하된 상황에서 요로감염이나 패혈증을 일으킨다. 약제에 내성이 생긴 **반코마이신 내성 창자알균(*vancomycin resistant enterococcus*, VRE)**은 원내감염의 원인균으로써 문제가 된다.

2. 장내세균과의 그람음성막대균 및 기타

막대균(간균)의 대부분은 그람음성으로, 많은 그람음성막대균이 인간에게 질병을 일으킨다. 그람음성막대균의 대표적인 것이 대장균(*E.Coli*)을 포함한 장내세균과 세균이다. 장관 내 정상세균총을 구성하기 때문에 장내세균과라고 불린다. 장내세균과에는 대장균 외에 클레브시엘라(*Klebsiella*)속, 세라티아속, 이질균속, 살모넬라속 등이 있다. 클레브시엘라속은 대엽성 폐렴이나 요로감염의 원인이 된다.

● 병원성 대장균

대장균(*Escherichia coli*, *E.Coli*)은 건강한 사람의 장관에 있어서 정상세균총을 형성하고 있다. 그러나 균주가 다양한 병원성을 얻어 설사를 일으키는 경우가 있어 **병원성 대장균** 또는 설사원성 대장균이라고도 불린다.

O157 **> 장관출혈성대장균 O157**은 병원성 대장균의 하나로, 이질균을 생산하는 독소와 가장 비슷한 베로독소(verotoxin)라는 독소를 생산한다. 소아나 고령자에서 특히 **용혈요독증후군(hemolytic uremic syndrome, HUS)**이라 불리는 특이한 병태나 뇌염 등을 일으켜 사망하는 경우가 있다.

● 헬리코박터-필로리

헬리코박터-필로리(위나선균, *Helicobacter pylori*)는 나선형의 그람음성균으로 속칭 필로리균으로 알려져 있다(▶그림 7-1 참조). 위점막에 감염되어 위염이나 위궤양 · 십이지장궤양 등의 원인이 되는 것으로 밝혀져 왔다. 위 속은 위산에 의해 산성으로 되어 있기 때문에 통상의 세균은 쉽게 증식할 수 없지만 헬리코박터-필로리는 우레아제(urease)라고 불리는 효소를 생산하여 요소를 분해하여 암모니아를 발생시킴으로써 위산을 중화하고 있다.

Memo

3. 미코박테륨속

미코박테륨(*Mycobacterium*)속은 그람양성막대균의 일종으로, 염색되기는 어렵지만 한번 염색되면 산이나 알코올로 탈색되기 어려운 특징을 가지기 때문에 **항산성균**이라고도 한다. 항산성균의 검출에는 **질-닐슨(Ziehl-Neelsen) 염색**(▶표 부록-1)이라는 특별한 염색이 사용된다(▶그림 12-4-b 참조). 결핵균이나 나균 등이 미코박테륨속에 포함되며, 육아종성 염증을 일으키는 특징이 있다.

● 결핵

결핵균(*Mycobacterium tuberculosis*)의 감염으로 일어나는 감염병을 **결핵(tuberculosis)**이라 한다. 조직학적으로 결핵결절이라 불리는 특징적인 육아종(granuloma)을 형성한다(▶그림 5-2, 그림 12-4-c 참조). 결핵결절은 다른 육아종과 마찬가지로 유상피세포로 형성되어 있으며, 육아종 중심부에 치즈괴사(건락괴사)라는 특수한 괴사소를 동반한다. 랑거한스(Langhans) 거대세포라 불리는 다핵의 거대세포가 나타나는 것도 특징의 하나로, 다수의 핵이 세포질의 주변부에 말발굽 형태로 배열된다(▶그림 5-2). 결핵균은 주로 기도를 통해서 감염되기 때문에 허파에 병변을 일으키는 경우가 많다(▶그림 12-4 참조). **결핵결절**의 조직소견은 주위가 유상피세포로 둘러싸여 있으며, 중앙에 치즈괴사소를 보이는 육아종성 염증이 나타난다. 핵이 말발굽 형태로 배열되어 있는 랑거한스 거대세포도 보인다.

4 리케차 · 클라미디아 감염병

리케차(*rickettsia*)와 클라미디아(*chlamydia*)는 세균으로 분류되지만, 살아있는 동물의 세포 내에서만 증식한다.

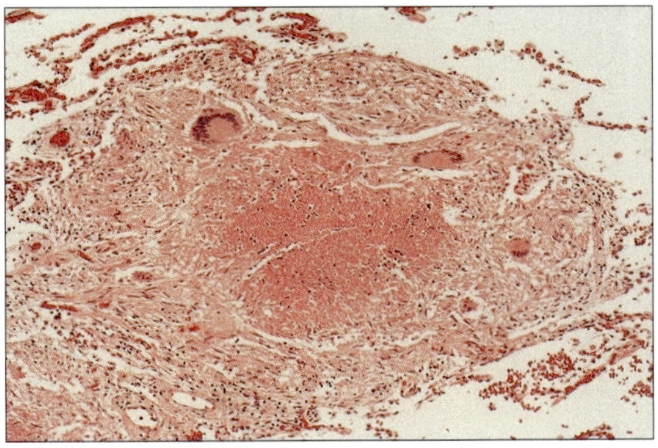

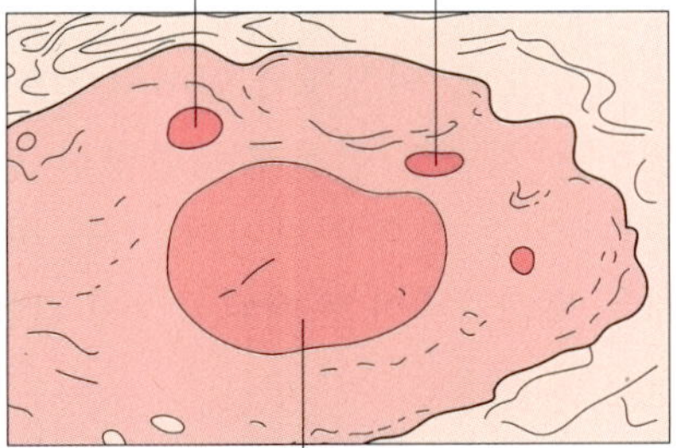

결핵결절의 조직소견. 주위가 유상피세포로 둘러싸여 있으며, 중앙에 치즈괴사소를 보이는 육아종성 염증이 나타난다. 핵이 말발굽 형태로 배열되어 있는 랑거한스거대세포도 보인다.

▶ **그림 5-2** 결핵결절

Memo

리케차 > 리케차는 벼룩, 이, 진드기 등의 절지동물에 기생하고 있다가 이들에게 피부가 물림으로써 인간에게 감염된다. 리케차에 의한 질환으로써 발진티푸스와 다양한 종류의 홍반열이 있으며, 쓰쓰가무시병 등과 함께 국내에서 발생한다.

클라미디아 > 클라미디아에 의한 질환에는 사육하는 새의 배설물에 포함된 클라미디아를 공기 중에 흡입하여 감염하는 클라미디아 폐렴과 성감염병의 하나인 성기 클라미디아 감염병 등이 있다.

5 스피로헤타 감염병

스피로헤타(*spirochaeta*)는 나선형 모양의 균으로 일반적인 세균과는 다르게 세포벽이 얇고 유연하여 활발한 운동을 하는 특징을 가지고 있다. 트레포네마(매독), 보렐리아(회귀열), 렙토스피라(바일병)의 세 가지 속이 인간에게 병을 일으킨다.

● 매독

매독(syphilis)은 매독균(*Treponema pallidum*)이 일으키는 대표적인 **성감염병(sexually transmitted disease, STD)**이다.

매독은 경과에 따라 제1~4기로 분류한다. 감염기에서 평균적으로 3주간이라는 잠복기간 후에 감염 국소에 피부나 점막에 적갈색에서 적색의 초기 경결을 발생하고 나아가 이것이 궤양화하여 굳은 궤양(경성하감, hard chancre)이 된다. 같은 시기에 샅고랑림프절(서혜부림프절)에 통증이 없는 종창이 나타난다. 이를 **제1기**라 한다.

제2기는 감염 후 약 2~3개월의 시기에 시작한다. 매독성 장미진(syphilitic roseola)이라 불리는 홍반이나 구진, 농포진 등에 피진, 점막상에 구진이 집중된 편평콘딜로마라는 특징이 있는 점막병변 등이 나타나며 이를 **매독진(syphilid)**이라 한다.

감염 후 약 3년이 경과하면 **제3기**에 접어든다. 제1기, 제2기는 삼출성 염증을 나타내나 제3기에는 **고무종(gumma)**이라 불리는 육아종 형성이 신체의 각 부위에서 나타난다.

10년 내지 그 이상의 경과로 **제4기**로 이행하여 진행성 마비와 척수로라고 불리는 중추신경 부위에 병변이 발생한다. 이 때문에 제4기를 **신경 매독**이라 한다.

선천매독 > 매독 환자로부터 태어난 신생아에서는 태반을 경유하여 태내에서 매독에 감염되어 있을 위험성이 있어서 **선천매독**이라는 특징적인 병태를 보인다. 이 중 사춘기에 발병하는 지발성 선천매독(만발성 선천매독)에서는 각막실질염, 양측 속귀난청, 허친슨의 치아가 주 징후로 보이며, 이를 허친슨 3징후(Hutchinson s sign)라고 불린다.

매독 트레포네마는 페니실린에 강한 감수성을 나타낸다.

6 진균 감염병

진균(fungus)은 흔히 '곰팡이'라고 불리는 것으로, 식물과 유사한 특징을 가지고 있다.

표재성 진균증 > 피부, 모발, 손톱 또는 점막 등 생체가 외부와 접해 있는 가장 표층의 조직에만 한정적으로 증식하는 것을 **표재성 진균증**이라 한다. 백선균이 일으키는 피부사

상균증이나 구강 칸디다증 등이 이에 포함된다.

심재성 진균증 > 허파 등의 심부 장기나 수막강 또는 전신성으로 발생하는 진균증을 **심재성 진균증**이라 한다. 면역능력이 저하된 환자에게 발생하는 경우가 많으며, 종종 신체 각 부위에 농양을 형성한다.

원인이 되는 진균에는 칸디다-알비칸스(*Candida albicans*)와 같이 피부에 있는 정상세균총을 구성하고 있는 것과 크립토코쿠스-네오포르만스(*Cryptoccus neoformans*)나 아스페르길루스(*Aspergillus*)와 같이 비둘기의 대변이나 토양 등 자연계의 널리 존재하는 것 등이 있다.

Memo

7 원충 질환

원충(원생동물, protozoa)은 한 개의 세포로 구성된 단세포 생물이다. 예를 들면, 아메바 이질의 원인균인 이질아메바, 아메바성 각막염의 원인이 되는 가시아메바, 질 트리코모나스증의 원인이 되는 질 트리코모나스, 말라리아의 원인이 되는 말라리아 원충 등이 있다.

이질아메바 > 이질아메바(*Entamoeba histolytica*)는 낭자(포자)라고 불리는 내구성 세포를 경구 섭취하여 감염되고, 숙주의 체내에서 증식 가능한 영양체로 변하여 큰창자 점막에 기생한다. 조직을 융해하는 효소를 방출하여 궤양을 형성하기 때문에 혈변을 나타낸다. 영양체가 혈류에서 운반되면 간 등에 고름집(농양, abscess)을 형성한다. 해외에서 감염되는 수입 감염병으로 알려져 있으며, 최근에는 국내 감염 사례가 증가하고 있다.

8 기생충 질환

다세포의 기생 유충으로 인해 발생하는 질환을 기생충 질환이라 한다. 회충, 고래회충, 요충 등의 선충류와 간흡충, 폐흡충, 장흡충 등의 흡충류, 광절열두조충(긴촌충) 등 조충류가 기생충 질환을 일으킨다.

Ⅲ 감염병의 치료와 예방

감염병의 치료는 항생제 등 항균약의 투여가 주체가 된다. 과거에는 우리나라에서도 폐렴이나 감염성 설사증, 결핵 등의 감염병으로 사망하는 비율이 높았지만, 안전한 음료수의 공급이나 생활환경 개선, 백신접종, 항균약의 사용 등에 의해 최근에는 감염병으로 사망하는 경우가 감소했다. 1980년 WHO에 의해 천연두 근절 선언이 발표되는 등 감염병은 더 이상 위협이 아닐 것으로 생각된다. 그러나 오늘날에도 에이즈(AIDS)를 비롯하여 신종 코로나바이러스에 의한 새로운 감염병이 세계적으로 대유행(pandemic)하고 있다. 또한 결핵이나 말라리아 등 예로부터 있어왔던 감염병 중에도 다시 유행하는 경향이 있다.

Memo

1 항생물질(항균제)과 약제내성균

병원미생물의 발육을 저해하는 약물 중 미생물에 의해 생산되는 것을 총칭하여 **항생물질(antibiotics)**이라고 한다. 인공적으로 합성된 항생물질과 화학 합성된 화학요법약(chemotherapeutic agents)도 항균약으로써 사용된다(▶표 5-6).

1. 항균제와 항바이러스제

항생물질은 종류에 따라서 작용 기전이 다르며, 약제가 항균작용을 하는 병원체의 종류가 한정되어 있다. 이 때문에 감수성이 있는 약제를 선택하여 투여하는 것이 매우 중요하다. 보통 병원체를 국소에서 분리 배양하여 약제 감수성 시험으로 효과가 있는 항생물질을 골라 투여한다.

예를 들어, 용혈사슬균이나 매독 트레포네마에는 페니실린계의 물질이 유효하나 포도알균에는 무효하다. 클라미디아나 리케차에는 테트라사이클린계의 항생물질이 효과가 있다. 결핵균이나 진균에 대해서는 일반적으로 사용되는 약제는 효과가 없으며, 이소니아지드, 리팜핀 등의 항결핵약과 암포테리신 B 등의 항진균약을 투여한다. 원충질환을 일으키는 이질아메바는 메트로니다졸이라는 약제를 기생충 질환에는 구충약을 투여한다.

또한 항바이러스제에는 단순 헤르페스바이러스에 사용되는 아시클로버(acyclover)나 인플루엔자바이러스에 사용되는 아만타딘, 뉴라미니다제 저해제 등이 있다.

2. 부작용

항생물질을 비롯한 많은 약제는 목적으로 하는 **주작용** 외에 다양한 바람직하지 않은 작용을 일으키는 경우가 있으며, 이를 모두 합해서 **부작용(side effect)**이라 한다. 단순히 부작용이라고 하는 경우는 특히 바람직하지 않은 **유해작용(유해반응)**을 가리킨다. 항생물질의 부작용으로는 스트렙토마이신이나 카나마이신으로 인한 청력장애나 다양한 약제로

▶ **표 5-6** 주요 항균제

분류	약물명
베타락탐계 페니실린계 세펨계 · 세팔로스포린계 베타락타마아제 저해제와의 합제	 벤질페니실린, 암피실린 세파졸린, 세파렉신, 세프메타졸 설페라존
아미노글리코시드계	스트렙토마이신, 카나마이신, 겐타마이신
테트라사이클린계	미노사이클린, 독시사이클린
마크롤라이드계	에리스로마이신
기타 항생물질	클로람페니콜, 반코마이신
합성 항균제 퀴놀론계 · 뉴키놀론계 설파제	 나리딕산, 오플록사신 설파메톡사졸, ST합제

인한 간장애, 콩팥장애, 위장장애 등이 있다.

약물 알레르기 > 이 외에 약제가 특정 인체에 알레르기 반응을 일으키는 경우가 있다고 알려져 있다. 예를 들어, 항생물질인 페니실린 등은 아나필락시스 쇼크(anaphylactic shock)를 일으키며 사망사고로 연결되는 경우도 있다.

항생물질을 투여할 때에는 약제 알레르기에 대한 병력 여부를 충분히 문진하여 쇼크를 일으켰을 시에 신속하게 구급처치를 할 수 있도록 준비해 둘 필요가 있다. 또한 발병 후에 신속하게 처리를 하는 것이 환자 생명과 직결되기 때문에 특히, 항생물질의 투여를 개시한 직후의 관찰이 중요하다.

3. 약제내성균

어떤 종류의 세균은 항생물질로 치료하고 있는 동안 그 항생물질에 대한 내성을 획득하는 일이 있는데, 이것을 **약제내성균(drug-resistant bacteria)**이라고 한다. 한번 내성을 획득한 세균은 지금까지 감수성을 나타내던 항생물질에 대해서 저항성을 나타내며 다시 증식을 시작한다. 특정 항생물질을 장기간 계속해서 사용하거나 효과가 적은 부적절한 항생물질을 투여하는 것이 약제내성균의 출현을 촉진시킨다. 특히, 결핵치료에서는 내성균의 출현 빈도가 높기 때문에 일반적으로 3종류의 항결핵약을 동시에 투여한다.

MRSA와 VRE > 약제내성균으로써 잘 알려져 있는 것으로 메티실린 내성 황색포도알균(*methicillin-resistant S. aureus*, MRSA)과 반코마이신 내성 창자알균(*vancomycin-resistant enterococci*, VRE) 등이 있다. 최근 다수의 약제에 대해서 고도의 내성을 획득한 균의 출현이 증가하여 문제가 되고 있다. 약제내성균은 입원 환자의 치료 중에 출현하는 경우가 많아 원내감염의 원인균으로써 중요하다.

2 원내감염

입원 중인 환자에게 새롭게 감염병이 발생하는 것을 **원내감염(nosocomial infection)**이라고 한다. 약제내성균에 의한 감염이나 면역능력의 저하로 저항성이 낮은 숙주(감염이 쉽게 되는 환자, compromised host)에 대한 감염, 여러 병원체에 동시에 감염되는 중복감염(균교대감염) 등이 문제가 된다. 이로 인해 욕창이나 수술 부위의 감염, 카테터를 통한 감염, 폐렴이나 요로감염증 등이 많이 발생한다. 치료에 종사하는 사람이나 보조치료사의 손을 통한 감염이 많으므로 원내감염을 예방하기 위해서는 손씻기를 철저히 하는 것이 중요하다.

원내감염의 원인균 > 원내감염의 원인균으로써 중요한 것은 MRSA, VRE, 녹농균(*Pseudomonas aeruginosa*), 세라티아-마르세센스(*Serratia marcescens*)이다. 녹농균은 환경 속이나 피부 등에 존재하며, 세라티아는 장내에 흔히 존재하는 균으로 병원성은 약하지만 다수의 항생물질에 대하여 저항성을 가지고 있다.

Memo

3 예방접종

VPD와 집단면역효과 > 백신접종으로 일부 감염병은 그 발병을 예방할 수 있다. 혹은 감염되어 발병해도 중증화되는 것을 막을 수 있다. 이런 감염병을 백신으로 예방할 수 있는 질병(vaccine preventable disease, VPD)이라고 한다. 예방접종의 효과에는 개인면역효과 외에 집단면역효과도 있다. 특정 지역에서 백신 접종률이 어느 정도 이상이 되면 그 감염병의 유행을 막을 수 있고, 결과적으로 만성질환을 가진 고령자 등이 백신접종을 받지 않고도 감염에 의한 사망으로부터 벗어날 수 있다.

예방접종법 > 우리나라에서의 예방접종은 '감염병의 예방 및 관리에 관한 법률'에 따라 필수예방접종 및 임시예방접종으로 이루어지고 있다. 유아기 접종은 발병이 급증하는 생후 6개월 전에 접종하는 것이 바람직하며, 스케줄표에 따라 여러 종류의 백신을 동시에 접종하는 것이 권장되고 있다.

부작용에 의한 유해현상 > 백신접종의 부작용에 의한 유해현상으로 건강에 대한 피해가 발생할 수 있다. 유해현상의 빈도는 낮지만 0은 아니므로 접종하기 전에 충분한 설명을 하고 장점이 단점보다 크다는 것을 접종자 혹은 그 보호자가 이해할 필요가 있다.

병리학

제 6 장

대사장애

Memo

비만, 동맥경화증, 이상지질혈증, 당뇨병, 통풍 등 대사 장애에 의해 생기는 주요 질환에 대해 학습한다. 이러한 질환은 생활습관에 의한 병으로 서로 밀접하게 관련되어 있다.

I 지질대사장애

지질에는 트리글리세라이드(중성지방)와 콜레스테롤, 인지질 등이 포함된다. 지질은 그대로는 물과 어울리지 않으므로 혈액 속에서는 단백질과 결합한 상태의 지질단백질로서 존재한다. 원심분리했을 경우에 밀도(비중)의 차이에 의해 초저밀도지질단백질(very low density lipoprotein, VLDL), 저밀도지질단백질(low density lipoprotein, LDL), 고밀도지질단백질(high density lipoprotein, HDL) 등으로 분류된다.

지질의 대사이상으로 발생하는 병태나 질환에는 비만(증), 동맥경화(증), 지방간, 이상지질혈증(고지혈증) 등이 있다. 이러한 지질대사이상은 주로 과식이나 운동 부족 등에 의해 야기되며, 이 경우 여러 질환이 동시에 합병된다.

대사증후군 > 특히 창자간막에 많은 지방이 축적된 내장지방형 비만은 이상지질혈증이나 고혈압, 당뇨병 등 비만과 관련한 많은 생활습관병 또는 그 준비 상태를 합병하는 경우가 많아 동맥경화증을 촉진시켜 심근경색이나 뇌경색의 위험성을 증가시킨다고 알려져 있다. 이런 병태를 **대사증후군(metabolic syndrome)**이라고 한다.

1 비만

필요량 이상으로 섭취된 에너지 성분 중 일부분은 글리코겐(glycogen)으로 저장되지만 남은 대부분은 몸에 지방으로 축적된다. 이 축적된 지방의 양(체내 지방축적량)이 일정 기준 이상의 증가를 나타낸 경우를 **비만(obesity)**이라고 정의하고 있다. 일반적으로는 비만의 판정 기준으로써 체중(kg)을 신장의 제곱(m^2)으로 나눈 값인 **BMI(체질량지수, body mass index)**가 사용되며, BMI의 값이 25 kg/m^2 이상을 비만으로 판정한다(WHO 아시아태평양지역과 대한비만학회 기준). 당뇨병이나 고혈압, 이상지질혈증, 동맥경화증 등을 비롯한 관상동맥질환과 하중부하로 인한 변형성 무릎관절증 등을 발병시키는 위험성이 높아진다.

단순성 비만과 증후성 비만 > 비만은 원인이 되는 질환이 없는 단순성 비만과 원인이 되는 기초질환이 있는 증후성 비만으로 구별된다. 쿠싱증후군(Cushing's syndrome)과 같은 내분비 이상으로 인한 비만 등이 증후성 비만에 포함된다. 쿠싱증후군은 지방 축적이 팔다리보다는 몸통에 집중되는 **중심성 비만(내장지방형 비만)**을 나타내며, 전신성 비만에 비해 내장에 합병증이 많다.

비만과 렙틴 > 최근 고도의 비만과 관련된 유전자 이상이 밝혀지고 있다. 렙틴(leptin)이라 불리는 호르몬이 지방조직 등으로 합성되어 지방 대사와 관련한 항비만작용을 가지고 있다는 것이 알려졌다. 렙틴 유전자의 이상이 고도 비만의 원인이 되고 있다고 보고되어 있지만, 비만의 발생에는 식사습관 등의 환경요인이 크게 관여하고 있다.

Memo

2 동맥경화증(죽상경화증)

동맥벽이 딱딱하고 비후하여 탄력이 저하된 상태를 **동맥경화**(arteriosclerosis)라고 한다. 대부분의 경우 혈액 중에 포함된 콜레스테롤 등의 지질 농도 상승이 관련되며 동맥의 속막(내막, intima) 바로 아래에 지질이 축적되면 동맥경화를 일으킨다.

지질을 흡수한 큰포식세포는 그 세포질 속에 거품과 같은 구조물이 형성되어 있기 때문에 포말세포라고 불린다. 이 **포말세포**가 모여 **죽종**(atheroma)이라고 불리는 얼룩무늬(반상)의 병변을 형성하기 때문에 **죽상경화**(atherosclerosis)라고도 한다(▶그림 6-1).

합병증 > 동맥경화의 병변은 오래 되면 섬유증식을 동반하여, 최종적으로는 동맥 내강을 현저하게 협착시킨다(▶그림 10-1 참조). 심장에 산소나 영양을 공급하는 심장동맥(관상동맥, coronary arteries)이 협착하여 여기를 지나가는 혈류량이 줄게 되면 협심증이나 심근경색 등 허혈성 심장질환(ischemic heart disease)을 일으킨다. 뇌동맥에 동맥경화가 발생하면 뇌경색의 원인이 된다. 또한 죽종이 파괴되어 혈전을 형성하는 원인이 되거나 동맥벽이 파괴되어 동맥의 일부가 약해져서 그 부분에 주머니 모양의 동맥자루(동맥류, aneurysm)를 형성하는 경우가 있다.

위험인자 > 동맥경화증의 주요 위험인자로 이상지질혈증, 고혈압, 당뇨병, 흡연 등이 있다고 알려져 있다. 이러한 위험인자를 제거하는 것이 동맥경화증의 가장 효과적인 예방법이다.

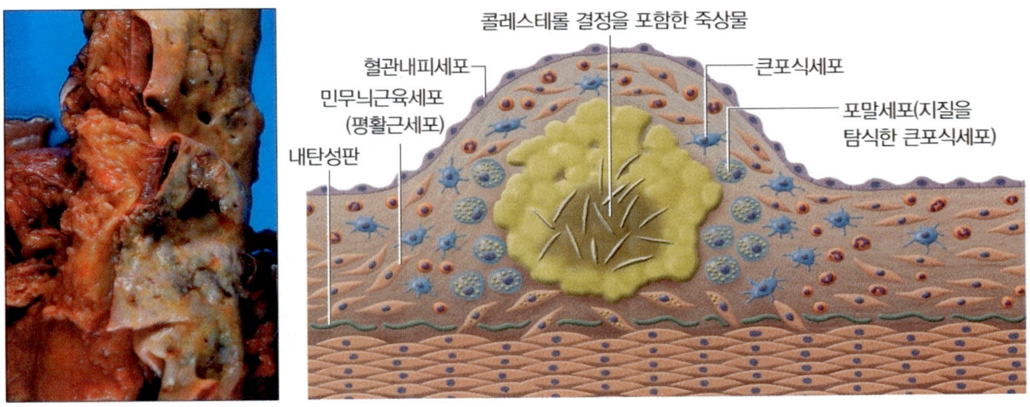

▶ **그림 6-1** 동맥경화

Memo

③ 지방간

간은 지방대사의 중심이 되는 기관이다. 간세포가 지방을 끌어들여 간에 대량의 지방이 축적된 상태를 지방간(fatty liver)이라고 한다(▶그림 6-2, 그림 13-9 참조). 간세포의 장애와 함께 전신의 지방 합성이 증가하고 간에서 지방 반출이 감소하는 등 지방간의 원인이 된다.

악성종양 등 만성 소모성 질환 등으로 인한 영양결핍이나 산소부족, 알코올, 독물, 약제 등과 관련된 간세포의 장애 및 비만이나 당뇨병 등이 지방간의 원인이다.

④ 이상지질혈증

일반적으로 혈액 속의 콜레스테롤과 트리글리세라이드의 한쪽 또는 양쪽 모두가 증가한 상태를 이상지질혈증이라고 부르고 있었다. 그러나 동맥경화에 관여하는 것은 오로지 LDL 콜레스테롤의 값으로, 같은 콜레스테롤이라도 고밀도지질단백질이 된 HDL 콜레스테롤에 대해서는 그 값이 낮을수록 심근경색 등의 발병 위험이 증대하는 것으로 밝혀졌다. 그 때문에 현재는 이것들을 정리하여 **이상지질혈증(고지혈증, dislipidemia)**이라고 한다(▶표 6-1).

이상지질혈증은 가족성인 것과 다른 질환과 연결되는 것의 두 종류가 있으며, 후자인 경우 원발성 쓸개관 간경변증, 비만, 콩팥증후군(신증후군) 등이 있다.

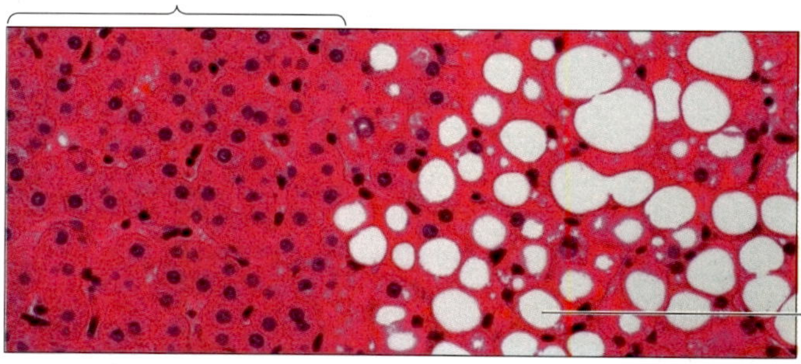

▶ **그림 6-2** 지방을 흡수한 간세포(지방간)

▶ **표 6-1** 이상지질혈증의 진단기준

LDL콜레스테롤	140 mg/dL 이상	고LDL 콜레스테롤혈증
	120~139 mg/dL	경계성 고LDL 콜레스테롤혈증
HDL콜레스테롤	40 mg/dL 미만	저HDL 콜레스테롤혈증
트리글리세리드	150 mg/dL 이상	고트리글리세리드혈증

Memo

• 가족성 고콜레스테롤혈증

가족성의 고콜레스테롤혈증(hypercholesterolemia)은 상염색체 우성 유전을 나타내며, 저밀도지질단백질(LDL)의 수용체를 조절하는 유전자의 이상으로 발생한다. LDL은 콜레스테롤의 약 70%를 운반한다. 가족성 고콜레스테롤혈증 환자는 LDL 수용체의 이상으로 LDL의 세포내 수송과 분해에 장애가 발생하여 혈장에 LDL이 축적된다. 이렇게 되면 전신의 다양한 부위에 콜레스테롤의 축적이 발생하여 **황색종(xanthoma)**이라 불리는 병변을 형성한다. 또한 동맥경화증의 원인도 되어 심근경색(myocardial infarction, MI) 등 허혈성 심장질환을 매우 높은 빈도로 합병한다.

Ⅱ 단백질대사장애

1 고암모니아혈증

소화관에서 단백질 이상으로 발생한 암모니아(NH_3)는 독성이 강하기 때문에 간에서 요소로 변환되어 콩팥을 통해서 배설된다. 그러나 간세포에 장애가 발생하거나 소화관에서 간으로 향하는 문맥혈이 간을 지나치지 않고 직접 온몸순환으로 유입되면 암모니아가 요소로 변환되지 않기 때문에 혈액 중 암모니아 수치가 상승하여 **고암모니아혈증(hyperammonemia)**이 된다.

간성뇌병증 > 고암모니아혈증이 되면 독성이 강한 암모니아가 뇌에 장애를 일으킴으로써 **간성뇌병증(hepatic encephalopathy)**이라는 의식장애를 일으킨다. 간경변증의 말기 등 중증의 간기능 이상 상태에서 발생하며 **간성혼수(hepatic coma)**라고도 불린다.

2 아밀로이드증

아밀로이드(전분질)라고 불리는 특수한 단백질이 전신의 다양한 부위에 비정상적으로 축적된 상태를 **아밀로이드증(amyloidosis)**이라고 한다(▶표 6-2). 아밀로이드는 소혈관의 내피 아래에 주로 축적되며, 간, 이자(췌장), 콩팥을 비롯한 전신의 각 장기에 축적되어 다양한 증상을 나타낸다. 콩팥에 축적되는 것은 콩팥기능상실(renal failure)의 원인이 된

▶ **표 6-2** 전신성 아밀로이드증의 분류

병의 형태	아밀로이드를 구성하는 단백질
원발성 아밀로이드증 및 다발성 골수종에 따른 아밀로이드증	면역글로불린의 L사슬
속발성 아밀로이드증(만성 소모성 질환에 속발)	아밀로이드 관련 단백질
가족성(유전성) 아밀로이드증	트랜스사이레틴* 변이단백질
투석 아밀로이드증	β_2–마이크로글로불린

*트랜스사이레틴은 티록신(갑상선 호르몬) 결합 프리알부민이라고도 불린다.

Memo

다. 콩팥기능상실은 아밀로이드증의 가장 흔한 죽음의 원인이 된다. 심장에 침착하는 경우 심장근육병증(심근병증)과 부정맥을 발생시켜 돌연사를 초래하는 경우가 있다.

분류 > 아밀로이드증은 기초 질환의 유무와 아밀로이드를 구성하는 단백질의 차이로 인해서 몇 개의 병의 형태로 분류된다(▶표 6-2). 전신성 아밀로이드증 외에도 국소적으로 아밀로이드가 축적되는 병도 있다고 알려져 있다. 알츠하이머병(Alzheimer disease) 등에서 나타나는 노인반(▶그림 16-7)은 아밀로이드가 뇌조직에 국소적으로 축적된 것이다.

Ⅲ 당뇨병

당질은 생체에 있어 주요 에너지원이다. 그렇기 때문에 당질대사에 관련된 인슐린과 글루카곤 같은 호르몬 외에도 성장호르몬과 부신겉질호르몬을 비롯한 많은 호르몬이 당질대사에 관여하고 있다.

인슐린(insulin)의 절대적 또는 상대적인 부족으로 인해 발생되는 포도당(glucose)의 이용 장애와 고혈당 상태를 특징으로 나타내는 질환을 **당뇨병(diabetes mellitus, DM)**이라고 하는데, 포도당이 소변으로 배출되어 당뇨병이라고 불린다.

고혈당 상태가 수년 이상 지속되면 전신의 혈관이 손상되고 특히 눈, 콩팥, 말초신경의 합병증이 발생한다. 또한 전신에 동맥경화가 진행되어 심근경색이나 뇌경색의 위험이 증가한다. 이러한 합병증은 종종 치명적이며 유효한 치료법이 없다. 그러므로 합병증을 예방하기 위해서는 가능한 한 조기에 당뇨병 진단을 하고 혈당치를 적정하게 조절하는 것이 중요하다.

1 당뇨병의 원인과 분류

당뇨병의 발병에는 유전적 요인과 환경적 요인이 모두 관여하고 있다. 다인자 유전으로 여겨져서 여러 가지 후보 유전자가 보고되고 있다. 또, 비만이나 과식, 스트레스, 약물이나 바이러스 등 많은 환경 인자가 발병에 관여하고 있다. 제1형 당뇨병, 제2형 당뇨병, 기타 특정한 기전과 질환에 의한 것의 세 가지로 나뉜다.

제1형 당뇨병 > 이자의 랑게르한스섬에 있는 인슐린을 생산하는 β 세포가 파괴되어 감소됨으로써 충분한 인슐린이 생산되지 않기 때문에 고혈당(hyperglycemia)을 발생시키고 있는 것을 제1형 당뇨병이라고 한다. 자가면역적인 기전에 의한 것과 자기항체가 증명할 수 없는 특발성에 의한 것으로 분류된다. 최종적으로 인슐린이 절대적으로 결핍된 인슐린 의존 상태가 되는 경우가 많다. 주로 어린나이에 발병하며 평생 외부에서 인슐린을 투여해야한다(인슐린 의존성).

제2형 당뇨병 > 인슐린의 분비가 어렵거나 인슐린에 대한 반응성이 저하되기 때문에(인슐린 저항성) 고혈당을 초래하는 상태를 제2형 당뇨병이라고 한다. 이자 랑게르한스섬의 β 세포는 유지되고 있다. 유전적 요인과 비만, 운동부족 등의 후천적 요인이 모두 관

Memo

여하고 있다. 중장년에서 많이 발생하며 전체 당뇨병의 90%를 차지한다.

기타 당뇨병 > 이자질환이나 간질환, 내분비질환 등 다른 질환에 수반하여 생기는 것과 부신겉질 스테로이드제 등의 약물 투여로 발생하는 것 등이 있다. 또한 임신 중에 당뇨병이라고 밝혀진 경우에는 태아에 대한 영향을 고려하여 특히 **임신당뇨병**이라고 해서 특별히 취급한다.

2 당뇨병 진단

당뇨병은 혈당치 외에 **당화혈색소(hemoglobin A1c, HbA1c)**의 값을 이용하여 진단된다. HbA1c는 당에 결합한 헤모글로빈으로, 일반적인 헤모글로빈에 대한 HbA1c의 비율(%)을 측정함으로써 과거 1~2개월 혈당치의 조절 상태를 알 수 있다.

다음 중 하나에 해당하는 경우는 당뇨병을 의심할 수 있다.

① 공복 혈당치가 **126 mg/dL** 이상

② 75 g 당부하시험의 2시간 값이 **200 mg/dL** 이상

③ 당뇨병의 전형적인 증상(다뇨, 다음, 체중감소)이 있으면서 수시 혈당치가 **200 mg/dL** 이상

④ **HbA1c**의 헤모글로빈 대비 비율이 **6.5%** 이상

최종적으로 혈액 중 포도당 값을 나타내는 혈당치가 높은 상태로 일정 기간 이상 지속되고 있으면 당뇨병으로 진단된다. 고혈당이 지속되면 **다음(polydipsia**; 물을 많이 마심), **다식(polyphagia)**, **다뇨(polyuria)**, 체중감소 등의 증상이 나타날 수 있어 진단에 참고가 된다.

혈당치와 요당 > 혈액 속의 포도당은 콩팥의 세뇨관에서 재흡수되기 때문에 대부분 소변으로 배설되지는 않으나 혈당치가 한도 이상 매우 높아져 재흡수가 되지 않게 되면 소변으로 배설된다. 이 때문에 정상적인 사람이라도 당질을 대량으로 섭취하거나 운동을 한 직후에는 요당이 검출될 수 있다. 또한 혈당치가 정상일 경우라도 콩팥의 장애로 인해 소변으로 당이 배출되는 경우가 있는데, 이는 콩팥당뇨라고 불리나 당뇨병에 속하지는 않는다.

3 당뇨병 합병증

당뇨병 환자는 크고 작은 혈관이 장애를 받게 되어 전신에 다양한 합병증을 일으킨다. 고혈당 상태가 장기간 계속되면 세포 내에 당이 축적하거나 세포의 표면과 세포 밖의 다양한 단백질과 당이 결합함으로써 특히 작은 혈관에 장애를 입어 세동맥경화증(arteriosclerosis)을 발생시킨다. 이것을 **당뇨병성 미세혈관합병증**이라 한다. 이 때문에 망막이나 콩팥의 토리(사구체), 말초신경 등 미세한 혈관이 풍부하게 포함된 조직이 주로 강하게 장애를 입어 당뇨망막병증, 당뇨콩팥병증, 당뇨신경병증이라고 불리는 장애를 일으킨다.

또한 당뇨병은 동맥경화증의 위험인자 중 하나로써 전신 혈관에 죽상경화증을 발생시키기 쉬우며, 심근경색이나 뇌경색을 유발시키는 위험도를 높인다.

Memo

당뇨망막병증(diabetic retinopathy) > 당뇨병성 미세혈관증으로 인해 망막에 허혈(ischemia)이 발생함으로써 모세혈관류(microaneurysm)나 반상출혈, 망막부종 등이 발생한다. 병이 진행되면 혈관신생, 망막박리 등도 발생한다. 당뇨망막병증은 후천성 실명을 일으키는 가장 큰 요인의 질환이다.

당뇨콩팥병증(diabetic nephropathy) > 당뇨병성 미세혈관증으로 인해서 토리에 장애가 발생되어 콩팥기능이 저하된다. 그로인해 단백뇨, 부종, 고혈압이 발생하며 증상이 진행되면 콩팥기능상실이 되어 투석요법이 필요한 경우가 있다. 현재 혈액투석을 하게 되는 가장 큰 원인이다.

당뇨신경병증(diabetic neuropathy) > 당뇨병성 미세혈관증으로 인한 대사장애나 혈관장애, 국소적인 영양혈관의 혈행장애로 인해 발생된다. 말초신경의 장애로는 저림증, 통증, 온도감각과 통증감각이 둔해지는 등의 지각이상이 발생한다. 자율신경의 장애로는 기립성 저혈압이나 발한조절의 장애 등이 발생한다. 또, 이러한 신경장애나 혈행장애 등이 원인이 되어 주로 다리에 피부나 연부조직의 감염을 동반한 괴저(**당뇨병성 괴저**, ▶그림 3-10-d 참조)를 일으키는 경우가 있다.

4 당뇨병 치료

당뇨병의 치료는 혈당치를 조절함과 동시에 혈압 및 지질을 관리함으로써 합병증의 발병이나 진행을 예방하는 것을 목표로 한다.

제2형 당뇨병은 식사요법과 운동요법을 기본으로 하며, 비만이 있는 경우에는 그것을 바로잡기 위해 노력해야 한다. 2~3개월을 기준으로 혈당조절이 개선되지 않는 경우에는 경구혈당강하제나 인슐린 주사 등의 약물요법을 추가한다.

제1형 당뇨병은 종종 급성으로 증상악화되어 진단 당시보다 입원하여 인슐린 요법을 필요로 하는 경우가 많다.

인크레틴 제제 > 인크레틴은 식후 혈당치가 상승하게 되면 작은창자에서 분비되는 소화관 호르몬의 하나로, 이자의 β 세포로부터의 인슐린 분비를 촉진하고 동시에 α 세포로부터의 글루카곤 분비를 억제하는 작용이 있다. 다른 혈당강하제와는 달리 저혈당 부작용의 위험이 적고 이자의 β 세포 감소를 막는 효과가 있다.

Ⅳ 기타 대사장애

1 당원병

선천성 효소 결손으로 인해 발생하는 글리코겐(당원, glycogen)의 대사 이상을 **당원병**이라 한다. 심장, 간, 골격근 등에 글리코겐의 축적을 일으킨다. 결손되는 효소의 종류와 글리코겐이 축적되는 장기에 따라 병의 형태가 분류된다(▶표 6-3).

Memo

▶ **표 6-3** 당원병의 분류

병의 형태	글리코겐이 축적되는 장기
Ⅰ형(von Gierke 병)	간, 콩팥
Ⅱ형(Pompe 병)	전신성(심장근육 · 골격근 · 간)
Ⅲ형(Cori 병)	간, 골격근, 심장근육
Ⅳ형	간, 심장근육, 골격근
Ⅴ형	골격근
Ⅵ형	간
Ⅶ형(Tarui 병)	골격근
Ⅷ형	간, (골격근)

2 통풍

혈액 속에 요산 수치가 높은 상태를 **고요산혈증(hyperuric acidemia)**이라 하고, 고요산혈증이 계속되어 관절이나 피부밑 등 조직에 요산염이 침착하여 급격한 관절염을 일으킴으로써 발생하는 질환을 **통풍(gout)**이라 한다. 일반적으로 관절의 급격한 통증으로 발병하며 발의 엄지발가락 관절에 발생하기 쉽다. 요산염의 축적으로 국소부위에 **통풍 결절**이라 불리는 염증소를 형성하는 경우가 있다. 또 소변 중에 배설되는 요산 수치가 높아지기 때문에 요로돌(요로결석)이나 콩팥 장애의 원인이 될 수 있다.

원인 > 요산(uric acid)은 DNA나 RNA 등의 핵산을 구성하는 푸린체의 대사산물로, 최종적으로 요산염으로써 콩팥을 통해서 배설된다. 요산의 생산 과잉이나 소변내로 요산염의 배설 저하가 통풍의 원인이 된다. 고요산혈증 환자는 비만, 이상지질혈증, 고혈압 등의 대사증후군과 합병하기 쉬운 것으로 알려져 있다. 다량의 음주나 습관성 음주, 특히 푸린체를 많이 포함하는 맥주는 요산치를 상승시켜 통증 발작의 원인이 된다.

치료 > 통풍 발작의 치료방법으로는 코르히틴이나 비스테로이드계의 항염증약(NSAIDs)을 사용한다. 또한 고요산혈증에 대해서 요산 배설약과 요산 생성 저해약을 사용한다. 금주와 비만 해소를 위한 식사요법과 운동요법을 동시에 시행한다.

3 선천대사이상증

아미노산 등을 대사하는 효소가 선천적으로 결손되어 발생하는 유전성 질환을 **선천대사이상증**이라 한다. 이러한 질환은 유아기 때 식사요법 등 적절한 조치를 취하는 것이 중요하며, 이에 따라 장애를 남기지 않고 성장할 수 있게 된다. 그 때문에 일부 질환에서는 신생아의 선별검사가 의무화되어 있다(▶표 8-5 참조).

Memo

4 황달

혈액(혈청) 중 빌리루빈 수치가 정상범위(0.2~1.2 mg/dL)를 넘어 상승하여 피부나 점막 혹은 전신의 장기조직이 황색으로 변한 상태를 **황달(jaundice)**이라고 한다. 총 빌리루빈 수치가 약 2~3 mg/dL을 넘으면 피부나 안구결막에 황달이 나타나는 것을 맨눈으로 관찰할 수 있다.

1. 빌리루빈의 대사

빌리루빈(쓸개즙 색소, bilirubin)은 황색의 물질로 오래되어 파괴된 적혈구(red blood cell, RBC)에서 발생하는 헤모글로빈의 분해산물이다. 지라(비장) 등에 있는 포식세포는 헤모글로빈이 분해되어 형성된 헴(heme)을 탐식하고 헴은 세포 내에서 빌리루빈으로 변환되어 방출된다.

빌리루빈은 물에 녹지 않기 때문에 혈액 중에서 알부민(albumin)과 결합한 상태가 되어 간으로 운송된다. 일반적으로 빌리루빈은 혈액 속에서는 소량 밖에 포함되어 있지 않으나 독성을 가지고 있으며, 그 양이 증가해도 소변으로 배설되지 않는다. 그 때문에 간은 글루쿠론산화(glucuronidation)[1]라는 과정을 통해서 빌리루빈을 무독화하여 배설되기 쉬운

1) 글루쿠론산화는 간 해독작용의 주요 기전 중 하나이다.

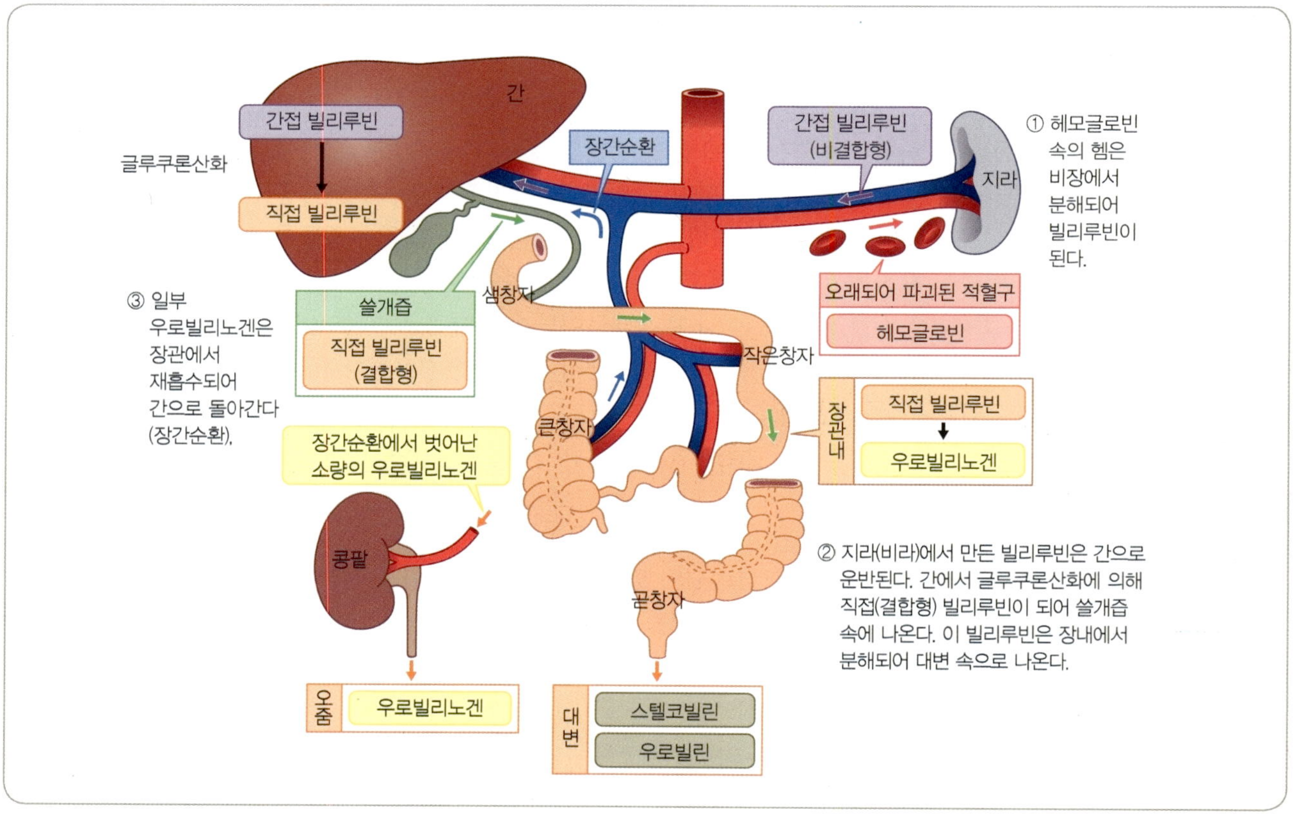

▶ **그림 6-3** 빌리루빈의 대사경로와 장간순환

Memo

수용성 빌리루빈으로 변환시킨다.

글루쿠론산화 과정을 진행한 빌리루빈을 **결합 빌리루빈(conjugated bilirubin)**이라 하며, 간에서 쓸개즙으로 배출된다(▶그림 6-3).

직접 빌리루빈과 간접 빌리루빈 > 글루쿠론산화를 하기 전에 비결합 빌리루빈(unconjugated bilirubin)은 그 양을 직접 측정하는 것이 어렵기 때문에 일반적으로 빌리루빈의 총량(총 빌리루빈 수치)에서 결합 빌리루빈의 수치를 착안하여 그 양을 구한다. 그 때문에 비결합 빌리루빈을 **간접 빌리루빈(indirect bilirubin)**, 결합 빌리루빈을 **직접 빌리루빈(direct bilirubin)**이라고 한다.

장간순환 > 쓸개즙의 주요 성분인 쓸개즙산은 대부분이 장관에서 흡수되어, 문맥(portal vein)을 거쳐 간으로 돌아가 다시 쓸개즙으로 재이용된다. 이것을 **장간순환(enterohepatic circulation)**이라 한다(▶그림 6-3). 쓸개즙 중에 배출되는 빌리루빈의 대부분은 장관 내에서 세균의 작용으로 무색의 우로빌리노겐(urobilinogen)으로 분해되어 분변 중으로 갈색의 우로빌린(urobilin) 형태로 배설된다. 우로빌리노겐의 약 20%는 장관에서 재흡수되어 간에서 빌리루빈이 되어 재차 쓸개즙 중에 배설된다. 장간순환에서 빠져나온 소량의 우로빌리노겐은 혈액을 거쳐 소변으로 배설된다.

2. 황달의 분류

황달은 주로 다음 세 가지로 분류된다.

① **용혈황달(hemolytic jaundice; 간전성 황달)**: 용혈에 의한 헤모글로빈 분해 항진과 간접 빌리루빈 증가

② **간세포성 황달(hepatocellular jaundice; 간성 황달)**: 간세포의 장애로 인해 발생하는 빌리루빈 대사의 장애

③ **폐쇄황달(obstructive jaundice; 간후성 황달)**: 쓸개길의 폐색으로 인한 빌리루빈 배설의 장애

용혈황달에서는 간접 빌리루빈이 상승하고, 폐쇄황달에서는 직접 빌리루빈이 상승한다. 간세포성 황달의 경우는 질병 상태에 따라 다르지만 일반적으로 직접 빌리루빈의 상승이 우위적이고 간접 빌리루빈도 상승할 수 있다. 폐쇄황달이 있는 경우 변은 회백색이 되며, 피부에 가려움증이 나타난다. 이 가려운 증상은 쓸개즙 속 쓸개즙산(담즙산)의 작용에 의한 것이다.

핵황달 > 신생아의 용혈황달인 경우 증상이 심해지면 뇌신경에 이상을 초래하는 **핵황달(kernicterus)**이라 불리는 증상을 나타내는 경우가 있다. 이는 독성이 있는 간접 빌리루빈(비결합 빌리루빈)이 축적되어 뇌조직에 장애를 일으켜서 발생하는 것이다. 뇌의 신경세포는 다수가 모여 신경핵을 형성하고 있어 빌리루빈이 신경핵 부분에 특히 강하게 축적하여 황색으로 물들기 때문에 핵황달이라고 불린다.

핵황달을 방지하기 위해서는 광선치료를 통해 빌리루빈의 분해를 촉진시키며 더불어 교환수혈 등이 실시된다.

Memo

5 결석

결석(stone, calculus)은 쓸개(담낭)와 같은 속 공간 장기의 속공간(내강)이나 침샘 등 외분비 장기의 배설관 내에 분비물이나 무기 · 유기의 물질이 고체로 변해서 생긴 돌과 같은 딱딱한 고형물을 말한다. **쓸개돌**(**담석**, ▶그림 6-4 참조), **요로돌**(**요로결석**, ▶그림 14-7 참조), 침돌(타석) 등이 비교적 많이 나타난다. 많은 경우에 이물질이나 벗겨져 떨어진 상피의 단편, 세균의 덩어리 등이 핵이 되어 분비액 중에 섞이지 않고 그 주변에 침전됨으로써 결석을 만든다.

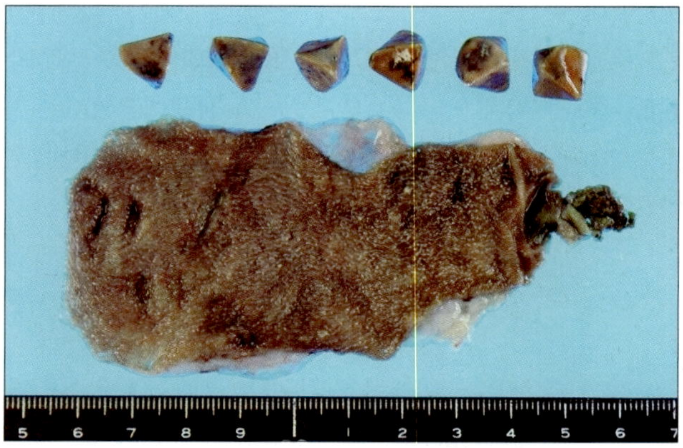

▶ **그림 6-4** 적출된 쓸개와 쓸개돌

제 7 장

노화와 죽음

Memo

이 장에서는 인간의 노화와 죽음에 대해 배우고 존엄사(무의미한 연명치료 중단), 완화 의료, 완화 케어 등 종말기 의료의 문제에 대해서도 생각해 본다.

우리나라는 급속히 고령화 사회로 이행하고 있으며, 이에 따라 치매 등의 노인질환이 증가하고, 고령자 의료비 증대 등 다양한 문제가 발생하고 있다. 동시에 단순히 장수하는 것뿐만 아니라 몇 살까지 건강을 유지하면서 살 수 있는가에 관심이 모아져, 단순한 수명 연장이 아니라 **삶의 질**(quality of life, QOL)을 충족시키기 위한 의료가 절실히 필요하게 되었다. 따라서 더 좋은 의료를 실천하기 위해서는 연령 증가에 따른 신체의 변화 및 죽음과 관련된 다양한 문제에 대해서 올바르게 이해할 필요가 있다.

I 노화와 노인증후군

노화는 유전자에 프로그램된 내부인자와 생체 외부에서 영향을 주는 외부 인자에 의해서 진행된다. 생물의 수명은 종에 따라서 거의 정해져 있으며, 인간의 경우 120세 전후가 수명의 한계라고 알려져 있다. 그러나 실제 평균 수명은 80~85세 전후인 것처럼, 노화에는 장기간에 걸친 외부 인자의 영향이 크게 관여하고 있다.

1 노화

노화 > 태어난 순간부터 연령 증가에 따른 신체적 변화가 시작되는데, 이는 성장, 성숙, 노화의 과정을 거쳐 죽음으로 끝난다. 이러한 과정에서 나타나는 형태적, 생리 · 기능적 변화를 노화(aging)라고 한다.

노쇠 > 각 장기의 기능 및 이를 통합하는 기능은 연령의 증가에 따라서 점차 저하되며 개체는 항상성(homeostasis; 체내 환경을 안정적이고 일정범위 내로 유지하려는 우리 몸의 특성)을 유지하는 것이 곤란해진다. 이러한 상태를 좁은 의미의 노화인 노쇠(senescence)라고 한다. 노쇠해지면 외부로부터의 다양한 스트레스에 대한 저항성이 저하된다.

2 노인증후군과 폐용증후군

노인증후군 > 연령의 증가와 함께 나타나는 신체적, 정신적인 여러 증상과 질환을 한데 묶어 **노인증후군**(geriatric syndrome)이라고 한다. 예를 들어, 노화에 따라 운동 능력은 저하되어 골절이 일어나기 쉬워진다. 또 음식을 삼키는 힘이 약해지고 반사작용이 제대로 작동하지 않아 기도로 흡인되면서 폐렴이 되는 경우도 많다. 이와 같이 여러 질환에 걸리기 쉽고, 또 질병이나 외상으로부터의 회복이 늦어진다. 특히 ① 인지기능의 저하, ② 운동기능의 저하, ③ 구강기능의 저하와 영양결핍의 세 가지를 예방하는 것이 건강수명의 연장에 중요한 요인이라고 생각되고 있다.

폐용증후군 > 신체와 두뇌를 사용하지 않는 비활동적인 생활로 인해 발생하는 심신기

Memo

능의 감소를 **폐용증후군** 혹은 **생활불활성 발병**이라고 한다. 고령자에서는 폐용증후군이 발생하기 쉽고, 또 진행이 빠르다. 일단 병에 걸려 입원을 하거나 자택 요양을 하면 질병이 치유되어도 오래 누워있음으로 인해 신체의 기능이 약해져 일상생활로 돌아갈 수 없게 되는 경우가 있다.

3 노화와 항상성

개체가 생명을 유지하기 위해서는 개체 내부의 환경을 항상 일정하게 유지할 필요가 있다. 생체 내의 환경을 일정하게 유지하는 상태를 **항상성(homeostasis)**이라 하고, **신경계, 내분비계, 면역계**의 3가지가 항상성을 유지하는 데 있어서 매우 중요한 역할을 한다.

신경계는 외부에서 오는 자극을 정보로써 인식하고, 내분비계는 뇌의 조절로 인하여 호르몬을 생산하고 방출함으로써 각 장기의 기능을 조절하고 있다. 또 세균이나 바이러스에 감염되었을 때 감염 그 자체를 지각할 수는 없으나 권태감이나 열감과 같은 증상이 나타나는데, 이는 면역계의 면역세포가 만든 전달물질이 신경계에 작용하기 때문이다.

이 때문에 이 3가지 계통의 상호작용이 노화(aging)로 인해 저하되면 중대한 증상을 지각할 수 없는 경우가 발생된다. 예를 들면, 노인에서는 막창자꼬리염(충수염, appendicitis)이 배막염(복막염, peritonitis)으로 진행하여도 복통이나 배부위(복부) 경직을 나타내지 않는 경우가 있다. 이렇듯 노인은 병원체 침입에 대한 신체의 대응이 늦기 때문에 자주 위독한 상태에 노출된다.

또 노인은 기온의 변화나 운동 등으로 체내의 수분이 부족할 경우, 체온과 체액, 전해질 등을 조절하는 시스템의 기능이 감소되어 수분 및 염분이 적절히 보충되지 못하고 자주 탈수증상을 일으킨다.

Ⅱ 연령증가에 따른 각 장기의 변화

연령이 증가함에 따라서 개개 세포의 용적은 작아지며, 또한 세포가 죽기 때문에 전체 세포의 수가 감소하고 이로 인해 각 장기의 용적은 점차 감소하여 위축(atrophy)된다. 이에 따라서 각 장기의 기능이 감소하여 외부의 자극과 손상에 대한 개체의 대응 능력이 저하된다.

연령 증가에 따른 각 장기의 변화에는 외부적 요인이 크게 관여하기 때문에 개인차가 크다. 각 장기별 변화를 표 7-1에 정리하였다.

1 순환기와 콩팥의 연령 증가에 따른 변화

혈관계 > 전신의 동맥은 긴 세월에 걸쳐 죽상경화(atherosclerosis, ▶그림 10-1 참조)가 서서히 진행되어 동맥의 협착을 일으키거나 동맥자루(동맥류, aneurysm)가 발생한다. 나

Memo

▶ **표 7-1** 연령증가에 따른 각 장기의 변화

장기	병태
혈관계	죽상경화증(심장근육경색증, 뇌경색), 동맥자루(동맥류), 뇌출혈
심장	고혈압성 심장비대
콩팥	동맥경화성 토리(사구체) 경화
조혈기	빈혈, 면역기능의 저하, 자가면역질환
허파	노인성 허파공기증(폐기종)
소화기	위축성 위염, 쓸개돌증(담석증)
내분비	갑상샘과 부신의 위축
뼈 · 관절	뼈엉성증(골다공증), 퇴행성관절질환
뇌 · 신경계통 · 감각기	뇌위축, 치매, 백내장

이가 들고 노화가 진행되면 동맥의 죽상경화에 의한 심근경색이나 뇌경색 등을 일으키는 빈도가 증가한다. 또한 혈관벽은 약해져서 손상에 취약해지고, 이에 따라 뇌출혈 등의 빈도도 증가한다. 또, 연령이 증가함에 따라 동맥의 탄력성이 저하되고 말초혈관의 저항이 증대하여 고혈압(hypertension)이 일어난다.

심장 > 고혈압이 진행되면 심장은 비대되고 산소 소비가 증가하기 때문에 만성 허혈상태가 되기도 한다. 한편, 고혈압을 동반하지 않는 경우 심장근육세포에는 노화에 따라 리포푸신 침착이 증가한다. 양쪽 모두 심장의 펌프로서의 기능이 저하되고, 급격한 스트레스를 받은 경우 기능상실(심부전, heart failure)이 일어나기 쉽다.

콩팥 > 고혈압으로 인한 동맥경화성 변화가 진행되면 콩팥의 토리(사구체, glomerulus)는 파괴되어 유리화(초자화)되기도 한다. 이러한 이유로 토리의 기능이 저하되고 콩팥의 중량은 줄어들게 된다.

2 호흡기와 소화기의 연령 증가에 따른 변화

허파 > 연령 증가에 따라서 허파의 탄력성이 저하되어 과팽창이 일어나 허파공기증(폐기종)과 유사한 상태가 되는데, 이를 **노인성 허파공기증(senile emphysema)**이라 한다. 또한 연령 증가에 따라서 면역기능이 저하되기 때문에 노인은 다양한 병원균에 의해 쉽게 폐렴에 걸리게 된다. 특히, 음식물 섭취나 삼킴의 장애는 **흡인성 폐렴(aspiration pneumonia)**의 원인이 되어 노인의 죽음의 원인이 되기도 한다. 폐렴 등으로 인해 한 번 손상된 허파꽈리(폐포, alveolar)는 원상태로 회복되지 않기 때문에 호흡에 관여하는 허파의 용적은 점차 작아진다. 또한 허파암 발생 빈도는 고령화가 진행될수록 높아진다.

위 > 노인의 위에서는 장기간에 걸쳐 헬리코박터-필로리(▶그림 7-1)에 감염됨으로써 자주 점막상피에 창자상피화생이 일어나서 위산이나 소화효소를 분비하는 샘이 감소하여 위축성 위염(atrophic gastritis)이 발생할 수 있다.

간 > 간은 연령 증가에 따라서 리포푸신이 침착되고 이에 따라 점차 위축되어 단백질

Memo

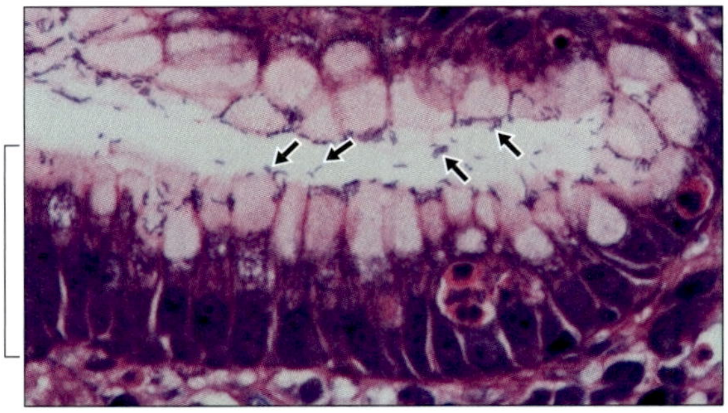

헬리코박터-필로리(→)가 상피의 표층에 부착되어 상피세포 사이에 침입하고 있다.
심부에는 염증세포의 침윤이 보인다.

▶ **그림 7-1** 위내 헬리코박터-필로리

합성능력과 약물대사 능력이 저하된다. 또한 쓸개돌증(담석증, gallstone)을 일으키는 빈도가 연령과 함께 증가한다.

3 조혈기와 면역계, 내분비와 생식기, 뼈·관절의 연령증가에 따른 변화

골수 > 골수에서는 연령 증가에 따라서 지방이 차지하는 비율이 증가하고 조혈세포는 감소한다. 이 때문에 노인에게서 빈혈(anemia)이 쉽게 일어난다.

림프조직 > 림프조직도 연령 증가에 따라서 위축되며, B 세포와 함께 면역기능에 핵심적인 역할을 담당하는 T 세포의 기능도 저하된다. 따라서 면역기능은 서서히 저하되고, 노인은 감염증이 잘 발생되거나 병이 심각해질 수 있다. 한편, 자가 항체가 많아져서 자가면역질환(autoimmune disease)의 발생이 증가한다.

갑상샘 · 부신 > 갑상샘과 부신은 연령 증가에 따라서 호르몬을 생산하는 세포가 감소하여 위축한다. 이 때문에 기초대사가 저하되고 스트레스에 대한 저항성이 약화된다.

난소 · 고환 > 난소는 폐경 이후 급격히 위축되고 여성호르몬인 에스트로겐의 생산이 감소한다. 이 때문에 노인성 질염이나 외음염(vulvitis)을 일으키기 쉬워지고, 골반 바닥의 근력이 저하되기 때문에 자궁탈출이나 골반장기탈출이 생길 수 있다. 또한 갱년기 장애를 일으킬 수 있으며, 이상지질혈증(고지혈증, dyslipidemia)이나 뼈엉성증(골다공증), 허혈성 심장질환의 발생 위험이 증가한다.

고환(정소)도 연령이 증가함에 따라 서서히 위축되지만 개인차가 크다. 남성에서는 노화에 따른 호르몬의 불균형으로 인하여 **양성전립샘비대(benign prostatic hyperplasia, BPH)**가 일어난다. 또한 전립샘암(▶그림 14-8 참조)의 발생빈도도 증가한다.

뼈엉성증 > 노인이나 폐경 직후의 여성에게서 **뼈엉성증(골다공증, osteoporosis)**이 증가한다. 이는 뼈흡수와 뼈형성의 불균형에 따른 것이다. 폐경 후의 뼈엉성증은 에스트로겐 결핍과 관련이 있다. 이로 인하여 넙다리뼈목 골절(대퇴골경부 골절, femoral neck frac-

Memo

ture)을 일으키기 쉽다.

관절질환 > 관절에서는 연령 증가에 따라서 기계적인 스트레스로 인한 관절 연골의 손상이 축적되기 때문에 **퇴행성 관절질환(degenerative joint disease, osteoarthrosis)**이 서서히 진행된다(▶그림 17-2 참조). 일단 병으로 진행되면 폐용증후군을 일으켜 관절구축이나 근육위축이 진행되어 거동이 불편해지고 계속 병상에 누워서 지낼 위험이 있다. 그 결과 노인에서는 욕창(bedsore)의 발생 빈도가 높아진다.

4 뇌, 신경계, 감각계의 연령 증가에 따른 변화

뇌의 신경세포는 연령이 증가함에 따라서 감소하여 뇌는 위축되고 가벼워진다. 이에 따라 신체 운동에 관한 능력과 단기기억 능력이 저하된다. 그러나 언어와 지식 등 이해를 필요로 하는 능력은 고령까지도 상당히 유지된다.

치매 > 연령 증가에 따라서 치매의 발생이 증가하는 것은 잘 알려져 있지만, 이것은 다양한 원인에 의해서 일어나고, 그 발병 기전은 아직 충분히 밝혀지지 않았다. 치매의 원인 중 하나인 알츠하이머병(Alzheimer disease)에 걸린 뇌를 관찰해 보면 대뇌에 **노인반(senile plaque,** ▶ 그림 16-7 참조)이라고 불리는 구조물이 다수 보이는데, 노인들은 치매가 아닌 경우에도 노인반(senile plaque)이 나타나는 경우가 있다. 또한 다발성 뇌경색에 의해 치매가 발생하는 경우, 이를 **뇌혈관성 치매(cerebrovascular dementia)**라 부른다.

그 이외에 나이가 들면서 파킨슨 증후군의 발생 빈도가 높아져 우울증이나 섬망, 수면장애를 일으키기 쉬워진다.

시각 > 노인들은 안구의 수정체에 **백내장(cataract)**을 일으키는 일이 자주 있는데, 이것은 수정체 단백질의 노화에 의한 변성이 원인이다. 또, 연령 증가에 따라 망막에 변성을 초래하여 급격한 시력저하를 일으키는 경우가 있으며, 이것을 **연령관련황반변성(노년기황반변성, age-related macular degeneration)**이라고 한다(▶그림 18-2-b 참조).

난청 > 나이가 들면서 난청이 생길 수 있다. 노인성 난청은 속귀(내이)의 중추장애로 발생하는 감각신경난청(sensorineural hearing loss)으로, 특히 고음부를 알아듣기 어렵게 된다.

Ⅲ 죽음과 종말기 의료

생명활동이 완전히 정지하여 원상태로 돌아갈 수 없는, 즉 비가역적인 상태를 죽음(death)이라 한다. 이전에는 심장의 정지를 인간의 죽음이라고 인식하였으나, 최근에는 소생법이 발달하고 인공호흡기 등 생명유지장치가 발달하면서 뇌사도 죽음의 한 형태로 받아들이는 추세이다.

Memo

1 죽음의 세 가지 징후

오래 전부터 ① 심장박동의 정지, ② 자발적인 호흡의 정지, ③ 동공확대와 동공의 빛 반사의 소실을 죽음의 세 가지 징후(triad of death)라 하였으며, 일반적으로 이 세 가지 징후가 일정시간 이상 지속되는 경우, 즉 심장, 허파, 뇌의 기능이 모두 정지한 상태를 죽음이라고 정의한다. 이 세 징후를 바탕으로 사망진단서가 작성되며, 호흡정지와 심장박동 정지를 가지고 사망시각을 결정한다.

2 존엄사와 완화의료

노인의 비율이 증가하면서 단순히 오래 사는 것뿐만 아니라, 건강한 생활을 유지하는 것(건강수명)에 관심이 모아지고 있다. 이 때문에 삶의 질을 고려한 의료가 요구되고 있으며, 또한 환자를 중심으로 의료를 행하는 것이 중요해지고 있다.

1. 존엄사와 안락사

존엄사 > 긴 질환의 경과로 죽을 때까지 사람답게 살아가는 것과 삶의 질(quality of life, QOL)을 좋게 유지하면서 사는 것을 존엄사(death with dignity)라 한다. 수명연장을 위한 치료 여부 등을 결정함에 있어 환자 본인의 의사를 존중하고, 심신의 고통을 완화하는 의료가 필수적이다. 단순한 안락사를 의미하는 것이 아니다.

안락사 > 현대 의료에서 참기 힘든 고통을 받는 환자를 편안하게 죽음에 이르게 하는 의료행위를 광범위하게 안락사(euthanasia)라 한다. 그리스어로 '좋은 죽음'이라는 말이 어원이다. 환자가 명확하게 희망하는 경우 무의미한 연명치료를 중단함으로써 죽음을 선택할 수 있겠지만, 현재 우리나라를 포함한 대다수 국가에서는 안락사를 인정하지 않고 있다.

연명치료의 중지 > 국내에서는 인공호흡기를 제거하는 등 연명치료를 중지하는 것에 따른 문제가 제기됨에 따라 보건복지부나 각 관련 학회 등이 종말기 의료에 관한 지침을 내려 종말기의 정의를 제시하고 환자 본인의 의사를 존중할 것, 의사결정의 순서, 위험과 혜택에 대해 올바른 판단을 할 수 있도록 충분한 정보를 제공할 것 등을 요구하고 있다.

소생술 거부 > 암의 말기 등 살아날 가능성이 없는 경우에 환자 본인 혹은 가족의 희망으로 심폐소생술을 실시하지 않는 것을 **소생술 거부(do not resuscitation, DNR)**라고 한다. 미리 의료자와 환자 및 그 가족 간에 충분한 의지를 확인하고 논의하여 결정한 내용을 사전연명의료의향서 등의 문서에 기재해 두는 것이 중요하다.

2. 완화의료

질환의 치료만을 목적으로 하는 것이 아니라 환자의 고통을 완화하고 삶의 질을 향상시키는 것을 목표로 하는 의료를 **완화의료(palliative care)**라 한다. 임종 직전의 환자에 대한 과잉치료나 수명연장 만을 목적으로 한 근대 의료에 대한 반성에서 생긴 것으로, 환자를 중심으로 의료를 실시하는 것이 기본 사고방식이다.

Memo

지금까지의 종말기 의료는 치료의 가능성이 전혀 없는 상태가 되어야만 고통 완화를 목적으로 한 의료로 대체되어 왔다. 완화의료는 치유를 목적으로 한 치료와 함께 고통 완화를 목적으로 한 처치를 병행하고, 또 종말기에는 고통을 완화하는 것으로 치료의 중심을 옮겨오자는 사고방식이다. 우리나라에서는 이와 관련된 호스피스 완화의료 서비스를 제공하고 있다. 암, 만성폐쇄성 호흡기질환, 만성 간경화, 후천성면역결핍증, 그 외 보건복지부령으로 정하는 질환으로 말기환자 또는 임종과정 환자와 가족에게 통증 및 증상완화를 포함한 신체적, 정신적, 사회심리적, 영적 영역에 대한 종합적인 평가와 치료를 목적으로 하는 의료를 말한다.

제 8 장

선천이상과 유전자이상

Memo

이 장에서는 우선 유전에 관한 기본적 지식을 확인한 후 선천이상과 유전자이상이란 어떤 것인지, 어떤 원인으로 생기는가를 학습한다. 또 선천적 이상과 유전성 질환의 진단과 치료에 대해서도 배운다.

I 유전생물학

유전자와 염색체 > 개체의 형태나 성질을 유전하는 유전정보는 세포의 핵(▶그림 8-1-a) 속에 있는 **DNA(디옥시리보핵산, deoxyribonucleic acid)**라고 불리는 물질에 보존되어 있다(▶그림 8-1-b). DNA는 아데닌(A), 구아닌(G), 시토신(C), 티민(T)의 4종류의 염기가 서로로 연결되어 있으며, 한 개의 개체를 형성하는 세포의 DNA는 모두 같은 염기배열을 하고 있다. 이 DNA 상의 일련의 염기배열이 개개의 형질을 유전시키는 유전정보로써 작용하고 있다. 이러한 일련의 염기배열을 **유전자(gene)**라고 한다.

한 개의 염색체(chromosome)는 DNA 한 분자로 구성되어 있으며, DNA 한 분자에는 수천 개의 유전자가 포함되어 있다. 인간은 한 개의 세포 안에 46개의 염색체가 있고, 수만 종류의 유전자가 포함되어 있다. 이런 모든 유전정보를 총칭하여 **게놈(genome)**이라고 한다.

DNA의 구조 > DNA 분자는 A, G, C, T의 4종류의 염기가 고리 모양으로 이어져 있는데, 각각의 염기는 A와 T, G와 C가 쌍을 이루어 결합하고, 상호보완적인 배열을 가진 두 개의 고리로 이루어진 이중나선 구조로 되어 있다(▶그림 8-1-b).

DNA의 복제 > 세포가 분열하여 두 개의 딸세포[1]가 될 때는 세포분열에 앞서 염기서열이 원래의 DNA와 완전히 일치한 DNA 분자가 새롭게 합성되는데, 이것을 DNA의 복제라고 한다(▶그림 8-2). DNA의 이중나선이 풀려서 한 가닥의 상태로 되어 각각의 염기서열이 주형이 되고, 이에 대해 상호보완적인 염기가 새롭게 결합하여 원래의 DNA와 동일한 배열을 가진 DNA 두 분자가 형성된다. 이렇게 해서 완전히 같은 배열을 가진 DNA 분자, 즉 동일한 유전자가 세포분열에 의해서 생긴 두 개의 딸세포에 유전된다.

1) 세포분열에 있어서 분열하기 전 세포를 모세포라 하고, 체세포분열을 통해서 모세포에서 발생한 두 개의 세포를 딸세포라 한다.

상염색체와 성염색체 > 사람 체세포의 염색체 수는 23쌍(46개)이며, 22쌍(44개)의 **상염색체**와 1쌍(2개, 남성은 XY, 여성은 XX)의 **성염색체**로 이루어져 있다(▶그림 8-3-a).

상동염색체 > 정자나 난자 등의 생식세포가 형성될 때는 감수분열이라는 특수한 세포분열이 일어난다. 감수분열에서는 23쌍이 각각 다른 세포에 들어가 23쌍 중 한 개씩(23개)의 염색체를 가진 세포가 만들어진다. 이렇게 해서 형성된 정자와 난자가 수정을 하면 다시 46개의 염색체를 가진 세포가 생긴다. 따라서 아이는 각각의 염색체(유전자)에 대해서 아버지로부터 받은 것과 어머니로부터 받은 것 두 개의 서로 동일한 염색체(**상동염색체**)를 지니게 된다(▶그림 8-3-b). 이 상동염색체를 구성하는 유전자(DNA의 염기서열)에는 아버지 유래와 어머니 유래 유전자 사이에 다소 차이가 있다.

대립유전자 > 눈의 색깔이나 머리카락 색, 혈액형 등 유전자의 발현에 의한 모양이나 성질을 **형질**이라고 한다. 혈액형에 A형, B형, O형과 같은 서로 대립하는 형질이 있듯이 자식에게는 부모로부터 물려받은 유전자 중 어느 한쪽이 발현하여 형질로써 나타나는 것

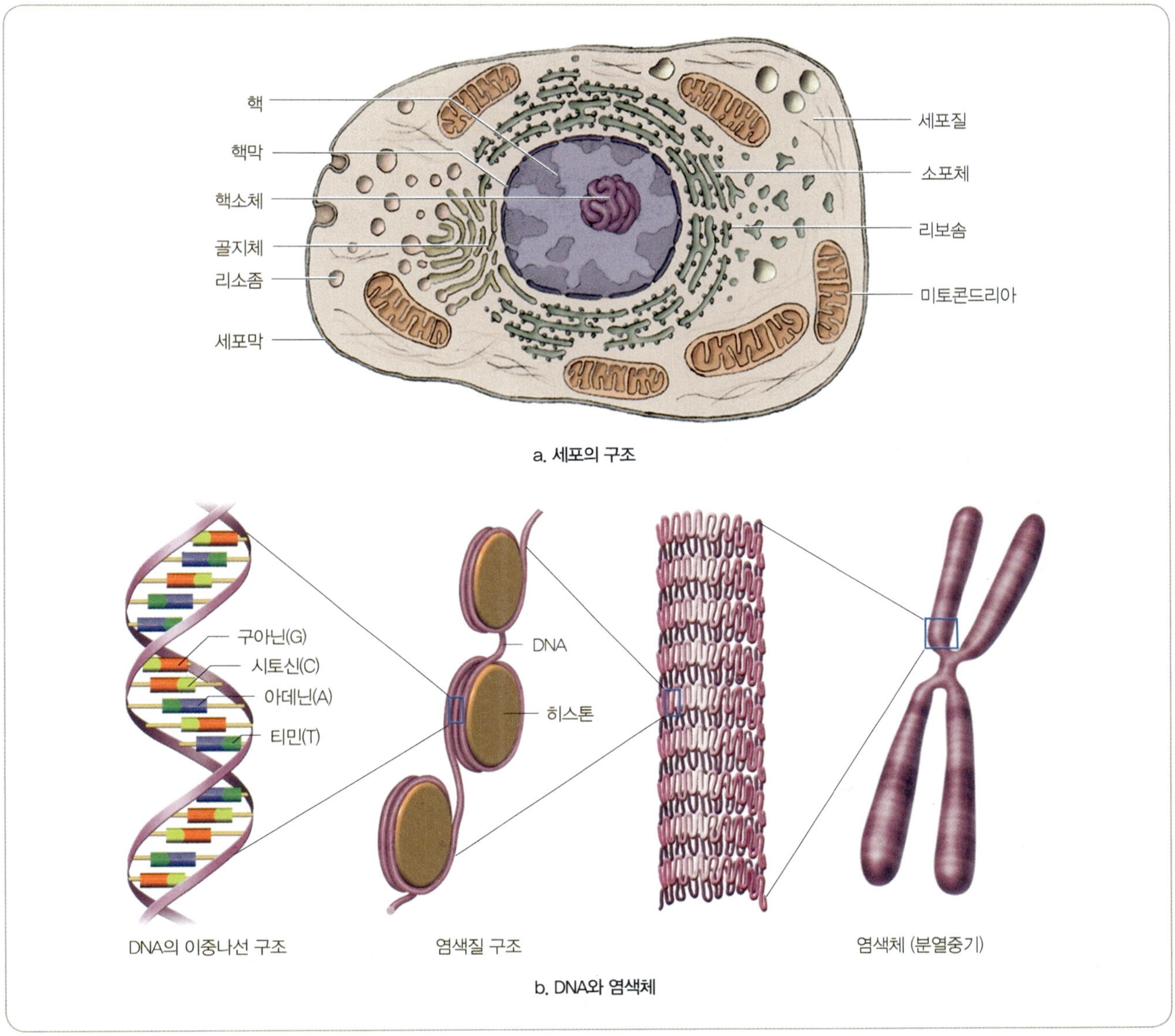

▶ **그림 8-1** 세포의 구조 및 염색체와 DNA

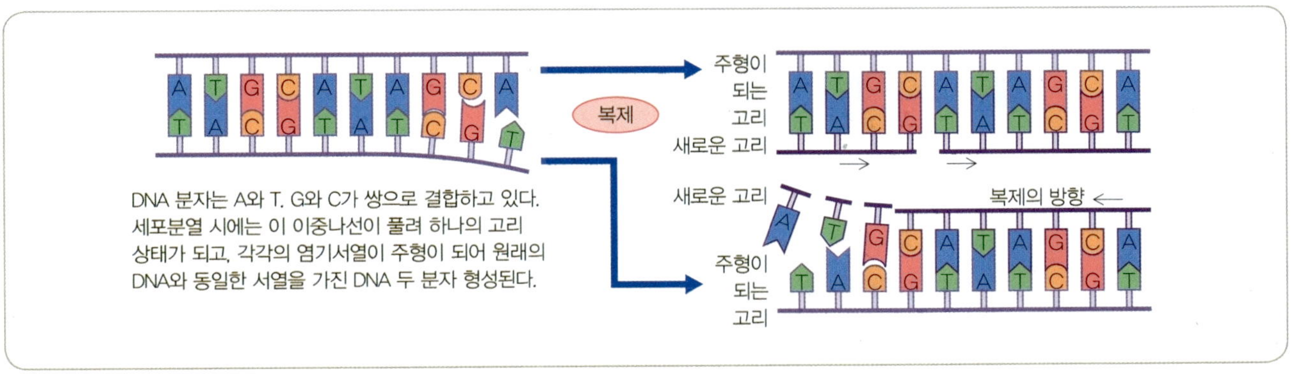

▶ **그림 8-2** DNA 복제

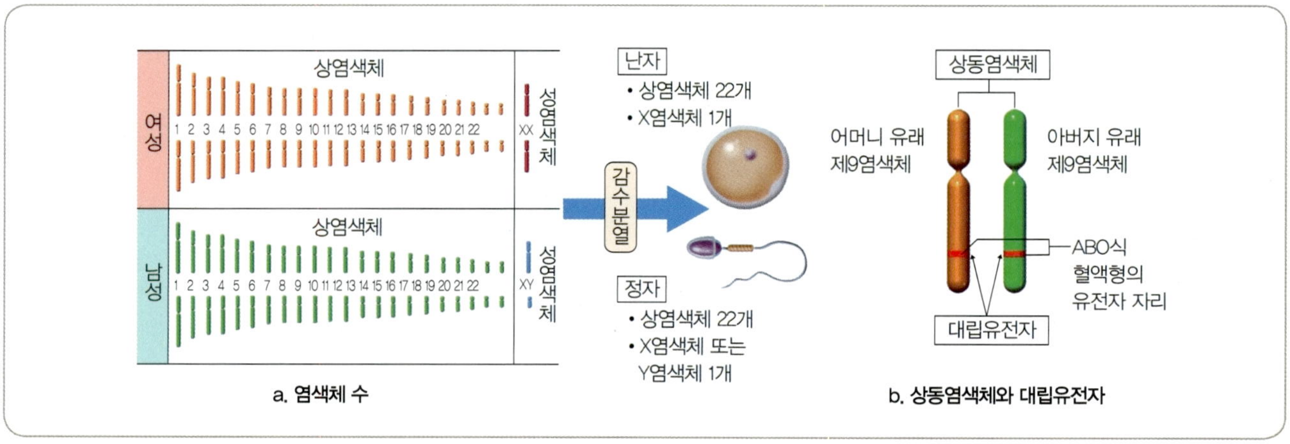

▶ **그림 8-3** 인간 염색체

으로 알려져 있다. 이와 같이 서로 대립하는 형질들을 **대립형질**이라고 하며, 그것들을 지배하고 있는 유전자끼리를 **대립유전자**(allele)라고 한다(▶그림 8-3-b). 대립유전자는 각각 대응하는 상동염색체의 같은 부위[좌위 또는 유전자자리(locus)라고 함]에 위치하고 있다.

Ⅱ 선천이상

태어났을 때, 혹은 태어나기 전부터 보이는 이상을 **선천이상**(congenital anomaly)이라고 한다. 선천이상에는 기능에 관련된 이상과 형태에 관련된 이상이 있는데, 형태학적 이상을 **기형**(malformation)이라고 한다.

출산을 앞둔 부모는 아이를 얻을 것이라는 기쁨과 함께 태어나는 아이에게 이상이 없을까 하는 불안도 가지고 있다. 출산에 임하는 의료 종사자는 우선, 첫째로 신생아에 대해서 이상이 없는지를 확인하여 부모에게 전해야 한다. 예를 들면, 손 · 발가락 하나 하나를 신속하게 관찰하여 원래 있어야 할 갯수와 형태에 대해서 이상이 없는지를 확인할 필요가 있다.

1 선천이상의 분류

정자와 난자가 수정되어 수정란이 되고 태아가 되기까지의 과정을 **개체 발생**이라고 한다. 선천이상은 이러한 과정의 어느 시점에서 장애가 생겨서 발생한다.

장애의 원인이나 장애를 받는 시기에 따라 몇 가지로 분류된다(▶그림 8-4, 표 8-1).

유전성 질환과 염색체 이상 > 부모로부터 자식에게 유전정보를 전달할 때 발생하는 장애로써 **유전성 질환**을 포함한 **유전자 이상**(▶그림 8-4-a)과 **염색체 이상**(▶그림 8-4-b)이 있다. 염색체 이상은 정자나 난자와 같은 배우자를 형성할 때 염색체의 수나 구조에 이상을 일으키는 것으로, 그중 극히 일부 특정 염색체 이상에 의한 질환이 염색체 이상증으로 알려져 있다. 다운증후군이 그 대표적이다.

임신 중의 장애 > 유전자나 염색체에 이상이 없어도 임신 중에 장애가 원인이 되어 선천이상이 생기는 일이 있다(▶그림 8-4-c). 임산부가 임신 초기의 풍진 감염에 따른 태아 감염에 의해 일어나는 **선천풍진증후군**이나 임신 초기의 임산부가 탈리도마이드[2)]를 복용함으로써 생기는 **탈리도마이드 기형**이 그 예이다.

선천이상과 유산 > 신생아의 선천이상의 빈도는 약 4%이다. 그러나 출산 전 태아에게 보이는 선천이상의 빈도는 이보다 매우 높다. 매우 고도의 이상으로 유산이나 조산으로 생존하지 못하는 경우가 있기 때문이다. 임신 초기 자연유산의 약 반 이상이 염색체 이상이며, 다른 많은 유산에서도 유전자 이상이 있었다고 추측된다. 생존이 가능한 개체의 유전자 이상만이 유전성 질환을 남기고 선천이상을 발생하는 원인이 된다.

Memo

2) 탈리도마이드는 1950년 독일에서 신경안정제, 수면제로 시판되었다. 특히 임산부의 입덧 완화에 효과가 있어 많이 복용하였다. 그러나 약의 해로움이 문제가 되어 임산부에게는 금기이다. 현재는 재발 또는 난치성의 다발골수종 치료제로 사용되고 있다.

▶ **표 8-1** 선천이상과 그 빈도

1. 유전장애	
유전성 질환(1%)	혈우병, 페닐케톤뇨증
염색체이상(0.4%)	다운증후군, 터너증후군, 클라인펠터증후군
2. 태아장애(출생아 1.5%, 생후 5년까지 1% 추가)	
임신 초기	탈리도마이드 기형, 선천풍진증후군
임신 중기 이후	선천매독, 톡소플라스마증, 신생아용혈성 질환

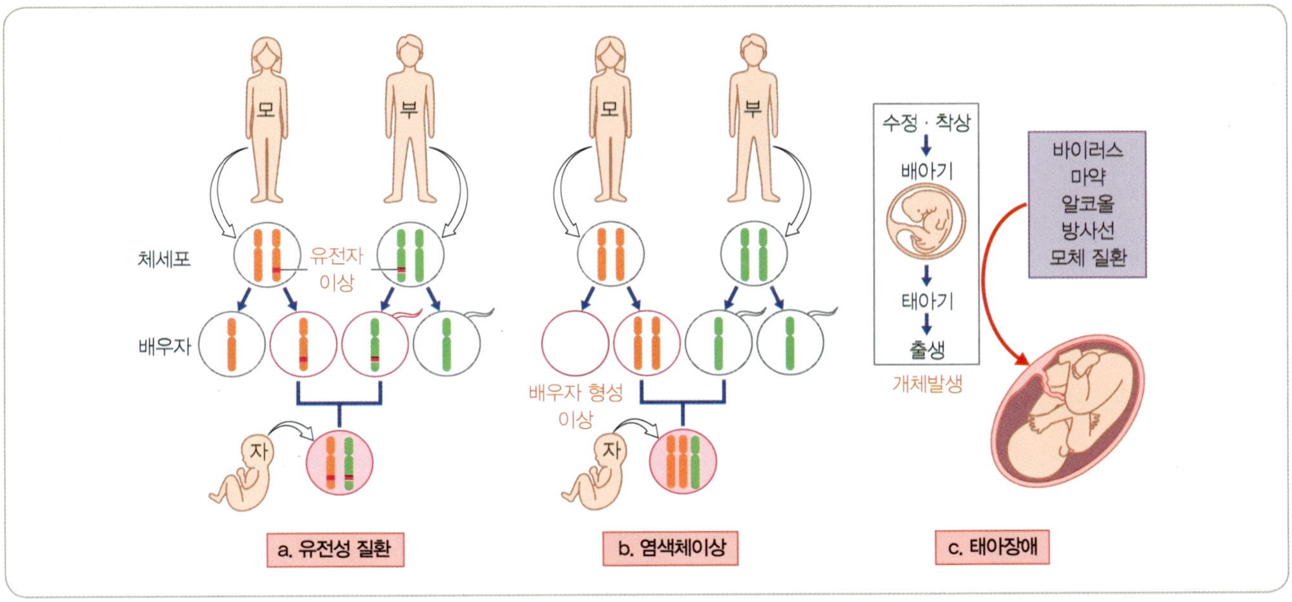

▶ **그림 8-4** 선천이상

Memo

2 선천성 기형

개체가 발생하는 도중에 어떠한 요인에 의해서 형태학적인 이상이 생긴 것을 **기형(malformation or anormaly)**이라고 한다. 태아의 형태 형성이 이루어지는 시기(수정 후 28주)를 배아기라고 하며, 그 전 · 후 혹은 그 이전(대략 12주 이전)에 태아가 장애를 받게 되면 기형의 원인이 된다.

기형의 원인 > 기형은 다양한 요인으로 발생하며, 그 중 절반 정도는 원인이 분명하지 않다. 원인이 알려져 있는 것 중에는 염색체 이상과 임신 초기의 감염증, 모체의 내분비 이상 등의 빈도가 높다. 유전적 소인이 분명한 것은 비교적 많으나 그 대부분은 다수의 유전자 이상이 관여한 다인자유전이다. 주요 선천성 기형을 표 8-2에 제시하였다.

발생기전 > 기형의 발생기전으로는 다음과 같은 것이 있다.

① **발육억제**: 본래 형성되어야 할 기관의 형성이 억제된다.

② **잔존**: 발생 과정에서 퇴화되어야 할 조직과 기관이 퇴화되지 않고 남는다.

③ **과잉형성**: 다지증 등과 같이 본래는 발생하지 않는 조직이 과잉형성된다.

④ **융합부전**: 발생 과정에서 본래는 융합되어 형성되는 조직이 융합되지 않는다. 신경관 폐쇄장애도 융합부전에 포함된다.

⑤ **분할부전**: 발생 과정에서 본래는 분할되어 형성되어야 할 것이 분할되지 않는다. 일란성 쌍생아의 발생 과정에서 수정란이 완벽히 분리되지 않고 결합체가 되는 등이 예이다.

⑥ **장기의 위치이상**: 본래 놓여야 할 위치와 다른 곳에 장기가 위치한다. 좌우로 나눠지는 콩팥이 융합하여 말굽과 같은 형상이 되는 말굽모양콩팥(마제신, horse-shoe kidney)이 있다(▶그림 14-2 참조).

⑦ **성징의 혼재**: 생식샘의 성과 외성기의 성이 일치하지 않는다.

발생빈도 > 발생빈도로는 요도밑열림증(요도하열, hypospadias)과 입술갈림증(구순열, cleft lip) 등의 빈도가 높으며, 또한 심실사이막결손(심실중격결손, ventricular septal defect, VSD)과 심방사이막결손(심방중격결손, atrial septal defect, ASD) 등 심장기형이 비교적 많이 나타난다. 기형은 영유아 사망의 원인 중 가장 높으며, 소아기 전체에서 중요한 사망 요인이 된다.

▶ **표 8-2** 주요 선천성 기형

발생기전	기형
발육억제	심실사이막결손증, 심방사이막결손증, 동맥관열림증, 선천성담도폐쇄증, 멕켈곁주머니염
과잉형성	다지증, 부유두
융합부전	입술갈림증, 입천장갈림증, 척추파열, 뇌없음증, 두뿔자궁, 요도밑열림증
분할부전	결합체(일란성 쌍생아의 불분리)
장기의 위치이상	내장역위증(오른심장증 등), 대혈관전이증, 말굽콩팥
성징의 혼재	참반음양증, 거짓반음양증

Memo

3 태아의 장애

임신 중의 감염증이나 약물 복용, 방사선 노출 등이 태아에게 장애를 일으키는 원인이 된다. 표 8-3에 주로 발생하는 태아 장애의 내용을 정리하였다. 원인이 같은 경우에도 장애를 받은 시기에 따라 기형을 동반하는 경우와 동반하지 않은 경우가 있다.

이 밖에 양수과소증 등으로 인한 변형, 태아 부속물로 압박을 받은 경우에 발생하는 조직파괴 등도 태아의 장애에 포함된다. 변형을 일으킨 예로써, 경부 근육의 장애로 인한 선천근성기운목(선천근성사경)과 선천안쪽들린휜발증(선천내반족) 등이 있다. 또한, 혈액형 부적합 임신으로 모체에 발생한 항체가 태아 또는 신생아의 적혈구를 파괴하여 신생아 용혈질환의 원인이 된다.

1. 출생 전 감염증(모자감염증)

풍진 바이러스 > 임신 초기에 풍진에 걸린 어머니로부터는 종종 동맥관열림증(동맥관개존증, patent ductus arteriosus, PDA) 등의 선천성 심장기형과 난청, 백내장, 지능장애 등의 이상을 가진 아이가 태어난다. 이를 **선천풍진증후군(congenital rubella syndrome, CRS)**이라고 한다. 바이러스가 모체로부터 태반을 경유하여 발육 중인 태아에게 감염됨으로써 장애를 일으킨다. 풍진이 유행한 해는 자연유산이나 인공유산의 보고가 증가하였으며, 감염에 기인한 유산은 실제로 태어나는 장애아의 약 60배에 이르는 것으로 추정되고 있다.

기타 감염증 > 이 밖에 사이토메갈로바이러스(CMV)나 단순 헤르페스바이러스(HSV), 매독 트레포네마, 톡소플라스마 등이 태반을 통해서 감염을 일으키는 것으로 알려져 있다. 또 인간 파르보바이러스 B19에 의한 전염성 홍반이 태아 수종이나 유산의 원인이 되는 경우가 있지만 생존한 신생아에 대한 이상은 알려져 있지 않다.

2. 약물이나 알코올로 인한 장애

1960년대 유럽에서는 임신 초기에 탈리도마이드를 복용한 어머니에게서 팔다리가 짧은 탈리도마이드 기형의 아이가 많이 태어나는 것이 보고되어 탈리도마이드의 사용이 금지되었다. 이와 같이 특정 약물을 임산부가 복용했을 때 발생 과정의 태아에게 작용하여 외부 및 내장 기형을 발생시킬 위험성이 있는 경우, 그 약물에는 변형 작용이 있다고 한다.

▶ **표 8-3** 주요 태아장애의 원인

분 류	종 류
감염증	풍진, 사이토메갈로바이러스, 헤르페스바이러스, 매독, 톡소플라스마
약제	탈리도마이드(신경안정제), 훼니토인(항경련약), 와파린(항응고약), 남성호르몬
알코올	
방사선	
모체 질환	당뇨병, 페닐케톤뇨증, 내분비질환

Memo

임신 중, 특히 임신 초기의 약물 사용은 가능한 피하고, 어쩔 수 없이 투여가 필요한 경우 태아에 대한 영향이 없는지 확인한 후 신중하게 투여해야만 한다.

알코올의 섭취는 임신 중 전 기간 중에 태아 장애의 원인이 될 가능성이 있다. 성장 장애와 지능 장애 등이 발생하며 이를 태아알코올증후군이라고 한다.

3. 방사선에 의한 장해

방사선은 생물의 다양한 장애를 일으킨다. 방사선에 노출되면 여성의 유산율과 불임률이 상승하고 백혈병 등 악성종양 발생이 증가한다고 알려져 있다. 의료용의 낮은 선량의 방사선으로 인한 영향도 무시할 수 없다. 특히 임신 초기의 여성에게 X선 등 방사선이 조사되는 것은 가능한 한 피해야 한다.

4 염색체이상으로 인한 질환(염색체 이상증)

염색체 이상은 일반적으로 생각되는 것보다 훨씬 종류가 많으며, 200명의 신생아 중 1명 정도의 비율로 발생한다. 염색체 이상으로 생존이 가능한 것은 한정되어 있으며, 그 종류는 비교적 적다(▶표 8-4). 주로 염색체의 수가 많거나 또는 부족으로 인한 질환을 염색체 이상증이라고 한다. **상염색체 이상증**과 **성염색체 이상증**으로 나뉜다.

1. 상염색체이상증

세염색체증 > 상염색체의 이상으로써 잘 알려져 있는 것은 어떤 특정 염색체의 수가 한 개 더 많은 **세염색체증**이다. 세염색체증은 염색체의 총 수가 47개이다. 대표적인 상염색체 이상증인 다운증후군은 21번째 염색체가 한 개 더 많은 21-세염색체증이다. 이 밖에 파타우증후군(13-세염색체증), 에드워드증후군(18-세염색체증) 등이 있다. 어느 경우에나 다발성 기형과 지능장애가 나타난다.

▶ **표 8-4** 주요 염색체이상증

분류	종류	빈도
상염색체이상증	다운증후군(21-세염색체증)	수백회 출산 중 1명꼴
	에드워드증후군(18-세염색체증)	수천회 출산 중 1명꼴
	파타우증후군(13-세염색체증)	1만~2만회 출산 중 1명꼴
성염색체이상증	터너증후군(45, X)	8,000회 출산 중 1명꼴 (여아 4,000회 출산 중 1명꼴)
	클라인펠터증후군(47, XXY)	
	XXX증후군(47, XXX)	
	YY증후군(47, XYY)	

Memo

● 다운증후군

21-세염색체증인 **다운증후군(Down syndrome)**은 대부분 난자를 형성하는 감수분열 때 염색체 분리가 잘 되지 않는 것이 원인이 되고 있어 어머니가 고령일 경우 발생하는 빈도가 높아진다. 어머니의 연령이 30세 미만일 경우에는 1,000~2,000회 출산에 1명꼴 정도이지만, 어머니의 연령과 함께 발생 빈도는 높아져서 45세 이상에서는 30~50회 출산에 1명꼴 정도의 비율로 다운증후군을 볼 수 있다. 다운증후군 환자에서는 독특한 평면적인 외모, 큰혀증(대설증), 지능장애 등이 특징적으로 나타난다. 환아의 약 40%에서 선천성 심장기형이 있고, 백혈병으로 이환할 가능성이 높다.

많은 염색체 이상은 아이에게 새로 발생하는 것으로 일반적으로 부모에게 이상이 없는 경우가 보통이지만 드물게 예외가 있다. 특히 다운증후군 환아의 4% 정도는 부모 중 한쪽이 염색체 이상의 원인을 지닌 보인자인 것으로 알려져 있다.

2. 성염색체이상증

XY(남성) 혹은 XX(여성)와는 다른 성염색체의 구성을 가지는 경우에 **성염색체 이상증**이라고 한다. 성염색체 이상증에서는 주요 증상으로써 여러 가지 성분화의 이상(abnormality)을 나타낸다. 상염색체 이상증에 비해 증상은 가볍다. 성염색체의 이상에 의한 질환으로써 터너증후군과 클라인펠터증후군이 잘 알려져 있다.

● 터너증후군

개체가 생존하기 위해서는 성염색체 중 최소한 한 개의 X염색체만 있으면 된다. 이에 따라 X염색체가 한 개밖에 없는 X염색체 홑염색체(45, X)[3)]로도 생존이 가능해진다. 이러한 성염색체 이상에 의한 질환을 **터너증후군(Turner syndrome)**이라고 한다. 염색체의 개수가 정상이어도 한쪽 X염색체의 일부에 결함이 있는 것이나, 비정상적인 세포와 정상인 세포가 혼재하는 모자이크형도 터너증후군에 포함된다.

병태 > 외모는 여성이지만 난소에 형성부전이 있으며, 작은 키, 귀 뒤에서 어깨뼈(견갑골)가 바깥쪽을 향해 피부가 튀어나온 물갈퀴목(익상경), 팔을 펼 때 팔꿈치의 각도가 정상범위를 넘어서 바깥쪽으로 향하는 밖굽이 팔꿈치(외반주) 등의 특징이 있다. 지능장애는 없다.

3) 염색체의 구성은 염색체의 총 수와 실제로 보이는 성염색체의 종류를 함께 나타낸다. 정상인 남성은 (46, XY), 정상인 여성은 (46, XX)이며, 터너증후군은 (45, X), 클라인펠터증후군은 (47, XXY) 등으로 표기한다.

● 클라인펠터증후군

성염색체의 과잉 > 터너증후군 이외의 성염색체 이상으로써 X염색체 또는 Y염색체의 과잉에 의한 질환이 있다. Y염색체가 한 개 이상 있으면 외관은 남성형을 나타내고, X염색체만의 경우에는 여성형을 나타낸다.

정상 여성의 성염색체(XX)와 비교하여 X염색체가 더 있는 XXX증후군은 극히 드물다. 지능장애가 있어 X염색체의 수가 늘어날수록 위독해진다. Y염색체가 많은 YY증후군(47, XYY) 환자는 성기의 이상은 일반적으로 보이지 않으며, 정상적인 사회생활을 영위하고 있는 사람도 적지 않다.

클라인펠터증후군 > 남성의 성염색체는 XY인데, 이에 비해 X염색체를 2개 이상 가지게

Memo

되는 질환을 **클라인펠터증후군(Klinefelter`s syndrome)**이라고 한다. 염색체 수가 47개(47, XXY) 외에 48개(48, XXXY)나 (48, XXYY) 등도 클라인펠터증후군에 포함한다.

병태 > 고환은 작고, 이차성징의 발현이 불충분하다. 생식은 불가능하고 불임을 주호소로 하여 의사를 찾는 일이 많다. 체형은 여성적이며, 팔다리는 비정상적으로 길다. 지능장애는 경미한 경우가 많다. 염색체 분석이 발달함에 따라 외래에서 난임 진단을 받는 경우가 늘고 있다.

3. 기타 염색체이상증

5p–증후군 > 염색체의 개수는 정상이지만, 특정 염색체의 구조에 이상이 보이는 질환도 있다. 5번 염색체의 일부가 누락된 **5p–증후군**이 그 한 예이다. 5p-증후군은 높은 울음소리가 특징으로, 과거에는 **고양이울음증후군**으로 불렸다.

Ⅲ 유전자의 이상과 질환

최근 많은 질환에서 유전자의 이상이 관여하고 있다는 것이 밝혀져 왔다. 질환의 원인은 환경적 요인과 유전적 요인으로 크게 나뉘며, 각각의 질환에 따라 그 비율이 다르다(▶그림 8-5). 단일 유전자의 이상에 의한 질환을 단일인자유전병이라고 하며, 거의 순수하게 유전적 요인에 의해서 발병한다. 한편, 여러 개의 유전자가 관여하는 질환을 다인자유전병이라고 하며, 관련 유전자의 수가 많을수록 환경적 요인이 더 크게 관여한다고 알려져 있다.

1 유전정보의 변화와 질환

어떤 세포의 유전자나 염색체 등의 유전정보에 변화가 생겼을 때, 그 변화가 크면 세포는 죽어버린다. 살아남은 경우에도 세포는 새롭게 분열할 수 없으며, 비정상적인 유전정보가 다른 세포로 계승되는 일은 없다. 일반적으로 유전정보의 변화로 볼 수 있는 것은

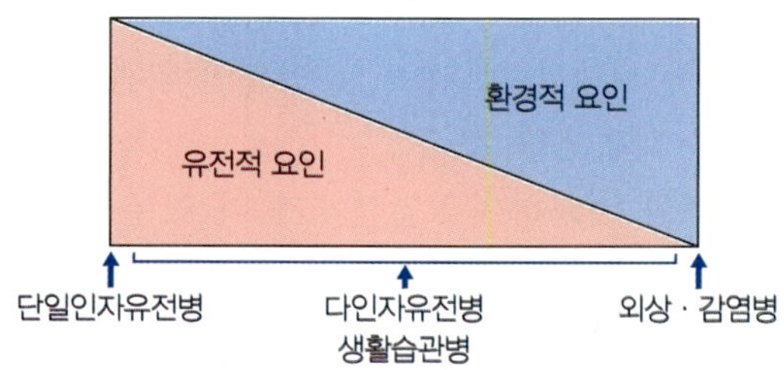

▶ **그림 8-5** 환경적 요인과 유전적 요인

Memo

염색체의 일부 혹은 유전자 배열의 일부 등 극히 제한된 비교적 경미한 이상뿐이다. 또한 변화된 유전정보가 모두 질환의 원인이 되는 것은 아니다.

1. 유전정보의 변화(돌연변이)

유전자나 염색체에 생기는 영구적인 변화로 세포분열 후의 딸세포에 발생하여 개체를 뛰어 넘어 자손에게 유전되는 변화를 돌연변이(mutation)라고 한다. 돌연변이는 유전자 DNA 한 개의 염기에만 발생하는 것부터 염색체의 수나 구조와 관련된 큰 이상까지 포함된다.

유전자 배열에는 사람마다 약간의 차이가 있으며, 그 차이 중에는 다양한 질환의 원인이 되는 것이 포함되어 있다. 유전정보의 변화가 원인이 되는 질환은 많이 알려져 있지만, 그러한 질환 모두가 유전되는 것은 아니다. 정자나 난자의 형성에 관여하는 세포에 존재하는 유전자의 이상만이 자손에게 전해져 유전성 질환을 일으킨다. 또한 완성된 신체의 세포에 새로운 유전자의 이상(돌연변이)이 생겨서 질병이 발생하기도 한다.

원인 > 유전자의 돌연변이는 DNA의 손상이 원인이 되어 발생하지만, 세포분열 시에 DNA를 복제하고 있는 과정에서 발생하는 경우가 많다(▶NOTE 「유전자의 손상과 그 복구」). 또 염색체 이상의 대부분은 세포분열이나 감수분열에 의해서 염색체가 두 개의 세포로 나누어질 때 균등하게 분리되지 않는 것이 원인이 된다. 항암제 등의 약물이나 기타 화학물질, 방사선, 자외선 등이 돌연변이의 원인이 된다.

점돌연변이 > 가장 빈번하게 볼 수 있는 유전자의 돌연변이는 DNA 한 개의 염기가 다른 염기로 대체되거나 소실되거나 혹은 여분의 염기가 삽입되는 **점돌연변이(point mutation)**이다.

결실 · 자리옮김 > DNA 분자에 큰 손상이 발생하면 염색체 구조의 변화로 나타날 수 있다. 여기에는 염색체의 일부가 상실되는 **결실(결손, deletion)**과 다른 염색체에 단편끼리 결합하는 **자리옮김(전위, translocation)** 등이 포함된다.

2. 돌연변이와 유전성 질환

유전성 질환 > 부모의 형질이 그 자손에게 유전되는 것은 유전자에 의해 전달된다. 돌연변이된 유전자가 부모로부터 자식으로 유전됨으로써 생기는 질환을 유전성 질환 혹은 유전병(hereditary disease)이라고 한다(▶그림 8-6). 일반적으로 유전성 질환이라고 하는 경우에는 단일유전자의 돌연변이, 즉 중요한 하나의 유전자의 돌연변이에 의해서 생기는 질환(단일인자유전병)을 가리킨다.

유전성 질환의 원인이 되는 유전자의 이상은 일반적으로 부모로부터 물려받은 것이며, 그것은 한 개체의 평생, 또 생식세포를 포함한 몸속의 모든 세포에서 동일하게 나타난다. 그렇지만 부모가 그 유전성 질환의 원인이 되는 이상(abnormality)을 가지고 있지 않아도 같은 유전자의 돌연변이가 자식에게 새롭게 발생하는 일이 적지 않다.

새로 생긴 돌연변이는 그 개체가 생존하여 생식이 가능한 경우에만 자손에게 유전된다. 염색체 구조에 변화를 일으킨 돌연변이의 경우 생식에 장애가 발생되기 때문에 자손

Memo

NOTE 유전자 손상과 그 복구

유전자를 구성하는 DNA는 다양한 원인에 의해서 손상을 입고, 그 때 생긴 DNA의 상처는 신속히 복구된다. 이 복구 과정에 장애가 발생하면 잘못된 염기서열이 새로운 유전자배열(유전자 이상)로서 유전되어 간다.

1. DNA 손상

자외선이나 여러 가지 화학물질 등 외부로부터의 자극에 의해서 DNA는 항상 손상의 위험에 노출되어 있다. 또 DNA의 복제나 단백질로의 번역과정에서도 세포 내에 발생한 활성산소 등에 의해 DNA의 손상이 발생하고 있다. DNA의 손상은 하루에 한 개의 세포에 대해 최대 50만 개 정도 발생한다고 알려져 있다.

2. DNA의 복구

세포가 생존하기 위해서는 손상된 DNA의 상처를 항상 복구해야 한다. 세포에는 DNA의 손상(돌연변이)을 제거하는 기능이 갖추어져 있다. DNA의 손상 정도에 따라 몇 가지 다른 복구 기구가 준비되어 있으며, 여러 종류의 효소나 분자가 협력하여 작용하고 있는 것으로 알려져 있다.

예를 들어, DNA 손상에 의해 비정상적인 염기가 생겼다고 하자(▶아래그림). 우선, 어떤 분자가 비정상적인 염기를 포함하는 영역을 인식한다. 이어서 비정상적인 영역의 두가닥 DNA를 부분적으로 한 개의 가닥으로 되돌린 상태로 하고, 한 개의 염기 혹은 여러 개의 염기, 때로는 수십 개의 염기에 걸친 영역을 효소에 의해서 절단하여 제거한다. 마지막으로, 두가닥 DNA가 남겨진 다른 쪽 고리의 상호보완적인 염기서열에 맞추어 올바른 염기서열의 DNA를 재합성한다.

3. DNA 복구의 이상

노화에 의해 세포의 기능이 저하되거나 환경적 요인에 의해 DNA 손상의 빈도가 증가함으로써 복구가 손상의 속도를 따라가지 못하게 되면 DNA의 상처가 축적되어 세포가 기능할 수 없게 된다. 이러한 세포 중 어떤 것은 세포자멸사(apoptosis)에 의해 소실되지만, 새로운 이상이 축적되어 암세포로 변화해 가는 것도 있다.

선천적으로 DNA의 복구와 관련된 유전자에 이상이 있는 경우 DNA에 생긴 이상을 복구할 수 없어서 여러 장기에 암이 발생하거나 조기에 노화의 증상을 일으키는 유전병이 몇 가지 알려져 있다. 색소성 피부건조증에서는 자외선에 의한 DNA 손상을 복구할 수 없기 때문에 광선과민증이 되어 피부암이 빈번하게 발생한다. 정상인보다 몇 배의 속도로 늙어 조기 노화가 발생하는 베르너증후군(조기노화증, 조로증, Werner syndrome)에서는 두가닥 DNA을 부분적으로 한 개의 고리로 하는 DNA helicase라는 효소의 유전자에 이상이 있는 것으로 알려져 있다.

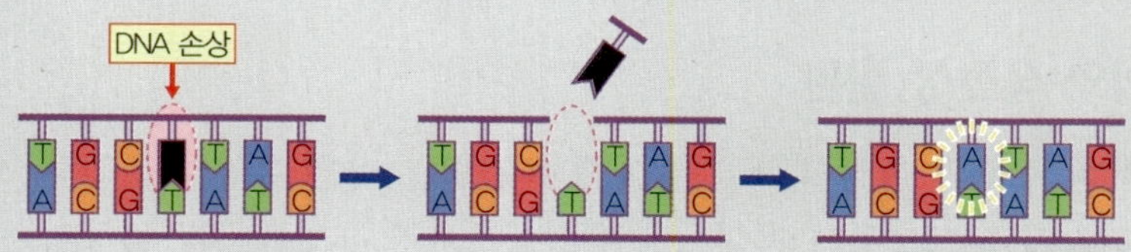

에게 전해지는 경우는 거의 없다.

유전성 질환의 발병 > 돌연변이의 대부분은 개체의 형질에 큰 변화를 가져오는 일이 없어 질환의 직접적인 원인이 되지 않는다. 많은 돌연변이 중 극히 제한된 것만이 유전성 질환의 원인이 된다. 그 대부분은 오랜 세월에 걸쳐 인류의 유전자에 축적되어 온 것이다. 많은 사람이 생식세포를 통해 여러 가지 유전자 이상을 물려받고 있으며, 여기에 환

Memo

경인자 등이 더해짐으로써 여러 질환이 발병한다.

3. 유전적 다형성

유전자의 돌연변이에는 매우 드물게 나타나는 것도 있고, 일정한 집단 속에서 빈번하게 나타나는 것도 있다. 일정 집단에서 1% 이상 나타나는 유전자 돌연변이를 유전적 다형성(genetic polymorphism)이라고 한다. 유전적 다형성은 DNA의 염기서열에서 나타날 수 있는 정상적인 다양성(variation)이라고 생각할 수 있다. 유전적 다형성에 의해서 눈의 색깔이나 머리카락의 색, 혈액형 등 개체의 형질에 정상적인 차이를 발생시키고 있다.

많은 유전적 다형성은 인간이 살아가는 데 있어서 어떠한 건강상의 불이익도 초래하지 않지만, 유전적 다형성 중에는 특정 질환의 발생위험에 관여하고 있는 것도 있다. 인간 게놈의 전체 염기서열이 판명되고 또 개인의 게놈 염기서열을 비교적 쉽게 조사할 수 있게 된 오늘날, 많은 양의 데이터를 분석함으로써 생활습관병 등 많은 질환에서 발병위험으로 이어지는 유전적 다형성이 밝혀지고 있다.

4. 종양의 원인이 되는 유전정보의 변화

인간의 몸을 구성하는 생식세포 이외에 각각의 세포에 유전자의 돌연변이가 발생할 수 있다(▶그림 8-6). 이와 같이 완성된 몸세포에 새롭게 생긴 돌연변이가 암 등의 원인이 되는 것으로 밝혀졌지만, 이러한 돌연변이는 암세포에서만 볼 수 있는 이상으로, 자손에게 유전되는 일은 없다.

대부분의 경우 암의 발생에는 여러 개의 유전자 돌연변이가 관여하고 있다. 몇 가지 다른 유전자의 돌연변이가 단계적으로 발생하여 그것들이 겹쳐짐으로써 최종적으로 암이 발생한다(▶그림 9-8 참조).

가족성 종양 > 일반적인 암은 유전되지 않지만, 한편으로 가족 내에서 많이 발병하는

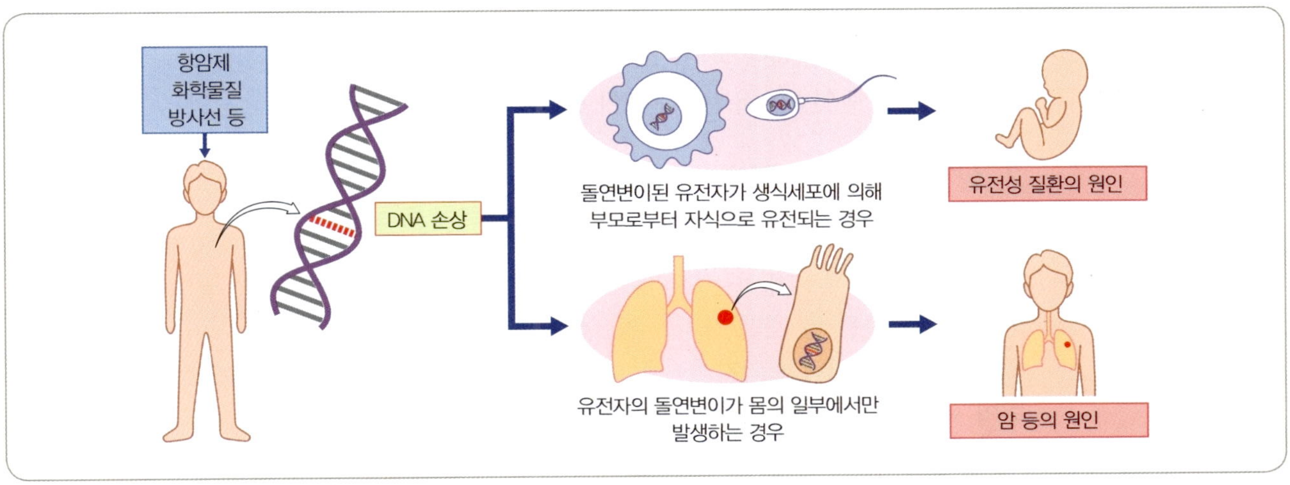

▶ **그림 8-6** 유전자의 이상과 질환

Memo

종양이 있다. 이것을 가족성 종양이라고 하며, 그 대부분은 유전성 질환이다.

생식세포를 통해 유전된 유전자의 돌연변이에 더해 새로운 돌연변이가 특정 장기의 세포에 발생하여 그 세포를 암세포로 변화시키고 있다. 대부분의 경우, 한 쌍의 대립유전자 중 한쪽의 유전자에만 이상을 물려받으며, 다른 쪽의 유전자에 새로운 돌연변이가 발생함으로써 암이 발병하고 있다. 또, 몸의 세포에 새로운 돌연변이를 일으키기 쉽게 하는 유전자 이상을 유전하고 있는 경우도 있다.

2 단일 유전자이상으로 인한 질환

일반적으로 유전성 질환이라는 것은 단일유전자의 이상(돌연변이), 즉 하나의 중요한 유전자의 이상에 의해서 발생하는 질환(단일인자유전병)을 가리킨다. 이러한 질환은 고전적인 멘델[4]의 법칙에 따라 유전된다. 단일 유전자의 이상은 ① 이상이 있는 유전자가 상염색체에 있는지 성염색체에 있는지, ② 부모 한쪽으로부터 이상 유전자를 물려받는 것만으로 발병하는 우성유전인지 혹은 부모 양쪽으로부터 이상 유전자를 물려받음으로써 발병하는 열성유전인지에 따라 상염색체우성유전병, 상염색체열성유전병, 반성(열성)유전병(X연쇄유전병)의 크게 세 가지로 나뉜다(▶그림 8-7).

4) 19세기 오스트리아의 사제. 완두콩의 다양한 형질이 몇 가지 간단한 법칙에 따라서 유전한다는 것을 발견하였다.

유전성 질환에는 페닐케톤뇨증이나 혈우병 등과 같이 소아기의 비교적 이른 시기에 증상이 출현하는 것도 있고 헌팅턴병 등과 같이 성인이 되어서 증상을 나타내는 것도 있다.

1. 상염색체우성유전병

한 쌍의 상동적인 상염색체상의 두 개의 대립유전자 중 어느 한쪽의 유전자에서 이상(돌연변이)을 물려받았을 때 발병하는 질환을 상염색체 우성유전병이라고 한다(▶그림 8-7-a). 부모의 어느 한쪽이 그 질환을 가지고 있어 가족샘종폴립증과 같이 동일한 가계에 많이 발생하는 것이므로 '가족성'이라고 한다.

헌팅턴병 > 헌팅턴병(Huntington disease)은 상염색체 우성유전병으로, 무도운동과 진행성의 지능장애, 성격변화, 정신장애를 주증상으로 한다. 대부분 30~40대 성인기에 발병하지만 20세 이전에 발병하여 파킨슨병을 나타내는 경우도 있다. 우성유전을 하기 때문에 환자 자손의 50%가 돌연변이 유전자를 받아 유전하게 된다.

2. 상염색체열성유전병

한 쌍의 상동적인 상염색체상의 2개의 대립유전자 양쪽의 유전자에서 이상(돌연변이)을 물려받았을 때 발병하는 질환을 상염색체 열성유전병이라고 한다(▶그림 8-7-b). 돌연변이 유전자를 한 개만 가지는 경우는 증상이 나타나지 않는 보인자가 된다. 혈족끼리의 결혼이나 우연히 보인자끼리 부부가 되었을 때 1/4의 확률로 부모 양쪽으로부터 돌연변이 유전자를 물려받아 환자가 된다. 대표적으로 페닐케톤뇨증이 있다.

페닐케톤뇨증 > 페닐케톤뇨증(phenylketonuria)은 선천성 아미노산 대사이상증의 하나로, 페닐알라닌이라는 아미노산을 티로신으로 바꾸는 효소가 상실됨으로써 발생한다. 이

Memo

때문에 페닐알라닌이 체내에 축적되어 이를 방치해두면 심각한 지능장애를 일으킨다. 그러나 조기에 발견하여 늦더라도 생후 6개월까지 페닐알라닌 식이로 식사요법을 시작함으로써 지능장애가 생기는 것을 막을 수 있다. 조기 발견을 위해서 신생아의 혈액에 의한 스크리닝 검사(screening test, 분류검사)가 보급되어 있다(▶표 8-5).

3. 반성(열성)유전병(X연쇄유전병)

유전자의 이상(돌연변이)이 성염색체(X염색체)상에 있기 때문에 그 발현 양식이 성별로 정해져 있는 것을 반성(열성)유전병(X연쇄유전병)이라고 한다. 대부분은 열성유전을

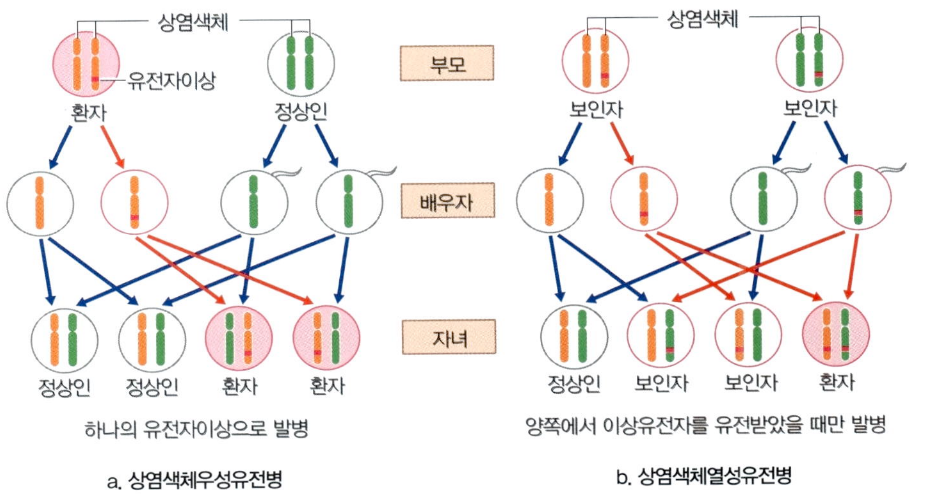

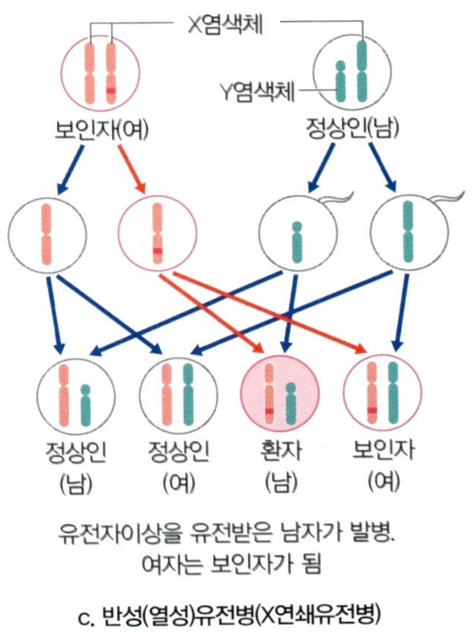

분류	질환명
상염색체우성유전병	헌팅턴병, 신경섬유종증(메클린하우젠병), 가족성 고콜레스테롤혈증, 마루판증후군, 가족샘종폴립증, 유전성구상적혈구증
상염색체열성유전병	페닐케톤뇨증, 단풍당뇨증, 호모시스틴요증, 갈락토오스혈증, 색소성건피증, 당원병, 윌슨병
반성(열성)유전병 (X연쇄유전병)	혈우병 듀센형근위축증

▶ **그림 8-7** 유전성 질환의 유전 양식

Memo

나타내는 X연쇄열성유전병이다(▶그림 8-7-c).

혈우병 > 혈우병에서는 여성은 보인자가 될 뿐 발현되지 않으며, 대부분 남성에게만 나타난다.

③ 다인자유전에 의한 질환

다인자 유전병 > 몇 가지 유전자의 이상이 동시에 관여하여 발병하는 질환은 생활습관병에서 빈도가 높은 것으로 밝혀졌다. 이러한 질환을 다인자 유전병이라 하며, 고혈압, 당뇨병, 통풍 등이 포함된다.

이러한 병의 발생에는 유전적 요인뿐만 아니라 환경적 요인 등의 외부의 요인이 복잡하게 관여하고 있다(▶그림 8-5).

▶ **표 8-5** 신생아에 대한 선별검사가 이루어지고 있는 질환

분류	질환
대사이상	페닐케톤뇨증, 단풍뇨증, 호모시스틴뇨증, 갈락토오스혈증
내분비이상	크레틴병(선천성 갑상샘저하증), 선천부신과다형성증

병리학

제 9 장

종양

Memo

현재 우리나라 사망원인의 제1위가 악성종양(암, 악성신생물)이다. 따라서 장차 암환자를 간호할 기회는 많아질 것이다. 그러기 위해서는 우선 종양이란 무엇인지, 암종과 육종의 차이는 무엇인지, 악성종양과 양성종양의 차이는 무엇인지 등에 대하여 정확하게 이해해 두는 것이 중요하다. 또한 암 전이의 과정과 그 경로, 조기암과 진행암의 차이에 대해서도 이해할 필요가 있다. 이 장에서는 암의 발생 원인이나 암의 진단, 치료에 대해서도 최신 정보를 섞어가며 해설한다.

I 종양의 정의와 분류

1 종양이란 무엇인가

종양(tumor)이란 '신체를 구성하는 세포가 생물학적 성질과 상태가 다른 이상세포로 변화하여 자율성을 가지고, 다목적이며, 과잉 증식한 것'을 말한다. 종양을 구성하는 세포를 **종양세포**라고 한다. 특히 세포증식의 자율성과 다목적성에 큰 특징이 있다. 자율성이란 세포가 장기와 조직으로부터의 제어를 전혀 받지 않고 증식하는 것으로, 완성된 종양조직은 일반적으로 무질서한 것이 된다. 일단 종양이 형성되면 발암물질 등 종양의 원인이 되는 것이 제거되더라도 종양세포의 증식은 쇠퇴하지 않고 계속된다. 그 때문에 종양을 **신생물(neoplasia)**이라고도 한다.

2 종양의 육안 형태

고형종양과 혈액종양 > 종양에는 덩어리를 형성하여 증식하는 고형종양과 백혈병처럼 덩어리를 형성하지 않는 **혈액종양**이 있다. 고형종양은 종류나 장기의 차이에 의해 결절상, 융기상, 폴립상, 유두상, 낭포상, 궤양형 등의 형태를 나타낸다. 종양은 일반적으로는 회백색으로 나타나지만 출혈이나 괴사가 더해지면 붉은색이나 노란색 변화가 더해져 다채로워진다.

실질과 사이질 > 종양조직은 종양세포로 이루어진 실질과 그 사이를 메우는 섬유나 혈관 등의 사이질로 구성되어 있다. 사이질 성분 중에서도 특히 아교질섬유(교원섬유, 콜라겐섬유)가 많아지면 종양은 단단해진다. 한편 종양세포가 충실하게 세포의 틈새를 채우도록 증식하고 사이질 성분이 적은 경우는 부드러워진다.

3 종양의 세포형성이상과 구조형성이상

종양의 세포 및 조직의 형태를 정상세포나 정상조직의 형태와 비교하면 여러 가지 점에서 차이가 있다. 이 형태의 차이를 **형성이상(이형성, atypia)**이라고 하며, 그 정도를 이형도라고 한다. 종양의 이형도는 약한 것(차이가 작은 것)부터 강한 것(차이가 큰 것)까지 있으며, 양성종양에서는 악성종양에 비해 이형도는 약해진다. 악성종양의 이형도를 이해하는 것은 양성종양과의 구별을 명확히 하기 위해서도 매우 중요하다. 양성과 악성을 구분하는 이형도의 기준은 장기에 따라 미묘하게 차이가 있다.

세포형성이상 > 세포의 형성이상(이형성, dysplasia)을 말한다. 가장 중요한 점은 핵에 대한 소견이다(▶그림 9-1-a). 일반적으로 악성종양에서 핵은 크고 윤곽이 불분명해지기 쉽다. 또한 핵의 내용물은 과염색되고, 크로마틴[1]은 응집하여 크기가 고르지 않은 과립상이 된다. 핵이 커짐에 따라 상대적으로 세포질은 좁아지고 세포질에 대한 핵의 비율(N/C비, 핵세포질비, nuclear-cytoplasm ratio)은 높아진다. 또한 핵분열이 증가하여 비정상적인 핵분열상이 보이기 쉽다. 일반적으로 핵소체는 커지고 개수도 증가한다.

구조형성이상 > 세포배열의 흐트러짐이나 조직구축의 형성이상(이형성)을 말한다. 염증 등에 의한 조직의 변화와는 달리 악성종양에서는 구조형성이상의 정도가 매우 강하다.

분화도 > 종양세포가 원래 세포 및 조직과 구조상 유사한 정도를 **분화도(differentiated)**라고 한다. 구조형성이상이 약해서 원래 조직과 매우 닮은 경우를 **고분화(well-differentiated)**, 닮지 않은 경우를 **저분화(poor-differentiated)**, 중간 정도인 경우를 **중분화(moder-**

Memo

1) 크로마틴은 세포의 핵 속에 염색되는 물질로, DNA와 단백질로 구성되어 있다(▶그림 8-1-b).

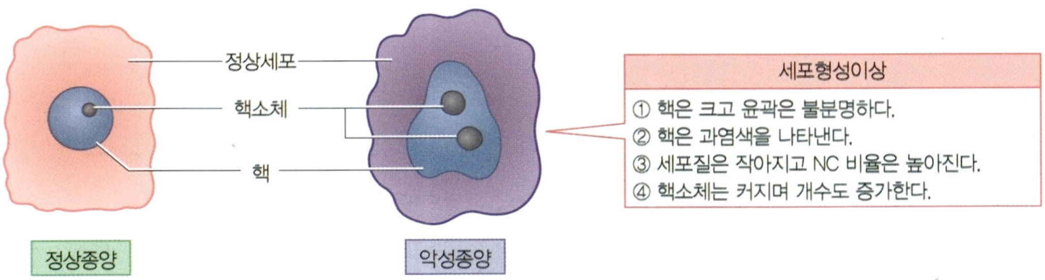

a. 세포형성이상

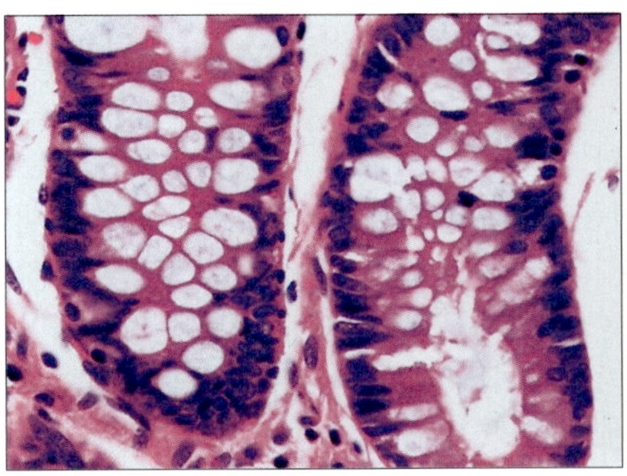

b. 정상적인 대장점막

정상적인 점막에서 핵은 작고 샘관의 기저측(외측)에 늘어서 있다.

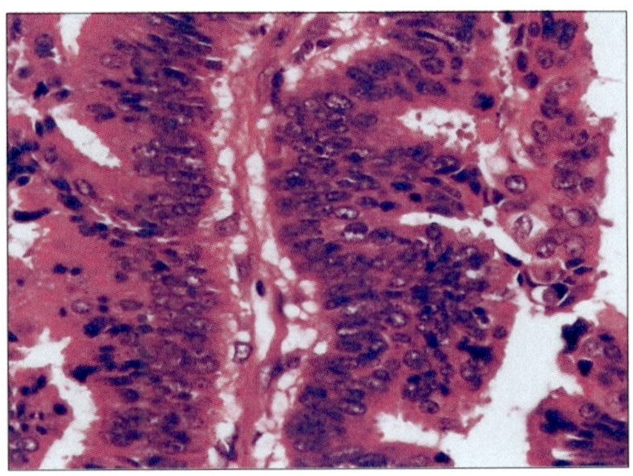

c. 큰창자암(샘암)

종양세포의 핵은 대형으로 핵소체는 명료하게 되고, 세포의 배열방법도 겹치도록 불규칙하게 되어 있다.

▶ **그림 9-1** 세포형성이상

Memo

ate-differentiated)라고 한다. 또한 어느 정상조직과도 닮지 않은 경우는 **미분화**(undifferentiatted)라고 한다.

예를 들어, 피부에 발생하는 편평상피암의 고분화형에서는 각질(케라틴)의 생산이 자주 보이고, 또 세포끼리의 접착과 관련된 장치(세포접착장치)도 볼 수 있다. 위나 큰창자(대장) 등에서 발생하는 샘암의 고분화형에서는 샘관(19쪽 ▶제2장 NOTE 참조)의 형성이 명료하다(▶그림 9-1-b, c).

4 종양의 악성도

악성도는 그 종양을 가진 숙주의 예후에 미치는 영향의 정도를 나타내는 것이다. 즉, 숙주의 예후가 좋으면 악성도는 낮고(양성, benign) 예후가 나쁘면 악성도는 높다(악성, malignant)고 표현된다. 악성종양의 기준이 되는 악성도는 단계적이다. 양성과 악성의 구분이 어려운 종양은 경계성 악성종양으로 불린다.

일반적으로 악성도는 종양세포의 이형도와 상관관계가 있는 경우가 많으며, 이형도가 높을수록 악성도도 높은 경향을 나타낸다. 그 외에도 종양세포가 가지는 발육속도와 침윤 및 전이, 재발경향 등의 생물학적인 성질이 악성도에 영향을 미친다.

5 종양의 분류

종양은 전신의 장기 및 조직에서 발생하며, 다양한 특징을 보이고, 숙주에게 여러 가지 영향을 준다. 이들 다양한 종양을 체계적으로 분류하는 것은 중요하다. 일반적으로 증식방법 등의 생물학적 측면과 발생의 근원이 되는 조직의 차이에 근거하여 형태학적으로 분류된다.

1. 악성도에 따른 분류

종양은 생물학적 혹은 임상학적인 측면에서 양성종양과 악성종양으로 분류하며, 병리학적 비교를 표 9-1에 정리하였다.

양성종양 > 종양으로 의한 숙주의 피해가 국소적이고 생명의 위험이 없는 것을 **양성종양**(benign tumor)이라고 한다. 양성종양은 주위의 정상조직을 압박해 밀어내면서 부풀어 오르는 형태(**팽창성**)로 발육한다(▶그림 9-2-a). 그 때문에 정상 부분과의 경계가 명료하고, 종종 경계선에 섬유성 피막이 형성된다. 수술을 통한 적출도 비교적 쉽다.

악성종양 > 종양으로 의한 숙주의 피해가 심해져서 숙주가 죽음에 이를 가능성이 높은 것을 **악성종양**(malignant tumor; cancer)이라고 한다. 악성종양은 주위의 정상조직으로 뻗어나가 스며들면서(**침윤성**, invasive) 발육하는 경우가 많아서(▶그림 9-2-b) 경계가 불분명하여 적출도 어려우며 전이를 일으키면서 생명에 대한 위험도 커진다.

Memo

▶ **표 9-1** 양성종양과 악성종양의 차이

차이점	양성종양	악성종양
세포형성이상	약함	강함
구조형성이상	약함, 성숙형	강함, 미숙형
분화도	높음	낮음
발육속도	느림	빠름
세포분열	적음	많음
침윤형식	팽창성	침윤성
피막 유무	있음	없음
혈관 침입	적음	많음
전이	적음	많음
재발빈도	낮음	높음
전신에 미치는 영향	작음	큼

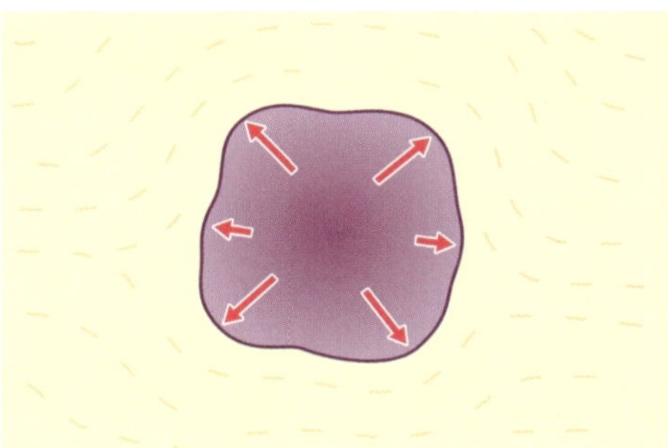
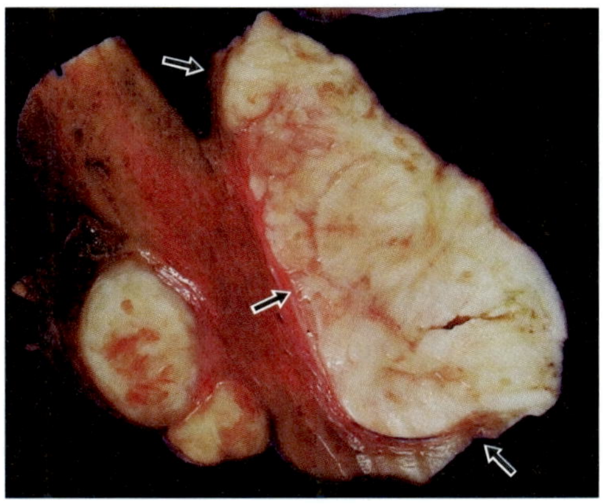

a. **팽창성 발육**

사진은 자궁근종의 예이다. 크고 작은 종양을 보면 양성종양이다. 팽창성 증식으로 종양범위(화살표)가 명확하다.

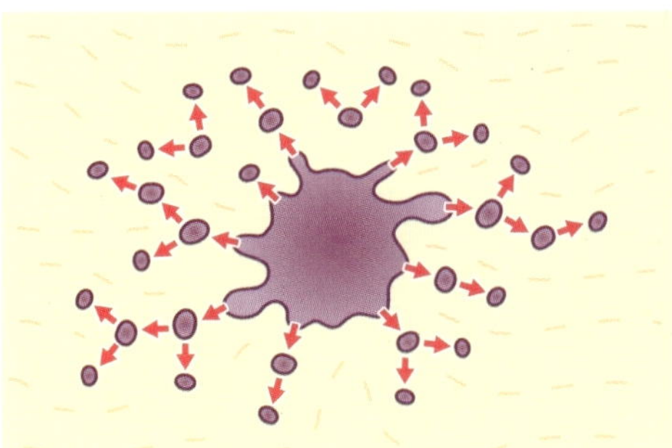
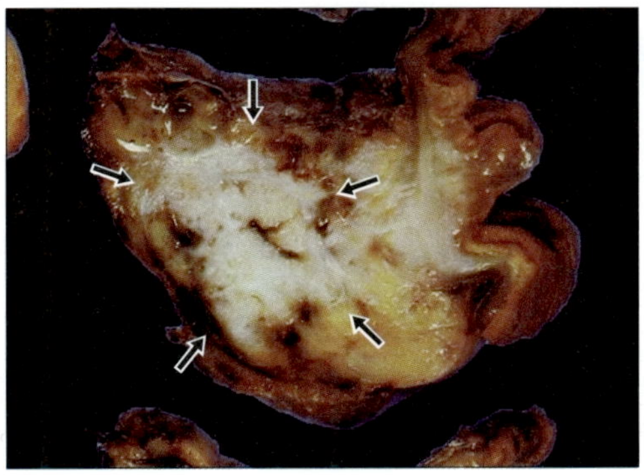

b. **침윤성 발육**

사진은 이자암(췌장암)의 예이다. 악성종양이다. 주위에 침윤성의 발육을 나타내고, 종양의 범위(화살표)는 불명확하다.

▶ **그림 9-2** 종양의 발육형식

Memo

2. 조직발생에 따른 분류

● 상피성 종양과 비상피성 종양

종양이 발생한 조직의 종류에 기초한 분류에서는 우선 **상피성 종양**과 **비상피성 종양**으로 크게 구별한다.

상피성 종양 > 상피성종양은 신체의 표면을 덮는 피부나 소화관, 간, 콩팥, 방광점막상피, 샘 등에서 발생한다. 종양세포는 서로 결합하여 세포덩어리를 만드는 특징이 있다.

상피성종양의 양성종양으로는 유두종, 샘종, 낭포샘종 등이 있다.

비상피성 종양 > 비상피성종양은 지방, 섬유, 근육 등의 연부조직이나 조혈조직, 뼈, 신경조직 등에서 발생한다. 종양의 세포와 세포 사이에는 아교질섬유 등의 사이질 성분이 끼어있는 경우가 많다. 비상피성종양의 양성종양에는 섬유종, 연골종, 지방종, 혈관종, 평활근종 등이 있다(▶표 9-2).

● 암종과 육종

일반적으로 암(cancer)이라는 말은 악성종양 전체를 일컫지만, 병리학적으로는 악성 상피성 종양을 **암종(carcinoma)**, 악성 비상피성 종양을 **육종(sarcoma)**으로 나누어 사용된다.

암종의 조직형 > 악성종양을 발생조직과의 유사성에 따라 분류한 것을 조직형이라고 한다(▶표 9-3). 편평상피의 특징을 가지는 암종은 **편평상피암종**(▶그림 9-3-a), 샘관구조를 가지고 점액을 생산하는 암종은 **샘암종**(▶그림 9-3-b), 요로(이행)상피의 구조를 나타내는 암종은 **요로(이행)상피암종**(▶그림 9-3-c) 등으로 분류된다. 어떤 정상조직과도 닮지 않은 것은 미분화암종이라고 한다.

덧붙여 그 중에는 특별한 이름을 붙인 암도 있다. 헤파토마(간세포암종, hepatoma), 콜란지오마(담관세포암종, cholangioma) 등 장기명과 관련된 것, Grawitz 종양(콩팥세포암종, renal cell carcinoma)과 같이 사람의 이름이 붙여진 종양도 있다.

▶ **표 9-2** 주요 종양의 분류

발생장소	양성	악성
상피성	양성 상피성 종양	악성 상피성 종양(암종)
샘상피	샘종, 낭포샘종	샘암종
편평상피	편평상피유두종	편평상피암종
요로(이행)상피	요로(이행)상피유두종	요로(이행)상피암종
간세포	간세포샘종	간세포암종
콩팥세관세포	콩팥유두샘종	콩팥세포암종
비상피성	양성 비상피성 종양	악성 비상피성 종양(육종)
섬유세포	섬유종	섬유육종
지방세포	지방종	지방육종
혈관내피세포	혈관종	혈관육종
평활근세포	평활근종	평활근육종
뼈세포	골종	골육종
연골세포	연골종	연골육종

Memo

▶ **표 9-3** 주요 암종의 발생조직과 발생장기

암종의 조직형	발생조직	발생장기
편평상피암종	편평상피나 샘상피가 편평화생상피를 일으킨 것	피부, 구강, 식도, 허파, 자궁목 등
샘암종	샘상피	위, 큰창자, 이자, 젖샘, 자궁몸통, 전립샘 등
요로(이행)상피암종	요로(이행)상피	방광, 요관 등

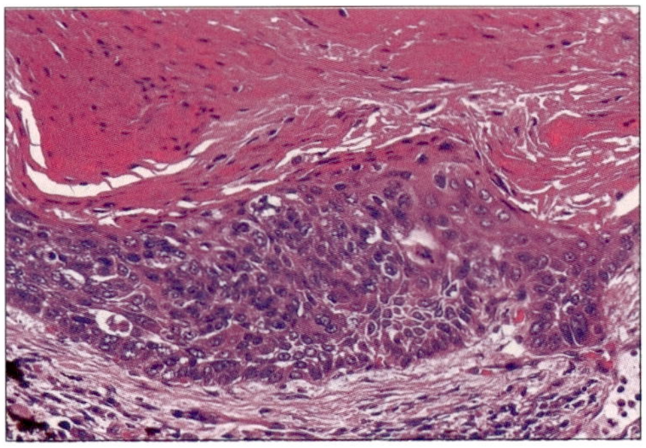

a. 편평상피암종(허파)

암세포의 구조는 편평상피와 유사하다. 사진 위쪽의 핑크색으로 염색된 무구조물은 각화물(케라틴)로, 편평상피암종의 큰 특징이다.

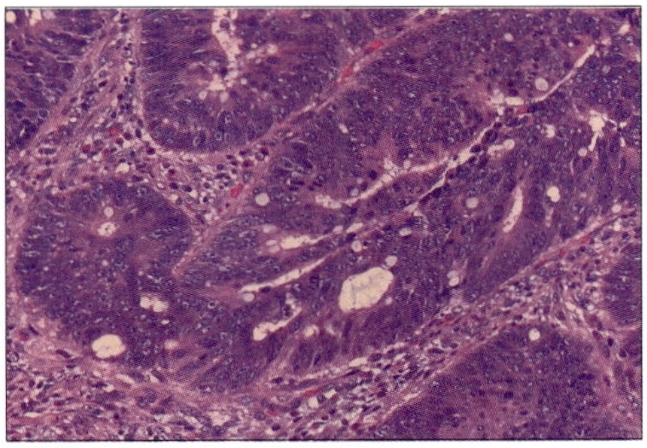

b. 샘암종(큰창자)

암세포는 불규칙하게 융합하여 분기하는 샘관을 형성하여 배열한다.

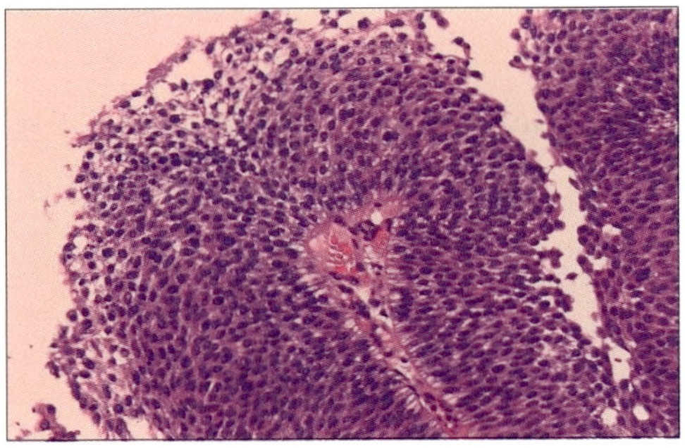

c. 요로(이행)상피암종(방광)

암의 증식소는 방광이나 요관에서 나타나는 요로상피(이행상피)와 유사하다. 정상상피와 비교하여 다층화되어 있으며, 종종 유두상태로 증식한다.

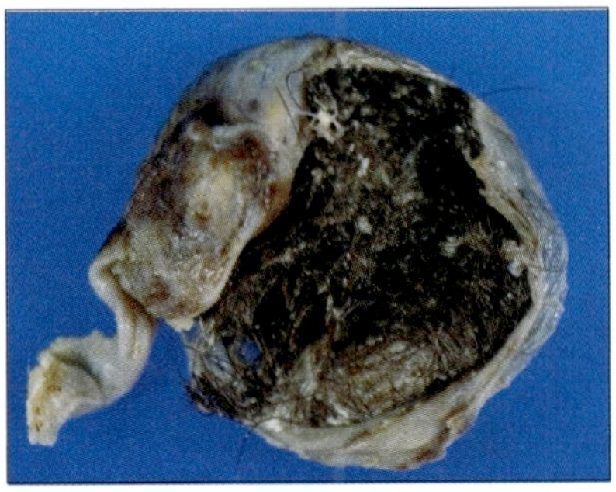

d. 난소의 기형종

포르말린으로 고정한 후에 절개를 한 상태. 낭포 내에 머리카락으로 가득차 있다. 난소벽에는 뼈, 연골, 치아의 형성이 보인다.

▶ **그림 9-3** 암종과 기형종

육종의 조직형 > 육종도 발생조직과의 유사성에 따라 분류되는데, 생산하고 있는 사이질 성분에도 주목할 필요가 있다. 육종에는 섬유육종, 지방육종, 혈관육종, 평활근육종, 골육종 등이 있다.

혼합종양 > 일부 종양에는 상피성 조직과 비상피성 조직의 성분이 함께 증식하여 형성된 종양도 있는데, 이를 **혼합종양(mixed tumor)**이라고 한다. 젖샘의 섬유샘종이나 침샘의

Memo

2) 삼배엽은 수정란이 여러 장기로 분화해 가는 과정의 초기 단계에서 볼 수 있는 3가지 성분(배엽)을 말하며, 외배엽, 중배엽, 내배엽을 가리킨다. 외배엽은 신경이나 표피가 된다. 중배엽은 골격, 근육, 혈관, 결합 등의 조직이 된다. 내배엽은 소화기, 호흡기점막상피나 샘상피가 된다.

다형성 샘종이 대표적이다.

기형종 > 삼배엽[2] 성분을 가진 종양을 **기형종(teratoma)**이라고 부른다(▶그림 9-3-d). 난소, 고환, 가슴세로칸(종격) 등에서 발생한다. 피부, 뇌, 소화관, 뼈, 연골 등의 조직이 종양에 포함된다. 미숙한 조직을 포함하는 것을 미숙 기형종이라 하는데 이는 악성종양이며, 미숙한 조직을 많이 포함할수록 예후는 나빠진다.

6 전암성병변과 경계성병변

전암성 병변 > 암은 유전자 이상의 축적에 의해 발생하는 병변이다. 유전자에 최초의 이상이 발생한 후 암이 완성될 때까지의 사이에는 여러 단계가 필요하다. 건강한 세포 및 조직에서 암이 직접 발생하는 것처럼 보이는 것을 신생암(de novo cancer)이라고 부른다. 한편 암이 발생하기 전단계에 이형도가 약한 병변이 선행하여 나타나는 경우가 있는데, 이것을 **전암성 병변(premalignant lesion)**이라고 한다.

실제로 전암성 병변은 양성 혹은 악성의 구별이 어려우며, 즉각적으로 진행하지 않는 병변의 경우와 양성종양 또는 과다형성과 같은 경우가 있다. 전자의 예로는 자궁목(자궁경부)에 발생하는 **형성이상(이형성, dysplasia)**을 들 수 있으며, 후자의 예로는 가족성샘종폴립증(가족성대장샘종증)에서 볼 수 있는 큰창자샘종(대장샘종)을 들 수 있다.

경계성 병변 > 세포 및 조직의 형태를 보고도 병변의 양성과 악성을 구별하는 것이 어려운 형성이상 병변을 경계성 병변이라고 한다. 현재 종양의 양성과 악성을 판단할 수 있는 보편적인 기준은 없으며, 병변과 장기마다 기준은 각각 다르다. 그 결과 경계성 병변의 내용도 매우 복잡해진다.

경계성 악성종양은 양성과 악성의 중간 악성도를 나타내는 종양으로 이해되지만, 같은 뜻의 용어로 저악성도 종양이라고 부르기도 한다. 이 병변은 난소종양에서 흔히 볼 수 있으며, 양성으로써 경과를 나타내기도 하지만 악성종양보다는 낮은 빈도로 재발이나 전이를 일으키기도 한다.

7 종양세포의 기능

종양세포의 기능에 대해서는 분화도가 높을수록 원래의 정상적인 조직 및 세포가 가지는 형태학적 특성이나 기능을 유지하고 있다. 예를 들어, 간세포에서 발생하는 간세포암종은 쓸개즙을 만든다. 또한 체액성 면역을 담당하는 형질세포가 비정상적으로 분화, 증식한 다발성 골수종이라는 혈액종양에서도 면역글로불린(immunoglobulin, Ig)을 생산한다. 그러나 일반적으로 종양세포의 악성도가 높아지면 원래 세포가 가지고 있던 기능은 상실되어 간다.

신생혈관 > 암의 종류에 관계없이 증식과정에서 암세포 주위에 모세혈관과 섬유아세포의 증식이 나타나는 경우가 많다. 암세포 자체가 어떠한 증식인자를 생산하여 스스로 증식하기에 편리한 환경을 만들고 있다고 생각된다. 이와같이 새롭게 증가된 모세혈관을

Memo

신생혈관(angiogenesis)이라고 불리며, 이 혈관에 의해 암세포의 증식에 필요한 산소나 영양이 공급된다.

기능성 종양 > 어떠한 종류의 종양은 호르몬을 생산할 수 있다. 호르몬이 과잉으로 생산되면 환자에게 각 호르몬의 작용을 일으켜서 다양한 임상증상을 나타낸다. 이러한 종양을 **기능성 종양** 또는 **호르몬 생산 종양**이라 한다. 호르몬 외에도 말초혈액 중에 백혈구증식인자[과립구 콜로니 자극인자(G-CSF)]를 생성하여 백혈구의 수가 증가하는 경우도 있다.

호르몬을 생산하는 기능성 종양에는 본래 호르몬을 생산하는 내분비기관에서 발생하는 것과 호르몬을 생산하지 않는 장기에서 발생하여 본래와 다른 부위에서 각종 호르몬을 생산하는 경우가 있다.

전자와 같은 내분비기관에 발생하는 종양으로는 이자의 랑게르한스섬에서 인슐린을 생산하는 종양이 발생하여 저혈당 발작을 일으키는 인슐린종(insulinoma, ▶표 15-1 참조)이나 부신속질세포에 종양이 발생하여 아드레날린을 생산하여 고혈압을 일으키기도 하는 크롬친화세포종(갈색세포종)이 있다.

후자와 같이 본래의 호르몬 생산 부위 이외에 발생한 종양을 이소성 호르몬 생산 종양이라고 하며, 허파의 원발성 소세포암이 그 예이다. 이소성으로 부신겉질자극호르몬(ACTH)을 생산하여 쿠싱증후군(Cushing syndrome)을 일으키는 경우가 있다.

신생물딸림증후군 > 종양세포가 생산하는 물질이 직접적으로 증상을 일으키는 것이 아니라 간접적으로 여러 가지 증상을 야기하는 경우도 있다. 이것은 신생물딸림증후군(종양수반증후군, paraneoplastic syndrome)이라고 불리며, 기전이 불분명한 것이 많다. 예를 들어, 가슴샘종(흉선종)에서는 중증근무력증(myasthenia gravis)이 발생하기 쉽다. 또한 종양을 가진 환자에게 말초신경장애가 발생하는 경우도 있다.

Ⅱ 악성종양의 확산과 영향

1 종양 증식

종양은 유전자에 손상을 입은 하나의 세포가 증식을 시작함으로써 발생한다. 이론적으로는 모든 종양세포는 동일한 성질을 가질 것이며, 이러한 증식을 단세포군(단클론, monoclonal) 증식이라고 한다. 그러나 실제로는 종양이 진행됨에 따라 유전자 변이가 축적되어 여러 성질의 다른 종양세포가 발생하여 이질성을 나타낸다. 일반적으로 변이에 의해 증식이 한층 유리해진 세포가 많이 증식하게 되어 새로운 공격성이나 높은 악성도를 나타내게 된다.

암줄기세포 > 암세포의 일부에 줄기세포와 유사한 성질을 가진 집단이 존재한다. 이 세포들은 암줄기세포라고 불리며, 자기복제능력이나 다변화능력을 가지며, 종양의 형성과 유지에 작용한다. 항암화학요법이나 방사선조사에 저항성을 보이는 것으로 알려져 있다.

Memo

3) 간엽세포란 발생 과정에서 각 배엽에서 볼 수 있는 미분화된 세포로, 결합조직, 뼈, 운동기관 등을 구성하는 세포가 될 수 있다.

2 종양의 침윤

악성종양의 대부분은 종양세포가 뻗어나가 주위 조직 안에 침윤(invasion)하여 경계가 불명료한 덩어리를 형성한다. 침윤이 일어나기 위해서는 종양세포 간의 결합이 느슨해져 바닥막 등 주위의 세포외기질의 분해를 일으켜 종양세포의 이동과 운동성이 항진될 필요가 있다. 상피성 종양세포가 침윤성과 운동성을 획득하기 위해서 상피로서의 성질을 일시적으로 없애고 간엽세포[3)]의 성격을 갖게 되는 것으로 알려져 있다. 이 현상은 **상피간엽 전환**(epithelilal mensenchymal transition, EMT)이라 불린다.

3 종양의 확산

악성종양은 침윤증식에 의해 주위의 조직에 침윤하면 일정한 경로를 따라서 원래의 장소로부터 떨어진 부위로 운반되어 그 부위에서 새롭게 증식을 한다. 이 현상을 **전이(metastasis)**라고 한다. 종양이 전이되는 성질은 악성종양의 큰 특징 중 하나로, 환자의 예후를 나쁘게 하는 가장 중요한 인자이다.

전이는 전신에 걸쳐서 일어날 수 있으며, 경로의 종류에 따라 림프관성, 혈행성, 파종성으로 분류된다.

1. 림프관성 전이

암세포가 림프관 속으로 침입하여 림프의 흐름을 통해서 운반된 후 림프절 등에 새롭게 증식하는 경우를 **림프관성 전이**라 한다. 암종(carcinoma)과 육종(sarcoma) 모두 림프관성 전이를 할 수 있지만 암종의 빈도가 더 높다.

국소 림프절 > 림프관성 전이는 원칙적으로 해부학적인 림프액의 흐름에 따라서 진행한다(▶그림 9-4). 즉, 처음에 악성종양이 발생한 장기의 바로 근처 림프절(국소 림프절, 소속 림프절이라 함)에 전이 장소를 형성한다. 예를 들어, 허파암(폐암)은 허파문의 림프절, 위암은 위벽 바로 근처의 림프절로 전이된다. 그 때문에 고형암 외과수술에서는 통상 원발 부위의 암절제와 함께 국소 림프절의 곽청술(종양세포의 전이 가능성이 있는 림프절을 가능한 한 한 덩어리로서 제거하는 것)을 동시에 실시한다.

림프관성 전이는 암이 진행됨에 따라 국소 림프절에서 림프의 흐름에 따라 연이어 멀리 있는 림프절로 전이한다. 일반적으로 암의 예후는 이 림프절 전이의 진행 정도에 따라서 악화된다(▶그림 9-4).

감시림프절 > 암이 가장 먼저 전이되는 림프절이 어느 것인지를 파악하고 그것에 대한 전이의 유무를 확실하게 조사할 수 있다면 암의 진행 정도를 알 수 있으며, 불필요한 림프절 절제를 피할 수 있다. 이러한 종양에서 제일 먼저 전이되는 림프절을 **감시림프절**(감시 역할의 림프절이라는 의미)이라고 불린다. 이 림프절로의 전이 유무를 병리학적으로 구별하는 방법[**감시림프절생검, sentinel lymph node biopsy**]이 개발되어 유방암 수술 중에 활용되고 있다(▶그림 14-12 참조).

Memo

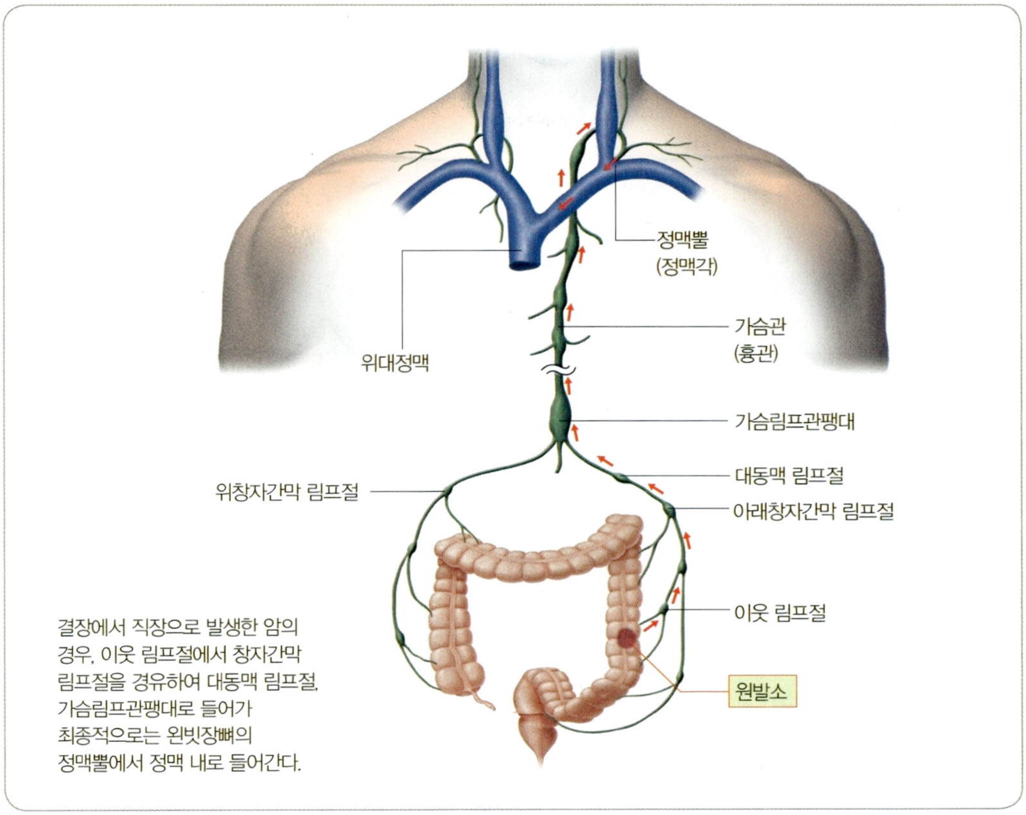

▶ **그림 9-4** 림프관성 전이 진행(큰창자암의 경우)

비르효 전이 > 소화기암 등이 왼빗장뼈(좌쇄골) 위의 오목한 곳에 있는 림프절(왼빗장뼈위 림프절)로 전이되는 경우를 **비르효(Virchow) 전이**라고 한다. 위암이 대표적이다. 왼빗장뼈위 림프절은 림프액이 대정맥에 합류하는 정맥뿔의 부근에 있으며, 이 부분에 전이가 있다는 점은 암이 상당히 진행되었음을 뜻한다.

2. 혈행성 전이

혈행성 전이란 암세포가 정맥 내에 침입하여 혈류를 타고 흘러서 멀리 떨어진 부위까지 증식하는 것을 말한다. 혈행성 전이가 발생하면 종종 수술적인 치료가 곤란하게 되는 경우가 많다. 육종은 일반적으로 림프관성 전이보다 혈행성 전이의 빈도가 더 높다.

혈행성 전이의 과정 > 혈행성 전이가 형성되려면 다음과 같은 과정을 거친다.

① 우선, 암세포가 기저막, 사이질의 세포외기질을 분해하여 혈관벽을 파괴하고 혈관 안으로 침입한다(▶그림 9-5-a-①).

② 암세포가 혈액 속에 유리하여 혈액을 따라 먼 장기까지 흘러간다(▶그림 9-5-a-②).

③ 암세포가 먼 장기의 혈관벽에 부착(**착상, 정착**)하여 **종양색전**을 형성한다(▶그림 9-5-a-③).

④ 다시 혈관벽을 파괴하여 주위조직 내에 침윤한다(▶그림 9-5-a-④).

Memo

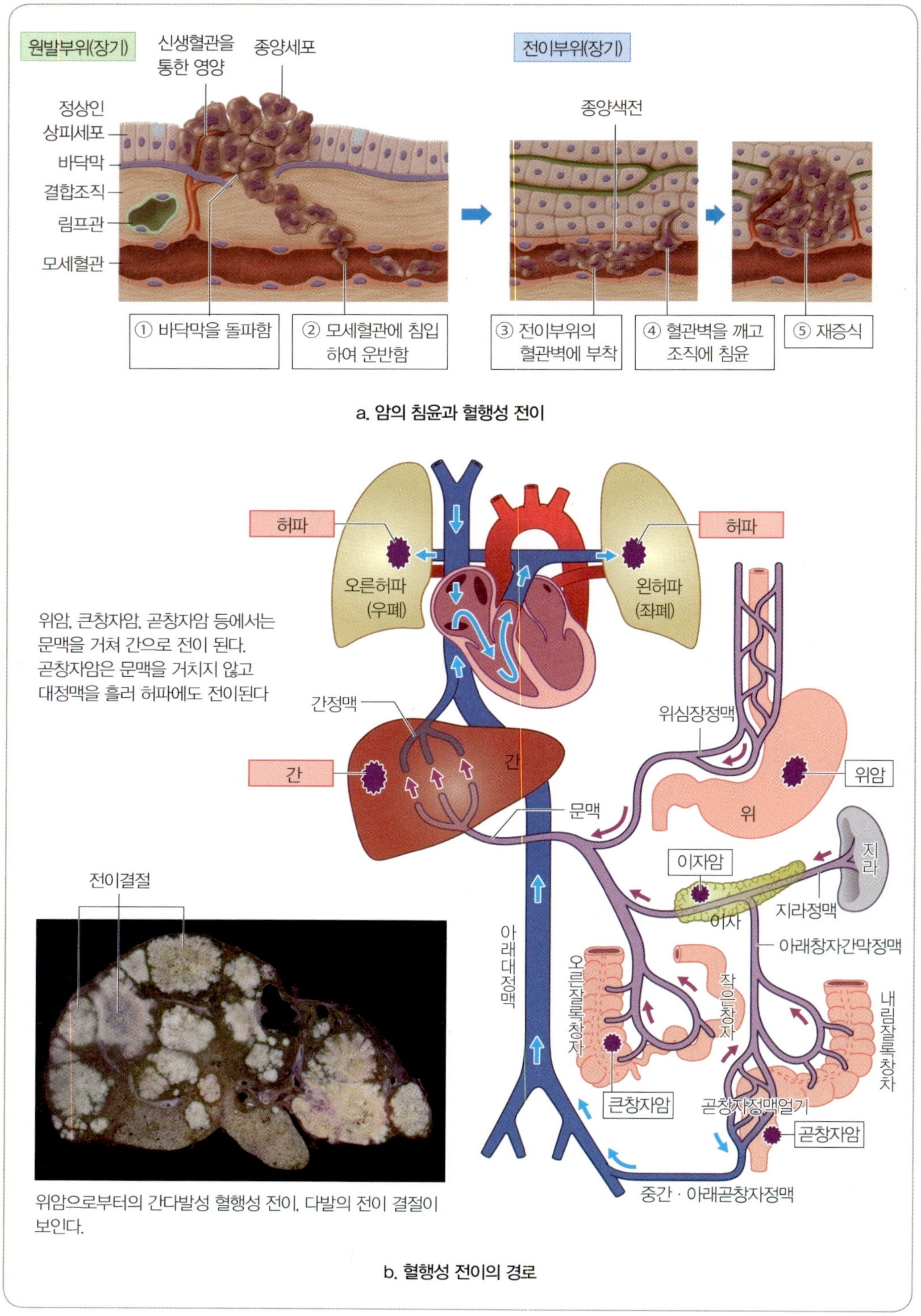

a. 암의 침윤과 혈행성 전이

위암으로부터의 간다발성 혈행성 전이, 다발의 전이 결절이 보인다.

b. 혈행성 전이의 경로

▶ **그림 9-5** 암의 혈액성 전이

Memo

⑤ 전이를 일으킬 장기의 조직에서 재증식한다(▶그림 9-5-a-⑤).

이러한 다단계에 걸친 혈행성 전이라는 현상이 완성되기 위해서는 암세포는 혈관벽이나 조직을 파괴하는 데 사용하는 단백질분해효소를 생성하여 운동성을 키우고, 멀리 떨어진 혈관벽에 부착하기 위한 물질을 생성하여 면역반응을 피할 수 있으며 가혹한 환경에서도 자라나는 왕성한 증식능력을 가질 필요가 있다.

혈행성으로 전이하는 곳 중 해부학적인 위치에서 빈도가 높은 것으로 허파와 간이 있다. 위암, 큰창자암(대장암), 이자암(췌장암) 등에서는 정맥혈이 문맥을 거쳐 간으로 운반되어 그곳에서 전이 장소를 형성한다(▶그림 9-5-b).

한편 곧창자암(직장암) 등과 같이 정맥혈이 간을 거치지 않고 위 · 아래대정맥(상 · 하대정맥)으로 직접 흐르는 것도 있다. 큰창자암의 암세포는 간을 뚫고 아래대정맥으로 운반되기 때문에 허파에 전이 장소를 만들기 쉽다.

이 외에 암의 종류에 따라서 잘 전이하는 부위가 있다. 전립샘암은 척추뼈(추골)을 비롯한 뼈에 전이하기 쉽다. 기전은 밝혀져 있지 않으나 암세포와 전이 장기의 혈액내피세포가 가진 접착물질과 수용체의 조합이 관여하고 있을 가능성이 있다.

3. 파종성 전이

암의 침윤이 배막(복막, peritoneum), 가슴막(흉막, pleura) 등 몸공간(체강)의 표면에 이르러 몸공간 내에 마치 '씨를 뿌린 것처럼(seeding)' 흘러내려 확산되어 장막 표면에 전이를 일으키는 것을 **파종성 전이**라고 부른다. 파종의 정도가 심해지면 흉수나 복수가 쌓이게 되며, 이것들은 **암성 가슴막염(흉막염)**, **암성 배막염(복막염)** 등으로 불린다. 흉수와 복수에는 일반적으로 혈액이 포함되는 경우가 많아 단백질의 농도가 높은 삼출액이 된다.

크루켄베르그 종양 > 위장관 등에 발생한 암이 양쪽 난소로 전이되어 종양을 형성하는 경우가 있다. 이것을 **크루켄베르그 종양(Ktukenberg tumor; 전이성 난소암)**이라고 한다. 전이 경로로서는 파종성 또는 혈행성 등을 생각할 수 있지만 림프관성이라고 생각하는 연구자도 있기 때문에 명백하지 않다. 빈도는 위로부터 **반지세포암**(▶그림 2-5 참조)으로 인한 전이가 많고, 젊은 여성에게 발생하는 경우가 있다.

4 암의 진행도

1. 전신적인 진행도, TNM 분류

TNM 분류 > 각 장기에서 악성종양 진행의 정도(병기, stage)를 결정하기 위한 방법을 국제적으로 통일할 목적으로 국제암통제연합(Union Internationale Contre le Cancer, UICC)이 중심이 되어 작성한 분류법이 **TNM 분류**이다. 각종 암에서 치료효과와 예후 등을 국제적으로 비교할 수 있게 되었다. 우리나라에서는 각 장기에 발생한 암에 대한 병기는 기본적으로 TNM 분류에 따르고 있다.

T(**종양 tumor**의 머리글자)는 원발 부위에서의 종양 크기, 침윤 깊이 정도에 따라 T1~T4까지의 단계로 표현하고 있다.

Memo

N(림프절 node의 머리글자)은 림프절 전이의 정도를 나타낸다. 전이가 있는 부위의 국소로부터의 이탈 정도에 따라 N0~N3로 표현하고 있으며, N0은 림프절 전이가 없음을 나타낸다.

M(전이 metastasis의 머리글자)은 원격장기로의 전이 유무를 나타내며, M0(전이 없음)와 M1(전이 있음)로 표현하고 있다.

병기 > TNM 분류에 따른 병기(stage)의 분류는 장기별로 다르게 정해져 있으며, T · N · M의 각 정도 조합에 따라 병기 I부터 병기 IV까지의 4단계로 분류되어 있다. 일반적으로 병기 I에서는 종양의 침윤이 국한되어 있어 전이가 없고 예후는 좋다. 한편, 병기 IV가 되면 원격장기로의 전이를 확인하고 예후는 나빠진다. 병기는 수술이나 병리학적 검사를 하기 전에 영상 소견 등을 참고하여 임상적으로 결정하는 경우(임상 병기 분류)와 수술 후 병리학적 소견이 확정된 후에 결정하는 경우(병리학적 병기 분류)가 있다. 일반적으로 병리학적 병기가 더 확실하며 환자 예후와 밀접하게 관련된다.

2. 국소적인 진행도

증상이나 검사 소견으로 암을 진단하는 경우도 있고, 반면에 증상 등이 없고 병리학적 검사에 의해 처음으로 암으로 진단받게 되는 경우도 있는데 후자의 경우는 미세암인 경우가 많다.

또 각종 장기에 발생한 암은 진행 상태에 따라 잠복암(latent cancer), 조기암(early cancer), 진행암(advanced cancer) 등이라고 불린다. 또한 병리학적인 확산상태를 나타내는 표현으로 상피내암, 점막내암, 침윤암 등과 같은 용어도 사용한다.

잠복암 > 다른 목적의 수술이나 병리해부(부검)로 적출된 조직을 조사한 결과 임상적으로 알지 못했던 작은 암이 우연히 발견되는 경우가 있다. 이러한 경우의 암을 잠복암(latent cancer)이라고 한다. 갑상샘암, 전립샘암 등에서 빈도가 높다.

조기암 > 조기암(early cancer)은 진행암에 대응하는 말로, 일반적으로 치료를 함으로써 장기 생존이 가능한 상태이다. 각 장기에 따라 그 정의는 다르므로 주의가 필요하다. 위암에서는 암의 크기나 림프절 전이의 유무에 관계없이 침윤의 깊이가 점막밑층까지 진행된 것을 조기암이라 한다. 나아가 암이 점막 내에 머무르는 것은 **점막내암**이라고 부르기도 한다.

상피내암(제자리암) > 자궁목암(자궁경부암)을 비롯하여 입안(구강), 식도, 후두 등 편평상피 영역에서 발생하는 편평상피암에 대해서 암세포가 상피 내에서만 증식하는 경우를 **상피내암(제자리암, carcinoma in site, CIS)**이라 한다(▶그림 9-6-b). 상피내암은 형성이상(이형성, displasia) 측면에서는 암에 해당하지만 암의 중요한 특징인 침윤성 발육이나 전이는 보이지 않는다.

비침윤암과 침윤암 > 유방암은 젖샘상피에서 발생하는 것이 많다. 그런데 암이 젖샘 내에서만 증식하고 젖샘관(유관) 밖으로의 침윤을 하지 않는 경우에 **비침윤암(non-invasive cancer)**이라고 한다. 점막내암, 상피내암, 비침윤암은 전이할 가능성이 극히 낮으며, 병변이 수술로 완전히 제거된다면 이론적으로 환자는 완치될 가능성이 매우 높다.

Memo

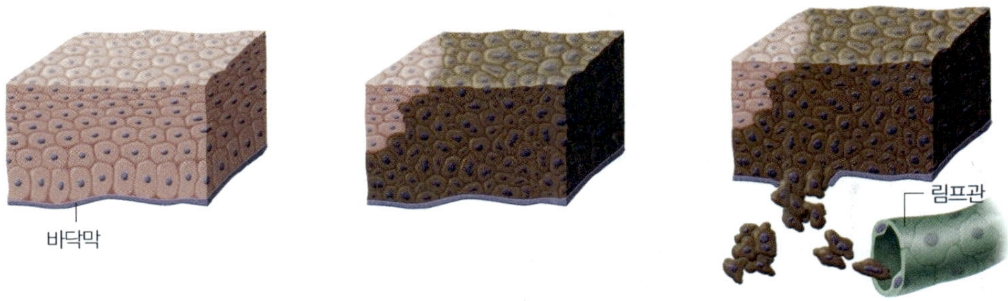

a. 정상편평상피 b. 상피내암 c. 침윤암

상피내암에서는 세포의 핵이 상피의 전체 층에 걸쳐 팽창하고 세포형성이상을 나타내지만 바닥막은 유지되고 있다(a b). 이윽고 암세포는 바닥막을 파괴하여 사이질로 증식하여 침윤암이 된다(c)

▶ **그림 9-6** 상피내암과 침윤암

한편, 상피의 바닥막을 통과하여 주위의 결합조직(사이질) 안에 침입해서 증식하는 암을 침윤암(invasive cancer)이라고 한다(▶그림 9-6-c). 림프관이나 정맥으로의 침윤에 의해 전이의 위험이 발생한다.

진행암 > 진행암(advanced cancer)이란 말은 조기암에 대응하는 것이다. 국소의 침윤 파괴가 현저하며, 림프절 등에 대한 전이의 빈도가 높아 각종 치료를 실시하더라도 장기 생존 확률이 낮은 단계이다. 암의 진행이 매우 광범위하여, 숙주에 남은 생명이 매우 짧은 상태를 말기암(terminal cancer)이라고 한다.

5 종양이 숙주에게 미치는 영향

종양세포는 한 번 발생하면 정상적인 세포조절기전에서 벗어나 자율적으로 증식한다. 따라서 종양세포 그 자체가 살아남기 위해서는 영양을 숙주에게서 섭취해야 한다. 이 때문에 종양의 발육에 동반하여 다양한 문제가 숙주에게 발생한다.

원발부위 주위에 미치는 영향 > 종양이 커져 주위의 장기 및 조직을 압박하면 주위의 장기나 조직에 변성(degeneration)을 일으킨다. 예를 들어, 동맥이나 정맥 등의 혈관이 압박을 받으면 혈액순환이 나빠져 울혈(congestion)이나 경색(infarction)이 발생하게 된다. 종양이 직접 혈관이나 신경에 침윤하면 출혈이나 심한 통증이 발생할 수 있다. 종양의 발육에 혈관에서 공급되는 영양이 따라가지 못할 경우 종양의 중심부가 종종 괴사에 빠진다. 괴사에 빠진 부분에서는 출혈이 일어나기 쉽고 세균이나 진균 등에 감염되기 쉬워진다.

장기에 따라서는 압박에 의해 각각 특유의 증상을 나타낸다. 온쓸개관(총담관)의 압박에 의해 쓸개즙(담즙)의 흐름이 나빠져 황달(jaundice)이 발생하며, 요관의 압박에 의해서는 소변의 흐름이 나빠져 물콩팥증(수신증, hydronephrosis)을 일으킨다.

전신에 미치는 영향 > 종양의 증식에는 많은 영양이 필요하며, 숙주에게 필요한 영양까지 종양에게 빼앗길 수 있다. 또 종양세포가 방출하는 각종 인자는 환자에게 발열을 일으

Memo

키거나 식욕을 저하시킴으로써 체력을 소모하게 한다.

암의 말기에서는 숙주의 체중이 감소하고, 저단백혈증, 부종, 피부의 변색 등을 일으킨다. 이러한 암 말기에 체력이 소모된 상태를 **악액질(cachexia)**이라고 한다.

숙주의 체력이나 면역능력이 저하되면 여러 가지 감염병에도 걸리기 쉬워진다. 이것을 기회감염증(opportunistic infection)이라고 하며, 정상적인 사람에서는 보통 감염되지 않는 상재균(정상세균총)이나 감염력이 약한 병원체에도 감염되며, 종종 위독한 상태가 된다. 또, 파종성 혈관내 응고(disseminated intravascular coagulation, DIC) 등의 병이 발병하여 혈액의 응고계와 섬유소용해계에 이상이 생기는 경우도 있다.

Ⅲ 종양의 발생병리

1 종양의 발생기전

암의 발생 원인과 기전은 오랫동안 불분명했지만 세포생물학과 분자생물학의 발전으로 점차 밝혀지게 되었다. 현재는 암은 유전자 이상의 축적에 의한 병이라고 할 수 있다(▶그림 8-6 참조). 개체에 암이 발생하는 것을 발암이라고 하며, 발암을 일으키는 물질을 발암물질이라고 한다. 또 정상세포나 전암성 병변의 세포가 어떠한 기전에 의해 암세포로 변화하는 것을 암화(canceration)라고 한다.

발암물질에 의한 것 > 예를 들어, 사람이 발암물질을 섭취한 경우, 발암물질은 체내에서 어떠한 변화를 받은 후에 표적이 되는 장기의 세포에 들어가서 핵에 존재하는 DNA에 결합한다. 발암물질은 DNA의 돌연변이 등의 장애를 일으키는데, 특히 종양유전자 또는 종양억제유전자 등의 작용에 변화를 일으켜 정상적인 세포를 암세포로 변환시킨다.

DNA 복구 기전의 이상 > 정상적인 세포에서도 일상적으로 DNA의 손상은 일어나고 있지만, 그것을 복구해 나가는 기전도 존재하고 있다(120쪽 ▶제8장 NOTE 참조). 그러나 암세포는 이 DNA를 복구하는 기전에 이상이 있는 경우도 있다.

후생적 기전의 이상 > 이 밖에 유전자 자체의 변이는 수반하지 않고 메틸화 이상 등 후생적(epigenetic)[4] 기전의 이상에 의한 유전자의 발현 이상이나 게놈의 불안정성에 의해 암이 발생하는 경우도 있다.

4) 메틸기(-CH_3)가 결합하여 DNA가 화학적으로 변화되거나(메틸화) 염색체를 형성하고 있는 히스톤(▶그림 8-1-b)이 변화되어 DNA의 염기서열은 같아도 유전자의 발현을 변화시키는 구조를 후생적 제어기전이라고 한다.

1. 이단계설

실험쥐의 피부에 발암물질인 DMBA(9,10-dimethyl-1,2-benz(α)nthracene)를 바른 후 크로톤유(croton oil)를 꾸준히 바르면 피부암이 발생한다. 그러나 DMBA와 크로톤유의 어느 한쪽만으로는 암이 발생하지 않으며, DMBA와 크로톤유의 순서를 바꾼 경우에도 암은 발생하지 않는다. 이 실험에서 알 수 있듯이, 예로부터 발암의 과정에는 이단계가 필요하다고 생각되어 이단계설이라고 불린다.

Memo

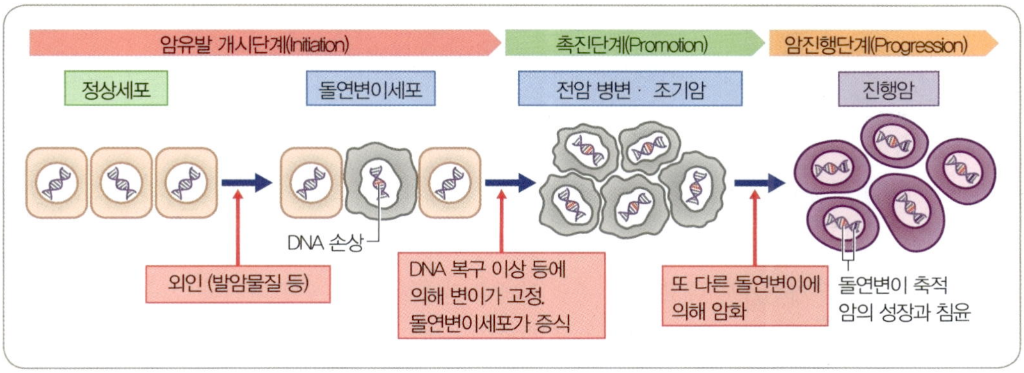

▶ **그림 9-7** 다단계 발암과정

암유발 개시단계와 촉진단계 > 이단계설에서는 DMBA 도포에 해당하는 최초의 단계를 암유발 개시단계(initiation stage), 크로톤유 도포에 해당하는 2번째 단계를 촉진단계(promotion stage)라고 한다(▶그림 9-7). 암유발개시단계는 DNA에 결합하여 DNA에 변이를 일으키고, 암유발 촉진단계에서 변이를 일으킨 세포의 증식이 촉진되어 세포 내 변화가 불가역적이 되어 자율적으로 증식이 진행된다.

암진행단계 > 암이 성장하여 주위에 침윤 및 전이해 가는 과정을 암진행단계(progression stage)라고 한다. 암유발 개시단계→촉진단계→암진행단계로 암이 진전되어 가는 각각의 단계에서 발생한 유전자의 이상이 축적되어 가는 것이 다양한 암에서 증명되고 있다(▶그림 9-7).

2. 종양유전자

암의 발생을 촉진하도록 작용하는 유전자를 **종양유전자(oncogene)**라고 하며, 암을 유발하는 바이러스의 연구로부터 정해졌다. 종양유전자는 정상적인 세포에도 존재하며, 세포의 증식에도 관계되어 **전암유전자(proto-oncogene)**으로 불린다.

전암유전자는 DNA 염기서열의 이상, 즉 돌연변이나 유전자의 증폭, 다른 유전자와 결

▶ **표 9-4** 종양유전자

분류	종양유전자
증식인자에 관한 것	*hst–1*
증식인자 수용체형 타이로신키나아제에 관한 것	*her2, kit, met, ret*
비수용체형 타이로신키나아제에 관한 것	*abl* 등
저분자량 G단백질	*K–ras, N–ras* 등
세린–트레오닌키나아제에 관한 것	*raf* 등
전사인자	*c–myc* 등
세포주기나 세포자멸사에 관한 것	*cyclinD1, bcl–2* 등

Memo

합하여 새로운 유전자가 생기는 전좌 등에 의해 활성화되면 세포는 무질서한 증식을 시작하여 암화(canceration)가 진행된다. 종양유전자에는 표 9-4와 같은 종류가 알려져 있다.

3. 종양억제유전자

정상세포에는 암화를 억제하는 유전자군이 존재하며, 이것을 **종양억제유전자(tumor suppressor gene)**라고 한다. 본래 있어야 할 이들 유전자가 암세포에서는 결손, 돌연변이가 되어 있는 경우가 있다. 대표적인 종양억제유전자를 표 9-5에 나타내었다.

***RB* >** *RB*는 염색체의 긴팔(장완)에 존재하며, 세포주기와 관련된 단백질을 결정하고 있다. 망막아세포종의 원인 유전자이자 최초로 발견된 종양억제유전자이다.

***p53* >** *p53*은 17번 염색체의 짧은팔(단완)에 존재하며, 세포주기와 세포자멸사(apoptosis)를 조절하는 단백질을 결정한다. *p53*의 변이는 큰창자암(대장암), 위암, 허파암(폐암), 식도암, 방광암 등 전신의 많은 암에서 높은 비율로 이상이 발견되었으며, 현재는 가장 중요한 종양억제유전자가 되었다.

큰창자암 발생과정 > 암은 종양유전자와 종양억제유전자를 포함한 유전자의 이상이 단계적으로 축적되어 발생한다는 것을 알게 되었다. 발암과정에서 이들 유전자의 단계적 이상은 특히 가족성샘종폴립증(가족성대장샘종증) 환자에서 큰창자암이 발생해 가는 과정에서 가장 잘 연구되고 있다(▶그림 9-8). 유전자의 이상이 일어나는 시기나 발암과정

▶ **표 9-5** 주요 암억제유전자와 이상이 나타나는 종양

종양억제유전자	이상이 보이는 주요 종양
RB	망막아세포종, 골육종, 유방암
p53	큰창자암(대장암), 위암, 허파암(폐암), 유방암, 자궁암, 골육종
WT1	윌리스종양
APC	큰창자암(대장암)
DCC	큰창자암(대장암)
NF1	신경섬유종증
BRCA1,2	유방암, 난소암

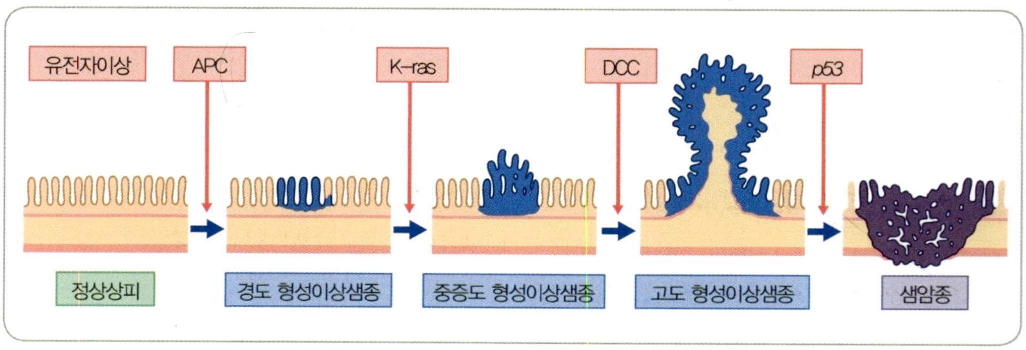

▶ **그림 9-8** 가족성샘종폴립증(가족성대장샘종증)의 큰창자암 발생과정과 유전자이상

에서 이상 유전자의 조합은 암의 종류나 조직형에 따라 다양하다.

Memo

2 종양의 발생원인

종양의 발생 원인에는 화학물질이나 바이러스 등의 환경에 의한 외인과 유전자 이상 등에 의한 내인이 있다. 인체 발암의 경우는 외인과 내인의 변화가 복잡하게 얽혀 일어나는 경우가 많다. 발암에 관여하는 인자를 많이 가진 사람은 일반적으로 암 발생 위험이 높다고 여겨진다.

1. 외인(환경인자)

● 화학적 발암인자

화학적 발암물질의 발견은 영국인 의사 포트가 굴뚝청소부에게서 음낭피부암이 많이 발생한다는 것을 알게 되면서 시작된다. 연구결과 석탄의 타르가 음낭의 피부에 발암인자로 작용하여 피부암이 발병한다는 것을 보고하였다. 그 후 타르 성분 속의 메틸콜란트렌(methylcholanthrene), 디벤조안트라센(dibenzoanthracene), 벤조피렌(benzopyrene) 등의 방향족 탄화수소[5]의 일부가 발암물질인 것으로 밝혀졌다. 또 아닐린(aniline) 공장의 종업원에게 방광암이 많이 발생하는 것도 알려져 있어 방향족 아민[6]의 일종도 발암물질인 것으로 밝혀졌다.

그 후 아조색소나 곰팡이가 생산하는 아플라톡신(aflatoxin) 등에도 발암작용이 있는 것으로 판명되었다. 우리나라에 많은 위암에서는 니트로소(nitroso) 화합물과 식염이 발생에 관여하고 있는 것으로 밝혀졌다. 또한 흡연이 허파편평상피암종의 발암인자라는 것도 잘 알려져 있다.

무기화합물에서는 크롬에 발암성이 있는 것으로 알려져 있다. 건축재로서 자주 사용되는 석면(▶그림 12-5 참조)은 허파암이나 악성 중피종(▶그림 12-12 참조)을 일으키는 인자가 되는 것으로 알려져 있어 사회문제가 되고 있다.

직업암 > 화학물질에 의한 발암은 어느 특정 장소에서의 직업에서 어느 특정 화학물질에 고농도로 장시간에 걸쳐 접한 사람에게 많이 발생한다. 이것을 직업암이라고 한다.

직업암에 대해서는 많은 보고가 이루어지고 있다(▶표 9-6).

5) 방향족 탄화수소는 탄소와 수소로 이루어진 화합물로, 벤젠고리(6개의 탄소가 고리 모양으로 결합한 구조)를 공통으로 갖는다.

6) 방향족 아민은 방향족 탄화수소의 수소 원자가 아미노기($-NH_3$)로 치환된 화합물의 총칭이며, 대표적인 것은 아닐린이다.

● 물리학적 발암인자

기계적 자극 > 어쩔 수 없이 파이프를 계속 물고 있는 사람에게는 입술암종(구순암)이 발생하기 쉬운 것으로 알려져 있다. 또한 치아가 혀에 계속 닿아서 궤양이 지속적으로 발생한 사람에게는 설암이 발생하기 쉽다.

방사선 자극 > 방사선 기사에게는 피부암이나 백혈병의 발병 예가 있다. 방사선과 백혈병에는 강한 인과관계가 있다. 원자력발전소 사고에 의한 피폭으로 소아에게 갑상샘암이 증가하였다. 간호업무를 할 경우에도 X-선 등의 방사선을 취급할 때에는 매우 주의하여야 하며, 보호조치를 취해야만 한다.

Memo

▶ **표 9-6** 주요 직업암

암의 종류	발암물질	직 업
피부암	타르 비소 전자파	공업종사자 정련기술자(구리, 주석) 방사선기사
허파암	타르 방사선 니켈, 크롬철광	공업종사자 광부(코발트광산, 라듐광산) 정련기술자
허파암 · 중피종	석면	공업종사자, 건축업
방광암	2-나프틸아민 벤디딘(4,4′-디아미노비페닐) 4-아미노비페닐	공업 종사자 염료관계종사자 고무공업
백혈병	방사선 벤젠	방사선기사, 의료종사자 공업용 용매 · 고무공업종사자
간혈관육종	염화비닐	염화비닐제조종사자

자외선도 X선과 마찬가지로 세포에 손상을 주어 DNA에 돌연변이를 일으킨다. 백인은 일반적으로 햇빛에 과민하여 유색인종에 비해 악성 흑색종의 발생빈도가 높은 것으로 알려져 있다.

● 바이러스에 의한 발암

생물학적 인자 중에서 가장 문제가 되는 것이 바이러스이다. 바이러스는 유전자의 종류에 따라 RNA 바이러스와 DNA 바이러스로 분류된다. 1910년에 미국의 병리학자인 라우스가 닭의 육종에서 바이러스를 발견한 이래 수많은 바이러스가 실험동물의 발암인자로서 알려져 왔다.

7) 인간 T 림프친화성 바이러스 1형이라고도 불린다.

HTLV-1 > 인간 T 세포 백혈병 바이러스 1형[7)](HTLV-1)은 성인 T 세포 백혈병(adult T-cell leukemia, ATL)의 원인 바이러스이다. 현재까지 인간 백혈병의 원인 바이러스는 HTLV-1 이외에는 발견되지 않았다.

HTLV-1은 레트로바이러스라고 불리는 그룹에 속하는 RNA 바이러스이다. 역전사효소에 의해 RNA로부터 합성된 DNA는 세포의 유전자에 들어가서 바이러스 입자를 형성하여 증식한다. 그러므로 모자감염이나 수혈에 의해 감염된 T 세포가 유입됨으로써 감염을 일으킨다.

기타 발암 바이러스 > 그 밖에 암에 관계하는 바이러스로는 자궁목암(자궁경부암)과 관련이 있는 사람유두종바이러스(HPV), 아프리카의 어린이에게 발생하는 버킷림프종과 중국 남부에 발생하는 코인두암(비인두암)과 관련된 엡스타인-바 바이러스(EBV)가 있다. 최근, EB 바이러스는 이식 환자에게 일어나는 악성림프종이나 위암의 일부에도 관여하는 것으로 알려져 왔다.

2. 내인

Memo

암의 발생에는 외부에서 가해지는 자극으로써 외인 이외에 숙주의 내부 요인으로써 내인도 관계하고 있다.

● 연령

노화와 암 > 암의 발생은 일반적으로 연령이 올라갈수록 빈도가 높아지고, 60대에 가장 빈도가 높아지는 것이 많다. 나이가 들면서 암 발생빈도가 높아지는 이유로는 연령과 함께 발암인자에 접하는 기회가 증가하여 암의 원인이 되는 유전자의 이상이 축적되기 쉽고, 면역기능 등 숙주의 암세포에 대한 방어기능이 저하되기 때문이라고 여겨진다.

소아기의 암 > 소아에게 발생하는 암으로는 백혈병, 신경아세포종, 윌름스종양, 뇌종양, 골육종 등의 뼈 · 연부종양 등이 있다(▶표 9-7). 백혈병은 소아기에 많이 발생하는 것과 60세 이상 노년기에 많이 발생하는 것이 있다.

중년기 · 노년기의 암 > 대표적으로는 유방암, 자궁목암(자궁경부암, cervical cancer), 갑상샘암 등이 있으며, 여성에게 많고, 호르몬에 관련한 장기에 발생하는 암이 두드러진다. 유방암에 관해서는 이전에는 폐경 전에 발생하는 경우가 많았지만, 최근에는 서양 국가처럼 폐경 후 노년기의 발생률이 증가하는 경향이 있어 전체 발생 수를 끌어올리고 있다. 자궁암에 관해서는 자궁목암은 중년기에 많으며, 자궁몸통암(자궁체부암)은 폐경 후 노년기에 많이 발생한다.

● 성, 호르몬

성별에 따라 발생하기 쉬운 암의 종류에 차이가 있는 것은 발암에 대해서 성 인자가 관련이 있음을 시사하고 있다. 예를 들어, 식도암이나 허파암은 남성에게 많고 갑상샘암은 여성에게 많다. 내분비기관과 관련해서는 생체 내 호르몬 환경의 차이가 암 발생에 관련되어 있을 가능성이 있다. 유방암, 자궁몸통암은 여성호르몬의 존재하에서 잘 증식하고 전립샘암은 남성호르몬 존재하에서 잘 증식한다.

한편, 식도암, 허파암 등은 흡연이나 음주 유무 정도 등 남녀 간 생활습관의 차이와 직업적 환경, 생활환경과 같은 환경요인의 차이가 영향을 미칠 가능성도 있다.

● 인종

한국인은 서양인에 비해 위암의 발생빈도가 높고 유방암이나 전립샘암의 빈도는 낮은 것으로 알려져 있다. 이것은 인종의 차이라고 하는 유전적인 차이와 함께 식생활의 차이 등 인종 간의 생활습관의 차이도 영향을 주고 있다고 생각된다.

▶ **표 9-7** 연령과 발생하는 암

연령기	잘 발생하는 암의 종류
소아기	백혈병, 신경아세포종, 윌름스종양, 뇌종양, 골 · 연부종양
중년기	유방암, 자궁목암, 자궁몸통암, 갑상샘암
노년기	허파암, 식도암, 전립샘암을 비롯한 다양한 암종

Memo

유명한 조사로는 미국으로 이민한 한국계인의 위암 발생빈도를 보면 전체적으로는 한국인과 미국인의 중간값을 나타내며, 이민1세에서는 한국인에 가깝고 이민2세에서는 미국인에 가까운 값이 된다. 이것은 인종의 차이라기보다는 생활습관의 차이, 특히 식생활의 차이가 암의 발생에 크게 영향을 미치고 있음을 보여준다.

● 유전적 요인

많은 암에서의 유전자 이상은 후천적으로 체세포에 돌연변이가 발생하는 것에 기인한다(▶그림 8-6 참조).

선천적인 유전자의 이상 > 암 중에는 드물게 멘델의 법칙에 따라 부모로부터 자식에게 이상이 유전되고, 그에 따라 암이 발생하는 것이 있다. 그들의 대부분에서 종양억제유전자의 이상이 나타나 있다(▶표 9-5). 대부분의 경우는 선천적으로 한쪽 염색체의 유전자에 선천적인 이상이 있고, 대립하는 다른 쪽 염색체의 유전자에 후천적 돌연변이가 발생하는 것에 의해 암이 발병한다.

APC 유전자의 이상에 의한 가족성샘종폴립증(가족성 대장폴립증), *NF1* 유전자의 이상에 의한 신경섬유종증 1형(레클링하우젠병), *RB* 유전자의 이상에 의한 망막아세포종, BRCA1, 2 유전자의 이상에 의한 가족성 유방암, *p53* 유전자의 이상에 의한 리-프라우메니 증후군(Li-Fraumeni syndrome) 등이 있다.

암 가족력 > 위암 등 일반적인 암에 대해서도 종종 가족 내에서 잘 발생하는 경우가 있다. 이것이 공통된 유전자 이상을 가지기 때문에 발생하는 것인지 암이 발생하기 쉬운 공통된 생활습관을 지녔기 때문인지 판단하는 것은 어렵다.

DNA 복구 효소의 이상 > 색소성 건피증이라는 질환에서는 암 발생과 직접 관련된 종양유전자나 종양억제유전자에 이상을 가지는 것이 아니라 DNA 손상의 복구와 관련된 효소에 결손이 생겨 피부암에 걸리기 쉬워진다(120쪽 ▶제8장 NOTE 참조).

염색체의 전이 > 암세포에는 종종 특징적인 염색체의 수나 구조의 이상이 보이며 백혈병에서는 전이 등 특유의 이상이 존재하는 경우가 많다. 만성 골수성 백혈병에서는 필라델피아 염색체라고 불리는 비정상적인 염색체가 나타나는 경우가 많아 진단에 유용하다.

Ⅳ 종양의 진단과 치료

1 영상진단과 내시경진단

암진단 기술은 현저한 진보를 이루어 작은 초기의 병변도 잘 발견할 수 있게 되었다. 병리진단과 관련이 강한 것으로는 방사선 촬영, 초음파 검사 등 영상진단과 내시경진단이 있다. 이것들에 의해서 병변의 국소화나 암의 가능성 유무를 높은 정밀도로 알 수 있게 되어, 어디에서 병리진단을 위한 검체를 채취할지의 기준이 된다.

X선검사 > X선검사는 사용 빈도도 높고 정밀도도 높기 때문에 가장 중요한 검사 중 하

나이다. 여러 가지 촬영 장치가 있어 유방암 진단에서는 전용 유방암 촬영이 이용된다. 간이나 뇌 등 실질장기[8] 내부의 암진단은 지금까지의 X선 촬영으로는 어려웠지만, 컴퓨터 단층촬영(CT scan)이 큰 위력을 발휘하여 주변 장기와의 위치 관계나 침윤 범위에 대해서도 많은 정보를 얻을 수 있게 되었다.

초음파검사 > 체외에서 초음파를 조사하여 체내의 영상을 만드는 기술이다. 간, 쓸개, 콩팥, 이자 등 심부장기나 실질장기의 진단에 활용되며 산부인과에서는 태아나 난소의 상태를 진단하기 위해서도 이용된다. 대규모 설비가 필요 없고 외래나 병실에서도 부담 없이 검사할 수 있고 비침습적으로 부작용이 없다.

MRI > MRI(자기공명영상, magnetic resonance imaging)는 자기장을 발생시켜 장기 및 조직의 상태를 관찰하는 영상진단이다. 얻은 정보를 컴퓨터로 해석하여 임의 방향에서의 단층 영상을 만드는 것이 가능하며, 입체상으로 재구축할 수도 있다. 해상도도 높아 X선에서는 알 수 없는 조직의 질적인 차이를 영상으로써 나타낼 수 있기 때문에 현재는 임상 진단에 없어서는 안 될 기기이다.

PET > PET(양전자방출단층촬영, positron emission tomography)는 암세포가 정상세포에 비해 3~8배의 포도당을 섭취하는 성질을 이용한 검사이다. FDG[9]라는 포도당(glucose)과 유사한 성분을 체내에 주사한 다음 잠시 후 전신을 PET로 촬영하면 암 부위에 FDG가 많이 모여 나타난다. 이 검사로 전이유무를 확인할 수 있다. PET 검사와 CT 스캔을 조합한 PET-CT에 의한 검사도 행해지고 있다.

내시경검사 > 위나 큰창자 등 관모양 장기의 내면을 내시경(fiberscope)으로 직접 관찰하는 것으로, 소화관이나 기도의 병변을 진단하는 데 중요하다. 협대역 광관찰(narrow band imaging, NBI) 등의 새로운 기술이 개발되어 점막 표면의 미세한 구조 변화를 관찰할 수 있게 되었다. 내시경검사 시 작은 조직을 떼어내어 병리진단에 이용하는 조직검사를 시행하며 내시경점막절제술(endoscopic mucosal resection, EMR)을 통해 점막 내의 암 등에서 병변을 포함한 점막을 크게 잘라내는 것이 가능해져 수술을 대체하는 암의 근본적인 치료법으로써 활발하게 이용되고 있다.

2 생검조직진단과 세포진단

영상진단 등 임상진단 기술이 아무리 발전하더라도 현재로서는 병변이 암인지 아닌지에 대한 최종 판단은 생검조직진단이나 세포진단에 의한 병리학적 진단에 의해 이루어지고 있다.

1. 생검조직진단

시험적으로 병변을 작게 절제하여 검색하는 것을 **생검(biopsy)**이라고 부른다. 생검에 의한 조직진단은 단지 암인지 아닌지의 판단만이 아니라 종양의 분류(조직형)나 이형도, 분화도, 악성도, 침윤의 유무 등 환자의 예후에 영향을 미치는 중요한 정보 및 앞으로 실시하는 치료에 필요한 정보를 제공할 수 있다.

Memo

8) 간, 뇌, 콩팥, 지라, 이자, 갑상샘 등 각각의 조직에 특유의 세포로 채워진 장기. 이에 반해 소화관, 담낭, 담관, 요관, 방광, 요도, 난관, 질 등은 관강장기라고 불린다.

9) 18-플루오로데옥시글루코스(18-fluoro-deoxyglucose)의 약자. 포도당(glucose)을 방사성 물질인 ^{18}F로 표시한 방사성 의약품이다.

Memo

생검재료는 내시경적으로 채취하거나 천자침을 체외에서 찌르는 등 비교적 저침습한 방법으로 이루어진다. 통상적인 조직 표본을 만드는 대신 조직을 동결시켜 신속하게 조직표본을 제작하는 것도 가능하며(▶그림 부록-4 참조) 수술 중에 신속진단이 이루어져 수술방침을 결정할 수 있다.

수술에 의해 적출된 재료에서는 병변 전체의 확산, 수술에 의한 잔여 유무, 림프절 전이, 암의 진행도 등이 평가된다. 최근에는 면역학적 · 분자생물학적인 수법도 조합하여 진단이 이루어지고 있다.

2. 세포진단

세포진단은 암의 조기 발견을 위한 스크리닝 검사로 발전해 왔다. 부인과 영역이나 호흡기 영역의 암은 대부분 세포진단의 대상이다. 세포진단에는 박탈세포, 찰과세포 및 가는바늘흡인세포진단(세침흡인세포진단, fine needle aspiration cytology, FNAC)이 있다.

박탈세포 및 찰과세포진단 > 박탈세포진단은 가래(객담) 속에 떨어진 세포나 소변, 복수, 흉수 속에서 부유하는 세포를 모아서 관찰하는 것이고, 찰과세포진단은 병변의 표면으로부터 세포를 문질러내어 관찰하는 것이다(▶그림 부록-1 참조).

FNAC > 가는바늘흡인세포검사는 신체의 깊은 곳에 있는 장기에도 주사바늘을 찔러서 세포를 흡인하여 관찰하는 방법으로, 젖샘, 갑상샘 등 간단하게 생체조직진단을 할 수 없는 부위에 대해서는 종종 확정 진단의 역할을 담당하는 경우가 있다. 다른 채취법에 비해 FNAC에서 얻은 샘플은 세포의 변성이 적고 조직의 구축도 비교적 유지되고 있다(▶그림 부록-1 참조).

3 종양표지자

종양 중에는 특수한 단백질이나 호르몬을 생산하는 것이 있다. 이러한 종양이 생산한 특수한 물질을 종양표지자(tumor marker)라고 한다. 종양표지자는 건강한 사람에서는 거의 검출되지 않지만 종양을 가진 사람에서는 혈중농도가 상승하는 물질로, 면역글로불린(다발골수종에서의 벤스-존스 단백질), 암배아항원, 호르몬, 효소, 암 관련 항원 등이 표지자가 될 수 있다(▶표 9-8). 조기암에서도 혈중 농도가 상승하는 것이 바람직하지만, 아직 악성종양에서만 양성이 되는 특이적 표지자는 발견되지 않았다. 대부분의 경우 종양은 양성이든 악성이든 증식하여 크게 자라기 때문에 혈중에 증가한다.

암배아항원 > 태아 항원은 태아기의 장기에서 생산을 하지만, 정상적인 성인에서는 생산을 하지 않는 물질이다. 암에 걸리면 다시 생산되는 것으로, **암배아항원(carcinoembryonic antigen, CEA)**이 상승하게 된다.

암과 종양표지자 > 큰창자암(대장암)이나 위암의 CEA, 간세포암의 **알파-태아단백질(alpha-fetoprotein, AFP)**은 모두 태아항원이며 대표적인 종양표지자이다. 융모암(choriocarcinoma)에서는 임신 중에 볼 수 있는 **사람융모생식샘자극호르몬(human chorionic gonadotropin, hCG)**이 소변 중에서 상승한다. 전립샘암에서는 **전립샘특이항원(prostate specific**

Memo

▶ **표 9-8** 종양표지자에 대한 진단

종양의 종류	종양표지자
간세포암	알파-태아단백질(AFP), PIVKA-Ⅱ
큰창자암	암배아항원(CEA)
이자암	CA19-9(세포표면의 당사슬항원)
전립샘암	전립샘특이항원(PSA), 산성 포스파타아제(PAP)
난소암	CA125(세포표면의 당사슬항원)
융모암	사람융모생식샘자극호르몬(hCG)
다발골수종	감마글로불린, 벤스존스단백질

antigen, PSA)이 혈중에서 상승하여 전립샘암의 조기 발견에 큰 도움을 주고 있다.

암화(canceration)에 따라 다양한 세포막 표면의 당사슬에 변화가 생겨서 혈중으로 증가하는 경우가 있다. 이자암(췌장암)에서는 CA19-9로 불리는 당사슬항원이 혈중에서 증가한다.

뇌하수체나 부신 등 내분비기관에 발생하는 종양에서는 양성종양이어도 과잉 분비된 호르몬에 의해 여러 가지 증상이 일어나는 경우가 있다.

4 암의 치료

양성종양인 경우는 일반적으로 병변을 외과수술로 제거함으로써 환자는 치유될 수 있다. 그러나 악성종양인 경우는 외과수술만으로는 병변을 완전하게 제거하는 것이 어렵거나 전이를 일으키는 경우도 있기 때문에 아래와 같은 치료를 조합하여 실시해야 하는 경우가 많다.

1. 외과 수술

암은 전이가 일어나기 전 단계, 즉 초기 단계에 수술로 완전히 절제하는 것이 바람직하다. 암 병변 주위의 건강한 상태인 조직을 포함하여 절제하고 동시에 국소 림프절도 함께 절제한다. 이것은 잔여 병변을 남기지 않도록 하기 위함이다. 초기 단계에서도 미세한 림프절 전이가 일어나고 있을 가능성이 있으므로 안전을 고려하여 국소 림프절을 절제한다. 현재도 이러한 외과적인 치료가 가장 유용하지만, 이미 미세한 전이를 일으키고 있을 가능성이 있는 사례나 완전한 외과절제가 불가능한 사례에서는 추가적으로 다른 수단에 의한 치료를 실시할 필요가 있다.

축소 수술 > 현재는 전이의 가능성이 거의 없는 조기암의 경우 수술 전에 진단할 수 있게 되었다. 이러한 이유로 수술 후에 합병증이 문제가 되는 큰 수술이나 광범위한 림프절 절제는 반드시 필요한 것인가? 라는 의문이 생기고 있다. 그로인해 소화관의 점막내암에서는 내시경으로 병변을 절제하는 기술이 향상되어 개복하지 않고 치료가 완료되어 단기 입원으로 끝낼 수 있는 경우가 많아졌다. 앞으로는 환자에 대한 침습을 가급적 적게 하는

Memo

방법이나 축소 수술(환자의 예후를 유지하면서 정상 부위를 많이 남기는 수술)이 더욱 활발해질 것이다.

국소 재발 > 암의 경우 병변과 정상 부위의 경계가 매우 불분명한 경우가 많다. 일반적으로 안전성을 고려하여 광범위하게 장기를 절제하지만 때로는 절제가 불충분한 경우 같은 장소에 다시 종양이 자라는 경우가 있다. 이것을 **국소 재발(local recurrence)**이라고 부른다.

2. 항암화학요법

항암제를 투여하여 암을 치료하는 방법으로 백혈병 등의 혈액종양이나 전이 등에 의해서 암이 전신으로 퍼져 있는 암세포에 작용하는 전신적인 치료법(systemic chemotherapy)이다. 또한 수술 후 눈에 보이지 않지만 남아 있는 미세한 암세포로 인한 재발을 방지하기 위한 보조화학요법(adjuvant chemotherapy)과 종양의 크기가 너무 큰 경우, 수술범위를 줄여 수술을 쉽게 하기 위해 수술 전 종양의 크기를 줄이는 목적으로 시행하는 선행화학요법(neo-adjuvant chemotherapy)이 있다. 항암제는 최근 3세대까지 개발되어 있는데 약물에 따라 작용기전이 다르다. 1세대 항암제는 암세포의 핵과 대사를 저해하여 암세포를 직접 공격하는 세포독성항암제, 2세대는 암세포의 특정 물질을 표적하여 선택적으로 공격하는 표적항암제, 3세대는 암세포와 면역세포 사이의 신호경로에 작용하는 면역항암제로 구분된다.

부작용 > 1세대 세포독성항암제를 시행할 때 문제가 되는 것 중 하나로 부작용을 꼽을 수 있다. 암세포뿐만 아니라 정상세포도 함께 공격함으로 골수에 작용하여 조혈장애를 일으켜 빈혈(anemia)을 일으키거나 면역을 담당하는 림프구에 작용하여 감염에 노출될 수 있다. 또한 구토나 소화관장애, 탈모 등도 일어날 수 있다. 2세대 표적항암제는 1세대 항암제에 비해 정상세포의 부작용이 적은편이다. 다만 알레르기 반응이 발생할 수 있는데 발열, 오한, 발진 등이 흔하며 심할 경우에는 호흡곤란, 아나필락시스가 발생할 수도 있다. 가장 이상적인 치료법으로는 암세포에는 효과가 높고 부작용이 없는 약의 개발이 바람직하며, 그러한 방향으로 새로운 약이 전 세계에서 지속적으로 연구 · 개발되고 있다.

3. 방사선요법

X선, α선, β선, γ선, 중성자선 등의 방사선을 종양에 조사하여 암세포를 파괴시키고 사멸시키는 치료를 **방사선요법(radiation therapy)**이라고 한다. 암 주위의 정상 조직이나 세포도 손상을 입지만, 일반적으로 증식이 활발한 암세포 쪽이 방사선에 대한 감수성이 높은 경우가 많다. 가능한 한 암에 효과가 있고 정상 부위를 손상시키지 않도록 조사량과 조사방법이 고안되어야 한다. 방사선 조사는 설암, 식도암, 자궁목암(자궁경부암)에서 특히 효과가 높은 것으로 알려져 있다.

보조요법과 선행요법 > 항암화학요법과 동일하게 수술 후에 남아 있을지도 모르는 미세한 침윤세포를 파괴하고 국소 재발을 막기 위한 보조방사선요법(adjuvant radiation)이 있다. 한편 이미 진행된 상태에서 수술을 할 수 없는 환자에 대해 우선 방사선 조사를 실

Memo

시하여 어느 정도 암을 파괴하고 수술 전에 범위를 줄이는 선행방사선요법(neo-adjuvant radiation)도 있다.

4. 호르몬요법

암세포 중에는 자율적으로 증식을 하면서도 어느 정도 호르몬에 영향을 받는 것이 존재한다.

유방암의 대부분은 에스트로겐이나 프로게스테론 등의 여성호르몬 작용에 의존하고 있어 항호르몬제 투여에 의해 암세포의 증식을 억제할 수 있는 경우가 있다. 또한 전립샘암도 남성호르몬의 작용에 의존하는 경우가 많아 고환절제술이나 항호르몬제 투여가 치료의 한 방법이다.

V 종양의 역학

전체적 경향 > 2022년 우리나라의 사망원인 순위를 그림 9-9에 나타내었다. 악성신생물(암)이 1위이며, 총 사망의 22.4%를 차지한다. 악성신생물(암)에 의한 사망률의 연차 추이를 보면 증가 경향이 매우 뚜렷하다.

증가의 원인으로는 평균수명 연장에 따라 암에 걸리기 쉬운 고령 인구의 증가나 식생활 등의 생활습관 및 대기오염 등의 환경 변화가 관여하고 있을 가능성을 들 수 있다.

부위별로 본 경향 > 그림 9-10은 주요 부위의 암에 의한 사망률 추이를 나타낸 것이

(단위: 인구 10만 명당 명)

순위	19년 사망원인	사망률	21년 순위 대비
1	악성신생물(암)	162.7	-
2	심장 질환	65.8	-
3	코로나19	61.0	↑(+9)
4	폐렴	52.1	↓(-1)
5	뇌혈관 질환	49.6	↓(-1)
6	고의적 자해(자살)	25.2	↓(-1)
7	알츠하이머병	22.7	-
8	당뇨병	21.8	↓(-2)
9	고혈압성 질환	15.1	↑(+1)
10	간 질환	14.7	↓(-2)

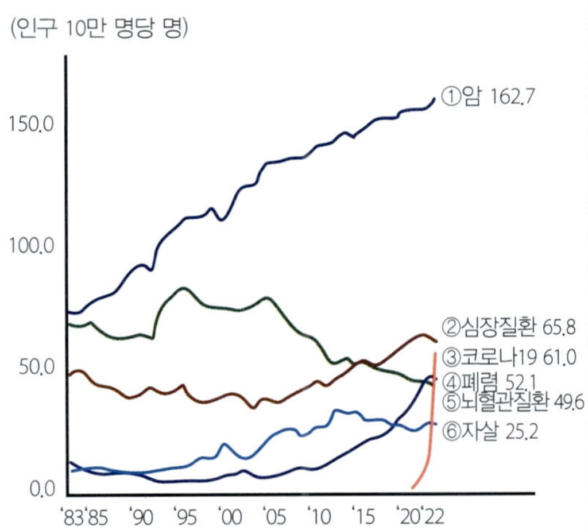

▶ **그림 9-9** 2022년 우리나라 사망원인 순위(통계청)

Memo

다. 2022년 데이터를 살펴보면 허파암(폐암), 간암, 큰창자암(대장암), 이자암(췌장암), 위암의 순서로 높게 나타났다. 남자의 경우 허파암, 간암, 큰창자암 순으로 사망률이 높고, 여자의 경우에는 허파암, 큰창자암, 이자암 순으로 높게 나타났다. 전체 성별 사망률은 남성이 여성보다 1.6배 높았다. 10년전보다 이자암, 허파암, 전립샘암, 유방암 등의 사망률은 증가했고 위암, 간암의 사망률은 감소하였다(통계청, 2022년 사망원인통계결과 보고서).

부위별 암 사망률의 빈도가 시대에 따라 달라지는 배경으로는 생활습관이나 환경의 변화에 의해 발생하기 쉬운 암이 변화하거나 진단법이나 치료법의 향상에 의해 이환율에 관계가 없어도 사망률이 감소해 가는 것 등을 들 수 있다.

발생률 > 암의 빈도를 알아보기 위해서는 사망률과 나란히 발생률도 중요하다. 현재 우리나라의 국가암등록통계사업은 국립암센터에서 관리하며 전국 규모의 암 등록이 진행되고 있다. 2020년 주요 암종 암발생 현황을 보면(▶표 9-9). 암종별로는 갑상샘암이 가장 많이 발생하고 허파암, 큰창자암, 위암, 유방암, 전립샘암, 간암의 순서로 발생한다.

암발생은 남성이 여성의 약 1.1배이다. 부위별 발생 순위는 남성에서는 허파암, 위암, 전립샘암, 큰창자암, 간암 순서이고, 여성은 유방암, 갑상샘암, 큰창자암, 허파암, 위암 순서이다.

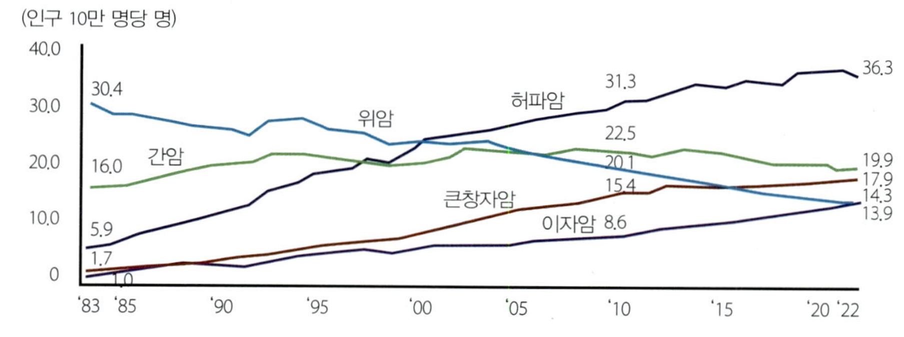

▶ **그림 9-10** 부위별 악성신생물(암) 사망률 추이, 1983~2022(통계청)

▶ **표 9-9** 주요 암종 암발생 현황(2020년 암등록 통계, 국가암등록사업 연례보고서)

Memo

단위: 명, 명/10만 명 Unit: cases, %, rate per 100,000

순위	암종	발생자수 (cases)	백분율 (%)	조발생률 (CR)	연령표준화발생률 (ASR*)
	모든암	247,952	100.0	482.9	482.9
1	갑상샘암	29,180	11.8	56.8	56.8
2	허파암	28,949	11.7	56.4	56.4
3	큰창자암	27,877	11.2	54.3	54.3
4	위암	26,662	10.8	51.9	51.9
5	유방암	24,923	10.1	48.5	48.5
6	전립샘암	16,815	6.8	32.7	32.7
7	간암	15,152	6.1	29.5	29.5
8	이자암	8,414	3.4	16.4	16.4
9	쓸개 및 기타 쓸개관	7,452	3.0	14.5	14.5
10	콩팥	5,946	2.4	11.6	11.6

*한국표준인구로 보정한 연령

제 2 부

병리학 각론

병리학

제 10 장

순환계통의 질환

Memo

심근경색 등의 허혈성 심장질환은 우리나라에서는 암에 이어 사망률이 높은 주요 질환이다. 이들 질환은 중요한 혈관질환인 동맥경화증과 밀접하게 관련되어 있다. 이 장에서는 이 혈관질환으로 동맥경화증이 어떤 병변인지 병변의 형성과정을 학습한다. 심장질환으로 선천성 심장질환(심장기형)에 대해서 그 정의와 병태를 이해하고, 다음으로 심장기능상실, 심장비대, 허혈성 심장질환, 판막증 등 후천적으로 일어나는 심장질환의 병태를 이해한다.

I 혈관의 질환

1 혈관의 구조

맥관계는 **동맥** · **정맥** · **모세혈관** · **림프관**으로 구성되어 있다.

동맥은 중간막의 구조 차이에 의하여 **탄성섬유**가 많은 탄성 동맥, 평활근이 많은 근육성 동맥으로 나누어진다. 탄성 동맥에는 대동맥, 허파동맥 등이 포함되어 있고, 근육성 동맥에는 콩팥동맥, 심장동맥 등이 포함되어 있다. 또한 동맥은 그 굵기에 따라서 대동맥, 중간동맥, 세동맥(소동맥)으로 나누어진다.

동맥 > 동맥벽의 구조는 속공간쪽부터 **속막(내막, intima)**, **중간막(중막, media)**, **바깥막(외막, adventitia)**의 세 층으로 나누어진다. 각 층의 경계에는 **속탄성판(내탄성판)**, **바깥탄성판(외탄성판)**이 있다. 속막은 정상일 때에는 얇고 주로 한 층의 내피세포로 구성되어 있는데, 중간막은 두껍고 평활근이나 탄성 섬유가 풍부하다. 또한 바깥막은 섬유조직으로 되어 있으며, 주위의 결합조직으로 이행하고 그 경계는 불명료하다.

세동맥은 각 장기 내에서 모세혈관에 이르는 작은 동맥으로 혈관이 작아짐에 따라 벽의 평활근은 드문드문해지고 평활근이 없는 모세혈관으로 이행한다.

정맥 > 정맥은 혈압이 낮고, 동맥에 비해 세 층의 구조는 불분명하며, 벽은 얇다. 혈액의 역류를 막기 위해 군데군데 판막이 있다.

모세혈관 > 적혈구가 일렬로 통하는 정도의 매우 가는 혈관으로써, 벽은 한 층의 내피세포로 되어 있다. 벽의 투과성에 의하여 주위조직과의 사이에 산소 영양분과 노폐물, 탄산가스의 교환이 이루어진다.

림프관 > 작은 림프관은 구조적으로는 모세혈관과 비슷하며, 형태적으로 모세혈관과 구별하는 것은 어렵다. 굵은 림프관은 정맥구조와 비슷하다.

2 동맥경화증(arteriosclerosis)

나이가 듦에 따라 동맥벽에는 변성이 일어나 유연함이나 탄성을 잃게 된다. 동맥경화증은 그 대표적 변화로, 동맥벽이 비후 · 경화 또는 변형되는 질환이다(▶그림 10-1-a).

종류 > 동맥경화증은 그 발생 차이에 의하여 **죽상경화증**(▶그림 10-1-b), **중간막성 동맥**

Memo

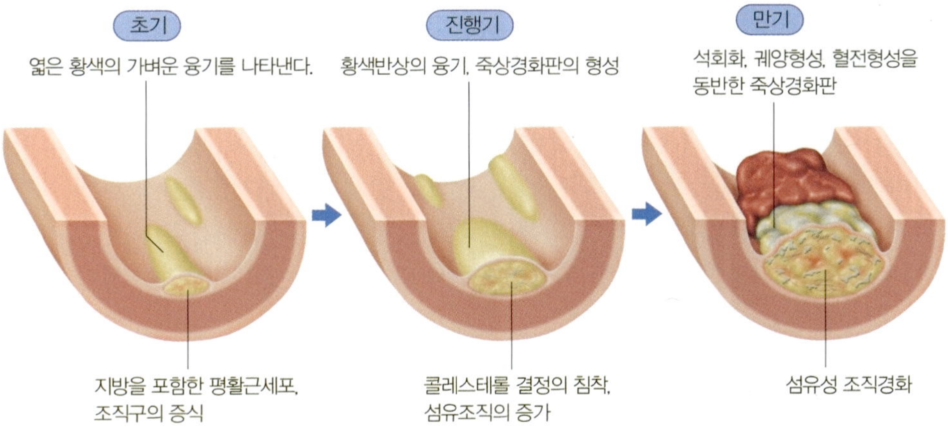

a. **죽상경화의 진행**

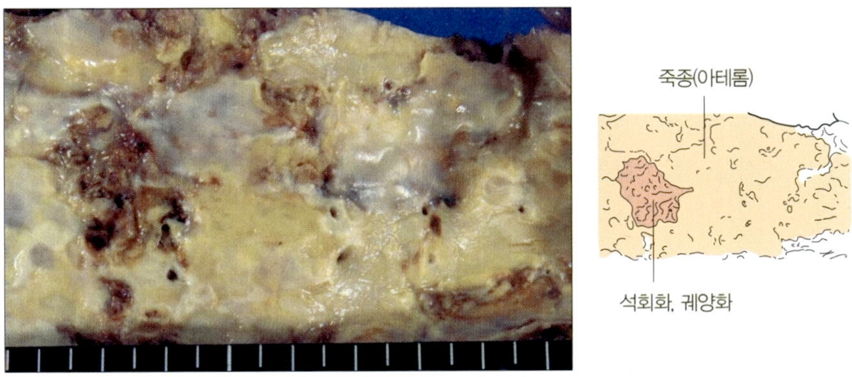

b. **죽상경화증**

대동맥의 속면을 나타낸다. 사진에서 노랗고 평평하게 융기한 부분이 죽종이다. 왼쪽에는 석회화, 궤양을 일으킨다. 이렇듯 속면이 울퉁불퉁해져 있으면 혈전이 만들어지기 쉬워진다.

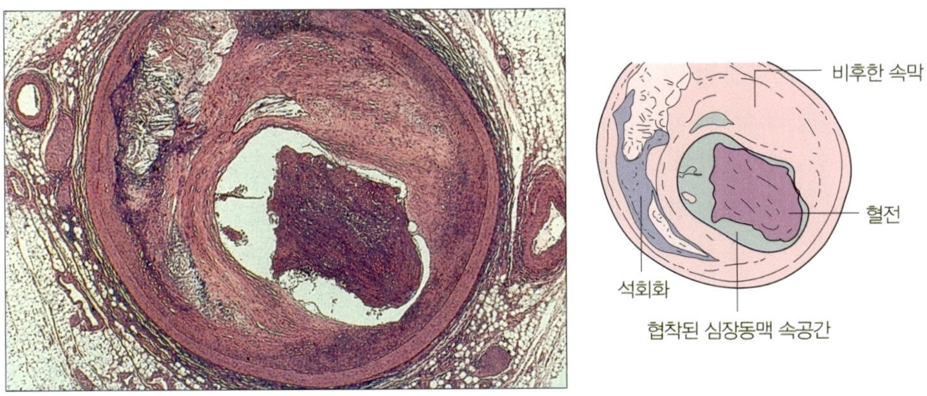

c. **관상동맥의 동맥경화증**

속막에는 지질이 침착하여 섬유, 평활근세포 등이 증식함으로써 현저하게 비후하여 속공간은 협착되고 있다. 석회화도 동반하며, 속공간에는 혈전이 형성되어 있다.

▶ **그림 10-1** 동맥경화증

Memo

경화증, 세동맥경화증의 세 가지로 나누어진다. 일반적으로 죽상경화는 동맥경화와 같은 의미로 이용되고 있다.

증상 > 특히 대동맥이나 뇌, 심장, 콩팥의 혈관이 피해를 입기 쉽다. 대동맥의 경화는 대동맥자루(대동맥류)의 원인이 되어 파열되면 대출혈을 일으키게 된다. 심장동맥, 뇌동맥경화증에서는 속공간의 협착, 폐색에 의하여 협심증, 심근경색, 뇌경색(뇌연화)의 원인이 된다. 다리에 영향을 주는 동맥에 협착, 폐색이 발생하면 괴저, 간헐성 파행(어떤 거리를 걸으면 보행이 곤란해져 휴식에 의해 회복되는 병태)이 발생한다.

발생 배경 > 동맥경화증의 발병 위험인자로서 다음과 같은 것이 알려져 있다.

① 이상지질혈증
② 고혈압
③ 흡연
④ 기타 대사장애: 당뇨병, 고요산혈증, 비만
⑤ 부적절한 생활 태도: 정신적 스트레스, 운동부족, 편식
⑥ 노화, 성별 차이: 폐경 전 여성에게서 일어나기 어렵다.
⑦ 유전적 인자: 가족성 고콜레스테롤혈증 등

치료 > 식사요법, 항콜레스테롤약과 혈압약의 사용 등에 의한 위험인자 제거가 필요하다. 혈소판의 응집을 막는 약제, 혈전을 용해하는 약제도 사용된다. 적당한 운동, 금연도 중요하다.

1. 죽상경화증(atherosclerosis)

속막(내막)에 발생하는 지질의 침착과 섬유성 비후가 주체가 되는 병변으로, 진행됨에 따라서 중간막에도 변화가 파급된다. 비교적 굵은 동맥, 특히 분지부에서 발생하기 쉽다.

죽종 > 초기의 변화는 동맥벽에 산재하여 발생하고, 형태는 원형 또는 타원형으로 표면은 평활하고 황백색이다(▶그림 10-1-a). 이 편평한 융기성 병변을 **죽종(atheroma)** 또는 **죽종성 플라크(plaque)**라고 한다.

죽종은 산화지질, 고혈압, 감염병 등 만성 자극에 의해 내피세포가 손상됨으로써 서서히 형성된다. 큰포식세포(대식세포)나 민무늬근육세포(평활근세포)가 지질을 탐식하여 포말세포(foam cell)가 되어 축적하고 주위로의 지질 · 혈장단백질의 침착, 아교질섬유 등 세포외기질의 증가, 모세혈관의 신생, 림프구의 침윤 등을 수반하여 속막은 비후하고 표면에는 섬유성 피막이 형성된다(▶그림 6-1 참조).

병변이 진행되면 중간막에도 영향을 미쳐 중간막이 얇고 약해진다. 죽종은 커지면서 혈관 속공간에서 파열되어 궤양(ulcer)을 형성한다. 정상 동맥 속면은 매끈한데 죽상경화를 일으킨 혈관에서는 혈관 속면이 울퉁불퉁해져서 혈전(thrombus)이 만들어지기 쉬운 상태가 된다. 병변이 오래되면 석회 침착도 보이고 벽은 부피가 늘어난다(▶그림 10-1-b). 병변의 진행으로 대동맥 등에서는 벽이 압력을 견딜 수 없게 되어 속공간이 확장된다. 중간동맥에서는 속공간의 협착, 폐색, 혈전의 형성이 발생한다(▶그림 10-1-c).

2. 중간막성 동맥경화증(묀케베르그 동맥경화증, Mönckeberg arteriosclerosis)

중간막이 변성 · 괴사함으로써 석회화를 나타낸다. 목(경부)이나 팔다리의 근육성 동맥에서 볼 수 있으며 보통 속막(내막)과 바깥막(외막)은 침범하지 않는다. 임상적인 영향은 별로 보이지 않는다.

3. 세동맥경화증(arteriosclerosis)

고혈압이나 당뇨병일 때 나타나기 쉽다. 속막(내막)에 유리모양물질(hyaline)의 침착, 비후, 속공간의 협착이 보여 유리질 세동맥경화(hyaline arteriosclerosis)라고도 한다. 콩팥이나 뇌에 발생하기 쉽고 콩팥위축이나 뇌출혈의 원인이 된다.

3 동맥자루(동맥류, aneurysm), 대동맥박리(aortic dissection)

동맥벽 중에서도 특히 중간막이 약해져 혈류의 압력을 견디지 못하게 되어 혈관 속공간이 확대됨으로써 팽창하게 된 상태를 동맥자루(동맥류)라고 한다. 임상적으로 중요한 동맥자루는 대동맥 및 뇌동맥에서 볼 수 있다. 대동맥이 혹처럼 부풀어지는 것을 **주머니 모양 대동맥자루(주머니형)**, 동맥벽이 세로로 나누어져서 혈액이 흐르는 것을 **방추형 대동맥자루**라고 한다.

복부 주머니모양 대동맥자루의 대부분은 동맥경화증(arteriosclerosis)이 원인이다. 가슴의 주머니모양 대동맥자루는 매독에 의한 것과 동맥경화에 의한 것이 있다. 방추형 대동맥자루는 가슴대동맥(흉부대동맥)의 상행부에 발생하며, 고혈압이나 마르판증후군(Marfan syndrome)[1)] 등에 의한다. 모두 파열되면 과다출혈로 인하여 출혈성 쇼크에 빠져 사망에 이르기도 한다.

뇌혈관의 동맥자루는 선천적인 것으로, 갑작스러운 파열에 의해 **거미막밑출혈(지주막하출혈, subarachnoid hemorrhage, SAH** ▶그림 16-3)을 일으킨다. 대동맥자루의 치료에는 인공혈관치환술이 실시된다. 수술 부적응 환자에게는 내과적인 혈압조절 치료가 주가 된다. 뇌동맥자루에 대해서는 발견이 되면 파열을 예방하기 위해 클리핑(clipping)이 이루어진다.

대동맥박리는 희귀한 질병으로 발생하게 되면 생명을 위협하는 응급 질환이다. 박리란 대동맥의 속막이 어떠한 이유로 손상되어 찢어지면 혈액이 중간막으로 흘러들어가면서 바깥막과 분리되는 질환이다. 대동맥박리는 고혈압과 결합조직 질병과 연관된다.

4 정맥의 질환

1. 정맥류(varix)

정맥류는 일정한 부분의 정맥이 확장되어 구불구불한 상태이다. 다리 표면의 정맥에 생기기 쉽고, 정맥내압의 상승, 판막의 기능부전이 원인이라고 생각된다. 간경변증 환자

Memo

1) 마르판증후군은 상염색체 우성유전 증후군으로 거미손가락, 가늘고 긴 팔다리에 의한 큰 키, 대동맥의 확장, 승모판 일탈 등을 주증상으로 한다. 해리성 대동맥자루의 합병 빈도가 높다.

Memo

에서는 식도에 정맥류가 발생하고, 파열되면 과다출혈을 일으킨다.

2. 정맥혈전증(phlebothrombosis), 혈전정맥염(thrombophlebitis)

정맥 내의 혈액이 정체되어 혈전(thrombus)이 생기면 정맥혈전증이 된다. 다리의 심부 정맥에 발생하기 쉽다. 오랫동안 누워있는 상태, 혈액응고항진 상태, 고령자일 경우에 많이 발생한다. 혈전이나 감염이 원인이 되어 염증이 일어나고, 정맥염을 동반한다(**혈전정맥염**).

심부정맥혈전증(deep vein thrombosis, DVT)은 큰 수술 후 합병증으로 알려진 허파혈전색전증(▶그림 3-9 참조)의 원인이 되어 간호에 있어서도 중요한 과제가 되고 있다.

Ⅱ 심장의 질환

1 심장의 구조

심장은 좌우의 **심방 · 심실**로 구성되어 있으며, 심방과 심실은 근육조직과 결합조직으로 이루어진 **심방사이막(심방중격)**과 **심실사이막(심실중격)**에 의해서 나누어져 있다.

심방과 심실의 경계에는 4개의 판막이 있는데 오른심장에는 **오른방실판막(삼첨판, tricuspid valve)**, 왼심장에는 **왼방실판막(승모판막, mitral valve)**이 있다. 그리고 오른심실과 허파동맥과의 경계부분에는 **허파동맥판막(폐동맥판, pulmonary valve)**이 있고, 왼심실과 대동맥과의 경계에는 **대동맥판막(aortic valve)**이 있다. 이러한 판막은 각 방실로부터 오는 혈액의 역류를 막는다.

심장의 벽은 세 개의 층으로 이루어지며, 속공간쪽으로부터 **심장속막(심내막, endocardium)**, **심장근육(심근, myocardium)**, **심장바깥막(심외막, epicardium)**이라고 한다.

영양혈관 > 심장은 대동맥판막의 바로 위에서 나누어지는 좌우의 **심장동맥(관상동맥, coronary artery)**에 의해서 혈액을 공급받고 있다. 왼심장동맥은 이는곳(기시부)에서 앞내림가지(전하행지)와 휘돌림가지(회선지)로 나누어져 있다. 오른쪽의 심장동맥은 오른심방 · 오른심실 사이막 뒤부위 및 왼심실 뒷벽의 일부에, 왼쪽의 심장동맥은 왼심방 · 왼심실 사이막 앞부위에 혈액을 공급한다(▶그림 10-7).

자극전도계 > 심장의 규칙적인 수축운동은 **자극전도계**라는 특수한 근육조직계에 의해서 조절되고 있다. **굴심방결절(동방결절, sinoatrial node, SA node)**에서 발생한 규칙적인 리듬은 **방실결절(atrioventricular node, AV node)**, **히스다발(bundle of His)**, **푸르킨예 섬유(purkinje fiber)**에 전달되어 심장근육이 규칙적인 수축을 하게 한다.

2 선천성 심장질환(심장기형)

선천성 심장질환(심장기형)은 심장의 발생 단계에서의 형성이상으로 신생아의 약 1%에

Memo

서 발생한다. 유전적 요인이나 모자감염 등이 원인으로 여겨지고 있다.

대표적인 심장기형으로는 **심방사이막결손증(심방중격결손증), 심실사이막결손증(심실중격결손증), 팔로의 4징후(Fallot's tetralogy)** 등이 있다. 심장기형의 대부분은 태아기의 심장이 형성 도중에 멈추어서 태아순환의 형태가 남겨진 것으로써 심장의 발달과 태아순환을 이해하는 것이 도움이 된다(▶그림 10-2).

정맥혈이 몸순환계에 직접 유입되는 경우의 증상으로 청색증, 부채모양 손가락, 다혈증, 적혈구 증가증 등이 발생한다.

1. 심방사이막결손증(atrial septal defect, ASD)

심방사이막결손증(ASD)은 심방 사이막에 구멍이 뚫려 있는 상태이다. 발생학적으로 일차 구멍 결손과 이차 구멍 결손(타원구멍)이 있고, 보통 심방사이막결손이라고 하면 이차 구멍 결손을 말한다.

발생 > 심방은 발생 초기 단계에서는 속공간이 하나이지만(▶그림 10-3-a), 일차 사이막에 의해서 좌우로 나누어진다(▶그림 10-3-b). 그러나 태생기에는 산소가 풍부한 혈액이 태반에서 아래대정맥(하대정맥)을 거쳐 오른심방으로 돌아오므로 오른·왼심방의 교통은 필수조건이 된다. 그렇기 때문에 일차 사이막 형성의 초기에는 아래쪽 방향에 결손(일차구멍)이 있고, 그것이 폐쇄될 때에는 위쪽 방향에 결손(이차구멍 또는 타원구멍)이

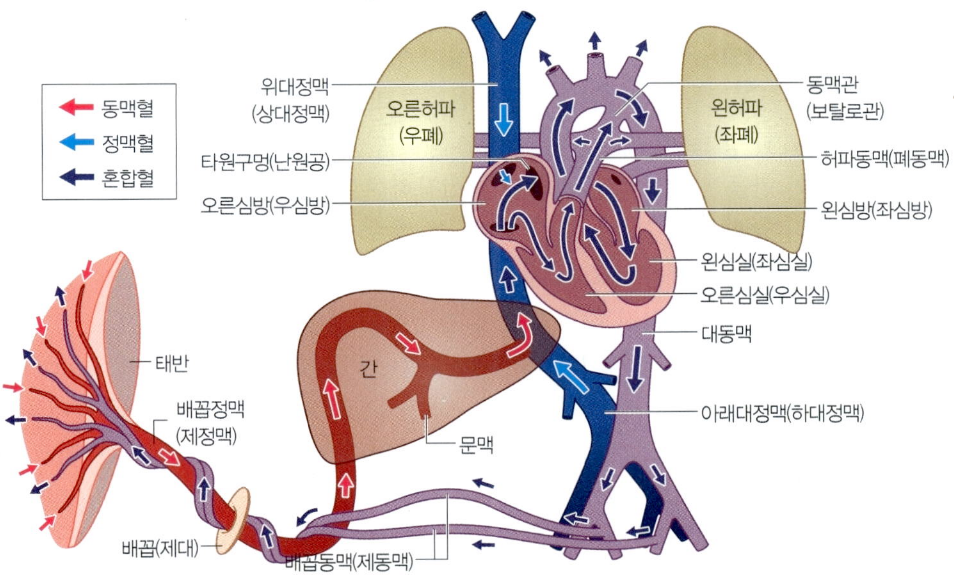

태아의 정맥혈은 태반에서 동맥혈로 바뀐 후 배꼽정맥, 아래대정맥을 거쳐서 오른심방으로 들어간다. 오른심방에 들어간 혈액의 대부분은 타원구멍(난원공)을 통하여 왼심방으로 들어가 왼심실, 대동맥을 거쳐서 전신으로 보내어진다. 한편, 오른심방으로부터 오른심실로 들어간 혈액의 대부분은 허파동맥으로부터 동맥관을 통해서 대동맥으로 흘러들어 허파로는 혈액이 거의 흐르지 않는다.

▶ **그림 10-2** 태아의 혈액순환

Memo

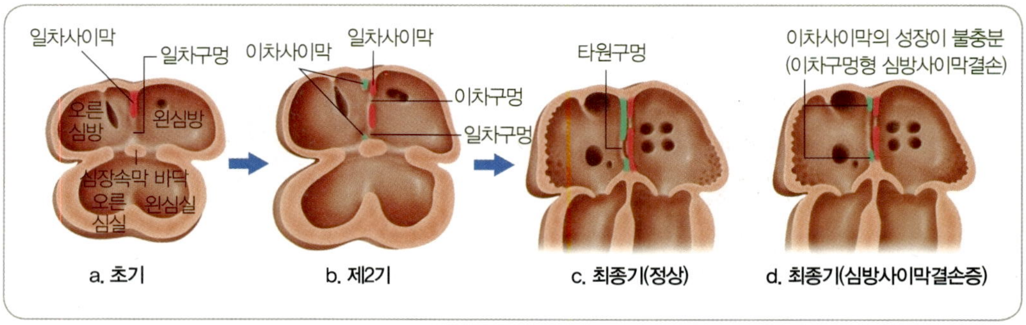

▶ **그림 10-3** 심방사이막 형성

발생하여 좌우 양쪽 방향의 교통이 유지된다. 이차 사이막은 일차 사이막의 오른쪽에 새롭게 만들어져서 타원구멍을 뒤덮게 되는데, 좌우의 교통이 유지된 채로 있다(▶그림 10-3-c). 생후, 2개의 막이 유합되어 심방사이막이 완성된다.

병태 > 심방사이막결손 때문에 허파에서 왼심방으로 돌아온 동맥혈은 결손구멍을 통해 오른심방으로 흘러가고(왼쪽 → 오른쪽 형태), 다시 허파로 돌아가게 되어 오른심실에 부하가 걸린다(▶그림 10-3-d, 4-a).

증상 > 청년기까지는 증상이 없는 경우가 많고, 결손구멍이 큰 경우에는 힘든 일을 할 경우 호흡곤란 등의 심장기능상실(심부전) 증상이 나타난다.

2. 심실사이막결손증(ventricular septal defect, VSD)

심실사이막결손증(VSD)은 심실 사이막에 구멍이 있어 양쪽 심실이 교통하고 있는 상태이며, 빈도가 높은 심장기형이다. 유아기에 자연적으로 폐쇄되는 경우도 있다.

발생 > 심실도 태생 초기에는 속공간은 하나이지만, 차츰 벽으로부터 근육이 생성되어 근육성 사이막이 만들어지고 심장 속막에서 성장하여 유합한다. 그러나 이때에는 심실사이공간이 형성되어 좌우의 교통이 유지된다. 그 후 심장 속막으로부터 발생하는 막모양 사이막에 의해서 공간은 폐쇄되고 사이막이 완성된다. 심실사이막결손증은 이 사이막 부위의 발생이 제대로 이루어지지 않기 때문에 발생하는 경우가 많다.

병태 > 혈액은 심실 내의 압력 차이에 의하여 결손구멍(결손공)을 통하여 왼심실로부터 오른심실로 유입되어(왼쪽 → 오른쪽 형태), 오른심실로부터 허파동맥으로 흘러들게 된다(▶그림 10-4-b). 그 결과 허파동맥의 혈압이 높아진다. 이를 허파고혈압이라고 한다. 허파고혈압증이 진행되면 오른심실의 압력이 높아져서 이번에는 오른심실로부터 왼심실로 혈액이 흘러들게 된다(오른쪽 → 왼쪽 형태). 이러한 상태는 **아이젠맹거증후군(Eisenmenger's syndrome)**이라고 불리며, 양쪽 심실이 비대해진다.

증상 > 오른쪽 → 왼쪽 형태가 발생하면 정맥혈이 가스교환을 하지 않은 채 온몸순환(체순환)하기 때문에 청색증(cyanosis)이 발생하고, 그 밖에 적혈구 증가나 부채모양 손가락도 발생한다.

치료 > 결손구멍이 작은 경우에는 문제가 되지 않으나 구멍을 통과하는 혈류량이 많은

Memo

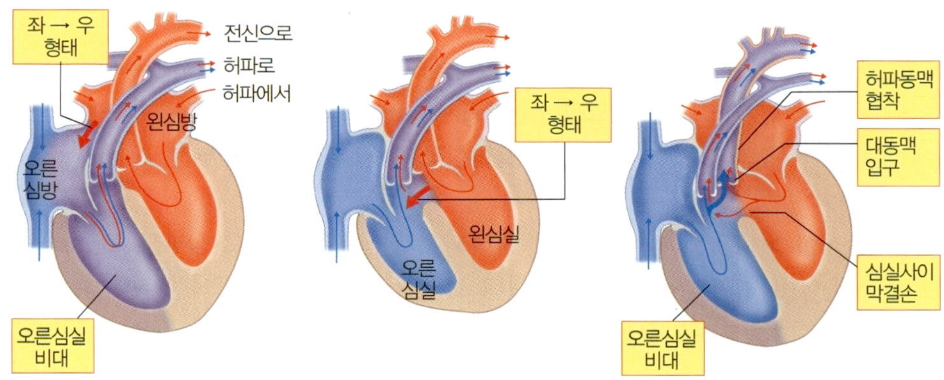

a 심방사이막결손증(ASD)
심방사이막(타원구멍)에 결손이 있을 경우 혈액이 왼심방으로부터 오른심방으로 흘러든다. 오른심실이 비대하여 허파동맥 혈류량이 증가한다.

b. 심실사이막결손증(VSD)
심실사이막의 결손이 있을 경우 혈액이 왼심실에서 오른심실로 흐른다.

c. 팔로사징후(TOF)
대동맥구멍이 오른심실 방향으로 이동하여 심실사이막결손 · 허파동맥협착 · 오른심실비대가 있다.

▶ 그림 10-4 심장기형

경우에는 폐쇄수술이 필요하다.

3. 팔로의 4징후(tetralogy of Fallot, TOF)

팔로의 4징후(TOF)는 ① **심실사이막결손**, ② **오른심실비대**, ③ **대동맥걸침**(대동맥기승; 대동맥판막 입구가 심실 사이막에 걸쳐져 있는 상태), ④ **허파동맥협착**의 4가지 기형이 혼합된 상태를 말한다(▶그림 10-4-c).

병태 > 대동맥걸침과 함께 오른심실 유출로 허파동맥이 좁아져서 허파혈액량이 적어진다. 오른심실 내의 정맥혈은 심실사이막결손을 통하여 왼심실, 온몸순환으로 흐르게 된다(오른쪽 → 왼쪽 형태). 그 결과 청색증이 발생하는 외에 적혈구 증가와 부채모양손가락도 발생한다.

치료 > 수술 치료가 이루어진다.

③ 심장기능상실(심부전, heart failure)

심장은 근육으로 이루어진 장기로, 박출(펌프)기능에 의해서 혈액을 전신의 장기와 조직으로 보낸다. 안정 시에는 1분간에 약 5 L의 혈액을 보내는데 운동 시에는 박출량이 약 20 L까지도 증가한다. 이렇듯 심장의 박출 기능은 상당한 예비능력이 있으나, 병적인 상태에서는 안정 시에도 충분한 혈액을 보낼 수가 없게 된다. 이러한 심장의 박출 기능 감소로 인한 심박출량의 저하를 **심장기능상실(심부전, heart failure)**이라고 한다.

원인 > 심장기능상실의 원인으로는 심장근육세포의 감소(심근경색증), 심장근육에 대한 과잉부하(고혈압, 판막증 등), 선천성 심장질환, 원인불명의 특발성 심장근육증

Memo

등이 있다.

병태 > 심장기능상실의 결과 동맥 쪽에서는 혈류의 부족이, 정맥 쪽에서는 혈류의 정체(울혈, congestion)가 발생한다. **급성 심장기능상실**에서는 동맥의 혈류 부족이 강조되어 그 정도가 현저하면 쇼크(**심원성 쇼크, cardiogenic shock**)를 일으키게 된다. **만성 심장기능상실**에서는 정맥 쪽의 울혈이 강조되어 **울혈심장기능상실(울혈성 심부전, congestive heart failure, CHF)**이 발생한다.

왼심장기능상실 > 왼심실의 박출력이 저하되는 **왼심장기능상실(좌심부전, left heart failure)**에서는 울혈이 허파정맥에서 허파 내의 모세혈관에 이르러 혈액성분이 허파꽈리(폐포) 내로 누출되게 된다. 이것을 **울혈성 허파부종(congestive pulmonary edema)**이라고 한다(▶그림 10-5). 이 상태가 지속되면 적혈구도 허파꽈리 내로 누출되어 허파꽈리 내에는 적혈구의 붕괴물인 혈철소세포를 탐식한 큰포식세포(**심장기능상실세포, 심부전세포**)가 보이게 된다(▶그림 3-3 참조).

오른심장기능상실 > 오른심실의 박출력이 저하되는 **오른심장기능상실(우심부전, right heart failure)**에서는 전신의 정맥에 울혈이 퍼져간다. 간은 팽창하여 무게가 증가하게 되고, 간소엽의 중심부에 울혈이 강하게 일어나며, 그 때문에 특징적인 단면의 육안소견이 나타난다(Nutmeg liver)[2)](▶그림 3-4 참조). 오른심장기능상실은 만성 폐쇄성 허파질환(chronic obstructive pulmonary disease, COPD) 등으로 진행되는 경우도 있지만 대부분은 왼심장기능상실로 진행된다.

2) Nutmeg liver는 '육두구의 간'으로 해석되는데 육두구는 육두구속에 속하는 나무종의 씨앗으로 그 육두구 씨앗이 잘려진 모습처럼 얼룩덜룩해진 간을 말한다.

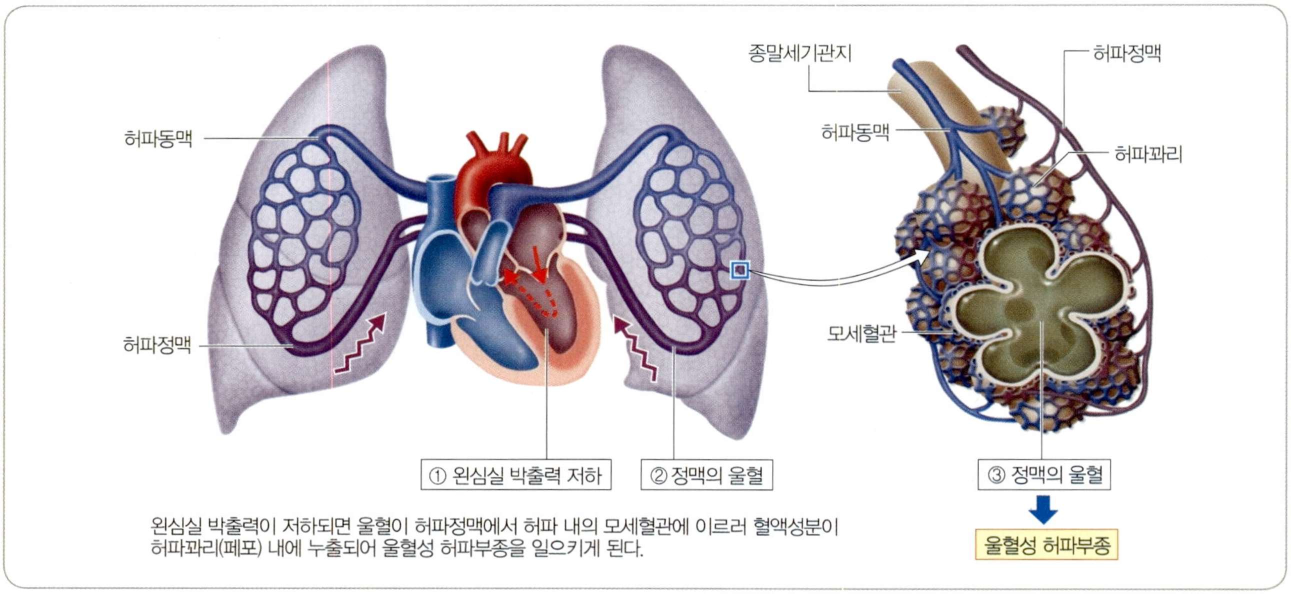

▶ **그림 10-5** 울혈성 허파부종의 병태

Memo

4 심장비대(심비대, cardiomegaly)

심장의 펌프로서의 기능은 심박출량과 혈압에 비례한다. 왼 · 오른심실에 큰 용량(용량부하)과 압력의 부담이 걸리면 심장근육세포의 하나하나는 굵게 비대(hypertrophy)해져(▶그림 2-2) 벽을 두껍게 하여 압력을 높이거나 용량을 늘려 박출량을 보다 높이려는 세포적응을 하게 된다. 이처럼 심장의 적응에 따라 무게가 증가된 상태를 **심장비대(심비대)**라고 한다. 성인의 심장은 중량이 250~300 g이지만 부하가 걸리면 700 g을 넘을 수도 있다. 비대에 의한 적응에는 한계가 있어 비대한 심장은 심장기능상실에 빠지기 쉽다.

분류 > ① **구심성 심장비대**: 고혈압 환자 등 압력의 부하가 걸린 상태에서 볼 수 있는 비대이다. 왼심실의 두께가 현저하게 두껍고 그에 비해 속공간은 좁다(▶그림 10-6-a).
② **확장성 심장비대**: 심실의 비후와 함께 속공간의 확장을 동반한다. 승모판막 폐쇄기능상실이나 대동맥판막 폐쇄기능상실 등 용량부하가 걸려 있는 경우에 나타난다(▶그림 10-6-b).

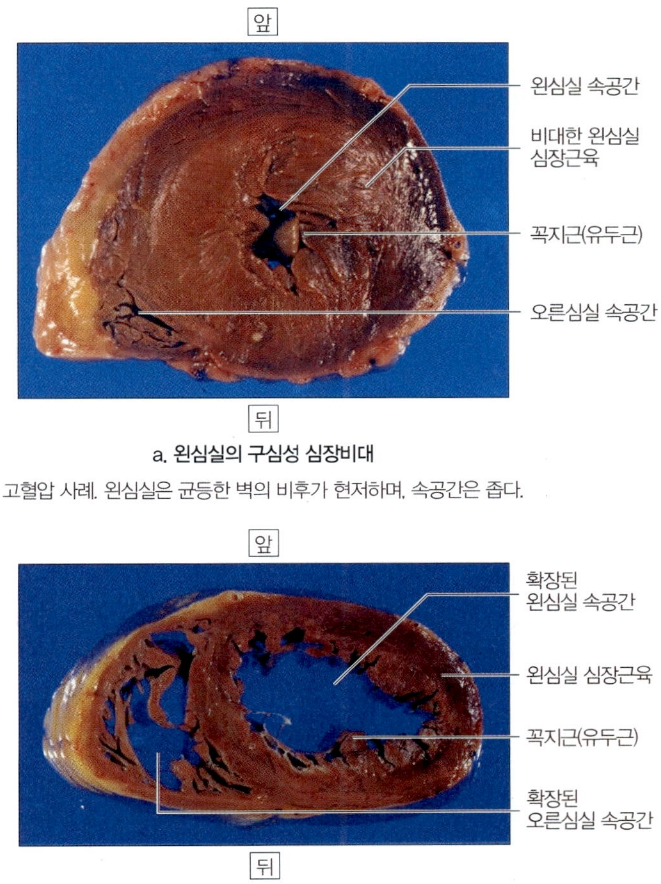

a. 왼심실의 구심성 심장비대

고혈압 사례. 왼심실은 균등한 벽의 비후가 현저하며, 속공간은 좁다.

b. 왼심실의 확장성 심장비대

울혈성 심장기능상실의 예. 왼심실의 벽의 두께에 비해서 속공간의 확대가 현저하다.

▶ **그림 10-6** 심장비대

Memo

원인 > 심장비대의 원인으로는 고혈압, 심장기형, 심장판막증, 동맥경화증, 콩팥질환, 허파고혈압 등이 있다.

또한 만성 허파질환, 허파고혈압에 의해서 오른심실의 고도의 비대와 확장을 불러일으키는 경우를 허파성 심장이라고 부른다.

5 허혈성 심장질환

심장은 끊임없이 규칙적으로 수축운동을 반복하고 있기 때문에 근육이 요구하는 영양과 산소의 소비량 또한 많다. 그래서 심장의 영양을 공급하는 심장동맥(관상동맥, coronary artery)의 혈류가 심장근육의 필요량보다 부족하게 되면, 심장근육은 허혈(ischemia)로 인한 병변이 발생하여 심장의 기능은 크게 저하된다. 이러한 병태를 **허혈성 심장질환(ischemic heart disease)**이라고 부르며, 그 대표적인 질환이 **협심증과 심근경색**이다.

심장동맥의 혈류와 심장근육의 요구량과의 불균형은 심장동맥의 협착, 폐색과 심장근육의 수요 증대에 의해서 일어나게 된다. 심장동맥의 변화는 동맥경화 등 기질적인 변화에 의한 경우와 혈관의 연축 등 기능적 변화에 의한 경우가 있다.

1. 협심증(angina pectoris)

심장근육의 일과성 허혈에 의해서 갑자기 일어나며, 가슴이 답답하거나 가슴통증(협심증통, chest pain)을 주요 증상으로 하는 질환이다. 가슴통증은 일반적으로 수분 이내, 길어도 30분 정도에서 소실되며, 또한 니트로글리세린의 혀밑투여(설하투여, sublingual administration)에 의해서 소실된다.

분류 > 일반적으로는 힘든 일을 할 경우 발생하는 **운동시 협심증**과 안정 시에 나타나는 **안정시 협심증**으로 분류된다.

검사 소견 > 심전도에서는 발병 시 ST 부분의 하강이 나타난다. 운동부하를 가하여 심전도의 변화를 보는 검사도 있다. 심장동맥의 협착 상태를 조사하기 위해서는 심장동맥조영검사를 한다.

치료 > 발작 시에는 니트로글리세린을 투여한다. 심장동맥의 수축을 억제하는 약물을 사용하는 경우도 있다. 내과적 치료로 통제할 수 없는 기질성 협심증에는 심장동맥우회술이나 심장 카테터에 의한 치료를 실시한다. 그 밖에 기저질환이 되는 고혈압(hypertension), 동맥경화증(arteriosclerosis), 이상지질혈증(dyslipidemia)에 대한 치료도 이루어진다.

2. 심근경색(myocardial infarction, MI)

심장동맥의 폐색에 의해서 심장근육의 허혈성 괴사가 일어난 상태를 **심근경색**이라고 한다(▶그림 10-7). 폐색의 원인으로는 동맥경화, 혈전, 색전, 혈관염 등이 있으며, 그 중 동맥경화(arteriosclerosis)에 의한 것이 가장 많다.

호발부위 > 심장동맥의 속공간 폐색은 대동맥에서 갈라져 나온 후 수 cm 이내의 비교적 두꺼운 부분에서 일어난다. 경색의 호발부위는 왼심장동맥 앞내림가지(전하행지)의

Memo

폐색에 의한 왼심실 앞벽과 사이막 앞부위의 경색(앞벽경색)이 가장 많으며, 그 다음으로 오른심장동맥의 폐색에 의한 왼심실 아래(뒤)벽과 사이막 뒤부위의 경색(아래벽경색 또는 뒤벽경색)이 많다(▶그림 10-7-a, b, c). 즉, 왼심실에서 많이 발생하며 오른심실이 경색에 빠지는 경우는 드물다.

병리학적 변화 > 발병 직후에는 맨눈이나 현미경으로도 경색부의 변화가 인지되지 않는다. 12시간 정도 지나면 경색에 관여하는 심장근육세포에 응고괴사가 일어난다. 핵은 응축되어 사라지고 세포질은 비정형화되어 가로무늬근은 사라진다. 사이질에는 출혈이 일어나고 호중구가 침투하기 시작하여 괴사물을 분해한다. 그 후 큰포식세포(대식세포)도 침투하여 분해물을 흡수해 나간다. 큰포식세포에 의한 흡수 후에는 모세혈관이나 섬

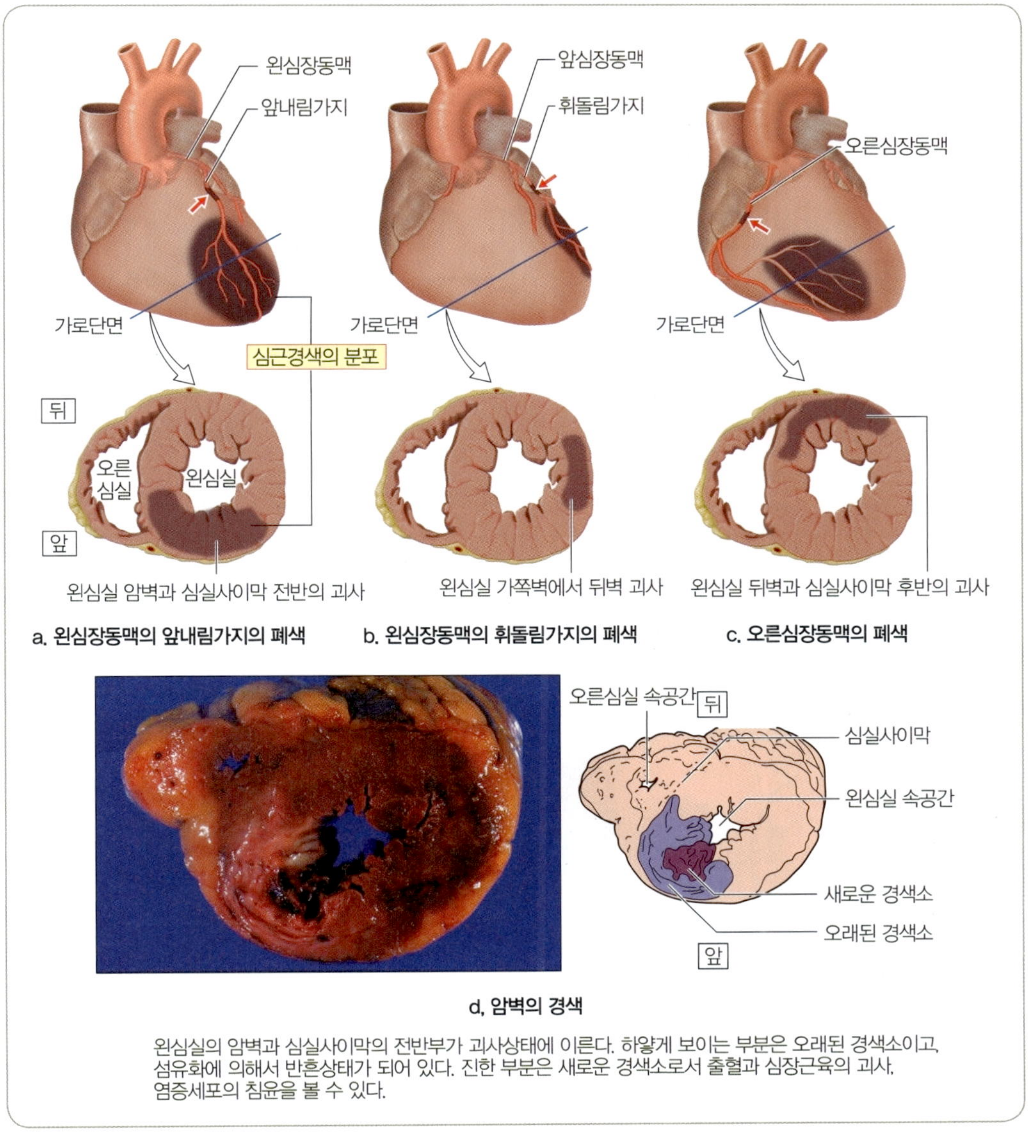

▶ 그림 10-7 심장동맥폐색과 심근경색

Memo

유아세포가 증가하여 육아조직이 되고, 섬유조직(반흔)으로 대체된다(▶그림 10-7-d). 섬유조직이 완성되기까지 약 4~6주가 경과한다. 심장근육세포는 재생능력이 없으며 손상 부위에 형성된 섬유조직은 수축능력을 잃게 된다.

심근경색에 빠진 심장은 충분한 혈액을 보낼 수 없게 되어 허파의 울혈(congestion)이 발생하게 된다. 이로 인한 가스교환의 저하로 저산소혈증(hypoxemia)이 나타나며 한층 더 심장근육의 수축력이 저하되는 악순환에 빠지게 된다(▶그림 10-8).

증상 > 갑자기 격렬한 가슴통증이 일어나고 장시간 지속된다. 때로는 쇼크(**심원성 쇼크, cardiogenic shock**)를 일으킨다. 괴사부분이 파괴되어 **심장파열**을 일으켜 **심장눌림증(cardiac tamponade)**에 의해서 사망하기도 한다(▶그림 10-9). 파열되는 부위에 따라서는 심실사이막결손(심실사이막의 경색), 승모판막 폐쇄기능상실을 일으킨다. 또 심실성 부정맥을 일으켜 사망하기도 한다. 만약 급성기를 극복하더라도 심장의 박출력은 저하되어 대부분은 울혈심장기능상실(울혈성 심부전, congestive heart failure, CHF)이 된다.

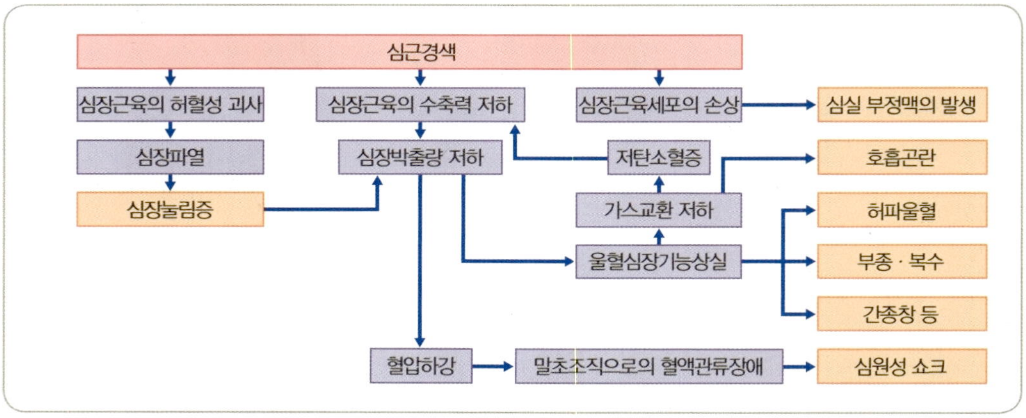

▶ **그림 10-8** 심근경색의 병태생리

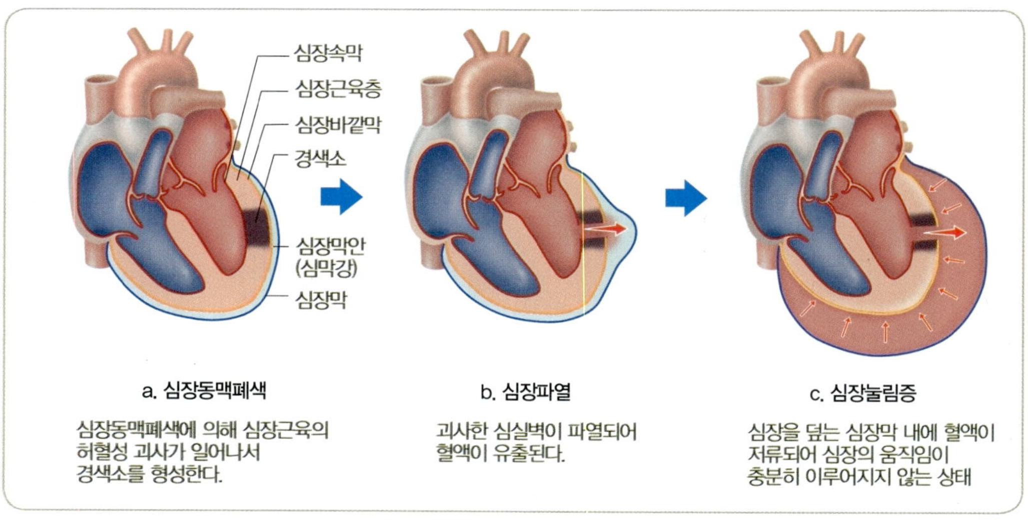

▶ **그림 10-9** 심장파열과 심장눌림증

검사 > 심전도와 괴사한 심장근육세포에서 혈액 속으로 흘러나오는 혈청 심장근육일탈효소[3]의 활성 측정이 중요하다. 심전도 변화에서는 ST가 상승하여 이상 Q파, T파의 음전화(관성 T파)가 나타난다. 일탈효소에서는 우선 크레아틴키나아제(CK)가 상승하고 아스파르트산 아미노트랜스퍼라아제(aspartate aminotransferase, AST)[4], 젖산탈수소효소(lactate dehydrogenase, LDH), α-하이드록시 낙산탈수소효소(α-hydroxy-butyrate dehydrogenase, HBD)가 상승한다.

치료 > 발병 초기에는 절대 안정을 취하고 통증이나 부정맥, 쇼크에 대한 치료를 한다. 심장동맥의 협착 부위에 카테터를 삽입하여 기계적으로 확장시키거나 카테터의 선단으로부터 혈전용해제를 주입하는 경피적 심장동맥 중재술(percutaneous coronary intervention, PCI)이 이루어지고 있다. 카테터 치료에 적응이 되지 않으면 외과적으로 우회수술이 이루어질 수 있다.

Memo

3) 일탈효소란 원래 각 장기의 세포 내에서 기능하고 있는 효소로, 그 장기가 손상되면 혈중으로 방출된다.

4) AST는 글루탐산 옥살로아세트산 트랜스아미나아제(GOT)로 불리기도 한다.

6 심장근육병증(심근병증, cardiomyopathy)

어떠한 원인에 의하여 심장근육에 상처가 나서 진행성의 심장기능상실, 돌연사를 일으키는 질환이다. 원인이 분명한 허혈성 심장질환, 바이러스 감염에 의한 심장근육염, 고혈압 등과 같은 다른 질환을 제외하는 것이 중요하다. 대부분 원인이 불분명하기 때문에 **특발성 심장근육병증**이라고도 불린다. 그러나 최근 그 일부에 대해서 원인이 되는 유전자의 이상이 밝혀지고 있다.

심장의 형태적 변화에 따라 **비대형 심장근육병증**과 **확장형 심장근육병증**으로 나누어진다.

비대형 심장근육병증(hypertrophic cardiomyopathy) > 심실의 비후가 현저하고 속공간은 좁아져 심실 확장의 장애를 일으킨다. 심장 초음파 영상을 통해 심실사이막이 비대칭적으로 비후되어 있는 것을 볼 수 있다. 또한 심장근육세포는 비대해져서 특징적인 비정상적인 배열을 하고 있다. 이는 심한 심실성 부정맥에 의하여 돌연사를 일으키는 경우도 있다.

확장형 심장근육병증(dilated cardiomyopathy) > 벽의 비후와 함께 심실의 속공간이 고도로 확장되어 심장근육의 수축력이 저하된다. 그로 인해 만성 울혈심장기능상실 상태가 된다.

치료 > 현재까지 심장이식 이외에 근본적인 유효한 치료법은 없다. 심장기능상실에 대한 내과적 치료가 이루어진다.

7 심장속막과 심장막의 질환

1. 심내막염(endocarditis)

심내막염은 심장의 속막(심내막, endocardium)이 상처를 입는 염증으로 **류마티스성 심내막염, 비감염성 혈전성 심내막염, 감염성 심내막염**이 있다. 모두 승모판막과 대동맥판막에 염증을 일으키기 쉽다.

검사 > 검사에서는 심장 초음파에 의해 판막의 증식을 직접 관찰한다. 감염성 심내막

Memo

염에 대해서는 원인 미생물을 확인하기 위해 동맥혈의 배양을 실시한다.

치료 > 감염성 심내막염에 대해서는 감염균에 유효한 항생제를 투여한다. 판막장애 등에 의한 증상이 심각한 경우에는 판막치환술 등 외과적인 치료를 한다.

● 류마티즘성 심내막염

A군 베타용혈사슬알균(Group A, *β Hemolytic Streptococcus*)의 감염에 의해 생산된 항체가 면역반응을 일으킴으로써 판막 조직에 섬유소모양 변성이나 특이한 형태의 큰포식세포가 발생하고, 아쇼프(Aschoff) 결절이라는 특징적인 병변이 다발적으로 나타나 내피를 손상시켜 혈전이 형성된다. 판막은 염증 후 형성된 흉터화에 따른 파괴와 변형을 겪으며 후유증으로 심장판막증이 발생할 수 있다.

● 비감염성 혈전성 심내막염

암의 말기나 중증 감염병, 전신홍반성루프스(SLE)[5] 등의 콜라겐병(교원병)에서 볼 수 있다. 혈전이나 기질화한 혈전이 심장속막이나 승모판막 및 대동맥판막에 부착되어 사마귀모양이 된다(▶그림 10-10). 사마귀는 때로 떨어져서 색전증(embolism)의 원인이 된다. 혈액응고이상과 관련된 것으로 알려져 있다.

5) SLE 환자에게 보이는 사마귀모양 심내막염을 리브만-작스(Libman Sachs)형 심내막염이라고 한다.

● 감염성 심내막염

지금까지 세균성 심내막염이라고 불리고 있었지만 세균뿐만 아니라 진균 등에 의해서도 발병하기 때문에 **감염성 심내막염**이라고 불리게 되었다. 발치 후나 수술 시 감염, 카테터로부터의 감염 등이 원인이 된다. 기회감염(opportunistic infection)에 의한 것도 있다. 황색포도알균(*Staphylococcus*)과 사슬알균(*Streptococcus*)에 의한 경우가 많다. 류마티스성 판막증이나 선천성 심장질환 등에 의하여 상처를 입은 판막이나 심장속막이 손상을 받는 경우가 많다.

염증반응이 심하고, 판막에 깊은 궤양을 만들어서 그 위에 균을 동반한 혈전이 부착되어 있다. 혈전은 떨어지기 쉽고 전신장기에 색전증을 일으키기 쉽다. 색전부위에는 작은 고름집(농양, abscess) 형성이 보인다.

임상적으로는 고열과 전신피로가 발생하며 급속히 심장기능상실이 진행되지만 아급성

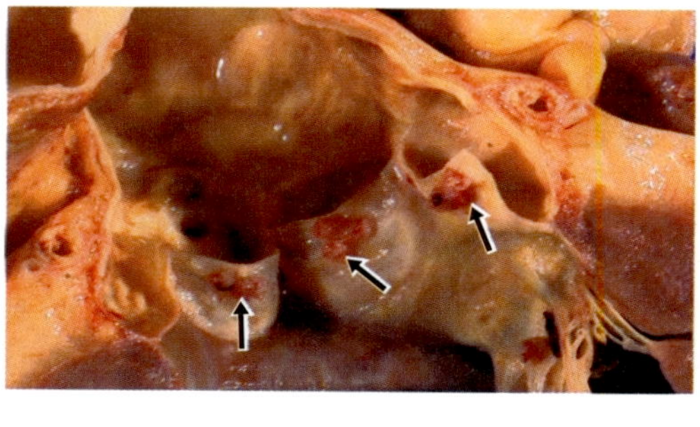

말기 이자암의 예. 대동맥판막에 많은 혈전 부착을 볼 수 있다(화살표). 이러한 혈전은 암 말기에 심각한 감염병에 동반되어서 나타나는 경우가 많다. 혈전은 떨어지기 쉽고 때로는 전신의 장기에 색전증을 일으키기 쉽다.

▶ **그림 10-10** 비감염성 혈전성 심장속막염

의 경과를 나타내는 경우도 있다.

Memo

2. 심장막염(심낭염, pericarditis)

심장막(심낭, ▶그림 10-9-a)은 심장벽의 가장 바깥쪽에 위치하고 있는 심장바깥막(심외막)과 심장을 감싸는 틈새인 심장막안을 형성하는 벽쪽심장막(벽측판)으로 이루어진다. 두 막은 연속하고 있는데, 그곳에 염증이 발생하는 질환이 **심장막염**이다.

원인으로는 바이러스와 세균 등의 감염, 요독증 등의 대사장애, 콜라겐병, 종양의 침투, 방사선조사 등이 있다.

임상적으로는 급성 경과를 나타내는 것과 만성 경과를 나타내는 것이 있다. 바이러스 감염 등에 의한 급성 심장막염에서는 급격히 심낭수가 쌓여서 급성 심장기능상실에 빠진다. 심장바깥막은 섬유소가 침착하여 거칠어진다.

심장눌림증 > 심근경색후 심장파열 및 해리성 대동맥 파열에 의한 혈액이나 급성 심장막염에 의한 삼출액 등의 액체 성분이 심장막 내에 급격히 쌓이면 심장확장에 장애가 나타난다. 이 상태를 **심장눌림증(cardiac tamponade)**이라고 한다(▶그림 10-9-c).

협착심장막염 > 심장막염이 만성화하여 섬유성 유착과 심장막의 흉터 수축이 높아져서 심장의 확장이 장애를 받은 상태를 **협착심장막염(constrictive pericarditis)**이라고 한다. 결핵균 감염과 관련된 경우가 많다.

8 심장판막증(valvular heart disease)

심장판막의 변형에 의하여 판막의 움직임에 장애가 발생한 상태이다. 판막의 장애에 의하여 심장이 혈액을 박출하는 힘에 부담이 발생하여 심방이나 심실의 비대 · 확장을 일으킨다.

판막의 변형을 일으키는 원인으로는 류마티스성 심내막염에 의한 것이 가장 많고 그 외에 동맥경화증에 의한 것이 많다.

분류 > 판막증은 **협착증**과 **폐쇄기능상실(폐쇄부전)**로 구별되는데, 이 두 가지가 조합되어 발생하는 경우가 있다. 승모판막, 대동맥판막이 피해를 입기 쉬워 승모판막협착(▶그림 10-11), 승모판막 폐쇄기능상실, 대동맥협착, 대동맥판막 폐쇄기능상실 등으로 불린다.

협착(stenosis)에는 판첨이 유착하여 잘 열리지 않고, 혈액의 통과가 어려워진다. 그래서 혈액을 박출하는 심실 또는 심방의 압력 저항이 증가한다.

한편, 폐쇄기능상실에는 판이 닫힐 때 판이 완전히 닫히지 않아서 역류(regurgitation)가 발생된다. 심실 또는 심방은 항상 여분의 혈액량을 내보낼 필요가 있으므로 여분의 용량 부하가 걸린다.

증상 > 장애가 있는 판막의 종류, 협착, 폐쇄기능상실의 유무에 따라 병태와 증상이 다르다. 승모판막 협착에서는 왼심방에서 왼심실로의 혈액 유입에 장애가 발생하여 왼심방압과 허파정맥압의 상승이 일어나 허파의 울혈이나 부종이 발생한다.

승모판막 폐쇄기능상실에서는 왼심실에서 왼심방으로 혈액이 역류하게 된다. 이로 인

Memo

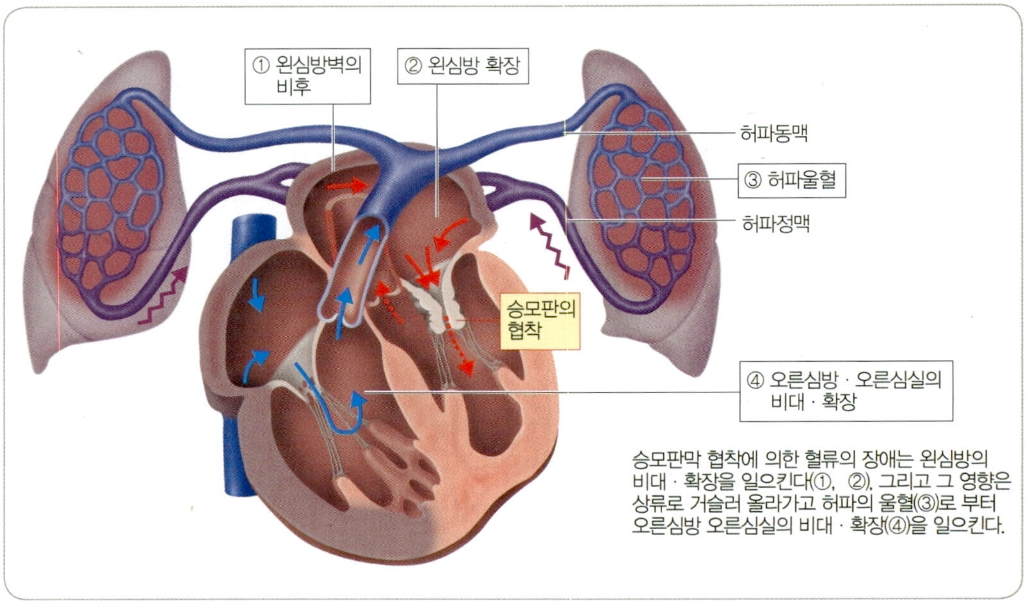

▶ **그림 10-11** 승모판막협착증

해 왼심실은 용량부하가 걸려 확장성 비대가 발생한다.

검사 > 청진에 의해서 장애가 있는 판막마다 특징적인 심장잡음이 들린다. 심전도, 심장 초음파영상, 심음도, 가슴 X선 검사 등에 의해서 심실 · 심방의 비대 · 확장의 유무, 판막의 움직임을 검사하고, 심장 카테터 검사에 의하여 심장내압의 측정, 심장혈관 조영검사에 의하여 조영제의 혈류소견 등을 조사할 수 있다.

치료 > 외과적 요법으로는 변형된 판막의 형성술이나 인공판막치환술이 이루어진다.

병리학

제 11 장

혈액 · 조혈계통의 질환

Memo

골수질환 중 적혈구계 이상으로는 빈혈(anemia)이, 백혈구의 이상으로는 백혈병(leukemia)이 대표적인 질환이다. 림프절의 대표적인 질환으로는 악성림프종(malignant lymphoma)을 들 수 있다. 백혈병이나 악성림프종 같은 조혈계 질환은 병변이 단순히 골수 또는 림프절에 그치지 않고 전신의 장기에 영향을 미치는 질환이라는 점에서 중요하다.

I 골수 및 혈액의 질환

1 골수의 기능과 혈구의 분화 · 성숙

조혈 > 골수의 주요 기능은 **조혈(hematopoiesis)** 작용으로 조직에서 혈구를 만드는 것을 말한다. 골수는 **적혈구, 백혈구(과립구, 단핵구, 림프구), 혈소판**을 생산하고 있다. 조혈은 생후 2주에서 2개월쯤까지는 난황주머니(난황낭)에서, 40일부터 7개월쯤까지는 간과 지라에서 이루어진다. 골수에서의 조혈작용은 생후 5개월 정도부터 시작된다.

어린이의 골수는 전체적으로 혈구가 많은데 나이가 듦에 따라 지방세포가 증가한다. 넙다리뼈 등의 긴뼈에서는 먼쪽부위에서부터 서서히 지방조직으로 변화해간다. 척추뼈, 가슴뼈, 골반뼈 등 몸 중심부에서는 조혈기능이 유지된다.

조혈모세포와 혈구의 분화 > 혈구는 **조혈줄기세포(다기능성 줄기세포, hematopoietic stem cells)**라고 불리는 원래의 세포에서 분화하여 생긴다. 그 중에서도 적혈구를 만드는 **적혈모구계 세포**, 과립구(호중구 · 호산구 · 호염기구)와 단핵구를 만드는 **과립구 · 단핵구계 세포**, 혈소판을 만드는 **거핵구계 세포**의 세 계통은 모두 골수계 줄기세포로부터 분화하여 태어난다(▶그림 11-1). 면역에 관여하는 T 세포와 B 세포의 림프구는 림프계 줄기세포로부터 생산된다.

또 혈구의 분화에는 골수에서의 미세환경과 조혈유도인자가 중요하다. 골수미세환경의 구성요소에는 정맥굴, 모세혈관, 내피세포, 그물세포(세망세포)[1] 등이 있다. 조혈유도인자로는 에리스로포이에틴(erythropoietin)과 인터루킨 등을 들 수 있다.

1) 그물세포(세망세포)는 골수나 림프절, 지라 등에 존재하며, 세망섬유(III형 콜라겐)를 생산하는 사이질세포(간질세포)로, 조혈이나 림프구 유도에 관여한다.

2 빈혈(anemia)

정의 > 빈혈이란 단위 혈액용적 중의 적혈구 수, 헤모글로빈(혈색소)량, 적혈구용적률(헤마토크리트: 적혈구가 혈액 중에 차지하는 용적을 %로 나타낸 수치)이 정상범위보다 감소한 상태이다. 정상인의 적혈구 수의 기준치는 남성 420~570만/μL, 여성 370~500만/μL이다. 헤모글로빈량의 기준치는 남성 13~17 g/dL, 여성 12~16 g/dL이며, 적혈구용적률의 정상치는 남성 39~51%, 여성 33~45%이다.

증상> 적혈구는 전신조직으로 산소를 운반하는 역할을 한다. 그렇기 때문에 적혈구 수가 감소하는 빈혈에서는 조직의 산소결핍에 의한 여러 증상이 나타난다. 전신증상으로는 피로가 잘 나타나며 호흡곤란 및 심장박동수가 증가한다. 뇌증상으로는 일어설 때에 어

Memo

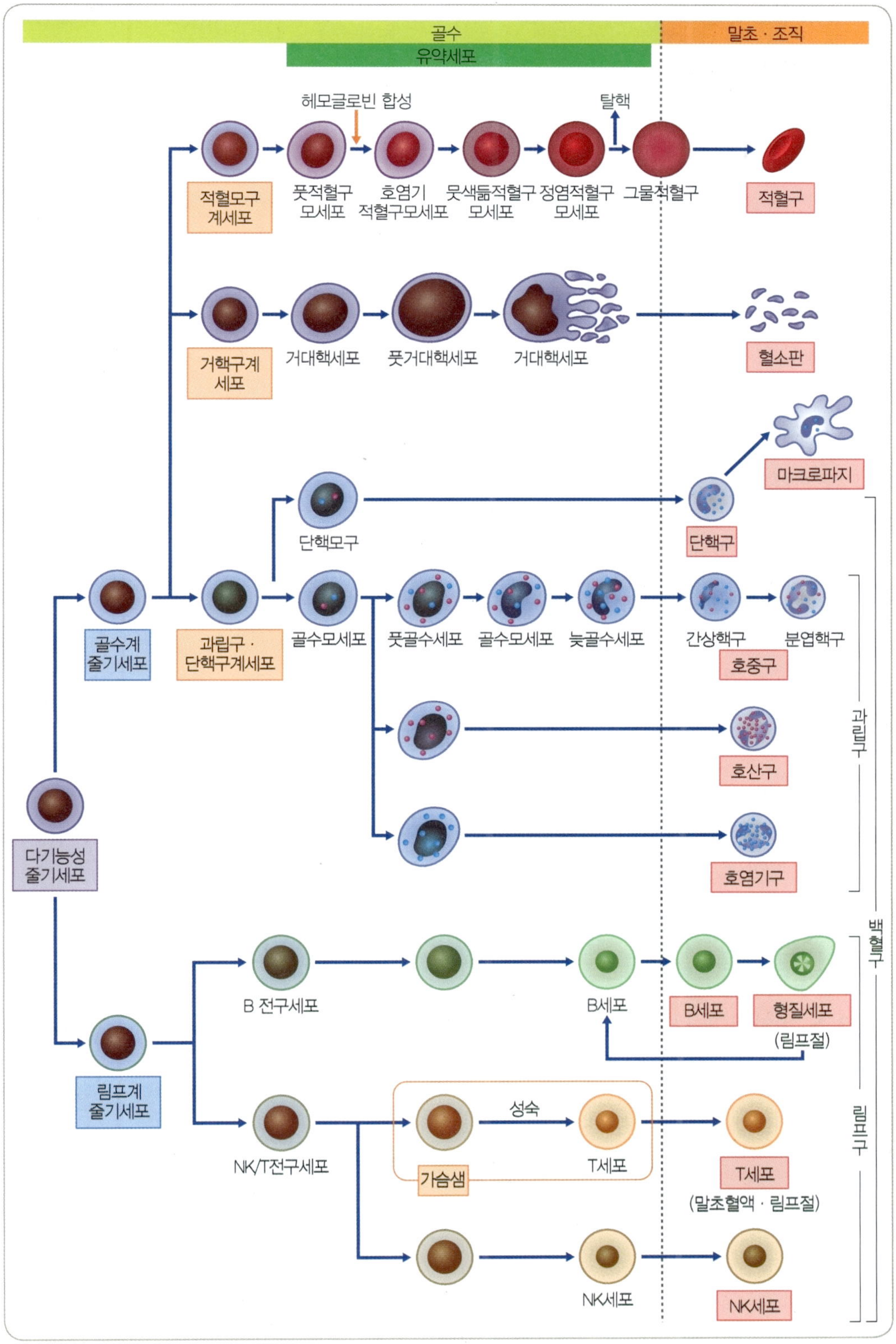

▶ **그림 11-1** 혈구의 분화

Memo

지럽거나 실신현상이 나타난다. 또한 피부는 창백하며 황달이 나타나는 경우(용혈빈혈)가 있다.

분류 > 발생 원인에 따라 출혈성, 적혈구의 생산이상, 적혈구의 수명단축 혹은 파괴항진에 의한 빈혈로 나누어진다(▶표 11-1).

적혈구 생산이상에는 적혈구를 만드는 재료가 부족한 경우(철결핍빈혈, 악성빈혈 등), 혈구생산기전에 이상이 생긴 경우(조혈모세포나 미세환경의 이상, 재생불량빈혈), 혈액을 만드는 장소가 없어진 경우(백혈병, 암의 전이 등)가 있다.

또한 헤모글로빈의 양에 따라 정상색소성 · 저색소성 · 고색소성으로 그리고 적혈구의 크기에 따라 정상적혈구성 · 소적혈구성 · 대적혈구성으로 분류하여 빈혈의 원인을 추정하기도 한다.

1. 철결핍빈혈(iron deficiency anemia)

철결핍빈혈은 헤모글로빈 형성에 필요한 철분 부족에 의한 빈혈이다. 위궤양, 암, 여성의 생식기 출혈 등 소량의 지속적 출혈 또는 철 섭취량 부족으로 발생한다.

검사소견 > 말초혈액 적혈구는 소형으로 헤모글로빈의 양이 적어지는 저색소성 소적혈구 빈혈(hypochromic microcytic anemia)을 나타낸다. 골수에서는 소형 적혈모구가 증가하고 있다. 혈청 철의 농도는 저하되고, 총 철결합능과 불포화철 결합능[2)]은 함께 상승한다.

치료 > 출혈 등의 원인 제거나 철분제 투여를 한다.

2) 혈장 중의 철은 트랜스페린이라는 단백질과 결합하여 운반된다. 트랜스페린에 결합 가능한 철의 총량을 총 철결합능이라고 하며, 철이 결합하지 않은 트랜스페린의 양을 결합 가능한 철분으로 나타낸 값을 불포화 철결합능이라고 한다. 총 철결합능에서 혈청철값을 제외한 값이 불포화 철결합능이 된다.

2. 거대적혈모구빈혈(megaloblastic anemia)

거대적혈모구빈혈은 비타민 B_{12}나 엽산 결핍에 의해서 발생하는 빈혈로, 골수 안에는 거대적혈모구가 나타난다. 거대적혈모구는 세포질 성숙에 비해서 핵의 성숙이 늦어지는 독특한 대형 적혈모구이다.

검사소견 > 말초혈액에서는 큰적혈구빈혈(macrocytic anemia)을 나타내고 골수에서는 거대적혈모구가 나타난다. 진단을 위하여 혈청 속의 비타민 B_{12}를 측정하거나 위액 속의 내인성 인자를 측정한다.

치료 > 비타민 B_{12}나 엽산을 투여한다.

▶ **표 11-1** 빈혈의 분류

골수에서 혈구 생산 이상에 의한 빈혈	혈구파괴항진에 의한 빈혈(용혈빈혈)	
	선천성(내인성) 용혈빈혈	후천성(외인성) 용혈빈혈
철결핍빈혈 거대적혈모구 빈혈(악성빈혈) 재생불량성빈혈 암의 뼈전이 지중해성빈혈	유전성 구형적혈구증 낫모양적혈구빈혈 발작성 야간혈색뇨증	자가면역성 용혈빈혈 태아적혈모구증 부적합 수혈에 의한 빈혈 발작성 한냉혈색뇨증

Memo

● 악성빈혈(pernicious anemia)

거대적혈모구빈혈의 대표적 질환인 악성빈혈은 비타민 B_{12}의 결핍으로 발생한다. 비타민 B_{12}의 흡수에는 위점막에서 생산되는 내인성 인자가 필요한데, 고도의 위축성 위염이나 위적출술 후 혹은 자가면역기전에 의한 항내인성 인자 항체의 생산에 의해 내인성 인자가 결핍되어 비타민 B_{12} 흡수장애가 생기면 악성빈혈이 발생한다.

3. 재생불량빈혈(aplastic anemia)

병태 > 골수의 기능장애에 의한 빈혈이다. 골수에는 혈구가 거의 보이지 않고 지방조직으로 대치되어 있다. 혈구의 감소는 적혈모구계뿐만 아니라 과립구계 세포나 거핵모구의 감소도 동반한다.

원인 > 불분명한 경우가 많다. 방사선, 항생물질이나 항암제 등의 약제투여, 심각한 세균 감염 등에 의하여 골수장애가 생긴 경우에 발생한다.

검사소견 > 말초혈액에서 혈구 세 계통의 세포 수가 모두 현저하게 감소한다. 빈혈은 보통 정상적혈구 정상색소성 빈혈을 나타낸다.

치료 > 원인이 분명한 경우에는 원인인자를 제거한다. 일반적으로 단백동화호르몬을을 투여하는데, 심한 경우에는 수혈, 골수이식이 필요하다. 백혈구나 혈소판이 감소하기 때문에 감염이나 출혈이 주요 사망원인이 된다.

4. 용혈빈혈(hemolytic anemia)

용혈빈혈은 적혈구의 수명 이전에 파괴(용혈)되어 발생하는 빈혈이다.

검사소견 > 일반적으로 보이는 검사소견으로는 정상적혈구 정상색소성 빈혈, 말초혈액 중 그물적혈구 증가, 혈청 중 간접 빌리루빈 증가, 소변 중 우로빌리노겐 증가, 적혈구 수명의 단축, 황달, 지라비대(비종) 등이 있다.

원인과 분류 > 원인으로는 유전적으로 혈구 자체의 이상에 의한 선천적인 것과 후천적 이상에 의한 것이 있다.

선천성(내인성) 용혈빈혈로는 **유전성 구형적혈구증**이나 아프리카 인종에게서 볼 수 있는 **낫모양적혈구빈혈(겸상적혈구빈혈, sickle cell anemia)** 등이 있다.

후천성(외인성) 용혈빈혈로는 자기 적혈구에 대한 항체의 출현에 의해 용혈을 일으키는 **자가면역성 용혈빈혈**, 어머니와 태아의 혈액형 부적합이 원인이 되는 **태아적혈모구증**, **발작성 야간혈색뇨증** 등이 있다.

태아적혈모구증 > Rh식 혈액형의 부적합이 문제가 된다. Rh음성(Rh-)의 어머니가 Rh양성(Rh+)의 태아를 임신했을 경우, 둘째 아이 이후에 이 증상을 일으킨다. 빈혈이나 황달, 간 · 지라비대가 발생하고, 종종 간접 빌리루빈이 대뇌기저핵에 침착하여 황염하는 핵황달과 합병하여 여러 가지 신경증상을 일으킨다.

Memo

3 백혈구증가증과 백혈구감소증

1. 백혈구증가증(leukocytosis)

말초혈액 중 백혈구의 수가 현저하게 증가한 상태를 **백혈구증가증**이라고 한다.

대부분의 감염증에서는 백혈구 중 특히 호중구의 증가가 나타난다. 이때 간상핵 호중구의 비율이 증가하여 분엽핵 호중구의 비율이 감소한 상태를 호중구의 핵 좌방이동[3]이라고 한다.

백혈병에서는 비정상적인 백혈구 세포가 현저하게 증가하여 말초혈액 중에 나타난다. 또한 암의 골수 전이, 좁쌀결핵(속립성 결핵) 등의 심각한 감염증에서 일어난다.

3) 백혈구의 분화는 왼쪽에서 오른쪽으로 향해서 성숙해 가도록 기재된다(▶그림 11-1). 따라서 좌방이동이란 어린 세포가 증가하는 것을 나타낸다.

2. 백혈구감소증(leukopenia)

말초혈액 중 백혈구의 수가 감소하는 상태를 **백혈구감소증**이라고 하며, 특히 호중구가 감소(neutropenia)하는 **과립구감소증(무과립구증)**이 임상적으로 중요하다. 약물중독, 세균 감염증, 바이러스 감염증이 원인이다. 백혈구의 감소는 재생불량빈혈에서도 나타난다. 백혈구가 감소하면 감염에 대한 저항성이 매우 약해져서 폐렴이나 패혈증으로 사망하는 경우도 있다.

4 백혈병(leukemia)

골수에서 다기능성 줄기세포인 조혈모세포가 종양화하여 증식하는 상태를 **백혈병**이라고 한다. 말초혈액 속에 많은 백혈병 세포가 나타난다.

원인 > 백혈병의 발생 원인은 다른 종양과 마찬가지로 분명하지 않은 경우가 많다. 방사선이나 특수 화학약품에의 노출이 백혈병 발생과 관련이 있는 것으로 알려져 있고 유전자나 염색체의 이상이 많이 연구되고 있다. 또한 인간 T 세포 백혈병 바이러스 1형(HTLV-1) 감염에 의해서도 백혈병이 발생하는 것으로 밝혀졌다.

증상 > 백혈병에서는 발열 외에 적혈구 · 백혈구 · 혈소판의 생산이 백혈병 세포의 침윤에 의해 장애가 발생하기 때문에 빈혈이나 과립구 감소에 의한 감염 저항력 저하, 혈소판 감소에 의한 출혈 경향이 나타난다. 간, 지라, 림프절 등은 백혈병 세포의 침윤에 의해 비대해진다.

분류 > 조혈모세포는 우선 골수계 줄기세포와 림프구계 줄기세포로 분화한다. 골수계 줄기세포가 종양화한 것을 **골수성 백혈병**, 림프구계 줄기세포가 종양화한 것을 **림프구성 백혈병**이라고 한다. 또 증식하고 있는 세포의 형태상 차이에 의해 어린 세포의 형태를 나타내는 백혈병 세포가 증식한 것을 **급성 백혈병**, 각 성숙 단계의 세포가 보이고 성숙형이 많은 것을 **만성 백혈병**이라고 한다.

1. 급성백혈병(acute leukemia)

Memo

급성백혈병에서는 말초혈액 중에 어린 세포와 비슷한 백혈병 세포가 많이 나타나고 성숙세포는 조금밖에 나타나지 않는다. 급성백혈병의 분류에는 백혈병 세포의 형태와 종류에 따라 분류된 FAB 분류(French-American-British classification, ▶표 11-2)와 유전자 이상을 포함한 포괄적인 분류인 WHO 분류가 국제적으로 이용되고 있다. **급성림프구성백혈병(acute lymphocytic leukemia, ALL), 급성골수성백혈병(acute myelocytic leukemia, AML), 급성 전골수성백혈병(acute promyelocytic leukemia)** 등으로 분류된다. ALL과 AML은 백혈병 중에서도 빈도가 높다.

증상 > 급성 백혈병은 어린이와 고령자에게 많으며, 갑작스러운 발열, 출혈, 빈혈 등의 증상이 나타난다. 일반적으로 경과는 짧고 간이나 지라의 비대는 만성 백혈병만큼 현저하지는 않다. 파종성 혈관내응고(DIC)이 합병되기 쉬운 특수한 급성 백혈병도 있다**(급성 전골수성 백혈병)**.

검사소견 > 골수 안이나 말초혈액에는 골수모세포, 전골수구와 비슷한 형태의 어린 세포가 대량으로 증식하고, 성숙 과립구도 보인다. 그러나 성숙 단계에 접어든 것은 거의 볼 수 없다.

종양세포가 때로는 너무 어려서 골수성인지 림프성인지 형태적으로 구별이 되지 않는 경우도 있다. 퍼옥시다아제(peroxidase) 염색 등 효소조직화학이나 단클론항체(monoclonal antibody)를 이용한 검사가 진단에 도움이 된다. 모세포의 세포질 내에 아우어(auer) 소체가 나타나면 종양화한 백혈구 세포가 골수성의 백혈병 세포인 것을 알 수 있다(▶그림 11-2).

치료 > 화학요법과 부신겉질스테로이드의 병행요법이 사용된다. 백혈병 세포를 모두 사멸시키는 것은 어려우며 재발하는 경우가 많다. 골수이식을 통한 치료가 이루어진다.

▶ 표 11-2 급성 백혈병의 FAB[4] 분류

급성림프구성백혈병(ALL)	L1: 모구는 작고 균일 L2: 모구는 크고 불균일 L3: 버킷형, 모구는 대형으로 균일
급성골수성백혈병(AML)	M0: 분화경향이 거의 없는 골수성 백혈병 M1: 분화경향이 적은 골수성 백혈병 M2: 분화경향이 있는 골수성 백혈병 M3: 전골수성 백혈병 M4: 골수단핵구백혈병 M5: 단핵구백혈병 M6: 적백혈병 M7: 거대핵모세포성 백혈병

4) FAB는 프랑스(French) · 아메리카(American) · 영국(British)의 약자이다. 이 분류법은 3개국의 협동연구그룹에 의해 제안된 백혈병 세포의 도말표본을 이용한 형태학적 분류이다.

Memo

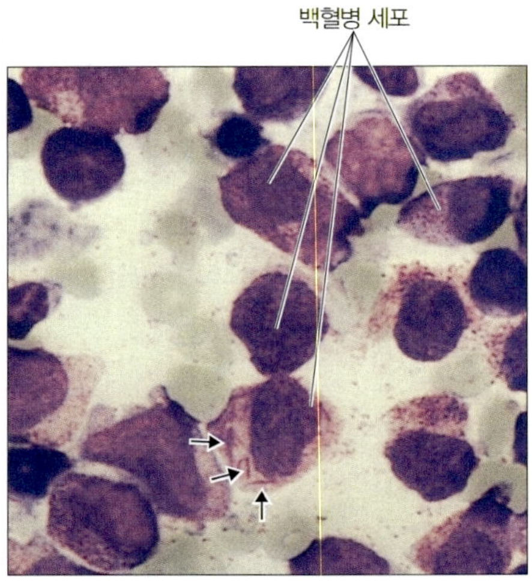

골수세포의 도말표본이다. 큰 핵을 가진 어린 골수모세포와 비슷한 백혈병 세포를 많이 볼 수 있다. 세포질에 보이는 막대모양으로 붉게 물든 것(화살표)은 아우어 소체(Auer body)라고 불리며, 골수성 모세포에 특징적이다.

▶ 그림 11-2 급성 골수성 백혈병

2. 만성골수성백혈병(chronic myelocytic leukemia, CML)

만성 골수성 백혈병에서는 골수나 말초혈액 중에 과립구계 세포의 증가가 심하며, 미숙한 단계부터 성숙한 단계까지 각 성숙단계의 세포가 증가한다. 때때로 거핵구도 증가한다.

성인에게 많으며, 처음에는 자각증상이 별로 없고 진행이 되면 간 또는 지라의 비대가 현저하게 나타난다. 몇 년 정도 경과한 후에 급성 백혈병으로 전환하는 경우가 있다. 이를 **급성전환**이라고 하며, 예후가 매우 불량하다.

검사소견 > 과립구 · 적혈모구 · 거핵구에서 22번째 염색체 긴팔의 일부가 9번 염색체로 자리옮김(전위, translocation)하고 있다. 이것을 **필라델피아 염색체**라고 하며 진단가치가 높다. 필라델피아 염색체에 의해 *BCR/ABL* 융합유전자가 형성되고, 이 유전자가 결정하는 융합단백질에 의해 티로신인산화효소(tyrosine kinase)라는 효소가 항상 활성화된 상태가 된다.

치료 > 항암화학요법 외에 골수이식도 실시된다. 최근에 이마티닙(imatinib)이라는 분자표적약이 치료에 이용되어 높은 치료 효과를 얻고 있다. 이 약은 *BCR/ABL* 특이적 티로신인산화효소를 저해한다.

5 골수형성이상증후군(골수이형성증후군, myelodysplastic syndrome, MDS)

일반적인 각종 치료에도 효과를 나타내지 않는 빈혈[그 때문에 불응성 빈혈(refractory anemia)이라고도 함]이 발생하며, 때로는 백혈병으로 이행하는 경우도 있다.

골수계 줄기세포 수준의 이상에 의해 발생하는 혈액질환으로 백혈병 전 단계의 병변이 포함되어 있다. 세 계통의 골수세포(적혈모구계 세포, 거핵구계 세포, 과립구 · 단핵구계 세포)에 성숙장애가 나타나 골수모세포가 약간 증가하는 경우가 있다. ① 불응성 빈혈, ② 환상철모구[5]를 동반하는 불응성 빈혈, ③ 골수모세포의 증가를 동반하는 불응성 빈혈, ④ 만성 골수단핵구성 백혈병, ⑤ 백혈병으로의 이행기에 있는 불응성 빈혈 등으로 분류된다.

치료는 수혈치료로 대처하지만, 중증화가 진행되면 골수이식이 이루어진다.

Memo

5) 철과립이 핵 주변에 부착된 것이 고리 모양으로 관찰되는 적혈모구를 환상철모구라고 부른다.

6 형질세포종(plasmacytoma)과 다발성골수종(multiple myeloma)

B 세포가 분화하여 항체를 생산하는 세포를 **형질세포(plasma cell)**라고 한다(▶그림 11-1). 골수나 기타 장기에서 형질세포가 종양화하여 증식한 것이 **형질세포종(plasmacytoma)**이다. 이 중 골수에 많은 결절을 만들어 발생하는 것을 **다발성골수종(multiple myeloma)**이라고 한다. 뼈를 파괴하기 때문에 X선 사진에서는 뼈의 약한 부분이 뚫린 것처럼 보이는 특징을 나타낸다. 혈청의 감마글로불린이 증가하고 단클론성 면역글로불린(M 단백질)이 관찰되며 소변 속에는 벤스-존스단백질(Bence-Jones protein)이 출현한다. 그로인해 콩팥의 요세관장애를 유발하고, 전신성 아밀로이드증을 합병하는 경우도 있다.

7 출혈성 질환

출혈하기 쉬운 경향을 **출혈성 소인**이라고 한다. 원인으로는 혈소판의 이상(특발성 혈소판감소성 자반증 등), 혈액응고나 섬유소용해계의 이상[혈우병, 파종성 혈관내응고(DIC) 등], 혈관의 장애[헤노흐-쉔라인 자반증(Henoch-Schoenlein purpura), 비타민 C 결핍 등]가 있다.

● 특발성혈소판감소성자반증(idiopathic thrombocytopenic purpura, ITP)

혈청 중에 혈소판에 대한 자기 항체가 생산되어 지라에서 혈소판의 파괴가 항진한다. 자반이나 점상출혈, 점막출혈 등이 생긴다. 부신겉질스테로이드 약물 투여와 지라 적출이 이뤄진다.

● 혈우병(hemophilia)

혈액응고인자의 활성이 선천적으로 결여된 유전성 질환이다. 반성(열성)유전을 나타내며, 환자의 대부분은 남성이고, 여성은 보인자가 된다. 혈우병 A는 제VIII인자의 이상, 혈우병 B는 제IX인자의 이상에 의해 혈액응고시간이 현저하게 길어진다. 관절 속이나 근육 속에 출혈이 생길 수 있다. 치료로는 수혈이나 혈장제제의 투여가 이루어진다.

Memo

Ⅱ 림프계 및 지라의 질환

1 림프절과 림프구

림프절의 구조와 기능 > 림프절은 쌀알 크기에서 누에콩 크기의 결절로, 표면은 결합조직의 피막으로 싸여 있다(▶그림 11-3). 림프절의 내부는 피막 근처의 겉질(피질)과 중심부의 속질(수질)로 나누어진다. 겉질에는 림프구가 모인 **림프소포(lymphoid follicle)**가 형성되어 있다. 세균감염 등의 자극이 더해지면 림프소포에는 **배중심(germinal center)**이 생긴다. 림프절은 면역반응의 장으로써 작용하며, 림프구 및 항체의 생산, 림프액에 의하여 운반되어 온 세균이나 이물질의 처리 등이 이루어진다.

림프구의 종류 > 림프구에는 가슴샘(흉선, thymus)에서 유래해 세포성 면역에 관여하는 **T 세포**, 골수(bone marrow)에서 유래하여 체액성 면역과 항체 생산에 관여하는 **B 세포**, 어느 쪽에도 속하지 않는 **NK 세포**가 있다. B 세포는 림프소포나 겉질 얕은 부위에 존재하고 T 세포는 겉질 깊은 부위의 곁겉질(부피질, paracortex)에 존재한다.

2 악성림프종(malignant lymphoma)

림프절 등의 림프장치에서(골수는 제외) 림프구계 세포가 종양성으로 증식한 것을 악성림프종이라고 한다. 림프절에 많이 발생하지만, 왈데이어(Waldeyer) 인두고리(▶그림 12-1-b 참조), 소화관, 뇌 등 전신의 장기에서도 발생한다. 처음에는 림프절이나 장기에 국한되어 있는 경우가 많으나 진행이 되면 전신의 림프절이나 다른 장기에도 확산된다. 종양세포가 골수에 침윤하면 후에 종양세포가 혈액 중에 출현하여 백혈병 상태가 되기도 한다.

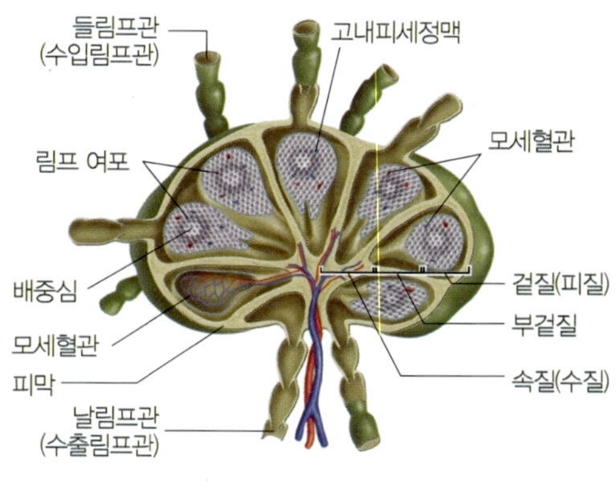

▶ 그림 11-3 림프절의 구조

Memo

악성림프종은 병리조직상과 종양세포의 생물학적 특징에 따라 **호지킨 림프종**과 그 이외의 **비호지킨 림프종**으로 크게 나누어진다.

1. 호지킨림프종(Hodgkin lymphoma)

호지킨림프종은 우리나라에서는 전체 악성림프종의 5% 정도를 차지하지만, 유럽이나 미국에서는 20~30%의 빈도를 나타낸다.

병태 > 림프절은 비대해지고, 두 핵~다핵의 **리드-슈테른베르크세포**(**Reed-Sternberg cell**, ▶그림 11-4)나 단핵의 **호지킨 세포**와 같은 특징적인 대형 종양세포가 출현한다. 진단을 위해서는 리드-슈테른베르크세포의 출현이 특히 중요하다. 반응성에 소림프구나 호산구 등도 증가하여 현저한 섬유화를 동반하기도 한다.

증상 > 처음 나타나는 증상은 목 부분 등의 무통성 림프절 종창이 많으며 발열을 동반하는 경우가 많다. 진행하면 전신의 림프절을 침범한다(▶표 11-3).

2. 비호지킨림프종(non-Hodgkin lymphoma)

비호지킨림프종은 호지킨림프종 이외의 악성림프종이다. 증식하고 있는 종양세포가 림프소포와 비슷한 결절상태 구조를 만드는 것을 소포림프종, 광범위하게 퍼져 증식하는 것을 **미만성림프종**이라고 한다.

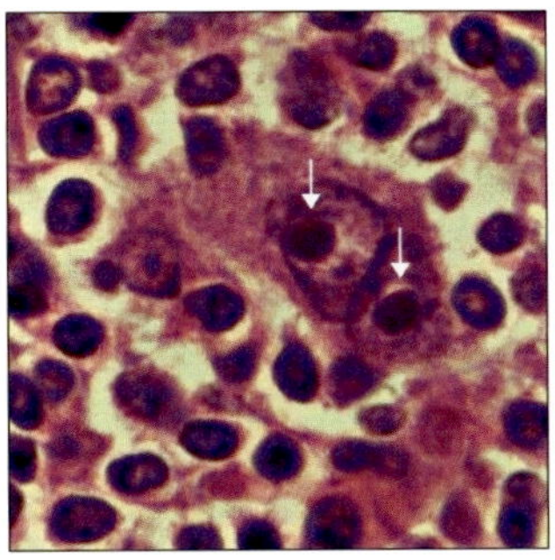

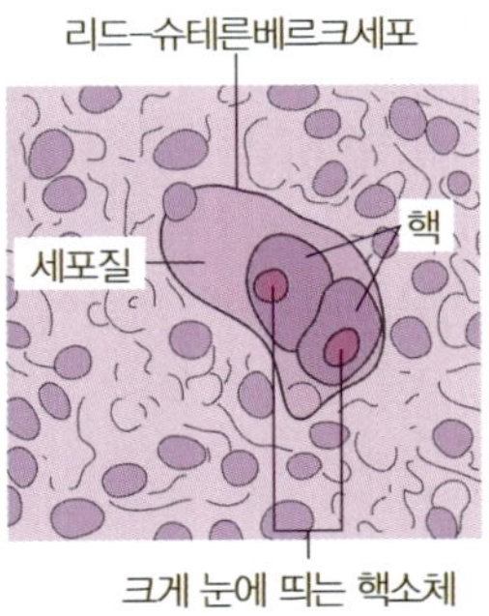

호지킨림프종 림프절에서 볼 수 있는 리드-슈테른베르크세포 대형의 핵소체가 눈에 띄는 2개의 핵을 가진 세포를 볼 수 있다. 두 핵은 거울 이미지와 같이 대칭으로 배치되어 있다(화살표).

▶ **그림 11-4** 호지킨림프종의 리드-슈테른베르크세포

▶ **표 11-3** 호지킨림프종의 병기 분류

I 기	하나의 림프절 영역 또는 하나의 림프절 외에 하나의 장기 또는 부위를 침범했을 때
II 기	가로막의 상하 어느 한 쪽의 2개 이상의 림프절 영역을 침범했을 때, 동시에 인접한 림프절 외의 장기 또는 부위를 침범했을 때
III 기	가로막의 상하 양쪽의 림프절 영역을 침범했을 때. 지라를 포함하는 경우 또는 인접한 림프절 외의 장기나 부위를 침범하거나 양쪽 다 침범했을 때
IV 기	하나 이상의 림프절 외의 장기 또는 부위를 다발성 또는 광범위하게 침범했을 때

각 병기는 전신증상(체중감소, 발열, 식은땀)의 유무에 따라 없는 것은 (A), 있는 것은 (B)로 나누어진다.

Memo

검사 > 단클론성 항체를 이용한 종양세포의 표면형질검사에 의해 B 세포 계열인지 T/NK 세포 계열인지로 분류된다. 단클론 항체에 의한 검사로 알 수 없는 것에 대해서는 유전자 검사(면역글로불린 유전자, T 세포 수용체 유전자의 재구성)에 의해 분류된다. 종양세포의 크기, 형태, 특징적 조직 소견, 발현하고 있는 세포표면 표지자의 종류 등에 따라 한층 더 세분화하여 분류할 수 있다.

치료 > 방사선요법이나 항암화학요법이 이루어진다.

● 소포림프종(follicular lymphoma)

림프소포 배아 중심에 있는 B 세포에서 유래한 종양이다. 고령자에게 많고 모두 B 세포로 이루어져 있다. 병의 경과가 긴 것이 많다.

● 미만성 림프종

B 세포, T 세포, NK 세포로 이루어진 것 등이 있다. 또한 림프모구성, 소림프구성, 대세포성, 버킷림프종 등으로 나누어진다.

이 중에서도 미만성 대세포형 B 세포 림프종(▶그림 11-5)의 빈도가 가장 높고, 전체 악성림프종의 30~40%를 차지한다. 소형 세포로 이루어진 것으로는 혈액 중에 종양세포가 출현하여 만성 림프구성 백혈병과 비슷한 병태가 된다. T 세포형에는 피부에 발생하는 특수한 것도 있다.

버킷림프종 > 버킷림프종은 *c-myc* 유전자와 면역글로불린 유전자의 상호 자리옮김(전위, translocation)에 의해 발생하지만 적도 바로 아래의 아프리카 등지에서 많이 발병하는 경우가 있어 엡스타인-바(Epstein-Barr, EB) 바이러스 감염이 관여하는 것으로 보인다. 면역기능상실 환자나 만성 염증 환자, 고령자에서는 버킷림프종과는 별도로 이미 감염된 EB 바이러스의 재활성화가 관여하여 림프종이 발생한다. 높은 악성도로 예후가 불량하다. 호지킨병과 달리 처음부터 다른 장기의 림프조직에서도 종창되어 있는 경우가 많으며, 또한 왈데이어(Waldeyer) 인두고리나 위장관에도 자주 발생한다.

예후 > 림프종의 종류와 병기에 따라서 좌우된다. B 세포 계열은 T 세포 계열보다 일

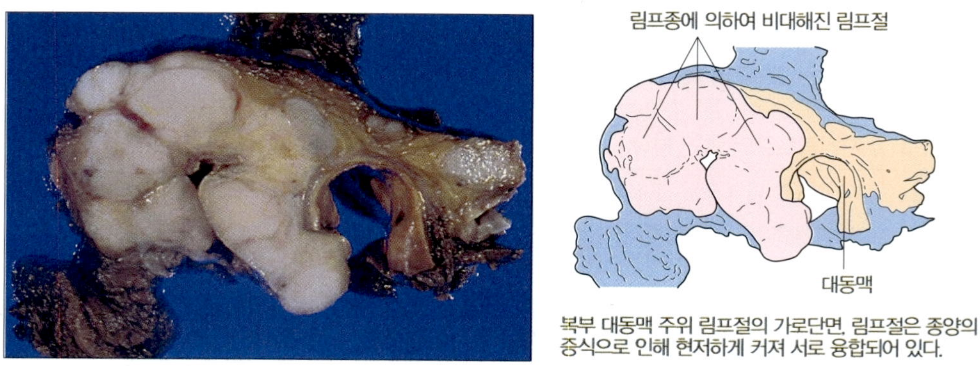

복부 대동맥 주위 림프절의 가로단면. 림프절은 종양의 증식으로 인해 현저하게 커져 서로 융합되어 있다.

▶ **그림 11-5** 미만성 대세포형 B 세포림프종

반적으로 예후가 좋은 것이 많으며, 소포형은 미만형보다 예후가 좋다.

Memo

● 점막관련림프조직형 변연계 B 세포림프종, MALT 림프종

소화관이나 허파 등의 점막에는 림프소포가 정상적으로 나타나고, 점막과 림프구의 복합조직을 **MALT(점막관련림프조직, mucosa-associated lymphoid tissue)**라고 한다. 소화관이나 허파 등 점막에서 발생하는 림프종에는 독특한 조직양상을 나타내고 예후도 좋은 저악성도 림프종이 있는데, MALT의 림프소포 변연대에서 발생한 림프종으로 생각되고 있다. 위(stomach)에서 시작된 것은 헬리코박터-필로리(▶그림 7-1 참조) 감염과의 관계가 주목받고 있다.

● 성인 T 세포백혈병/림프종(adult T-cell leukemia/lymphoma, ATL)

이 백혈병 세포는 꽃잎 모양의 분엽을 가지며, T 세포의 성격을 나타낸다. 인간 T 세포백혈병 바이러스 1형(*human T-cell leukemia virus-1*, HTLV-1)의 감염에 의해 바이러스 유전자가 림프구에 편입되어 종양이 발생한다. 감염경로는 모자감염, 성행위에 의한 접촉감염, 수혈 등을 생각할 수 있다. 혈청 중 ATL 관련 항원(ATL associated antigen, ATLA)에 대한 항체가 출현한다.

3 지라(비장)의 질환

지라의 구조와 기능 > 지라의 실질은 주로 림프소포로 구성된 백색속질(백색수질)과 지라색 및 지라굴(정맥굴)로 된 적색속질(적색수질)로 나누어진다. 백색속질은 림프구 생산과 항체 생산, 적색속질은 혈액의 저장, 혈액 중의 세균 · 이물질의 처리, 적혈구를 파괴하여 발생한 철분의 저장 등의 역할을 한다. 태생기에는 조혈기관으로 기능하며, 골수의 기능이 손상되어 있는 경우에는 대신에 조혈기능을 담당한다.

● 지라비대(비종, splenomegaly)

지라(비장, spleen)가 비정상적으로 많이 커진 상태를 지라비대라고 한다. 지라비대는 지라가 관련된 거의 모든 병변에 동반된다. 순환장애(심장판막증, 간경화증 등)나 전신감염증(말라리아 등), 혈액질환(만성 골수성 백혈병 등), 대사장애(고셔병, 니만픽 병, 아밀로이드증 등), 종양 등에 동반하여 나타난다. 간경화증에서는 문맥고혈압이 일어나고 현저한 울혈지라비대가 나타난다. 지라비대의 단면은 암적색을 띠고, 부드러우며, 적색속질의 비율이 증가한다.

제 12 장

호흡계통의 질환

Memo

I 코안 · 인두 · 후두의 질환

1 기도(airway)

호흡에 의해 공기를 받아들이는 통로를 기도(airway)라고 한다. 기도는 **코안(비강, nasal cavity)**을 지나 **인두(pharynx)**에 이르고, 그곳에서 음식의 통로인 식도(esophagus)와 교차한다(▶그림 12-1-a). 이어서 **후두(larynx)**를 지나 전방으로 빠져 기관 · 기관지(trachea · bronchus)를 지나 **허파(폐, lung)**에 이른다. 코안에서 후두까지의 기도는 상기도(upper respiratory tract)라고 하며, 기관에서 허파까지를 하기도(lower respiratory tract)라고 한다.

상기도염 > 상기도는 공기와 함께 침입하는 외인성 인자가 처음으로 포착되는 장소이므로 염증을 일으키기 쉽다. 이와 같은 염증인 상기도염(비인두염)에는 바이러스 · 세균 등의 감염에 의한 것, 꽃가루 등의 알레르기에 의한 것, 물리적 · 화학적 자극에 의한 것 등이 있다.

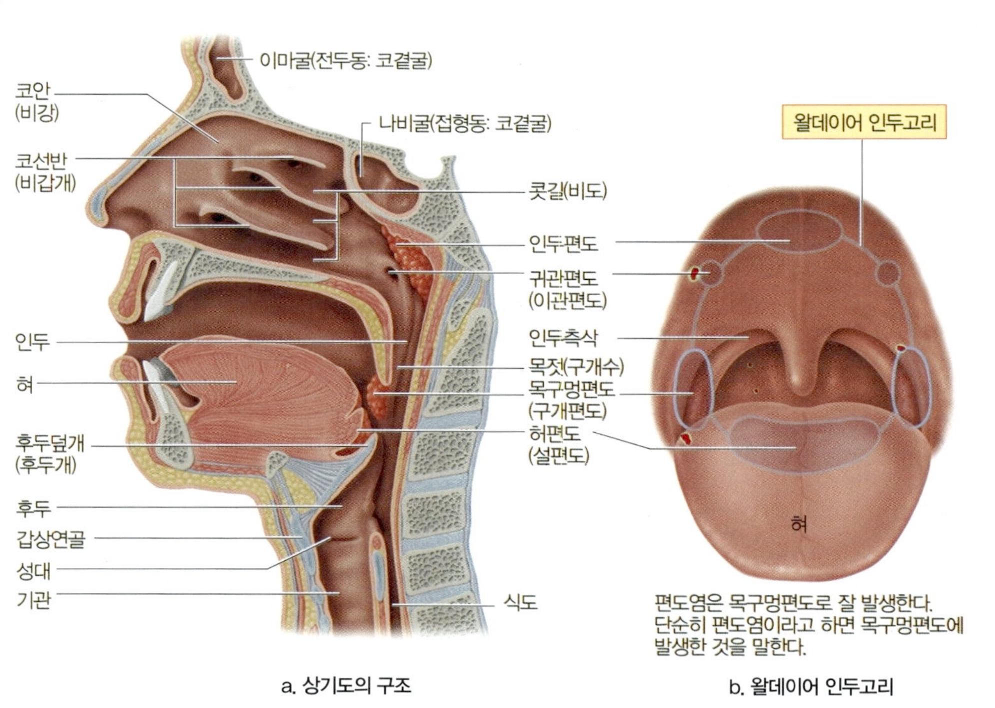

▶ **그림 12-1** 코안 · 인두 · 후두의 구조와 편도

Memo

2 코안, 인두, 후두의 구조와 기능

코안 · 코곁굴 > 코안은 **코사이막(비중격, nasal septum)**에 의해 좌우로 나누어지며 측벽에서는 상 · 중 · 하의 세 개의 **코선반(비갑개, nasal concha)**이 돌출되어 코안을 상 · 중 · 하의 **콧길(비도, nasal meatus)**로 나누고 있다(▶그림 12-1-a). 코안의 내면을 이루는 점막의 대부분은 술잔세포(잔세포, 배상세포)를 포함한 섬모원주상피이며, 상피 아래에는 코샘(비선)이 풍부하다. 술잔세포나 코샘의 분비물은 코털과 함께 흡입한 공기의 정화에 도움이 되고 있다.

코안 주변의 뼈에는 내부에 공기가 들어 있는 빈 굴[위턱굴(상악동) · 이마굴(전두동) · 나비굴(접형동) · 벌집굴(사골동)]이 있어 **코곁굴(부비강, paranasal cavity)**이라고 한다. 코곁굴은 머리뼈(두개골)의 무게를 가볍게 하는 동시에 발성 시 공명 기능을 하고 있다.

인두(pharynx) > 앞쪽의 코안 · 입안(구강)과 아래쪽의 후두 · 식도를 잇는 부분으로, 공기의 흐름과 음식물의 흐름이 섞이는 기관이다. 인두는 부위에 따라 위인두(코인두) · 중간인두 · 아래인두로 나누어진다. 또한 인두에는 **편도(tonsil)**라고 하는 감염방어를 위한 림프조직이 발달해 있다. 편도에는 목구멍편도(구개편도) · 인두편도 · 혀편도(설편도) · 귀관편도(이관편도)가 있으며, 인두를 둘러싸도록 배열되어 있으므로 **왈데이어(Waldeyer)** 인두고리라고 한다(▶그림 12-1-b).

후두(larynx) > 기도에 속하고 목소리를 내기 위하여 발달한 기관이다. 목의 앞으로 돌출한 '목젖(구개수)'으로써 갑상샘 연골 등의 연골에 둘러싸여 공간을 형성하고 있다.

공간 내에는 **성대(vocal cord)**가 존재하며, 좌우 성대 사이의 틈을 성문이라고 한다. 날숨이 좁혀진 성문을 지나갈 때 성대가 진동하여 목소리가 발생한다. 급성 염증 등으로 후두에 부종이 발생하면 성문이 막혀 질식을 일으킬 위험성이 있다.

3 코염(rhinitis) · 코곁굴염(sinusitis)

1. 코염(비염)

코염에는 급성과 만성이 있다. 급성 코염에는 **바이러스성 코염**과 **알레르기성 코염**이 있으며, 바이러스성 코염은 감기증후군을 동반하는 경우가 많다. 알레르기성 코염은 IgE가 관여하는 I형 알레르기(▶그림 4-4)의 기전에 의해 발생하며, 꽃가루 알레르기가 대표적 질환이다. 바이러스성이나 알레르기성 모두 2차적으로 세균 감염이 더해지면 고름이 섞인 염증을 일으킨다.

급성 코염이 반복되거나 알레르기 반응이 지속되면 만성 코염이 발생한다. 만성 코염에서는 코폴립이 종종 형성된다. 코폴립이 코안을 막을 정도로 커지면 두통, 후각 장애, 귀관 협착 등의 증상이 일어난다.

2. 코곁굴염(부비동염)

급성 코곁굴염은 급성 코염과 마찬가지로 바이러스 감염이나 알레르기에 의해 일어나는

Memo

경우가 많지만, 충치의 영향에 의해서도 발생한다. **만성 코곁굴염**에 걸리면 두통이나 주의력 저하와 같은 증상이 나타난다. 코곁굴 입구가 폐쇄되어 세균 감염을 일으키면 고름이 굴 내에 쌓여서 축농증이 된다. 코곁굴에서 머리뼈 내나 눈확(안와, orbit)으로 염증이 미치기도 한다.

4 만성편도염(chronic tonsillitis)

왈데이어(Waldeyer) 인두고리를 형성하는 편도조직은 바이러스나 세균의 감염에 의해 염증을 일으키기 쉽다(▶그림 12-1-b). 편도염이 반복되어 림프조직이 증식한 상태를 만성편도염이라고 한다.

아데노이드증식증 > 만성편도염 중에서도 특히 인두편도가 비대한 것을 **아데노이드증식증(adenoid hypertrophy)**이라고 한다. 소아의 코막힘이나 코골이, 가운데귀염(중이염, otitis media), 수면무호흡의 원인으로써 절제술이 행해질 수 있다.

5 후두의 질환

1. 후두염(laryngitis)

급성 후두염은 바이러스나 세균의 감염에 의해 일어나고, 특히 영유아에게 많다. 숨쉬기가 어렵고 '컹컹' 개 짖는 소리와 같은 기침(barking cough)이 나온다. 후두부종이 일어나면 질식의 위험이 있다.

2. 후두결절[laryngeal nodule; 성대폴립(vocal cord polyp)]

후두결절(성대폴립)은 가수결절(singer's nodule)이라고도 불린다. 성인에게서 많이 볼 수 있는 비종양성 용종으로, 흡연이나 과도한 성대 사용으로 인해 일어난다. 조직학적으로 상피밑의 부종이나 섬유화가 보인다.

6 악성종양

1. 위턱암(maxillary cancer)

코안 및 코곁굴에 발생하는 암의 대부분은 편평상피암으로, 위턱굴(상악동)에 발생하는 경우가 많아 **위턱암(상악암)**으로 불리고 있다. 50~60대 남성에게 주로 발병한다. 초기에는 증상이 별로 없지만 주위로 진전되면 종창, 치아의 흔들림, 입벌림장애(개구장애), 겹보임(복시), 눈알돌출(안구돌출) 등의 증상이 나타난다.

2. 코인두암(nasopharyngeal cancer)

코인두암(상인두암)은 소림프구의 침윤을 동반하는 분화도가 낮은 편평상피암이 많아

Memo

림프상피종(lymphoepithelioma)이라고도 한다. 중국 남부나 동남아시아의 50대 남성에게 많아 EB(엡스타인-바) 바이러스의 감염과 관계가 있다. 방사선 치료가 효과적이다.

3. 후두암(laryngeal cancer)

후두암은 편평상피암이 대부분을 차지하며, 악성종양이다. 중장년 남성에게 많고 흡연이 위험인자이다. 후두 위화감이나 쉰 목소리가 주된 증상으로, 초기부터 보이기도 한다. 방사선 치료나 수술(성대절제나 후두전적출술)이 이루어진다.

Ⅱ 기관 · 기관지 · 허파의 질환

1 기관 · 기관지 · 허파의 구조와 기능

기관 · 기관지 > 후두에서 허파로 향하는 기도 중 좌우로 갈라질 때까지의 부분을 기관(trachea), 그곳에서 허파 중에서 갈라지는 부분을 **기관지(bronchus or bronchi)**라고 한다(▶그림 12-2-a). 기관은 길이 약 10 cm, 굵기 2.0~2.5 cm의 관이다. 기관에서 처음 좌우로 갈라진 기관지(주기관지)는 오른쪽이 왼쪽보다 굵고 짧다. 또 경사도 급하고 수직에 가깝기 때문에 이물질은 오른쪽 기관지로 들어가는 경우가 많다. 그 후 기관지는 분기를 반복하여 가스교환을 실시하는 **허파꽈리(폐포, aveoli)**에 이른다.

기관이나 기관지의 벽에는 연골이나 민무늬근육(평활근)이 존재한다. 또 점막은 섬모상피에 덮여 있어 이물질은 섬모의 운동과 술잔세포나 기관지샘이 분비하는 점액에 의해 외부로 운반된다.

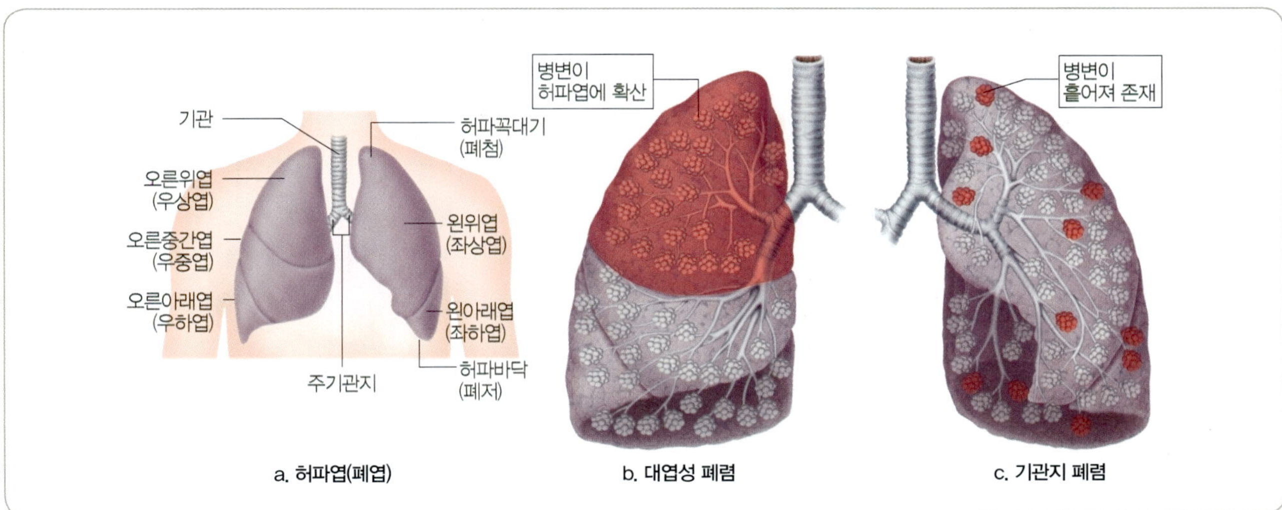

▶ **그림 12-2** 기관 · 기관지 · 허파의 구조와 대엽성 폐렴, 기관지폐렴

Memo

허파(폐, lung) > 오른쪽이 위엽 · 중간엽 · 아래엽, 왼쪽이 위엽 · 아래엽으로 나뉘어 있다(▶그림 12-2-a). 각각의 허파는 반원뿔형을 하고 있으며, 위쪽의 가늘어진 부분을 **허파꼭대기(폐첨, apex of lung)**, 아래쪽의 넓게 가로막(횡격막)에 접하는 부분을 **허파바닥(폐저, base of lung)**이라고 한다. 양쪽 허파의 안쪽면 중앙부위를 **허파문(폐문, pulmonary hilum)**이라고 한다. 여기서 기관지, 혈관, 림프관이 드나들고 기관지를 따라 다수의 림프절도 존재한다.

허파꽈리 > 허파실질의 대부분을 차지하는 **허파꽈리(폐포, aveoli)**는 지름 200 ㎛ 정도의 공기를 포함하는 주머니로, 그 벽에는 모세혈관이 펼쳐져 있다. 허파꽈리의 속공간면은 편평한 허파꽈리상피세포(폐포상피세포)로 덮여 있다. 허파꽈리상피세포에는 Ⅰ형과 Ⅱ형이 존재한다. **Ⅰ형 허파꽈리상피세포**는 꽈리공간(폐포강)과 모세혈관 간의 가스교환에 관여하고, **Ⅱ형 허파꽈리상피세포**는 표면활성제(surfactant)를 생산함으로써 허파꽈리가 찌그러지는 것을 막고 있다.

2 폐렴

호흡계통의 감염증에는 감기증후군 등의 주로 상기도에 감염을 일으키는 것과 허파에 염증(**폐렴**)을 일으키는 것이 있다. 폐렴 중 염증이 꽈리공간 내에 일어나는 것을 **허파꽈리(폐포) 폐렴**, 꽈리벽이나 허파꽈리와 허파꽈리 사이의 조직인 사이질(간질)에 일어나는 것

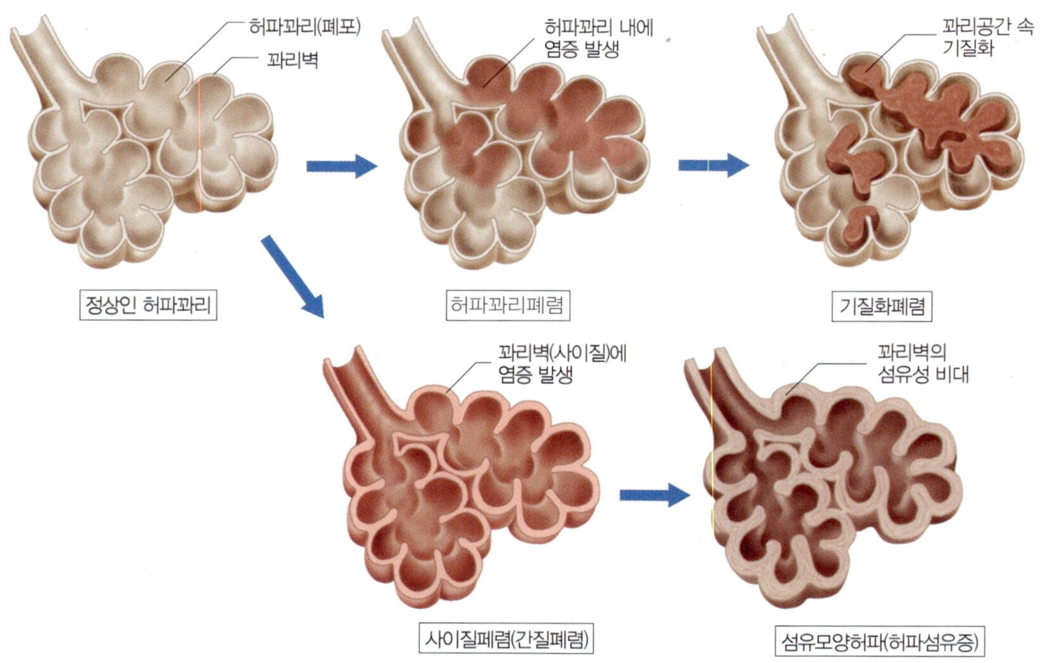

▶ **그림 12-3** 허파꽈리폐렴과 사이질폐렴

Memo

을 **사이질폐렴(간질폐렴)**이라고 하며, 병원체의 종류에 따라 어느 쪽을 일으키기 쉬운지가 다르다(▶그림 12-3).

1. 감염증에 의한 폐렴

● 세균성 폐렴(bacterial pneumonia)

세균을 원인으로 한 허파의 염증 대부분은 허파꽈리(폐포) 폐렴의 형태이다. 허파꽈리 폐렴은 염증의 확산에 의해 **대엽성 폐렴**과 **기관지 폐렴**으로 분류된다(▶그림 12-2-b, c). 대엽성 폐렴은 염증이 하나인 허파엽 전체 또는 그 이상으로 확산된 것이다. 폐렴알균이 원인인 경우가 많지만 현재는 항균제의 발달로 거의 볼 수 없게 되었다. 기관지 폐렴은 염증이 기관지와 그 주위의 허파꽈리에 멈춘 상태로 주로 세균감염으로 일어난다.

지역사회 획득 폐렴 > 병원 밖에서 감염되어 발병하는 폐렴을 **지역사회 획득 폐렴(community-acquired pneumonia)**이라고 한다. 일반적으로 폐렴알균이나 인플루엔자균(Hib)이 원인균이 되는 경우가 많다.

병원 획득 폐렴 > 입원 48시간 이후 병원에서 새로 발병한 폐렴을 **병원 획득 폐렴(hospital-acquired pneumonia)**이라고 한다. 원인균으로는 녹농균이나 폐렴막대균(*Klebsiella pneumoniae*)이 중요하다. 또한 **메티실린 내성 황색포도알균(*methicillin resistant Staphylococcus aureus*, MRSA)**은 많은 항균제에 내성을 가지고 있어 폐렴을 포함한 병원내감염의 원인으로 특히 문제가 되고 있다. MRSA에 유효하다고 여겨져 온 반코마이신에 대한 내성균도 출현하고 있어 심각한 위협이 되고 있다.

흡인폐렴 > 고령자가 되면 세균성 폐렴의 빈도가 높아지고 사망률도 상승한다. 입안에 있는 상재균의 흡인도 그 원인의 하나이며, 삼킴 기능이 저하된 노인의 경우 음식물이나 구토물의 흡인에 의해 발생한 폐렴을 **흡인폐렴(aspiration pneumonia)**이라고 한다.

● 허파결핵(폐결핵, pulmonary tuberculosis)

허파결핵이란 항산성균의 일종인 결핵균(*Mycobacterium tuberculosis*)의 감염에 의한 허파의 파괴성 염증성 병변이다. 세계적으로 보면, 특히 개발도상국에서는 현재도 주요 사인 중 하나이다. 우리나라에서는 항결핵약에 의해 과거에 비해 이환율은 큰 폭으로 감소하고 있지만, 최근에도 선진국에 비해 다소 많이 발생하고 있다.

병태생리 > 결핵균은 건조에 강하기 때문에 환자가 배출한 비말(droplet)로부터 수분이 증발해도 비말핵(droplet nuclei 또는 aerosol)[1]으로 공기 중에 떠다니고 있다. 흡입된 결핵균은 용이하게 허파꽈리에 도달하여 감염소(첫 감염소)를 형성한다. 결핵균은 림프관을 거쳐 첫 감염소에서 허파문 부위의 림프절로 퍼진다. 허파의 첫 감염소와 허파문 부위 림프절의 병터를 합쳐 **초기결핵(incipient tuberculosis)**이라고 한다(▶그림 12-4-a).

대부분의 경우 결핵균은 더 이상 진전되지 않지만 고령자나 면역이 저하된 환자에서는 혈액을 통해 전신에 퍼진다. 작은 결핵 병터가 무수히 형성되는 상태를 **좁쌀결핵(속립성 결핵, miliary tuberculosis)**이라고 한다(▶그림 12-4-a, d).

첫 감염소가 진정되면 결핵균은 그곳에 봉쇄되어 휴면상태가 된다. 그러나 환자의 면

1) WHO(2020)에서 직경이 5~10 ㎛보다 큰 것을 비말로, 직경이 5 ㎛보다 작거나 같은것을 비말핵으로 정의하고 있다.

Memo

역이 떨어지면 결핵균이 다시 활성화될 수 있다. 첫 감염 시의 병태를 **1차 결핵**이라 하고, 재발한 경우를 **2차 결핵**이라고 한다.

증상 > 결핵에 감염되더라도 대부분 즉시 증상이 나타나지 않는다. 발병했을 경우는 전신권태감이나 체중감소, 발열 등의 비특이적 증상이 나타나고, 병세가 진행됨에 따라 기침이나 혈담이 나타난다.

병리 > 결핵의 병터(**결핵결절**, ▶그림 12-4-c)는 큰포식세포 유래의 유상피세포로 이루어진 육아종(granuloma)으로 랑게르한스 거대세포라고 불리는 특징적인 다핵세포가 혼재하고 있다. 전형적인 결핵결절의 중심부는 괴사에 빠져 있어 맨눈으로는 치즈와 비슷하게 생겨서 **치즈괴사(건락괴사)**라고 한다(▶그림 5-2 참조). 결핵결절 주위에는 림프구(T 세포)의 침윤이 나타난다.

검사 > **질-닐슨 염색(Ziehl-Neelsen stain)**은 예전부터 행해져 온 항산성균의 검출법으로, 항산성균이 붉게 염색된다(▶그림 12-4-b). 결핵균과 비결핵성 항산성균의 구별에는 배양법이나 PCR법에 의한 DNA의 검색이 필요하다.

치료 > 일반적으로는 항결핵약을 6~9개월간 투여한다. 그때 내성 획득을 막기 위해 다제병용요법이 실시된다. 균을 배출하는 환자는 결핵병동 입원이 의무화되어 있다.

진단 > 투베르쿨린 반응은 IV형 알레르기 반응의 대표적인 것으로, 결핵균에 감염된 적이 있는 사람에게 투베르쿨린 피내 주사를 놓으면 48시간 이내에 발적 · 경결이 나타난다. 또한 최근에는 혈액으로부터 채취한 T 세포를 자극하여 생산되는 사이토카인을 측정함으로 결핵감염을 진단하는 방법[QuantiFERON®-TB(QFT)]도 개발되어 보급되고 있다.

● 미코플라스마폐렴(mycoplasma pneumonia)

아주 작은 크기의 세균인 미코플라스마-뉴모니아이(*mycoplasma pneumoniae*)가 원인으로 일어난다. 지역사회 획득 폐렴의 원인으로 빈도가 높고 어린이나 젊은 성인에 대한 감염이 많다. 초기 증상은 감기증후군과 비슷한 발열이나 인후통과 비교적 경증의 마른기침이지만 기침은 시간이 지남에 따라 강해져 해열 후에도 1개월 정도 지속된다.

● 바이러스폐렴(viral pneumonia)

바이러스 폐렴은 바이러스를 원인으로 한 사이질폐렴이지만 2차적으로 세균의 중복감염을 초래하여 허파꽈리폐렴으로 합병되는 경우가 많다. 원인이 되는 바이러스 중에서도 **인플루엔자 바이러스**는 이환율 · 치명률이 모두 높다.

홍역 바이러스에 의한 폐렴은 2세 이하의 영유아에게 많다. 1~2주간의 잠복기 후 발열, 발진과 함께 발병한다.

사이토메갈로바이러스(CMV)에 의한 폐렴은 대표적인 기회감염증으로, 허파꽈리상피세포나 혈관내피세포에 봉입체가 보인다.

● 감기증후군(cold syndrome)

병태와 증상 > 감기증후군이란 기도의 급성 카타르성 염증에 대해 붙여진 총칭적인 질환명으로 병인은 다양하지만 바이러스 감염에 의한 것이 대부분을 차지한다. 대부분의

Memo

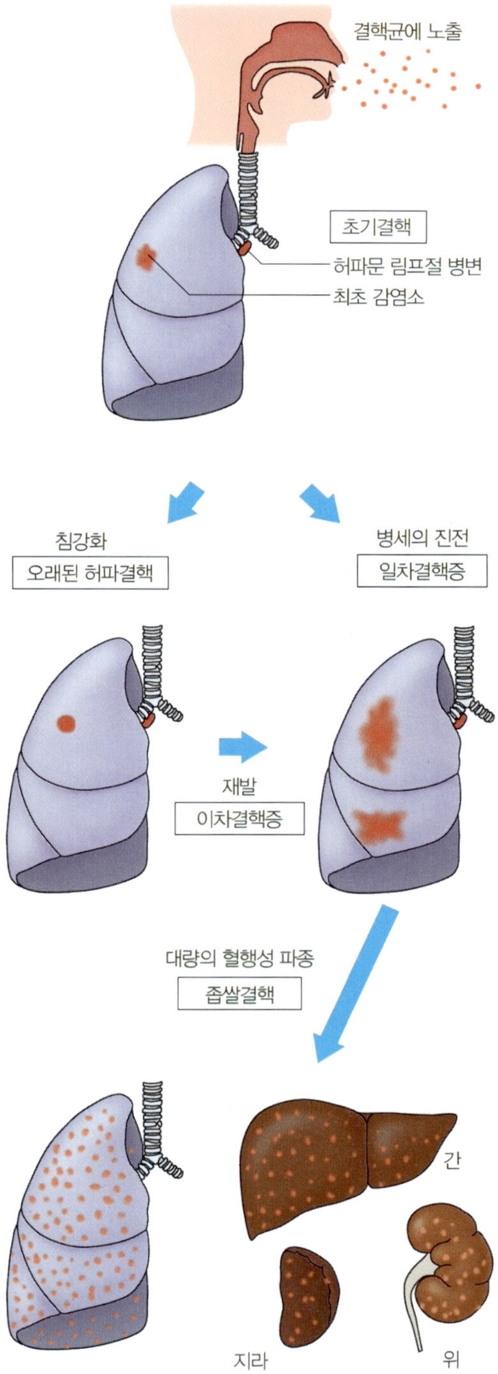

a. 결핵증의 진전

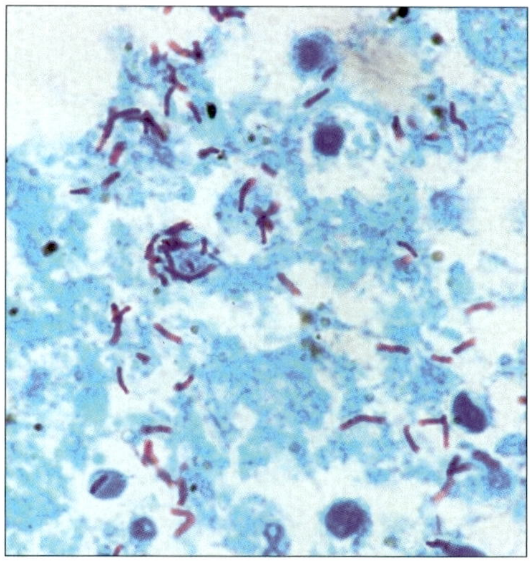

b. 질-닐슨염색

결핵균과 같은 항산성균은 붉게 염색된다.

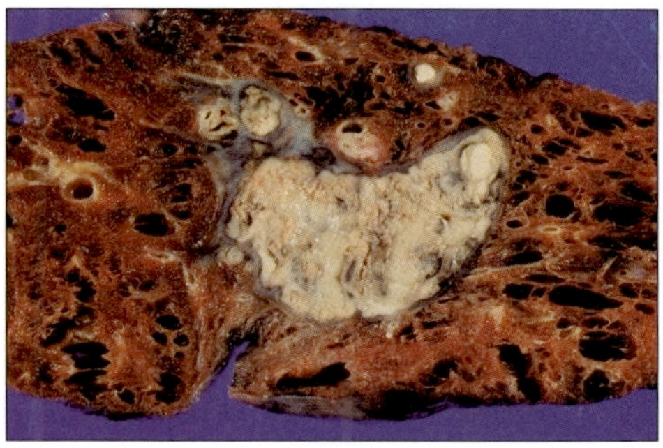

c. 결핵결절

괴사한 곳은 맨눈으로는 치즈(건락)처럼 보인다.

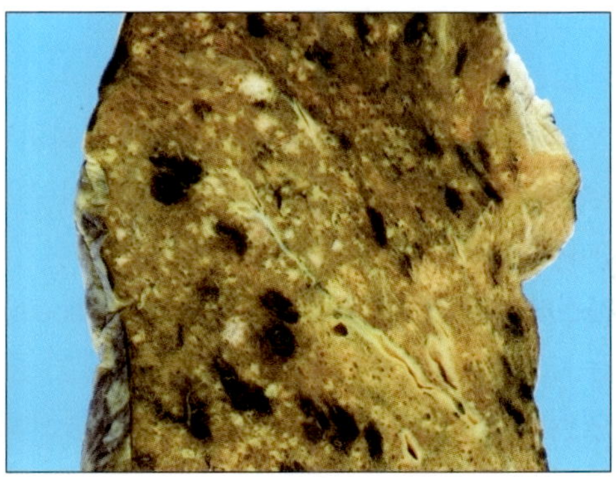

d. 좁쌀결핵

하얗고 작은 결절이 다수 형성되어 있다. 검은점은 기관지를 중심으로 탄분이 침착한 것이다(탄분침착).

▶ **그림 12-4** 허파결핵

Memo

경우 발열 · 인두통 · 콧물 등의 상기도 감염 증상으로 가라앉지만 허파를 침범하는 경우에는 사이질폐렴의 형태를 취한다.

예방과 치료 > 유행기에는 손씻기, 양치질 등 기본적인 감염예방이 필요하다. 발병했을 경우는 안정과 영양보급, 해열제 투여 등의 대증요법이 이루어지고 2차적으로 세균감염이 발생되면 항균제가 사용된다.

● 인플루엔자(influenza)

원인과 증상 > **인플루엔자(유행성 감기)**는 인플루엔자 바이러스의 감염에 의해서 발병하며, 추운 계절에 유행하기 쉽다. 잠복기는 1~2일로 감기증후군과 비슷한 상기도 감염 증상에 더해 39 ℃ 전후의 발열, 전신권태감, 두통, 관절통, 근육통 등의 강한 전신 증상이 나타난다. 고령자나 만성질환 환자에서는 폐렴을 일으켜 중증화하는 일이 있다. 인플루엔자 뇌증은 유아에게 많은 합병증이다.

예방 > 기침이나 재채기 등에 의해 비말감염된다. 인플루엔자 백신의 접종이 널리 이루어지고 있지만, 개인차나 바이러스의 항원성 차이에 의해 충분한 효과를 얻지 못하는 경우도 있다. 유행기에는 사람들이 많은 곳에 외출을 삼가하는 것이나 양치질, 손씻기, 마스크 착용과 같은 일반적인 감염예방이 효과적이다.

진단 > 항인플루엔자 바이러스약은 발병 후 초기에 유효하기 때문에 신속하게 진단될 필요가 있다. 코나 인두의 점액을 닦는 것만으로도 검사가 가능한 신속항원검출 키트가 보급되어 있어 5~10분만에 결과를 판정할 수 있다. 다만 발병 직후에는 바이러스의 양이 적기 때문에 양성으로 판정되지 않을 수도 있다.

치료 > 대증요법과 더불어 항바이러스약의 투여가 이루어진다. 대부분 발병 후 조기(48시간 이내)에 사용하지 않으면 효과를 기대할 수 없다. 항인플루엔자 바이러스약에 대해서는 부작용의 위험도 보고되고 있어 그 인과관계가 논의되고 있다.

● 허파진균증(pulmonary mycosis)

칸디다 알비칸스(*Candida albicans*), 아스페르길루스속(*Aspergillus spp.*), 크립토코쿠스 네오포르만스(*Cryptococcus neoformans*)가 허파에 감염증을 일으키는 진균으로 중요하며, 모두 기회감염증의 원인이 된다. 칸디다-알비칸스는 피부나 입안의 정상세균(정상균무리)이다.

아스페르길루스증(pulmonary aspergillosis) > 아스페르길루스속에는 식품 양조에 이용되는 코지곰팡이도 포함되어 있어 환경 중에 보통 존재하고 있다. 아스페르길루스속은 결핵이나 기관지확장증, 허파섬유증 등으로 생긴 공동에 아스페르길루스종(aspergilloma)이라고 불리는 곰팡이 덩어리(진균괴)를 형성하는 것 외에 알레르기 반응에 의해 기관지천식의 발작을 일으킨다(알레르기 기관지허파 아스페르길루스증, allergic bronchopulmonary aspergillosis).

크립토코쿠스증(pulmonary cryptococcosis) > 크립토코쿠스 네오포르만스는 비둘기 배설물 등에 존재하며, 허파에 감염되면 결절상의 육아종성 병변을 형성한다. 다른 진균증과 달리 면역이 저하된 상태가 아닌 건강한 성인에게서도 발병한다.

Memo

주폐포자충 폐렴(pneumocystis jirovecii pneumonia) > 주폐포자충 폐렴은 곰팡이의 일종인 뉴모시스티스 일로베치(*pneumocystis jirovecii*)에 의한 사이질폐렴으로, HIV 감염증 환자나 스테로이드 치료 등으로 면역이 저하된 환자의 기회감염이 중요하다. 뉴모시스티스속은 이전에는 원충으로 분류되어 있었지만, 최근에 곰팡이의 일종인 것이 판명되었다.

2. 사이질폐렴과 허파섬유증

사이질폐렴(간질폐렴)의 병변의 주체는 허파꽈리벽(폐포벽)에 있으며, 꽈리공간(폐포강)으로의 삼출물 저류는 약하다(▶그림 12-3). 감염증(미코플라스마폐렴이나 바이러스성 폐렴 등), 콜라겐병(아교질병, 교원병), 진폐증, 약물, 방사선 등 원인은 다양하지만 원인불명의 것은 **특발성 사이질폐렴**이라고 한다. 허파꽈리의 섬유화는 힘든 일을 할 때 숨이 차거나 호흡곤란, 마른기침을 특징으로 하며, 제한성 환기장애나 저산소혈증을 초래한다.

● 특발성사이질폐렴(ideopathic interstitial pneumonia, IIP)

원인불명(특발성)의 사이질폐렴은 몇 가지 종류로 분류되어 있으며, 각각 임상상태가 다르다. 여기서는 빈도나 치료 측면에서 중요한 다음 세 가지 질환을 예로 든다.

① **특발성 허파섬유증(idiopathic pulmonary fibrosis, IPF)**: 원인불명의 사이질폐렴 중 가장 흔한 질환이다. 불균일한 분포를 보이는 사이질폐렴에서 서서히 섬유화가 진행되어 예후가 불량하다.

② **비특이성 사이질폐렴(non-specific interstitial pneumonia, NSIP)**: 병변의 분포가 균일하고 허파꽈리의 파괴는 비교적 가볍다. 부신겉질 스테로이드제에 의한 치료가 유효한 경우가 많아 비교적 예후가 좋다.

③ **급성 사이질폐렴(acute interstitial pneumonia, AIP)**: 임상적으로 **급성 호흡곤란증후군(acute respiratory distress syndrome, ARDS)**을 나타내는 원인불명의 질환으로, 예후가 불량하다. 급성기 조직에서는 괴사물이나 삼출물에 의해 허파꽈리벽을 따라 유리막이 형성되는 것이 특징적이다.

● 콜라겐병에 합병하는 허파의 병변

콜라겐병은 전신의 여러 장기를 아우르는 자가면역질환(autoimmune disease)으로, 합병증으로 사이질폐렴이나 허파섬유증을 자주 일으킨다. 허파의 병변이 다른 장기의 병변보다 먼저 나타날 수 있으며, 이 경우 특발성 사이질폐렴과 구별할 수 없다.

① **진행성 전신피부경화증(강피증)**: 높은 비율의 허파섬유증이 보이며, 허파고혈압증을 동반한다.

② **여러 근육염(다발근육염, PM) · 피부근육염(DM)**: 허파섬유증을 동반한다.

③ **전신홍반성루프스(SLE)**: 허파의 병변은 가슴막염(흉막염)을 동반하는 경우가 많다.

④ **류마티스 관절염(RA)**: 사이질폐렴 외에 공동을 가진 결절성 병변(류마티스 결절)이 나타난다.

Memo

● 사르코이드증(sarcoidosis)

사르코이드증은 전신 장기에 유상피세포로 이루어진 육아종(granuloma)이 생기는 질환으로, 젊은 성인에게 많다. 오랫동안 원인불명이었지만, 최근에는 피부의 정상세균으로 여드름의 원인이기도 한 아크네균(*Propionibacterium acnes*)의 관여가 유력시되고 있다.

허파에도 다른 장기와 마찬가지로 육아종이 형성되며, 양쪽 허파문 부위 림프절 종대도 특징적이다. 부신겉질 스테로이드제나 면역억제제에 의해 대부분의 사례는 양호한 경과를 나타내지만, 일부는 진행성 허파섬유증을 일으켜 예후가 불량하다.

● 진폐증(pneumoconiosis)

진폐증은 분진의 흡입에 의한 허파의 섬유증식성 변화를 주체로 하는 질환으로, 실리카(이산화규소), 석면 등에 의한 것이 대표적이다. 분진을 탐식하여 활성화한 큰포식세포(대식세포, macrophage)가 리소좀에 포함된 효소나 프리라디칼을 유리하여 허파조직에 장애를 일으킨다. 또, 큰포식세포는 섬유아세포 증식인자를 생산하여 섬유화를 촉진한다.

규폐증(silicosis) > 규폐증은 광물인 결정 실리카의 흡입에 의하여 일어나는 진폐증이다. 광산, 채석, 연마업, 도자기제조업 등의 종사자에게 많이 발생한다. 허파실질이나 가슴막, 허파문 림프절에 동심원상으로 배열한 아교질섬유로 이루어진 결절(규폐결절)이 형성된다. 편광현미경을 이용하면 복굴절성을 나타내는 결정 실리카가 관찰된다.

석면증(asbestosis) > 석면증은 섬유상 광물인 석면의 분진을 흡입하여 일어나는 진폐증이다. 석면은 이전에는 건축자재, 조선, 자동차부품, 급배수설비 등에 널리 사용되고 있어 공장 종업원이나 인근 주민에 대한 노출이 문제가 되고 있었다. 허파에 흡입된 석면은 철아령 모양의 석면소체로서 관찰된다(▶그림 12-5). 석면 노출 후 20~40년 이상 지나 허파섬유증, 허파암, 악성 중피종(▶그림 12-12)이 발생된다고 생각된다.

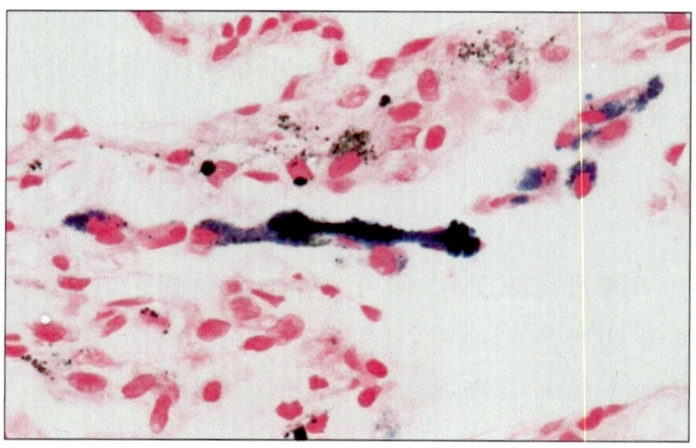

석면섬유에 혈액 유래의 철을 포함하는 단백질이 부착된 것을 석면소체라고 한다.

▶ **그림 12-5** 석면소체

Memo

③ 폐쇄성허파질환(obstructive pulmonary disease)

폐쇄성허파질환이란 허파로부터 숨을 내쉴 때 장애를 일으키는 질환의 총칭으로, 만성 기관지염, 허파공기증(폐기종), 기관지천식, 기관지확장증이 주질환이다.

환기장애의 분류 > 폐활량에 대해서 처음 1초간에 숨을 내쉴 수 있는 날숨의 비율을 1초율이라고 하며, 나이와 키로부터의 예측치와 비교한 호흡전용량을 %폐활량이라고 한다. **폐쇄성허파질환(폐쇄성 환기장애)**의 호흡기능검사의 특징은 1초율 감소이다(70% 미만, ▶그림 12-6). 한편 사이질폐렴, 허파섬유증을 대표로 하는 **구속성 허파질환(구속성 환기장애)**에서는 %폐활량이 감소한다(80% 미만). 이들 두 가지 모두를 나타내는 경우를 **혼합성 허파질환(혼합성 환기장애)**이라고 한다.

1. 만성기관지염(chronic bronchitis)

만성기관지염에서는 점액성 가래(객담)를 동반한 기침이 만성 또는 재발성(2년간 매년 3개월 이상 지속되는 상태)으로 발생한다. 흡입물질에 의한 만성 자극과 기도감염이 관여하고 있는데, 특히 흡연이 중요한 인자이다. 조직학적으로는 기관지점액샘의 과다형성(hyperplasia)이 특징이다.

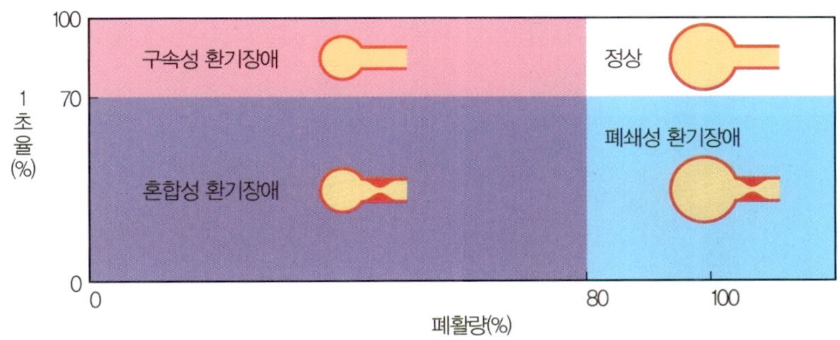

▶ **그림 12-6** 환기장애 패턴

> **NOTE** 만성 폐쇄성 허파질환(chronic obstructive pulmonary disease, COPD)
>
> COPD는 '담배연기를 주로 하는 유해물질을 장기적으로 흡입 · 노출함으로써 생긴 허파의 염증성 질환'으로 정의된다. 호흡기능검사에서는 기류폐색을 보이는 진행성 질환이다.
>
> COPD는 종종 만성 기관지염이나 허파공기증과 동의어로 사용되어 왔다. 그러나 기침 · 가래 등의 증상으로 정의되는 만성 기관지염이나 허파꽈리벽의 파괴에 의한 큰공기집의 확대라는 병리 형태로부터 정의되는 허파공기증 중에는 COPD에 포함되지 않는 것도 존재한다. COPD는 허파에만 그치지 않고 다른 장기에도 영향을 미치는 전신성 질환이다.

Memo

2. 허파공기증(폐기종, pulmonary emphysema)

형태학적으로 허파꽈리(폐포)·호흡세기관지의 벽이 파괴됨으로 꽈리공간이 확장되는 상태를 **허파공기증**이라고 한다(▶그림 12-7). 허파공기증은 소엽 단위에서 병변의 확산에 의해 소엽중심형과 범소엽형으로 분류된다. 흡연과 관련해 일어나는 허파공기증은 소엽중심형이 많다. 유전성의 α1-항트립신 결손에 기인하는 허파공기증은 범소엽형으로 조기(40대)에 발병한다. 가슴막밑에 허파공기증이 발생하는 경우에는 **큰공기집(bulla; 기종성 낭종)**이 허파꼭대기(폐첨, apex of lung)에 형성된다.

3. 기관지천식(bronchial asthma)

병태·증상 > 기관지천식은 만성 기도염증이나 기도의 과민성 항진, 민무늬근육의 연화에 의해 가역성 기도 협착과 기도점막으로부터의 점액이 과잉으로 분비되어 나타나는 질환으로, 발작성의 헐떡거림이나 호흡곤란 등의 증상이 나타난다.

치료 > 기관지천식의 치료제는 장기관리제와 발작치료제로 나누어진다. 장기관리의 기본은 흡입 스테로이드제이다. 발작 시에는 단시간 작동형 기관지 확장제(β_2 자극제)나 부신겉질 스테로이드제 링거가 이용된다. 외인성 천식에서는 원인물질 제거도 중요하다.

● 외인성 천식(extrinsic asthma)

외인성 천식은 주로 어린이나 젊은 사람에게서 볼 수 있는 I형 알레르기 반응(▶그림

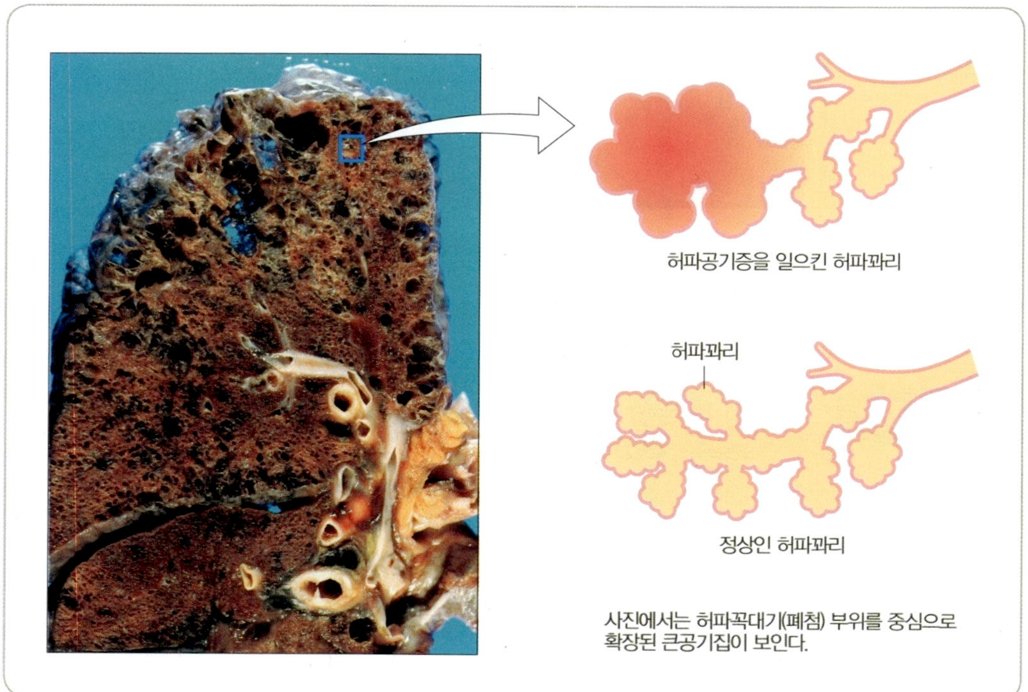

▶ **그림 12-7** 허파공기증

Memo

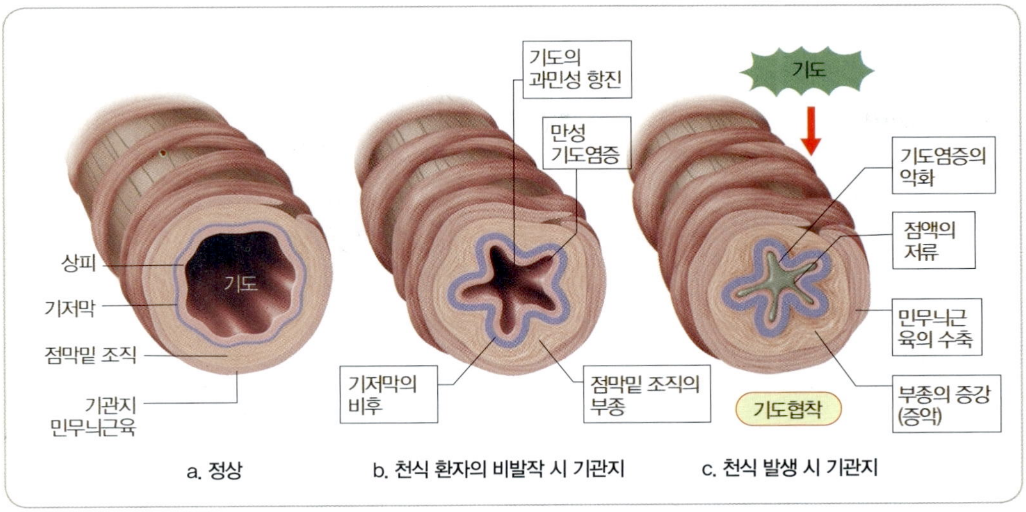

▶ **그림 12-8** 천식

4-4 참조)으로, 집먼지, 진드기, 꽃가루, 동물의 털, 음식 등이 알레르겐이 된다. 이러한 알레르겐이 비만세포 표면의 IgE 항체에 결합함으로 히스타민이나 류코트리엔, 프로스타글란딘이 방출되어 기도점액의 분비촉진이나 기도 민무늬근육의 수축을 일으킨다(▶그림 12-8).

● **내인성 천식(intrinsic asthma)**

내인성 천식은 유인 물질이 발견되지 않는 것으로, 주로 중년 이후의 성인에게 일어난다. 바이러스 등의 상기도 감염이나 정신적 요인이 관여하여 기도벽의 미주신경 수용체가 자극을 받기 쉬운 상태가 되어 발생한다고 생각된다.

4. 기관지확장증(bronchiectasis)

기관지의 속공간(내강)이 불가역적으로 확장된 상태를 **기관지확장증**이라고 한다(▶그림 12-9). 영유아기의 기도염증이나 종양 · 이물질 등에 의한 기관지의 폐쇄가 원인이 된다. 또한 섬모기능장애증후군[카르타게너증후군(Kartagener's syndrome)]이나 낭포성 섬유증 등의 선천성 질환도 원인이 된다. 확장된 기관지에는 세균 등의 감염이 일어나기 쉽고 황색~녹색의 고름가래(purulent sputum)가 다량 배출된다.

4 허파의 순환장애

1. 허파울혈(pulmonary congestion)

허파의 모세혈관 내압이 항진하여 모세혈관 내에 혈액이 저류한 상태를 **허파울혈(울혈폐)**이라고 한다. **급성 허파울혈**은 심근경색 등에 의한 급성 왼심장기능상실(좌심부전)로 인한 허파부종에 이른다(▶그림 10-5 참조).

Memo

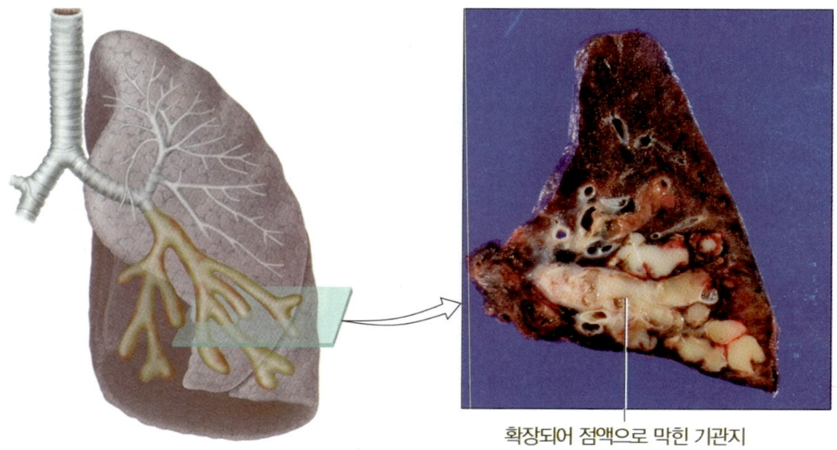

▶ **그림 12-9** 기관지확장증

만성 허파울혈은 승모판막협착증 등의 만성 왼심장기능상실로 발생하여 맨눈으로 갈색 경화를 관찰할 수 있다. 조직에서는 허파꽈리 내에 심장기능상실세포(혈철소를 탐식한 큰포식세포)가 나타나 환자의 가래 중에도 볼 수 있다(▶그림 3-3 참조).

2. 허파색전증(pulmonary embolism)

허파동맥에는 전신의 정맥혈이 흐르기 때문에 색전이 일어나기 쉽다. 정맥 내에 생긴 혈전이 폐색물(색전물)이 되는 혈전색전증(thromboembolism)이 많다(▶그림 3-9 참조). 그 밖에 지방색전증, 골수색전증, 종양색전증, 공기색전증, 양수색전증 등이 나타날 수 있다.

오래 누워 있는 환자의 경우, **깊은 다리 정맥혈전증(하지심부정맥혈전증, deep vein thrombosis, DVT)**의 예방을 위해 자동적 · 타동적 운동이나 마사지 외에 항응고제의 예방적 투여가 이루어진다.

3. 허파고혈압증(pulmonary hypertension)

허파고혈압증은 허파에 걸리는 혈압이 평소보다 높은 상태로, 심장 카테터 검사에 의한 허파동맥 평균압의 값이 **25 mmHg** 이상(정상치는 9~18 mmHg)으로 정의되어 있다. 원인불명의 경우는 **원발성 허파고혈압증**이라고 하며, 젊은 여성에게 많다. 충분한 치료가 이루어지지 않으면 수년 이내에 허파심장증[폐심장증(cor pulmonale), 여러 만성 허파질환이나 허파혈관성 질환에 기인하는 오른심장기능상실(우심부전)]에서 고도의 호흡기능상실에 빠져 죽음에 이르지만 치료약의 개발에 의해 예후가 개선되고 있다.

병리조직학적으로는 허파동맥의 내막에서 섬유성 비후나 덩굴상 병변을 확인한다.

다른 질환에 속발하는 **이차성 허파고혈압증**에는 콜라겐병, 사이질폐렴, 만성 허파질환, 선천성 심장질환, 판막증 등에 의한 것이 있다.

Memo

5 허파암(폐암)

허파에 발생한 암을 **원발성 허파암(혹은 단순히 폐암)**이라 하고, 다른 장기로부터의 전이에 의해 발생한 암을 **전이성 허파암**이라고 한다.

1. 허파암(원발성 허파암, primary lung cancer)

암은 우리나라 사망원인의 1위이며, 그 중에서도 허파암(폐암)은 남성 · 여성 모두에서 암 사망의 1위를 차지하고 있다.

증상 > 처음에는 전혀 증상이 없고 검진에서 발견되는 경우도 많다. 암이 어느 정도 커지면 기침이나 가래(혈담)가 나오게 되고, 더 진행되면 호흡곤란, 가슴통증, 어깨통증, 손 저림 등이 나타난다.

검사 · 진단 > 진단에는 우선 흉부 X선 검사, CT 검사, 가래에 의한 세포진단이 이루어진다. 확정을 위해서는 기관지 내시경 생검, 경피침 생검, 가슴안 보개(흉강경)를 이용한 허파생검 등에 의한 조직진단이 필요하다.

분류 > 허파암은 샘암종(선암종), 편평상피암종, 대세포암종, 소세포암종의 4가지 조직형으로 분류된다(▶그림 12-10). 임상적으로 **소세포암종(small cell carcinoma)**과 그 이외의 암은 치료방침이 크게 다르기 때문에 샘암종, 편평상피암종, 대세포암종을 합쳐서 **비소세포암종(non-small cell carcinoma)**이라고 부르기도 한다.

치료 > 절제 가능한 암에 대해서는 외과수술이 이루어진다. 제거가 곤란한 진행암이나 재발암은 항암화학요법이나 방사선요법 등이 시행된다. 특히 소세포암종은 발견 시 이미 진행암인 경우가 많아 수술이 이루어지는 사례는 한정되어 있다.

● 샘암종(adenocarcinoma)

샘암종은 허파암의 약 50%를 차지하는 가장 빈도가 높은 조직형이다. 주로 여성이나 비흡연자에게서 관찰된다. 원래부터 편평상피암종과 소세포암종은 흡연이 관계한다고 알려져 왔지만, 최근에는 샘암종과 흡연과의 관련도 보고되고 있으며 흡연자는 비흡연자보다 2배 이상 높게 발생한다.

말초허파의 가슴막 아래에 발생하고(▶그림 12-10-a) 가슴막의 당김을 초래하는 경우가 많다. 조직학적으로는 암세포가 샘관이나 유두상 구조를 형성한다. 허파꽈리상피를 치환하여 증식하는 형태의 샘암종은 CT 검사에서는 유리상 음영으로 나타난다. 점액을 생산하는 형태의 샘암종 환자는 다량의 점성 가래를 배출한다.

● 편평상피암종(squamous cell carcinoma)

편평상피암종은 허파암의 약 30%를 차지하는 조직형이다. 허파문 부위 근처 중추 영역에 발생하는 경우가 많으며(▶그림 12-10-b). 최근에는 말초허파에 발생하는 것도 증가하고 있다. 중추에 발생한 경우는 그 말초 부위에 기관지확장이나 폐쇄성 폐렴을 초래한다. 말초에 발생한 경우는 공동을 형성할 수 있다. 조직학적으로는 암세포의 층구조, 각질화, 세포사이결합체(세포간교)가 특징이다. 암세포가 분비하는 부갑상샘(상피소체) 호

Memo

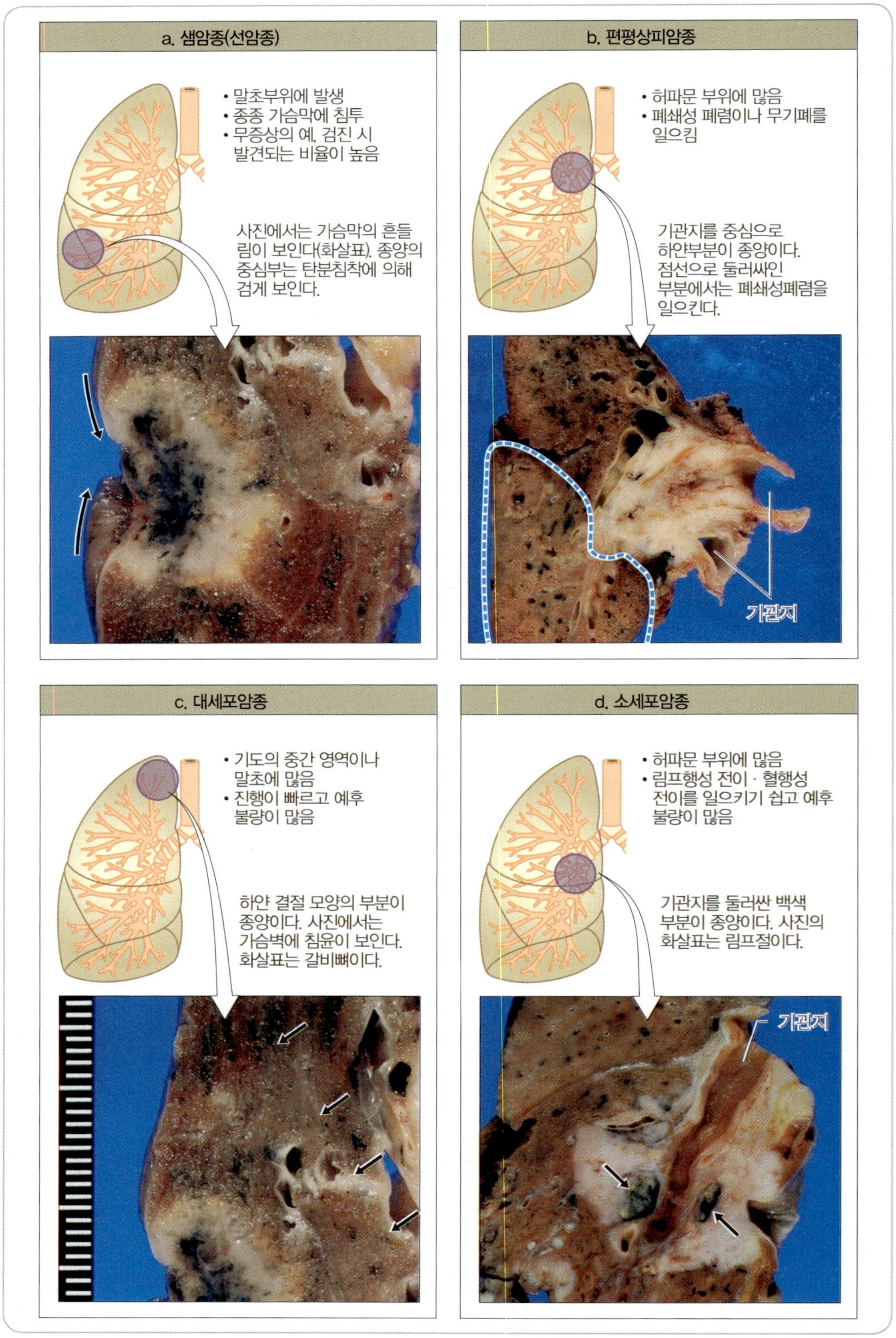

▶ **그림 12-10** 허파암의 조직형 분류별 특징

Memo

르몬 유사물질에 의해 고칼슘혈증을 초래할 수 있다. 흡연과 관련하여 발생하며, 남성에게 많다.

● 대세포암종(large cell carcinoma)

비소세포암종 중에서 샘상피나 편평상피로의 분화가 보이지 않는 것을 **대세포암종**이라고 한다(▶그림 12-10-c). 기도의 중간 영역이나 말초허파에 발생하는 경우가 많다.

● 소세포암종(small cell carcinoma)

병태 > **소세포암종**은 작고 세포질이 부족한 암세포가 조밀하게 증식하는 종양이다(▶그림 12-10-d). 중추측에 발생하여 허파문 부위 림프절로 전이를 일으키기 쉽다. 암세포는 신경내분비세포의 성격을 가지고 있어 특수한 염색이나 전자현미경을 이용하여 그것을 증명하는 것이 진단에 중요하다. 암세포가 분비하는 호르몬 유사물질에 의해 신생물딸림증후군(부신생물증후군, paraneoplastic syndrome)을 보이는 경우가 있으며, 부신겉질자극호르몬(ACTH)에 의한 쿠싱증후군, 항이뇨호르몬(ADH)에 의한 저나트륨혈증, 칼시토닌에 의한 저칼슘혈증 등이 알려져 있다. 흡연과 관련하여 발병한다.

치료 > 암세포가 빨리 증식되어 진단 시에 이미 진행되고 있는 경우가 많으므로 항암화학요법이나 방사선요법이 치료의 주체가 된다.

2. 전이성 허파암(metastatic lung cancer)

허파는 간과 나란히 다른 장기에서 암의 전이가 많은 장기이다. 밑부분의 곧창자(직장) 이외의 소화기의 혈류는 간으로 환류하지만, 그 이외의 장기에서는 대정맥을 거쳐 허파에 이르기 때문이다. 위암 등의 소화기암은 문맥에서 간을 거쳐 허파로 전이되어 전이성 허파암이 된다.

혈류의 암세포는 허파의 모세혈관에서 종양색전이 되고, 그 부분에서 허파조직을 파괴하여 전이소를 형성한다. 허파로 전이되기 쉬운 암은 큰창자암(대장암), 위암, 유방암, 갑상샘암, 콩팥암(신장암), 간암 등이다. 다른 전이성 종양과 마찬가지로 전이성 허파암은 다발성인 경우가 많고 예후가 좋지 않다.

Ⅲ 가슴막(흉막)의 질환

가슴막안(흉막강)의 구조 > 가슴막은 허파표면을 내장쪽 가슴막과 가슴벽(흉벽)을 이루는 벽쪽 가슴막으로 이루어져 가슴막안을 형성하고 있다(▶그림 12-11). 가슴막안은 일반적으로 음압으로 되어 있어 극소량의 액체를 포함하고 있다. 조직학적으로 가슴막은 한 층의 중피세포와 얇은 결합조직으로 이루어진다.

Memo

1. 가슴막삼출액(흉수, pleural effusion)

가슴막안에 액체가 과잉 저류하는 것을 **가슴막삼출액(흉수)**이라고 한다. 가슴막 삼출액은 염증에 의한 **삼출성 가슴막 삼출액**과 울혈성 심장기능상실이나 콩팥증후군(신증후군, nephrotic syndrome), 간경변증 등에 의한 비염증성 **누출성 가슴막 삼출액**으로 분류된다. 가슴막 삼출액이 대량으로 저류하면 허파가 압박되어 호흡곤란을 겪는다.

2. 가슴막염(흉막염, pleuritis)

가슴막염(흉막염)은 그 성상에 따라 **장액성 가슴막염, 섬유소성 가슴막염, 화농성 가슴막염**으로 나누어진다. 또 원인에 의한 분류로는 세균이나 결핵 등의 감염에 의한 것, 류마티스 관절염이나 전신홍반성루프스(SLE) 등의 콜라겐병에 의한 것, 요독증에 의한 것 등이 있다.

가슴고름집(농흉) > 감염증에 의한 화농성 가슴막염으로, 가슴막안에 고름성 가슴막삼출액이 저류한 상태를 가슴고름집(empyema)이라고 한다.

3. 공기가슴증(기흉, pneumothorax)

내장쪽 가슴막 혹은 벽쪽 가슴막이 찢어짐으로 가슴막안이 외부 공기와 교류하여 음압이 소실된 상태를 **공기가슴증(기흉)**이라고 한다(▶그림 12-11). 가슴통증(흉통)으로 진찰을 받는 경우가 많다.

공기가슴증은 원인에 따라 자연 **공기가슴증, 외상성 공기가슴증, 의인성 공기가슴증**으로 나누어진다.

자연 공기가슴증 > 허파병변이 가슴막안에 찢어지는 것으로, 허파꼭대기에 생긴 낭종이 원인이 되는 경우가 많다. 큰 키에 마른 형태의 젊은 남성에게 주로 나타나는 공기가슴증은 블레브[bleb(물집, 수포), 가슴막밑 낭종]라는 가슴막 내에 형성된 작은 낭종의 찢어짐이 원인이 된다. 한편 불라[bulla(물집, 큰공기집), 기종성 낭종]는 허파공기증(폐기

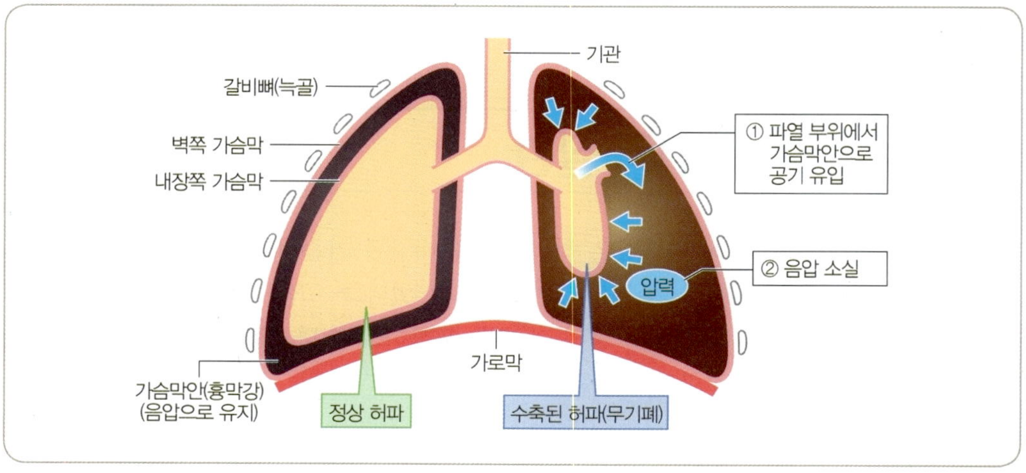

▶ **그림 12-11** 공기가슴증(기흉)

Memo

종)을 배경으로 형성되는 가슴막밑의 큰 낭종(지름 1 cm 이상)으로, 고령의 흡연자에게 나타나는 공기가슴증의 원인이다.

외상성 공기가슴증 > 교통사고 등에 의해 일어난다.

의인성 공기가슴증 > 허파생검이나 가슴절개술(개흉수술) 외에 중심 정맥 카테터 삽입이나 침 치료 등에서도 일어날 수 있다.

4. 가슴막악성중피종(흉막악성중피종, pleural malignant mesothelioma)

가슴막악성중피종(흉막악성중피종)은 가슴막을 덮고 있는 중피세포에서 발생하는 예후가 불량인 종양이다. 석면노출(▶그림 12-5)과 관련된 종양으로 알려져 있지만 석면과의 인과관계를 증명할 수 없는 사례도 많다. 석면과 관련된 경우 노출로부터 장기간에 걸쳐 발생한다. 40세 이후에 발병하며 남성에게 많다.

병태 > 중피종은 초기에는 벽쪽 가슴막에 다발성 결절성 병변을 형성하고, 진행되면 허파 전체를 둘러싼 갑옷 형태의 종양이 된다(▶그림 12-12). 조직학적으로는 입방형 세포로 이루어진 상피형, 방추형 세포로 이루어진 육종형, 이들 두 가지가 혼재한 2상형으로 분류된다. 중피종 환자의 가슴막삼출액은 점조성이 높다.

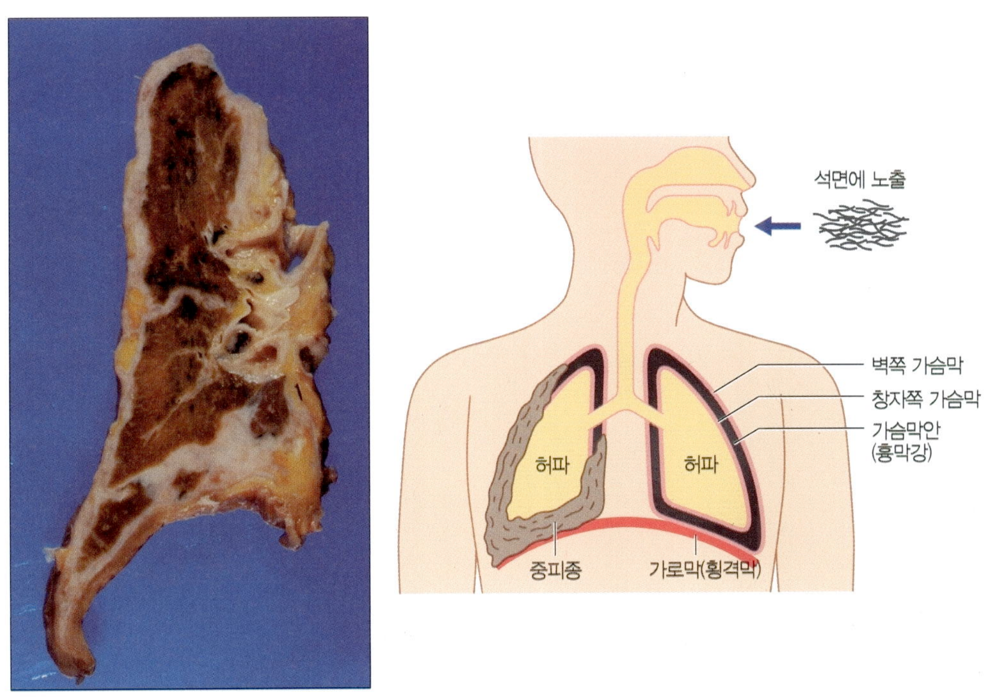

▶ 그림 12-12 중피종

병리학

제 13 장

소화계통의 질환

Memo

소화계통은 음식물의 섭취, 소화, 흡수, 대사, 배설과 관련된 기관의 총칭이다. 구강에서 항문까지의 일련의 관으로 이루어진 소화관과 간, 쓸개(담낭) · 쓸개관(담관), 이자(췌장) 등 기타 부속 관련 기관으로 크게 나누어진다.

I 구강 · 식도의 질환

1 구강 · 식도의 구조

구강(입안, oral cavity) > 소화관의 입구부로 입술(구순), 이(치아), 잇몸(치은), 혀, 입천장(구개) 등을 포함한다. 치아는 성인에게 32개가 존재하는 딱딱한 조직으로, 위턱뼈(상악골) 또는 아래턱뼈(하악골)에 박혀 있어 음식물을 씹을 때 필수적인 기관이다. 혀는 삼키거나 소리를 내는 데 필요한 기관이며, 감각기(미각)로서의 기능도 갖추고 있다.

구강에는 부속된 침샘에서 침이 분비되며, 침에는 아밀라아제라는 소화효소가 포함되어 있다. 치아를 제외하고 구강 안은 중층편평상피로 덮여 있다.

식도(esophagus) > 구강과 위를 잇는 관 모양의 기관으로, 구강 내에서 씹은 음식을 위(stomach)로 운반하는 작용을 한다. 소화기능은 갖추고 있지 않다. 기관(trachea)과는 거의 직선상으로 가로막을 관통하여 위와 연결된다.

식도에서 곧창자(직장)까지의 소화관은 모두 유사한 층구조를 갖는다. 즉, 속공간(내강)쪽으로부터 점막, 점막밑층, 근육층, 바깥막[외막, 또는 장막밑층(장막하층)과 장막]의 동심원상의 층구조로 구성되어 있다. 식도점막은 중층편평상피로 덮여 있다. 근육층은 음식물 운반에 필요한 삼킴작용 또는 꿈틀운동(연동운동, peristalsis)에 관여한다. 하부 식도의 힘줄에는 위 내용물이 식도로 역류하는 것을 막는 기능도 있다.

2 구강의 질환

● 구강암(oral cavity cancer)

구강암은 구강 내의 모든 부위에서 발생할 수 있지만 혀에 가장 많이 발생하며, 고령의 남성에게 자주 발생한다. 통증유발이나 섭식장애, 언어장애 등이 주된 증상이다. 흡연이나 음주가 발암의 위험인자로 알려져 있다.

병리 > 구강 내는 중층편평상피로 덮여 있기 때문에 발생하는 암도 대부분은 편평상피암이다. 그러므로 편평상피암의 특징인 각화(각질화, keratonization) 현상이 나타난다.

치료, 예후 > 외과적 절제가 기본 치료가 된다. 절제가 불가능한 예나 절제 후 보조치료로 방사선요법과 항암화학요법도 시행된다. 종양의 크기나 구강 내 혹은 인접 장기로의 침윤 정도, 림프절이나 원격 장기로의 전이 유무가 환자의 예후를 결정하는 요인이 된다. 인두, 후두 영역이나 식도, 위 등에 중복암이 생기는 일이 적지 않아 주의가 필요하다.

Memo

③ 식도의 질환

1. 식도염(esophagitis)

식도염이란 식도에 병적인 염증이 생긴 상태를 말한다. 위 내용물의 역류나 감염증, 약물섭취 등이 원인이 된다.

● 역류성식도염(gastroesophageal reflux disease, GERD)

역류성 식도염은 위의 내용물이 식도로 역류함으로써 발생하는 가장 빈도가 높은 식도염이다. 식도 하부 괄약근의 역류방지기능이 저하됨으로써 위산이나 음식과 같은 위 내용물 또는 쓸개즙(담즙)을 포함한 샘창자액(십이지장액)이 식도 내로 역류하여 식도점막의 장애를 초래한다(▶그림 13-1). 속쓰림, 산의 역류가 일반적인 증상이다.

● 감염성식도염(infectious esophagitis)

감염성 식도염은 병원체의 감염에 따른 식도염이다. 칸디다속, 단순헤르페스바이러스, 사이토메갈로바이러스 등이 원인균이 되는 경우가 많다. 일반적으로는 암환자나 전신 상태가 불량한 면역기능이 저하된 환자에게 생긴다. 삼킴통증(연하통)이나 삼킴곤란(연하장애), 가슴통증이 주증상이다.

치료에는 항진균제나 항바이러스제가 이용된다.

2. 식도정맥류(esophageal varix)

식도정맥류는 식도벽 내, 특히 점막과 점막밑층에 존재하는 정맥이 비정상적으로 확장되어 주머니(혹) 형태가 된 상태를 말한다. 정맥혈류의 증가나 정체에 의해 발생하는 병태로, 대부분은 간경변증 등이 원인이 된 문맥고혈압(문맥압항진증, portal hypertension)

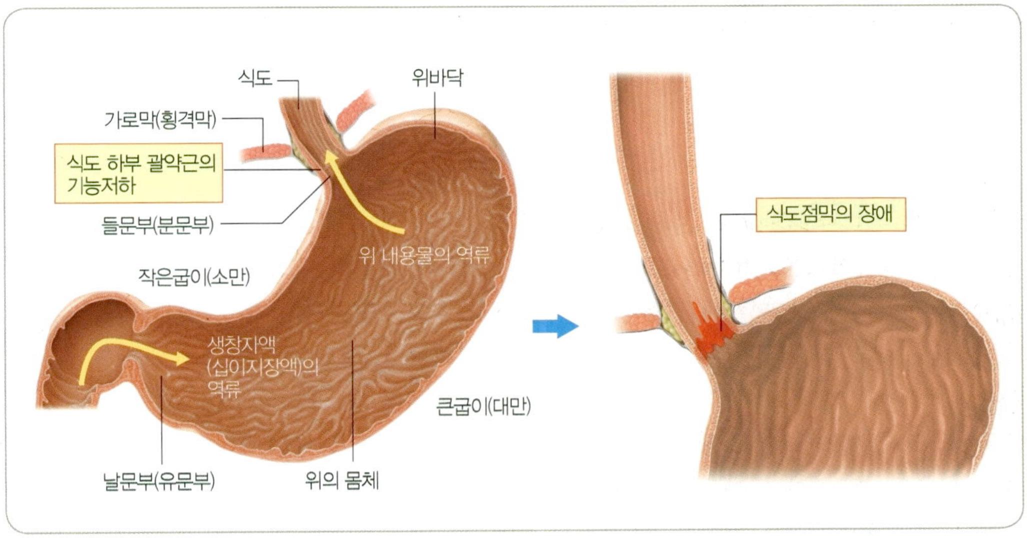

▶ 그림 13-1 역류성 식도염

Memo

에 합병한다(▶그림 3-11 참조). 이는 소화관 출혈의 원인이 되며 특히 큰 혹에서는 파열의 위험이 있어 파열하면 대량 출혈로 인해 사망에 이를 위험이 높다. 지혈에는 풍선에 의한 압박, 내시경을 이용한 결찰요법이나 경화약의 주입 등이 시행된다.

3. 식도암(esophageal cancer)

식도암은 식도에 발생한 암이다. 조직학적으로 편평세포암종과 샘암종으로 크게 나뉘어진다.

● 편평세포암종(squamous cell carcinoma)

우리나라 식도암의 90% 이상은 편평상피암종이다. 남성에게 많고, 여성보다 5배 이상의 빈도로 나타난다. 발생의 원인에는 흡연과 음주가 깊게 연관되어 있는 것으로 추정되고 있다. 초기 병변에서는 증상을 동반하지 않는 경우가 많지만 종양이 커짐에 따라 식사할 때의 피로감(통과장애), 통증, 삼킬 때의 기침, 체중감소와 같은 증상이 나타난다.

병리 > 조직학적으로는 충실성의 덩어리(종기집)를 형성하고 증식하여 세포사이결합체(세포간교)라고 하는 세포 간의 구조나 각질화와 같은 편평상피로써의 특징을 나타낸다.

치료와 예후 > 종양의 크기나 침윤의 깊이, 전이의 유무가 환자 예후를 결정한다. 병변 절제가 기본 치료법이다. 점막 내 암에 대해서는 내시경을 이용한 절제가 이루어지고 점막 아래로의 침윤을 나타내는 암에 대해서는 외과적 절제가 이루어진다. 절제 불능인 경우나 보조 치료로써 방사선치료나 항암화학요법도 이용된다.

● 샘암종(adenocarcinoma)

샘암종(선암종)은 일반적으로 역류성 식도염이 원인으로, 원래의 중층편평상피가 원주상피화된 식도점막에 발생한다. 원주상피화된 상피는 **바레트(Barrett)상피**라고 한다. 우리나라에서는 식도암의 10% 이하의 빈도이지만, 서양에서는 식도암의 절반 이상을 차지한다.

Ⅱ 위의 질환

1 위의 구조

해부 > **위(stomach)**는 자루 모양의 소화관으로, 위액에 의한 음식물의 살균과 유동화가 주된 역할이다. 식도쪽에서 **들문(분문, cardia)부**, **위바닥(위저, gastric fundus)부**, **위몸(위체, gastric body)부**, **날문(유문, pylorus)부**로 구분된다(▶그림 13-1). 앞쪽에서 보면 J자 모양을 나타낸다. 오른쪽 짧은 굽이(만곡)를 **작은굽이(소만, lesser curvature)**, 왼쪽에서 아래쪽 굽이를 **큰굽이(대만, greater curvature)**라고 한다. 위암을 포함하여 위 병변은 일반적으로 작은굽이쪽에서 발생하기 쉽다.

조직 > 조직학적으로는 속공간쪽으로부터 점막, 점막밑층, 근육층, 장막밑층, 장막으로

Memo

이루어진 층구조를 가진다. 점막은 원주상피로 덮여 있다. 또 점막 내에는 해부학적 영역에 따라 **들문샘(분문선)**, **위바닥샘(위저선)**, **날문샘(유문선)**이라고 불리는 분비샘이 발달해 있다.

위바닥샘에는 위산을 분비하는 **벽세포(parietal cell)**와 펩시노겐을 분비하는 **으뜸세포(주세포, chief cell)**가 존재한다. 펩시노겐은 위산에 의해 활성화되어 단백질분해효소인 펩신이 된다. 또한 들문샘, 날문샘은 주로 점액을 분비하는 샘조직이다. 날문샘 부위의 상피에서는 가스트린이나 소마토스타틴과 같은 소화관 호르몬도 분비된다. 근육층은 민무늬근육(평활근)으로 이루어져 연동기능을 한다.

2 위의 질환

1. 위염(gastritis)

위에 병적인 염증이 생긴 상태를 위염이라고 한다. 일반적으로는 점막에 생긴 염증을 가리킨다. 급성 위염과 만성 위염으로 크게 나누어진다.

● 급성 위염(acute gastritis)

급성위염은 급격히 위점막에 염증이 생긴 상태를 말한다. 음식물의 과도한 섭취, 부적절한 섭취(폭음 · 폭식이나 극심한 매운 식품의 섭취 등), 감염, 약물의 섭취, 신체적 · 육체적인 스트레스 등 원인은 다양하다. 약물에 의한 것으로는 비스테로이드성 소염진통제(NSAIDs)가 가장 흔하다.

증상 > 급격하게 상복부 통증, 구역(오심), 구토가 발병하며, 토혈이나 하혈이 나타나기도 한다. 이러한 증상이 반드시 급성 위염에 특이적이지는 않으며, 급성 위염의 진단에는 내시경 검사를 통해 점막의 발적이나 번짐, 출혈을 발견하는 것이 중요하다. 급성 복부증상을 보이며, 내시경으로 광범위한 미란(erosion)이나 궤양(ulcer), 출혈을 보이는 경우 임상적으로는 **급성 위점막병변(acute gastric mucosal lesion, AGML)**으로 진단된다.

치료 · 경과 > 원인의 제거, 위의 안정(절식)이나 약물요법에 의해 회복되므로 일과성 병태인 경우가 많다.

● 만성 위염(chronic gastritis)

만성위염은 위의 병적인 염증이 지속적으로 존재하는 상태를 말한다. 임상증상(위통, 체함, 위부위의 불쾌감 등), 내시경 소견(점막의 위축이나 발적, 미란 등) 혹은 조직학적 소견(점막 내에 염증세포의 침윤)으로 정의된다. 조직학적인 '만성 위염'이 반드시 임상적인 '위염'(임상증상을 동반하는 위염)이라고는 할 수 없으며, 각각 정의되는 내용의 실태가 다르다는 점에 유의할 필요가 있다.

원인 > 불분명한 경우도 많지만 감염, 약물, 자가면역학적 기전 등이 병인이 된다. 그 중에서도 **헬리코박터-필로리**(*Helicobacter pylori*, ▶그림 7-1 참조)의 감염이 중요하다. 헬리코박터-필로리의 감염에 의한 만성 위염에서는 세균의 존재가 직접적인 원인이 되어 위에 지속성 염증을 일으킨다. 헬리코박터-필로리 감염에 의한 만성 위염에 의해 암이 발생하기도 한다.

Memo

병리 > 점막에 림프구나 형질세포와 같은 이른바 만성 염증세포의 침윤이 발견된다. 호중구 침윤은 염증의 활동성 지표가 된다. 염증이 지속되면 점막 표층을 이루는 원주상피가 창자상피(장상피)와 유사한 형태로 변화하여 **창자상피화생(장상피화생)**이 일어난다. 창자상피화생은 종양은 아니지만 암이 발생할 수 있는 토대가 될 수 있는 변화이다. 염증에 의한 손상은 위바닥샘이나 날문샘이라고 하는 샘조직에도 미치고, 샘조직은 자주 위축된다.

치료 > 근본적 치료에는 원인의 제거가 필요하다. 헬리코박터-필로리 감염자에 대해서는 항균약을 이용한 살균이 선택된다. 자각증상에 대해서는 대증요법이 시행된다.

2. 위궤양(gastric ulcer) • 십이지장궤양(duodenal ulcer)

일반적으로 점막 및 그 심부 구조에 결손이 생긴 상태를 **궤양(ulcer)**이라고 한다. 소화관에서는 점막만의 결손을 막고 심부 구조도 포함한 결손을 궤양이라고 부른다(▶그림 13-2-a).

병태 > 위액의 주요 구성요소인 위산은 벽세포에서 분비되는 염산(HCl)이며 pH 1~2의 강산이다. 위산이나 소화효소인 펩신은 점막을 손상시키는 공격인자이다. 한편 상피세포가 분비하는 점액은 방어인자로써 기능하고 알칼리성을 나타내는 탄산수소이온(중탄산

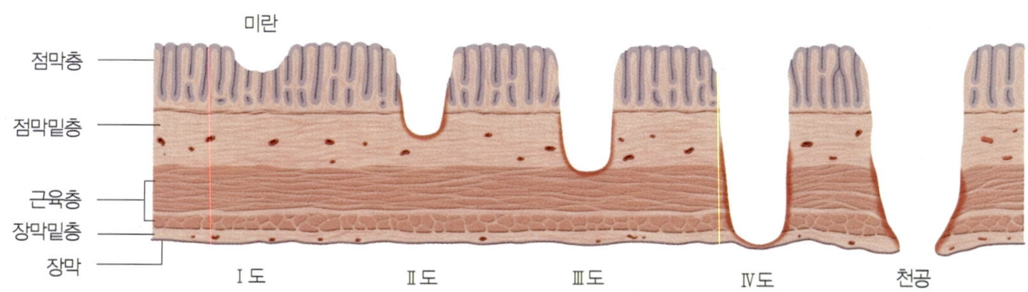

a. 위궤양의 깊이

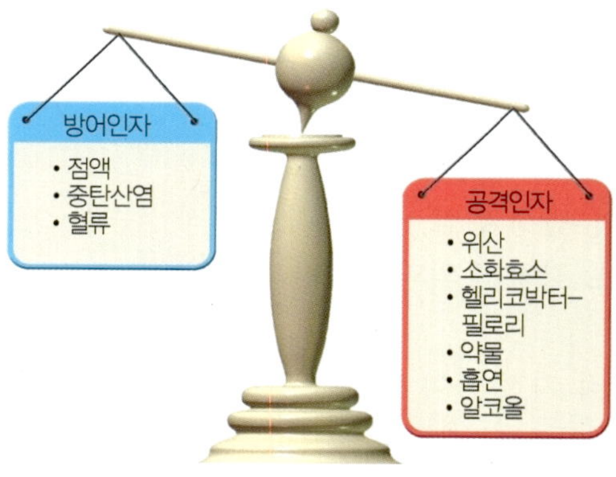

b. 방어인자와 공격인자

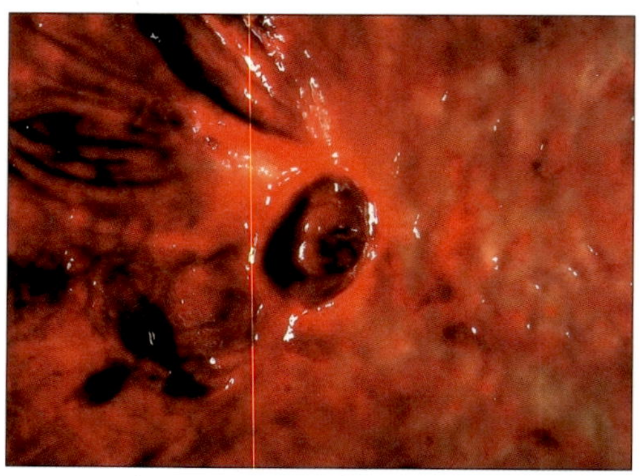
c. 육안으로 본 궤양

▶ 그림 13-2 위궤양

Memo

이온, HCO_3^-)도 흡수하면서 점막표층에 보호층을 형성한다. 위산의 과다나 헬리코박터-필로리 감염, 약물(부신겉질 스테로이드제, 비스테로이드성 소염진통제 등)의 복용, 흡연, 알코올과 같은 공격인자의 증가 혹은 방어인자의 감소에 의해 위나 샘창자 점막에 미란이나 궤양이 발생한다(▶그림 13-2-b, c). 이와 같이 공격 · 방어인자의 균형이 깨지는 것에 의한 위궤양 및 십이지장궤양을 총칭하여 **소화성 궤양(peptic ulcer)**이라고 한다.

임상상태 > **위궤양**은 40세 이후에 발생하는 경우가 많으며, **십이지장궤양**은 10~20대의 젊은 사람에게도 발견된다. 증상으로는 상복부 통증(epigastric pain)이 가장 많다. 만성으로 경과하는 경우 위궤양은 식후에, 십이지장궤양에서는 공복 시에 복통을 일으키는 경우가 많다. 급성 복부증상(복통, 토혈, 하혈)을 보이며, 내시경적으로 급성 궤양으로 진단하는 경우 임상적으로는 급성 위점막병변(AGML)으로 진단된다.

병리 > 급성기 혹은 염증이 강한 궤양부에는 점막 및 심부 구조의 결손을 보는 동시에 그 바닥부(궤양바닥)에는 조직의 괴사나 염증세포의 침윤, 부종이 발견된다. 병변을 치유하고 복구기전이 작용하면 육아조직의 형성이나 섬유화가 나타난다. 또한 병변부에 상피가 재생되면 궤양반흔이 된다. 그림 13-2-a에 나타난 바와 같이 궤양의 깊이로부터 형태적인 분류가 이루어진다. 깊은 궤양에서는 천공(perforation; 조직 결손이 전층에 이르고 구멍이 뚫린 상태)이나 배막염(복막염, peritonitis)을 동반하기도 한다.

치료 > 위의 안정 및 병의 원인에 따라 공격인자의 제거(금연, 금주 등), 헬리코박터-필로리의 제균, 위산분비억제제의 투여 등이 이루어진다. 궤양이 위벽을 관통하는 천공이 생긴 경우나 고도의 출혈을 동반한 경우에는 외과적 치료의 대상이 되기도 한다.

3. 위암(gastric cancer)

위암은 우리나라를 포함한 아시아 국가에서 빈도가 높고 유럽과 미국에서는 드문 종양이다. 발생에는 유전적 소인 외에 염분의 과잉섭취나 흡연이 위험인자로써 알려져 있다. 또 헬리코박터-필로리 감염이 위암의 발생과 명확한 관련성이 있다고 보고되고 있다.

조기위암과 진행위암 > 암은 점막을 덮고 있는 상피세포에서 발생한다. 종양이 커짐에 따라 점막 내에서 옆쪽으로 퍼지는 동시에 깊은 곳(벽내)을 향해 침윤한다. 위암 중 점막 내 혹은 점막밑층에 머물고 있는 것을 **조기위암(early gastric cancer, EGC)**, 근육층 혹은 그보다 깊은 곳까지 침윤한 것을 **진행성 위암(advanced gastric cancer, AGC)**이라고 한다. 어디까지나 종양의 침윤 깊이에 근거한 분류이지 종양 발생 후 시간경과나 종양의 크기를 고려한 분류는 아니다.

육안에 의한 분류 > 육안 형태에 따라 위암은 0형(표재형), 1형(종류표재형), 2형(궤양국한형), 3형(궤양침윤형), 4형(미만침윤형), 5형(분류불능)으로 분류된다(▶그림 13-3-a, c, d). 이 중 가장 예후가 불량한 것은 4형이다. 4형 위암은 다른 육안형을 보이는 위암과 비교하여 여성이나 젊은 사람에서 발생빈도가 높다. 또, 조직학적으로는 4형 위암의 대부분이 저분화형 샘암종의 상태를 나타낸다.

조기위암은 0-I형(융기형), 0-IIa형(표면융기형), 0-IIb형(표면평탄형), 0-IIc(표면오목형), 0-III형(오목형)으로 분류된다(▶그림 13-3-b). 가장 많은 것은 주위 점막과 비교하

Memo

여 얕은 오목을 나타내는 0-IIc형이다(▶그림 13-3-c). 종양 내에 궤양을 동반하기도 하여 내시경 검사에서는 조기위암과 양성 궤양과의 감별진단이 중요하다.

조직 > 위는 샘상피로 덮여 있기 때문에 발생하는 암의 대부분은 샘암종이다. 샘암종은 분비샘 내지 그 도관의 구조를 반영한 관 모양의 구조를 나타내며, 점액을 만든다는 특징이 있다.

암조직과 정상조직과의 유사한 정도는 분화도(differentiation)로 표현한다. **고분화형 샘암종**은 일반적인 샘조직과 유사한 샘관구조를 형성하여 증식한다(관상샘암, 유두상샘암). 한편 **저분화형 샘암종**은 샘관구조를 별로 만들지 않고 충실성의 덩어리를 만들거나 따로따로 증식한다. 저분화형 샘암종에는 **반지세포암**(▶그림 2-5)이 포함되어 종양세포는 따로따로 침윤한다. 반지세포암을 포함하여 저분화형 샘암종은 일반적으로 악성도가 높고 예후가 나쁘다.

전이 > 위암이 발육하면 위 밖의 장기로도 확산된다. 전이 방법으로는 직접 침윤 외에 혈관을 통한 혈행성 전이나 림프관을 통한 림프관성 전이가 있다. 점막 내 종양이 전이되

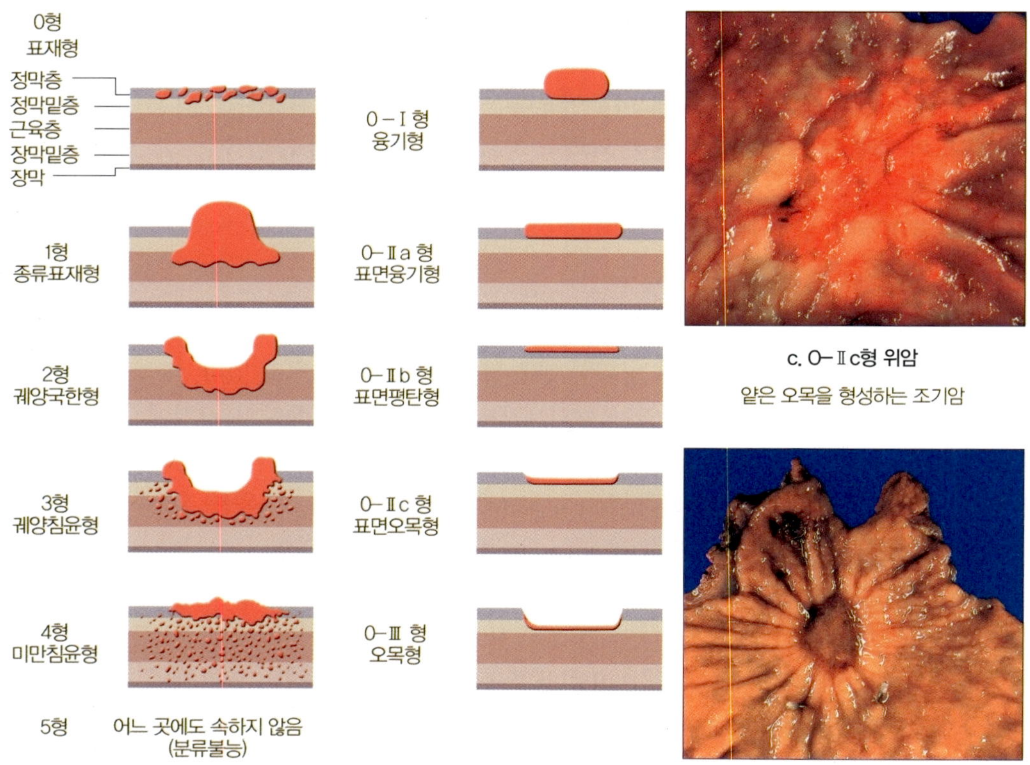

a. 위암의 육안 분류

b. 0형(표재형)의 하위 분류

0형은 조기위암에 해당한다.

c. 0-Ⅱc형 위암

얕은 오목을 형성하는 조기암

d. 2형 위암

중심부가 궤양화되어 주위에 명료한 융기를 수반하는 진행암

▶ **그림 13-3** 위암

Memo

는 경우는 극히 드물지만 점막밑층은 혈관이나 림프관이 풍부하기 때문에 조기암이라도 점막밑층에 침윤한 암에는 전이의 위험성이 있다. 진행암에서는 전이 가능성이 더 높아진다. 위벽 내의 침윤이 장막[배막(복막, peritoneum)]에 이른 후 배안(복강) 내에 씨앗 뿌린 것처럼 퍼지는 경우를 복막 파종성 전이라고 한다.

혈행성 전이에서는 간이나 허파로의 전이 빈도가 높다. 림프관성 전이는 위 근처의 림프절로의 전이에서 시작하여 빗장뼈위오목림프절(쇄골상와림프절) 등 원격 림프절로의 전이로 확산된다. 또한 난소로의 전이 또는 파종성으로 발생한 난소암을 크루켄베르그 종양(Krukenberg tumor)이라고 한다.

진단 > 조기위암은 일반적으로 자각증상이 거의 없어서 X선 검사나 내시경 검사 등의 검진에서 발견되는 경우가 많다. 증상을 동반할 때에는 복통이 가장 일반적인 증상이며, 식욕부진이나 체중감소, 구토 등도 나타난다. 특히 조기암일 경우 내시경 검사만으로는 양성·악성을 확실하게 판단하는 것이 어려우므로 진단 확정을 위해서는 병변부위의 조직을 채취하여 병리학적으로 검토할 필요가 있다.

치료 및 예후 > 수술이 가장 기본적 치료가 된다. 특히 조기암 중에서도 종양이 점막 내에 머무는 암의 경우 내시경을 이용한 절제가 시행되는 경우가 많다. 점막밑층 또는 그 심부로의 침윤을 동반하는 암에서는 외과적 절제가 시행되는 것이 일반적이다. 원격 전이나 복막 파종을 동반하는 사례 등 절제가 불가능한 사례에 대해서는 항암화학요법이 시행된다.

예후를 결정하는 것은 종양의 크기나 침윤의 깊이, 전이의 유무 등이다. 양호한 예후를 얻기 위해서는 조기암 상태에서 발견하는 것이 매우 중요하다.

Ⅲ 창자(장)·배막(복막)의 질환

1 창자·배막의 구조

창자의 해부 > **작은창자(소장, small intestine)**는 샘창자(십이지장, duodenum), 빈창자(공장, jejunum), 돌창자(회장, ileum)으로 이루어지며, **큰창자(대장, large intestine)**는 막창자(맹장, cecum), 오름잘록창자(상행결장, ascending colon), 가로잘록창자(횡행결장, transverse colon), 내림잘록창자(하행결장, descending colon), 구불잘록창자(S상결장, sigmoid colon), 곧창자(직장, rectum)로 구분된다. 막창자꼬리(충수, vermiform appendix)는 막창자에서 발원하여 막창자끝(맹단)으로 끝나는 길쭉한 장기로 큰창자의 일부이다.

창자의 조직 > 기본적인 구성은 다른 소화관과 같으며 점막, 점막밑층, 근육층, 장막밑층, 장막(장막이 없는 부분에서는 근육층, 장막밑층이 없고 바깥막이 있다)으로 이루어진 층구조를 갖는다. 작은창자 점막에는 많은 주름이 있고, 그 표면에는 융모가 다수 끼어 있다. 이것에 의해 표면적이 증가하여 흡수에 유리하게 작용한다. 큰창자에도 주름 구조는 보이지만 작은창자에서 볼 수 있는 것과 같은 융모는 보이지 않는다.

Memo

창자의 기능 > 위(stomach)에서 작은창자로 운반되어 온 음식물의 내용은 이자(췌장, pancreas)에서 샘창자로 분비되는 이자액(췌액)과 작은창자에서 분비되는 창자액(장액)에 의해 소화되어 상피세포로부터 흡수된다. 이자액과 창자액에는 여러 종류의 소화효소가 들어 있다.

또 간에서 생산되는 쓸개즙(담즙)도 쓸개관(담도)을 통해 샘창자로 분비된다. 쓸개즙에는 소화효소는 포함되지 않지만 지방덩어리를 분산시키는 유화라는 작용이 있어 지방의 소화·흡수에 중요한 역할을 하고 있다. 큰창자에서는 수분과 전해질 흡수가 이루어진다.

배막 > 배안(복강)에는 장관 표면이나 배벽부위도 포함하여 **배막(복막, peritoneum)**이라고 하는 평활한 막으로 덮여 있다. 배막은 장막이며, 표층은 중피세포라고 하는 편평한 세포로 덮여 있다. 장관 내에는 정상세균총이 살고 있으나 배안에는 무균상태로 유지되고 있다. 창자과 배벽 사이의 막은 장간막이라 불리며, 양면이 배막으로 덮여 있고, 그 사이에 지방조직이나 혈관이 포함된다.

2 창자의 질환

1. 크론병(Crohn disease)

크론병은 만성 염증성의 창자질환으로, 궤양성 대장염과 더불어 **염증창자질환(inflammatory bowel disease)**이라고 한다.

염증창자질환이란 단순한 염증성 창자의 질환을 가리키는 것이 아니라 특정 질환을 나타내는 용어임에 주의할 필요가 있다.

특징 > 젊은 사람에게 잘 발생하며, 우리나라에서는 증가 경향에 있다. 궤양성 대장염과 달리 구강에서 항문까지 소화관의 모든 부위에 병변을 일으킬 수 있지만, 돌창자(회장, ileum), 막창자(맹장, cecum), 오름잘록창자(상행결장, ascending colon)에 장애가 일어나기 쉽다(▶그림 13-4). 또 병변이 불연속적으로 분포하는 것도 특징적이다. 이것은 **건너뛰기병변(skip lesion)**이라고 불리며, 연속성 병변을 형성하는 궤양성 대장염(▶그림 13-5)과는 다르다. 환경인자나 유전적 인자 및 면역장애 등이 발병에 기여할 것으로 생각되지만, 병인의 상세한 내용은 아직 불분명하다.

임상상태 > 복통, 설사, 발열, 체중감소가 주증상이다. 염증 반응의 항진, 빈혈(anemia), 저영양(저알부민혈증, 저콜레스테롤혈증)을 동반하는 경우도 많다. 피부나 뼈·관절, 심장·혈관계, 허파 등에 다양한 합병질환을 동반한다.

병리 > 전형적인 예에서는 **종주궤양**이나 **조약돌**이 깔려 있는 듯한 모양을 볼 수 있다(▶그림 13-4). 종주궤양이란 소화관을 따라 긴 축 방향으로 퍼지는 궤양을 말한다. 조약돌 모양은 점막의 부종이나 염증 등에 의해 점막면에 빽빽하게 융기가 형성된 상태를 말한다. 이 밖에 국소적인 창자의 협착이나 창자관끼리 혹은 배벽 등과의 유착이 나타나는 경우도 많아 유착된 장기와 교통하여 샛길(누공, fistula)이 생기기도 한다. 또 구강 내 얕은 궤양[아프타(aphtha)라고 함]이나 항문 주위의 고름집(농양)이나 항문샛길(치루) 등의 형성도 종종 볼 수 있다.

Memo

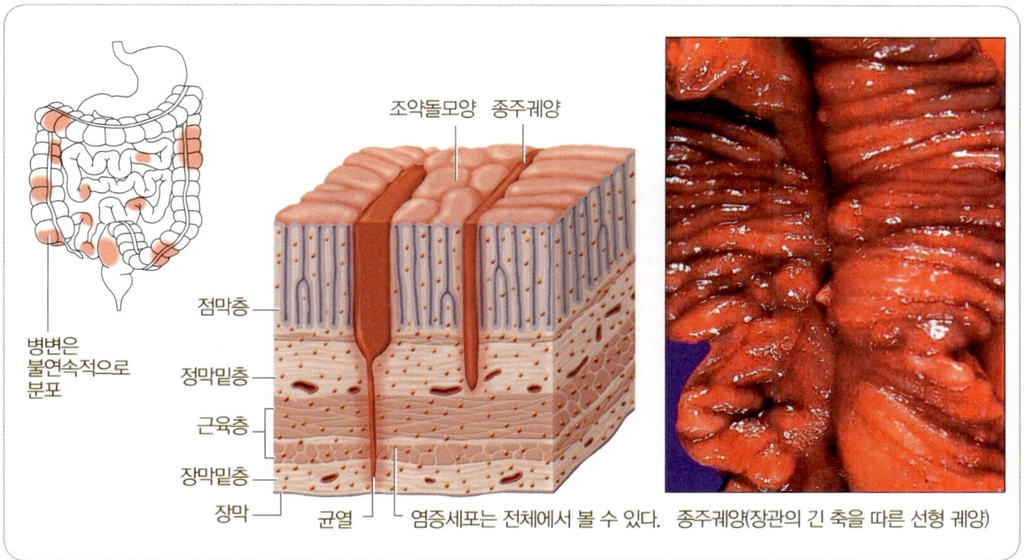

▶ 그림 13-4 크론병

조직학적으로는 염증세포침윤이 소화관벽 전층에서 보이는 것이 특징적이다. 림프구나 형질세포의 침윤이 주체가 된다. 또한 작은 육아종(유상피세포라고 불리는 조직구의 모임)을 형성하는 것도 특징이다.

치료 > 재발과 재연을 반복하기 때문에 장기적인 영양요법과 약물요법이 필요하다. 협착 증상이 심한 경우 등은 필요에 따라 수술도 시행된다.

2. 궤양성 대장염(ulcerative colitis)

궤양성 대장염은 주로 큰창자, 특히 곧창자 점막과 점막밑층을 포함하는 특발성(원인불명) 염증성 질환이다.

특징 > 크론병과는 달리 궤양성 대장염에서는 일반적으로 곧창자(직장, rectum)에서 연속된 병변이 형성된다(▶그림 13-5). 큰창자 전체에 병변이 미치는 경우와 곧창자에서 내림잘록창자(하행결장, descending colon)까지의 영역 등 국한된 범위로 병변이 발견되는 경우가 있다. 많은 환자들이 재발과 완화를 반복한다. 이환기간이 길어지면 환자의 점막은 암이 발생할 수 있는 토대가 될 수 있다. 발병 연령의 정점은 20대 초반이지만, 젊은 사람부터 고령자까지 발병할 수 있다. 원인은 불분명하나 가족 내 발병이 잘 일어나므로 유전적 요인이 관계한다고 생각되고 있다.

임상상태 > 혈변(hematochezia), 잠혈변(occult bloody stool), 설사 혹은 혈성설사가 주증상이다. 복통, 발열, 체중감소, 식욕부진, 빈혈 등을 동반하는 경우도 많다. 또 관절이나 피부, 쓸개길, 눈 등에 합병 질환을 동반하는 경우도 드물지 않다.

병리 > 활동기와 완화기에서 서로 다른 시각적 모양을 보인다. 활동기에는 점막에 발적 · 출혈이 보이고 염증을 반영하여 표면은 불규칙하고 과립상이 된다. 미란과 궤양이 다양하게 발견된다. 궤양이 지도모양으로 퍼지면 남아있는 정상 점막이 마치 다발성 용

Memo

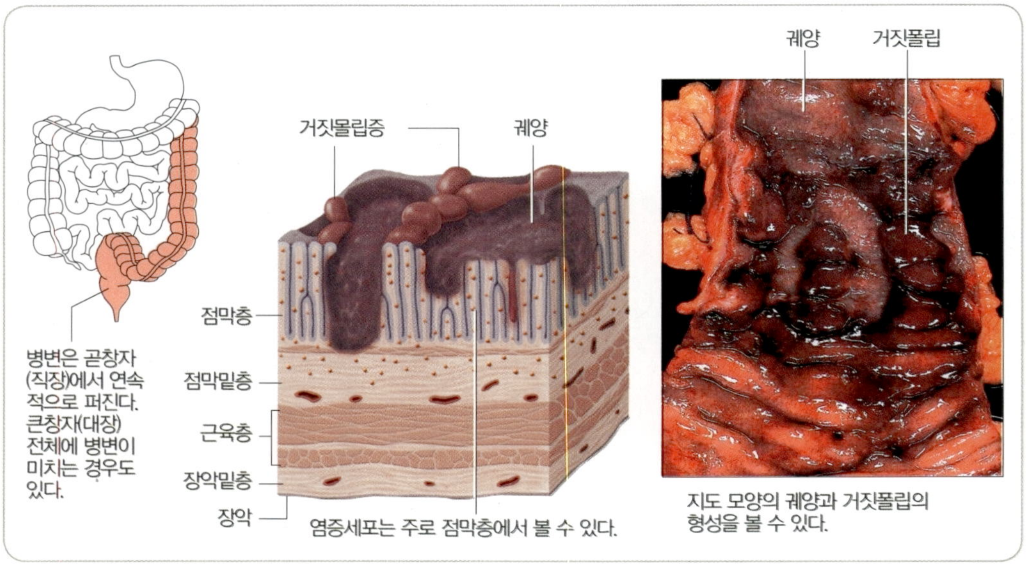

▶ **그림 13-5** 궤양성 대장염

종처럼 보이는 경우가 있어 **거짓폴립증(가성용종증, pseudopolyposis)**이라고 한다(▶그림 13-5). 완화기에는 점막이 백색조를 띠며, 종종 위축되기 때문에 점막의 주름구조가 손상되어 있는 경우가 많다.

궤양부위는 흉터화된다. 염증은 주로 점막 내에서 나타나 점막밑층에 이르는 궤양이 형성되기도 하지만, 일반적으로는 근육층보다 깊은 층에는 염증이 보이지 않는다. 호중구의 상피 내 침윤이 염증의 활동성 지표가 된다.

치료 > 염증의 중증도에 따른 약물요법이 치료의 기본이다. 치료법의 발전으로 급성기나 재발 시 혹은 심각한 경우를 포함하여 약물에 의해 염증억제가 가능한 경우가 많다. 그러나 내과적 치료로 염증억제가 어려운 경우, 심한 출혈이 동반되는 경우, 암이 발생한 경우 등은 외과적 치료를 시행하기도 한다.

3. 기타 염증성 질환

● 급성막창자꼬리염(급성충수염, acute appendicitis)

막창자꼬리(충수, appendix)에 급성 염증이 생긴 상태를 **급성막창자꼬리염**이라고 한다. 대변결석과 이물질로 인해 속공간이 막히고 감염과 순환장애를 일으킴으로써 발생한다고 여겨지고 있다. 종종 배막염(복막염, peritonitis)이 합병된다.

증상 > 각 연령층에 발생하며 복통, 구토, 발열 등이 주증상이다.

치료 > 가벼운 경우는 금식, 수액관리, 항균약 투여에 의해 치료된다. 심한 경우에는 수술을 통한 막창자꼬리절제(충수절제술, appendectomy)가 시행된다.

● 약제성창자염(drug induced colitis)

항균제나 비스테로이드성 항염증제, 항암제 등의 약물투여가 원인이 되어 생기는 창자염을 약제성 창자염이라고 한다.

거짓막대장염 > 항균제 투여에 따른 창자염에서는 **거짓막대장염(위막성 대장염, pseudomembranous colitis)**이라고 하는 특별한 창자염을 일으킬 수 있다. 거짓막(위막)이란 점막 표면을 덮고 있는 점액, 섬유소, 염증세포, 괴사물로 구성된 막 형태의 물질이다. 항균제 투여는 균교대 현상을 유발하고, **클로스트리듐디피실레(*Clostridium difficile*)**라고 하는 세균이 비정상적으로 증식함으로써 생긴다고 여겨진다.

Memo

4. 곁주머니증(게실증, diverticulosis)

장관점막이 장막쪽에 자루모양으로 돌출한 상태를 **곁주머니(게실, diverticulum)**라고 한다(▶그림 13-6). 큰창자에는 여러 개의 곁주머니가 종종 나타나며, 이것을 곁주머니증(게실증)이라고 한다.

40세 이상에서 자주 발생하며 나이가 들수록 증가한다. 일반적으로 무증상인 경우가 많다. 장관의 내압상승과 근육층의 취약화가 발생 요인이 된다. 우리나라에서는 막창자(맹장, cecum)나 오름잘록창자(상행결장, ascending colon)에 많이 발생하지만 고령자인 경우 구불잘록창자(S상결장, sigmoid colon), 내림잘록창자(하행결장, descending colon)의 빈도도 증가한다. 염증이나 출혈을 동반할 수 있다.

5. 대장폴립(colon polyp)

폴립(용종, polyp)이란 속공간 장기에 생긴 융기성 병변의 총칭이다. 폴립은 일반적으로 큰창자(대장 또는 결장, large intestine or colon)에서 발견되는데, 이는 거시적 병변의 이

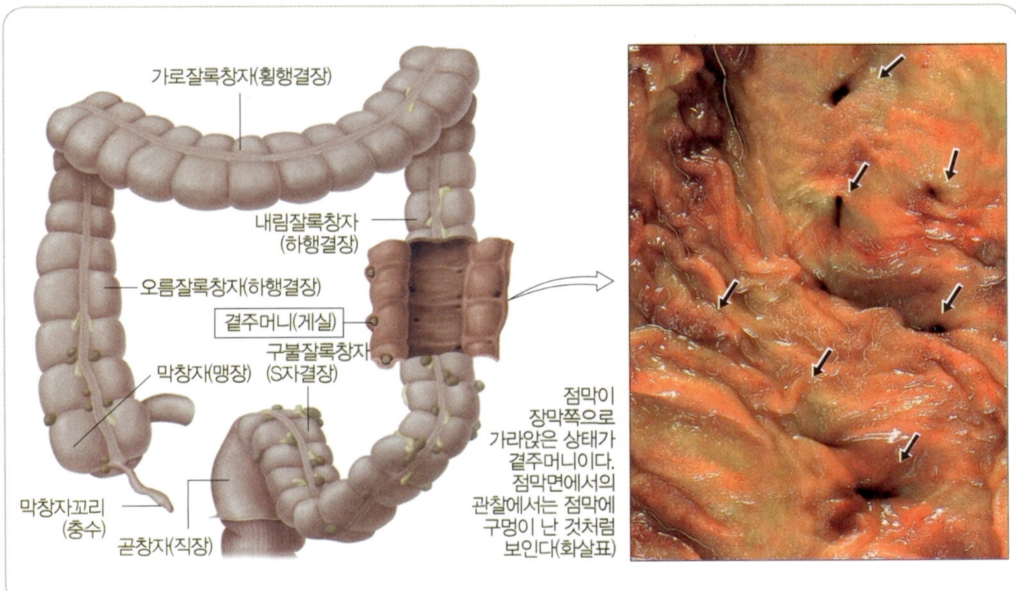

▶ **그림 13-6** 곁주머니(게실)

Memo

름이며, 병리학적으로는 다양한 병변을 포함한다. 점막을 이루는 상피세포에서 유래하는 종양이나 과다형성(hyperplasia), 과오종 혹은 염증에 의한 용종이 많다. 과오종(hamartoma)이란 실제 종양이 아니라 발생 부위에 존재하는 성숙한 조직이 비정상적으로 발육·증식한 병변을 말한다.

● 큰창자샘종(대장선종, adenoma of large intestine)

큰창자샘종(대장선종)은 큰창자 점막을 덮고 있는 원주상피(샘상피)에서 유래한 양성 종양이다. 점막 내에서 커져도 점막밑층에 침윤하는 일은 없다. 단, 큰창자샘종은 전암성 병변으로도 알려져 있으며, 샘종에 의해 발생한 암은 일반적인 암과 마찬가지로 침윤이나 전이를 초래한다(▶그림 13-7-a). 하나의 폴립 내에서 샘종과 샘암이 공존하는 일도 드물지 않다. 일반적으로 내시경에 의한 절제가 이루어진다.

● 대장폴립증(colon polyposis)

대장폴립증은 큰창자에 용종이 자주 발생하는 질환이다. 샘종의 경우가 많고 과오종의 경우도 많은 것으로 알려져 있다. 가족성샘종폴립증(가족성 대장샘종증)은 큰창자에 100개 이상의 샘종이 자주 발생하는 질환이다(▶그림 9-8 참조). 일반적으로는 유전자의 단계적 이상으로 가족력이 형성되며 상염색체 우성 유전을 나타낸다. 가족성샘종폴립증에서는 종양 절제나 장 절제를 하지 않으면 거의 모든 사례에서 큰창자암(대장암)이 발생한다.

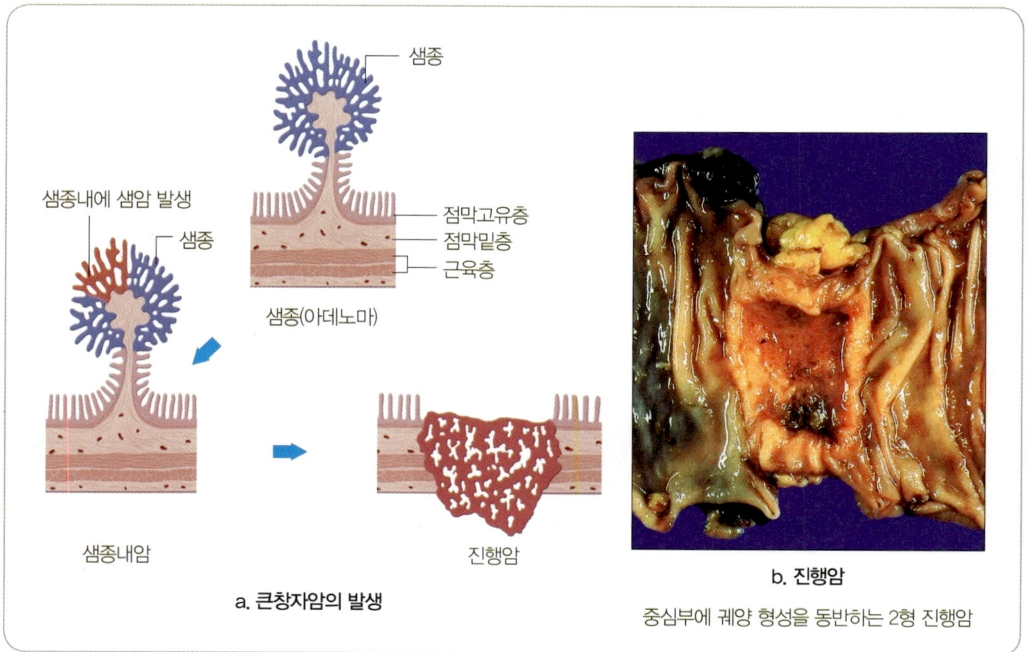

▶ **그림 13-7** 큰창자암

Memo

6. 큰창자암(대장암, colon cancer)

대장암은 부위별 암 사망 수로는 허파암(폐암), 간암에 이어 세 번째로 많은 암이다. 우리나라는 서양에 비해 빈도가 낮다. 하지만 유전적 소인 외에 식생활도 영향을 미치고 있어 식습관이 서구화됨에 따라 증가하고 있다.

임상소견 > 중장년 이후에 남성에게 발생하는 경우가 많다. 곧창자(직장, rectum)에 약 40%, 구불잘록창자(S상결장, sigmoid colon)에 약 30% 발생한다. 초기 병변에서는 무증상인 경우가 많다. 이 경우 발견의 계기로는 대변잠혈검사나 내시경 검진에 의한 것이 많다. 진행된 병변에서는 하혈이나 통과장애와 같은 증상이 나타난다(▶그림 13-7-b).

병리 > 위암과 같은 육안 분류(▶그림 13-3-a, b)가 이루어진다. 큰창자는 원주상피(샘상피)로 덮여 있기 때문에 발생하는 암의 대부분은 샘암종(adenocarcinoma)이다. 위에 기술한 바와 같이, 샘종(adenoma)은 샘암종이 발생할 수 있는 토대가 된다(▶그림 13-7-a).

치료와 예후 > 절제가 가능한 병변은 내시경적 혹은 외과적으로 절제한다. 내시경 치료는 기본적으로 점막 내에 머무는 종양에 적용된다. 일반적으로 큰창자암은 식도암이나 위암과 같은 다른 소화관의 암과 비교하여 예후가 좋고 간이나 허파로의 전이가 있어도 수술로 절제할 수 있으면 완치가 가능하다. 또 수술 후 재발하더라도 조기에 발견되면 절제에 의한 완치를 기대할 수 있다. 절제가 불가능한 경우와 보조요법으로써 방사선요법이나 항암화학요법이 시행된다.

7. 창자막힘증(장폐색증, ileus)

창자막힘증(장폐색증)은 창자의 물리적 · 기능적 장애로 인해 창자 내 내용물의 운반에 장애가 생기는 상태를 말한다. 물리적 막힘에 의한 **기계적 창자막힘증**과 기능적인 운동장애에 의한 **기능적 창자막힘증**으로 분류된다.

● 기계적 창자막힘증

기계적 창자막힘증에는 혈액순환장애를 동반하지 않는 단순성 창자막힘증과 혈액순환장애를 동반하는 복잡성 창자막힘증이 있다.

단순성 창자막힘증 > 단순성 숙변, 염증, 장관유착 등에 의해 장관 속공간의 협소화나 폐색, 굴곡이 발생함으로써 생긴다. **폐색성 창자막힘증**이라고도 한다.

복잡성 창자막힘증 > **창자겹침증(장중첩증, intussusception)**이나 장축의 비틀림 등에 의해 발생한다. 창자겹침증이란 장관의 일부가 원위쪽 장관 내에 들어감으로써 생긴다. 영유아의 돌창자(회장, ileum)에 발생하기 쉽다. 성인의 경우 종양이 진행되어 원위쪽으로 들어가는 경우가 많다. 장축의 비틀림은 장관의 일부가 장간막을 축으로 꼬임으로써 발생한다.

● 기능적 창자막힘증

개복수술 후 초기에 창자운동을 담당하는 자율신경의 기능장애, 배막염, 영양장애 등에 의해 발생한다. 창자의 꿈틀운동(연동운동, peristalsis)이 마비되는 것에 의한 **마비성 창자막힘증**과 창자의 지속적인 경련에 의한 **경련성 창자막힘증**이 있다.

Memo

3 배막(복막)의 질환

● 배막염(복막염, peritonitis)

배막에 염증이 생긴 상태를 **배막염**이라고 한다. 국한된 영역으로 인정되는 **국한성배막염**과 광범위하게 염증이 퍼지는 **미만성배막염**으로 분류된다. 또 발병 양식과 경과에 따라 **급성배막염**과 **만성배막염**으로 분류된다.

급성 배막염 > 소화관의 천공(perforation)이나 급성 막창자꼬리염, 급성 이자염(췌장염), 급성 쓸개염(담낭염) 등 내장의 급성 염증 파급, 외상 · 수술에 동반되는 감염 등이 원인이 되어 급성으로 발병하는 배막염을 말한다. 복통, 발열, 구토 등이 주증상이다. 항균약의 투여나 영양관리와 같은 보존적 치료 외에 외과적 처치에 의해 배안의 세정이나 원인 병터에 대한 치료가 이루어지기도 한다.

만성 배막염 > 배막에 지속성 염증이 생긴 상태를 말한다. 개복수술 후의 배막염이나 배막투석에 동반하는 배막염이 알려져 있다. 감염증에서는 결핵균 감염에 따른 배막염이 만성배막염의 경과를 나타낸다.

암성 배막염 > 암이 배안에 파종을 일으킨 상태를 **암성배막염(peritoneal carcinomatosis)**라고 한다. 배막염의 이름을 붙이는데, 암의 증식이 본질이며 염증은 이차적인 소견이다. 복수(ascites)를 동반하는 경우가 많다. 위암, 큰창자암(대장암), 이자암(췌장암), 쓸개암(담낭암), 난소암 등에서 발생하기 쉽다.

Ⅳ 간, 쓸개관, 쓸개의 질환

1 간, 쓸개관, 쓸개의 구조

1. 간의 구조

해부 > 간(liver)은 오른쪽 위 배부위(우상복부, right upper quadrant, RUQ)에 위치하며 평균무게가 약 1.4 kg정도 되는 인체에서 가장 큰 장기이다. 문맥과 간동맥이라는 두 개의 큰 혈관에 의해 영양을 공급받는다(▶그림 13-8-a). 문맥은 소화관이나 이자(췌장), 지라(비장)로부터의 혈액이 유입되는 정맥으로, 영양분이 풍부하다. 한편 간동맥은 대동맥에서 분기하여 산소농도가 높아 산소의 공급원 역할을 한다. 문맥과 간동맥의 혈액은 간 내에서 섞이고 혈액은 간정맥을 거쳐 간 밖으로 흘러나온다.

조직 > 조직학적으로는 지름 약 2 mm의 간소엽이라고 불리는 단위로 구성된다(▶그림 13-8-b). 간소엽의 변연부에는 글리슨집(Glisson capsule)이라고 불리는 결합조직이 존재하며, 문맥, 간동맥, 쓸개관(담관)은 이곳을 지난다. 간소엽 중심부에는 정맥(중심정맥)이 위치한다. 간소엽의 주요 구성세포인 간세포는 1~2개의 세포 두께로 일렬로 배열되어 있으며, 간세포줄(간세포삭)이라고 한다. 간세포줄 사이에는 굴맥관(동굴모세혈관,

Memo

sinusoid)이라고 불리는 모세혈관이 존재하며, 문맥과 간동맥의 혈액은 굴맥관 내로 유입되어 중심정맥으로 흘러나온다.

기능 > 단백질이나 당, 지방의 합성, 약물의 분해, 쓸개즙의 생성 등 다양한 기능을 담당하고 있다.

2. 쓸개관 · 쓸개의 구조

쓸개즙(담즙, bile juice)의 통로가 쓸개관(담관, bile duct)이다(▶그림 13-8-a). 간세포 사이에 존재하는 모세쓸개관이라고 하는 가는 쓸개관에서 비롯된다. 글리슨집 내의 간외쓸개관은 간내 쓸개관을 통해 샘창자로 개방된다. 쓸개(담낭, gall bladder)는 간외쓸개관과 교통하는 주머니 모양의 장기로, 쓸개즙을 일시적으로 저장한다. 쓸개즙은 간으로부터의 지질배출과 작은창자에서의 지방흡수에 관여한다.

2 간 · 쓸개관 · 쓸개의 질환

1. 급성간염과 만성간염

간에 병적인 염증이 생긴 상태를 간염(hepatitis)이라고 한다. 급성기의 상태를 **급성간염**, 염증 상태가 장기간에 걸쳐 지속되는 것을 **만성간염**이라고 한다. 일반적으로 만성간염은 6개월 이상 장기간 간염이 지속되는 상태를 말한다.

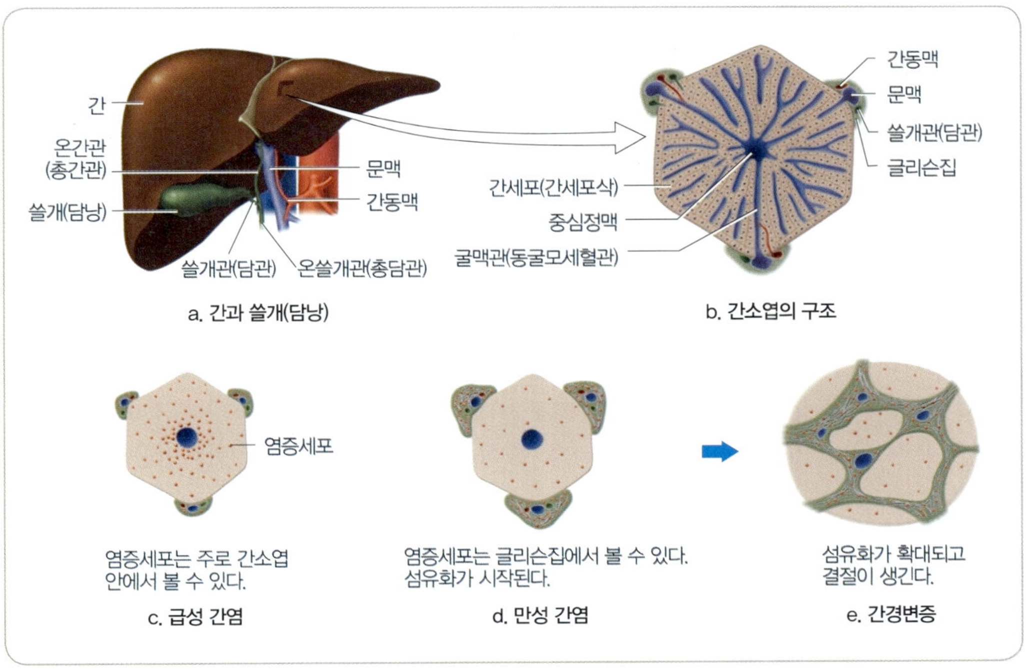

▶ **그림 13-8** 간소엽의 구조와 급성 간염 · 만성 간염

Memo

● 급성간염(acute hepatitis)

급성간염의 원인으로는 바이러스 감염, 약물 섭취, 과도한 음주가 주된 것이다. 가장 빈도가 높은 것은 바이러스 감염에 동반하는 급성 간염으로, 그 중에서도 **A형 간염바이러스(*hepatitis A virus*, HAV)**의 감염에 의한 것이 많다.

증상 > 황달(jaundice), 권태감, 발열 등이 주된 증상이다. 일시적인 과정을 거친 후 치유되는 경우가 많다.

병리 > 간소엽 내에 염증세포의 침윤이 관찰되며, 염증에 의한 간세포의 장애나 소실 혹은 간세포의 부종과 쓸개즙의 정체 등이 나타난다(▶그림 13-8-c). 염증이 진정되면 간세포도 재생되어 정상 상태로 회복하는 것이 일반적이다.

● 만성간염(chronic hepatitis)

만성간염은 바이러스 감염이나 약물섭취, 장기간에 걸친 음주, 비만, 자가면역학적 기전 등의 원인으로 발생한다.

증상 > 혈액학적인 간기능의 이상이 있어도 무증상인 경우가 많지만, 병태가 진행되면 권태감과 피로감이 나타나고, 말기에는 황달이나 복수(ascites) 등도 나타난다.

병리 > 병인 · 병세에 따른 여러 가지 정도의 염증세포침윤이 보이며, 간세포가 손상된다. 일반적으로 염증세포의 침윤은 간소엽보다 글리슨집 내에서 더 강하다(▶그림 13-8-d). 염증의 활동성이 낮으면 간세포가 충분히 재생되지만, 비교적 심한 손상이 지속되면 간세포는 감소한다. 또 만성 간염에서는 간 내에 섬유화(fibrosis)를 일으키는 것도 특징적이다. 섬유화가 진행되면 간경변증(liver cirrhosis)이 된다(▶그림 13-8-e, 그림 13-10).

2. 바이러스성간염(viral hepatitis)

바이러스 감염이 원인이 되어 발생하는 것으로 대부분은 간염바이러스가 원인체이다. 간염바이러스로 분류되는 바이러스는 여러 개가 있으며, 그 중에서도 **B형 간염바이러스(*hepatitis B virus*, HBV)**와 **C형 간염바이러스(*hepatitis C virus*, HCV)**가 중요하며, 모두 급성 간염, 만성 간염의 원인이 된다. 위에서 언급한 바와 같이 A형 간염바이러스는 급성 간염의 중요한 원인이다.

● B형간염(hepatitis B)

헤파드나바이러스과(*Hepadnaviridae*)로 분류되는 B형 간염바이러스는 **DNA 바이러스**이다. 감염자는 무증상 감염 상태(무증상 보균자)로 있는 경우와 간염이나 간경변증 상태에 있는 경우가 있다. 병태 · 병세는 바이러스 증식의 활동과 이에 대한 면역반응에 따라 결정된다.

감염경로 > 주요 감염경로는 모자감염이나 어릴 때 수평감염, 수혈이나 의료종사자의 찔림사고 등 혈액을 통한 감염, 성행위에 의한 감염 등이다.

경과 > 신생아 수직감염의 경우 90% 이상이 만성화가 된다. 성인의 경우 신규 감염에서는 70~80%의 사례에서 감염 급성기는 무증상이다. 대부분 급성 간염으로 종식되며, 약 5~10%의 환자가 만성 간염이나 간경변증에 이르는 것으로 알려져 있다.

Memo

치료 > 만성 간염에 대해서는 인터페론이나 바이러스 증식에 필요한 효소를 저해하는 핵산 아날로그 제제가 이용된다.

● C형간염(hepatitis C)

C형 간염바이러스는 플라비바이러스(*Flavivirus*)로 분류되는 RNA 바이러스이다.

감염경로 > C형 간염바이러스는 수혈이나 오염된 주사기의 사용, 문신, 피어싱의 구멍 뚫기 등에 의해 혈액을 통해 감염된다. 모자감염은 드물다.

경과 > 감염 급성기의 간세포 손상은 일반적으로 B형 간염보다 경미하며, 대부분 무증상 감염이다. 사례의 60~80%가 지속 감염을 초래하고 만성 간염으로 진행하며, 10명 중 3~4명이 간경병증 및 간암에 걸리는 것으로 보고된다.

치료 > 만성 간염에 대해서는 인터페론이나 항바이러스제가 이용된다.

● A형간염(hepatitis A)

급성 간염이 발생한다. A형 간염바이러스는 감염자의 대변으로 배출되어 바이러스에 오염된 물이나 음식을 섭취하여 새로운 감염이 발생한다. 20~30대 환자의 발생률이 40~50대 보다 높은데 그 이유는 개인위생상태가 개선되면서 A형 간염바이러스 항체보유율이 크게 낮아졌기 때문이다. A형 간염은 분변-경구감염이므로 안전한 물과 음식을 섭취하고 식사 전 · 후, 화장실 사용 후 손씻기가 매우 중요한 예방법이다.

3. 지방성간질환(fatty liver disease)

간은 지방대사에도 중요한 역할을 한다. 간세포에 중성지방(트리글리세리드)이 비정상적으로 축적된 병태를 **지방성 간질환**이라고 한다. 단순히 간세포에 지방이 축적된 상태를 **단순성 지방간**(▶그림 13-9-b, d), 지방의 축적에 더해 간세포의 손상이나 염증이 야기된 상태를 **지방성 간염**(▶그림 13-9-e)이라고 한다. 지방성 간염은 지방성 간질환의 심한 상태로, 만성 간염으로 병태가 진행되면 간경변증에 이른다. 지방성 간질환의 원인으로써 과거에는 알코올 섭취에 의한 것이 많았으나, 현재에는 알코올 섭취와 관련이 없는 지방성 간질환도 알려지게 되어 이를 **비알코올성 지방성 간질환**이라고 부른다.

병리 > 중성지방이 축적된 간은 부어오르고 황색조를 띤다(▶그림 13-9-a-d). 조직학적으로는 간세포 내에 축적된 지방은 액포로 볼 수 있다(▶그림 6-2). 지방성 간염에서는 지방의 축적에 더해 염증세포의 침윤이나 간세포의 손상이 나타난다(▶그림 13-9-e). 지방성 간염에 특징적인 간세포 손상으로 풍선부종이 알려져 있다. 또, 지방성 간염에서는 병태의 진행에 따라 섬유화가 두드러진다.

● 알코올성간질환(alcoholic liver disease)

알코올 섭취로 인한 간손상을 **알코올성 간질환**이라고 한다. 주로 남성에게 많은 병태이며 알코올 및 그 대사산물의 작용에 의해 간세포가 손상됨으로써 발생한다. 단순성 지방간, 간염, 간경변증을 포함하며, 간염에서는 지방성 간염의 상태를 나타내는 경우가 많다. 일반적으로 단순성 지방간은 무증상 · 가역적이며 알코올 섭취를 줄이는 것으로 개선

Memo

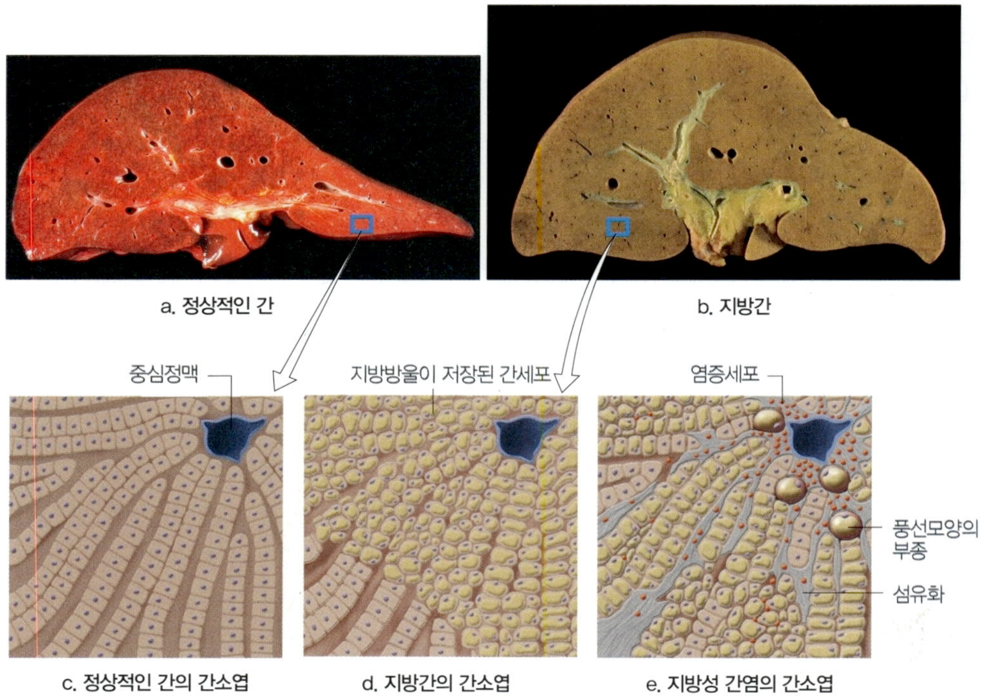

▶ **그림 13-9** 지방간과 지방성 간염

되는 경우가 많다.

● 비알코올성지방성간질환(non-alcoholic fatty liver disease)

비알코올성 지방성 간질환에는 영양성, 약물성, 대사성 등의 다양한 병인이 알려져 있다. 최근에 특히 주목받고 있는 것은 당뇨병이나 이상지질혈증, 비만이라고 하는 대사성 증후군과 관련된 병태이다.

진단 > 일반적으로 비알코올성 지방성 간질환 환자에서 혈액학적인 간기능의 이상은 가벼운 경우가 많고 정상치인 경우도 많다. 현재 임상소견만으로 단순성 지방간과 지방성 간염[**비알코올성 지방성 간염**(non-alcoholic steatohepatitis, NASH)]을 감별하는 것은 불가능하여 병리조직학적인 판단이 필요하다.

4. 간경변증(liver cirrhosis, LC)

간경변증이란 만성 간질환에 의한 간 내 섬유화가 진행되어 간 실질 전체가 섬유조직에 의해 결절상으로 구획된 상태를 말한다. 간 본래의 소엽과는 다른 결절이 형성되게 되며, 이 결절은 **거짓소엽**이라고 한다(▶그림 13-10). 원인에 관계없이 만성 간질환의 말기이며, 일반적으로 돌이킬 수 없는 변화이다.

원인 > 대부분 C형 · B형 간염바이러스에 의한 빈도가 높으며 이 외에도 알코올 섭취

Memo

및 비알코올성 지방성 간질환으로도 발생한다.

병태 > 간경변증이 있는 간은 그림 13-11과 같은 기전에 의해 다양한 임상소견을 보인다. 획일적이지 않고 간의 기능이 비교적 유지되어 증상이 유지되는 시기(보상기)와 간의 기능이 저하되어 다양한 증상이 표면화되는 시기(비보상기)가 있다. 간 내에 생긴 섬유화 때문에 간으로 유입되는 혈관의 저항이 높아진다. 이 때문에 문맥을 비롯한 간으로 유입되는 혈관의 혈액이 정체된다. 이와 같이 문맥의 내압이 높아진 상태를 문맥고혈압(문맥압항진증, portal hypertension)이라고 한다(▶그림 13-11).

문맥압이 증가한 상태에서는 지라(비장)에도 혈액이 정체되고 비대해진다. 또 혈관의 저항이 높아진 간을 우회해 심장으로 돌아가려고 하기 때문에 곁순환(측부혈행로, collateral circulation)이 발달한다. 식도정맥류(esophageal varix)는 이러한 곁순환의 결과이다.

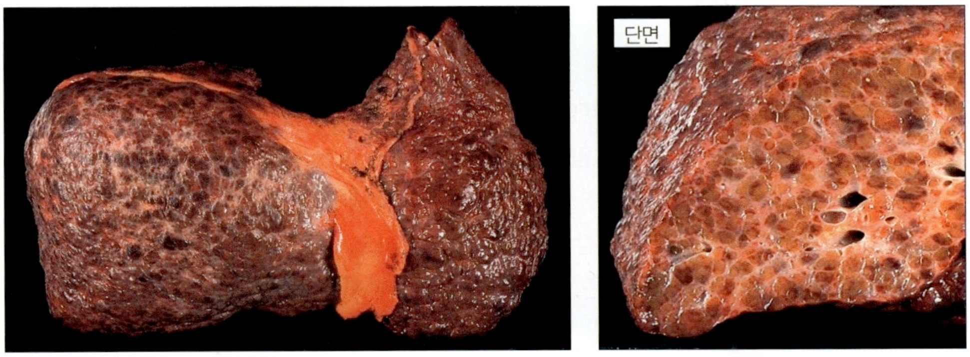

간경변증의 간은 표면이 울퉁불퉁하다.

섬유조직으로 구획된 결절(거짓소엽)이 미만성으로 보인다.

▶ **그림 13-10** 간경변증

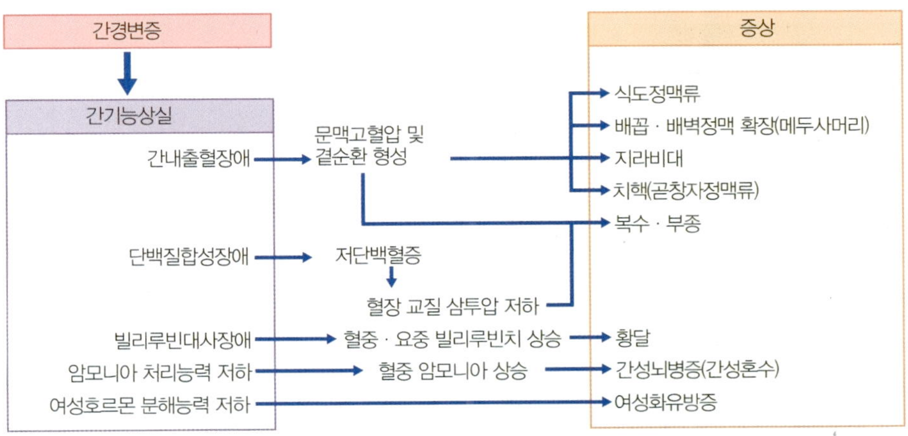

▶ **그림 13-11** 간경변증의 병태생리

Memo

간경변증은 정상적인 간기능도 손상시킨다. 예를 들어, 단백질 합성이 충분히 이루어지지 않아 저단백혈증(hypoproteinemia)을 초래하게 된다. 저단백혈증이나 문맥고혈압은 각각 혈장교질삼투압의 저하, 모세혈관압의 증가로 인한 복수(ascites)의 원인이 된다.

쓸개즙의 대사경로도 손상되어 간세포 내 혹은 혈중에 빌리루빈이 축적되어 황달(jaundice)을 일으키게 된다. 또한 암모니아의 처리도 충분히 이루어지지 않기 때문에 혈중 암모니아 농도의 상승으로 인하여 간성혼수(hepatic coma)를 초래하게 되는 간성뇌증(hepatic encephalopathy)을 일으킨다.

원인에 관계없이 간경변증은 간세포암종으로 진행할 수 있다.

5. 간암(liver cancer)

간에는 간세포와 쓸개관세포라는 두 종류의 상피세포가 있으며, 이에 상응하는 원발성 암이 발생한다. **원발성 간암**은 우리나라 부위별 암 사망수로는 2번째로 많은 암이다. 또 간은 여러 장기로부터의 암전이도 잘 되는 장기로, **전이성 간암**이 원발성 간암에 비해 훨씬 빈도가 높다.

● 간세포암종(hepatocellular carcinoma, HCC)

간세포에서 발생하는 암을 **간세포암종**이라고 한다. 일반적으로 만성적인 간손상에 의해 발생한다. 즉, 만성간염이나 간경변증이 진행되어 발생한다. 현재로서는 간세포암종의 원인으로 C형 · B형 간염바이러스 감염이 많이 차지하고 있지만 항바이러스 치료의 발달로 간염바이러스 관련 간세포암종은 감소하고 있다. 한편 최근에는 비바이러스성 간세포암종이 증가하고 있으며, 특히 지방성 간손상에 의한 간세포암종의 증가가 문제되고 있다. 많은 경우에 발암의 기초가 되는 배경병변이 있기 때문에 동시성 내지 이시성으로 간세포암종이 다발하는 경우도 많다. 또한 전이의 한 형태로써 혈행성 전이가 많은 것도 특징이며, 문맥을 통해 간 내에도 종종 전이소를 형성한다.

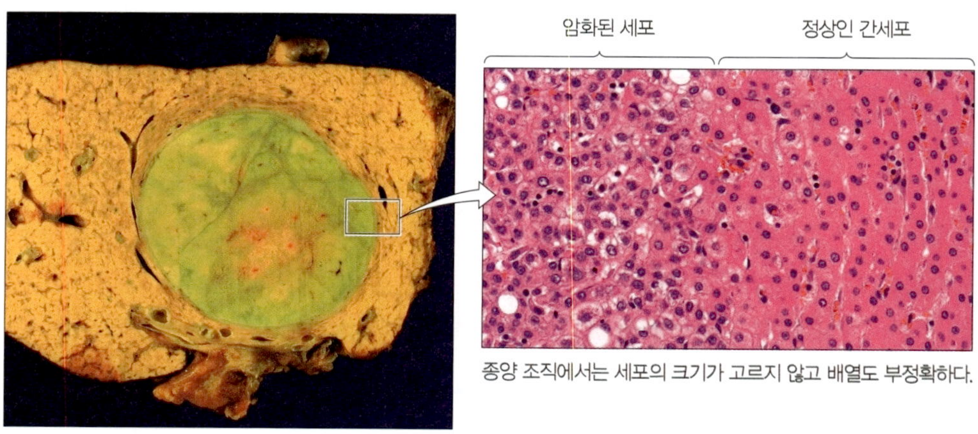

종양 조직에서는 세포의 크기가 고르지 않고 배열도 부정확하다.

▶ **그림 13-12** 간세포암종

Memo

병리 > 맨눈으로는 결절성 덩어리를 형성한다(▶그림 13-12). 비교적 분화도가 높은 암, 즉 조직학적으로 정상 간세포와 유사도가 높은 암에서는 종양세포가 쓸개즙을 생산함으로써 황록색조를 띠는 경우가 많다. 한편 분화도가 낮은 암에서는 백색조를 보인다. 간세포와 유사한 종양세포로 이루어지는데, 그 세포나 조직의 구조는 분화도에 따라 다양한 형성이상(이형성, dysplasia)을 나타낸다

치료 > 간세포암종에 대해서는 종양의 수와 크기, 정상부위의 간기능 상태에 따라 외과적 절제와 내과적 치료가 선택된다. 내과적 치료에는 고주파절제(radiofrequency ablation, RFA), 간동맥 화학색전술(transcatheter arterial chemoembolzation, TACE), 항암제 등이 이용된다. 경우에 따라서는 간이식이 필요할 수 있다. 발암을 일으킬 수 있는 배경병변(예, 간염, 간경병증 등)이 존재하는 경우는 외과적 치료와 내과적 치료 모두 진정한 근본적 치료가 되지 않기 때문에 치료 후에 재발률이 매우 높다.

● 쓸개관암종(담관암종, cholangiocarcinoma)

쓸개관의 상피세포에서 발생하는 암을 쓸개관암종이라 한다. 간내 쓸개관에 발생하는 경우(간내 쓸개관암종)와 간외에 발생하는 경우(간외 쓸개관암종)가 있다. 쓸개관상피는 샘상피이며, 그로인해 쓸개관암종의 대부분은 샘암종이다. 일반적으로 악성도가 높은 종양이며, 예후는 불량하다.

6. 쓸개염(담낭염, cholecystitis)과 쓸개돌증(담석증, cholelithiasis)

쓸개에 병적인 염증이 생긴 상태를 쓸개염이라고 하며, **급성쓸개염**과 **만성쓸개염**으로 크게 나누어진다.

● 급성 쓸개염(acute cholecystitis)

원인 > 쓸개돌(담석)에 의한 것이 약 90%를 차지하며, 여성에게 많은 질환이다. 다른 원인으로는 샘창자로부터의 상행성 감염, 외상, 수술 등이 있다.

증상 > 오른갈비밑부위통증(오른쪽 배 바깥쪽의 통증유발)이나 명치통증(상복부통증), 발열, 황달이 주증상이다.

병리 > 육안상 점막은 붉고 조직학적으로는 호중구를 주성분으로 하는 염증세포침윤이 관찰된다. 출혈이나 궤양을 동반하는 경우도 많다. 심각한 합병증으로는 쓸개의 천공이나 배막염(복막염), 고름집(농양)을 들 수 있다.

치료 > 기본적인 치료 전략은 수액이나 항균제 투여 등 전반적인 상태를 개선하기 위한 보존적 치료 후에 쓸개를 적출하는 것이다.

● 만성 쓸개염(chronic cholecystitis)

원인 > 대부분 쓸개돌이 원인이 되며, 쓸개돌에 의한 지속적인 자극이 만성적인 염증을 일으킨다.

병리 > 점막은 위축되고 섬유화를 동반한 벽의 비후가 뚜렷하다. 염증세포는 주로 림프구와 형질세포로 구성된다.

Memo

치료 > 증상이 거의 없는 환자의 경우는 추적관찰이 필요하지만 복통이나 불쾌감 등의 임상증상이 심한 경우나 영상 이미지가 악성 종양과의 감별이 어려운 경우에는 수술이 필요하다.

● **쓸개돌증(담석증, cholelithiasis)**

쓸개돌증은 쓸개길(담도) 내에 결석이 생긴 상태로, **쓸개 결석증**(▶그림 6-4 참조), **쓸개관 결석증**과 **간내 결석증**으로 분류된다. 콜레스테롤이나 빌리루빈은 쓸개돌의 주성분이다. 쓸개길에 급성·만성 염증을 일으킨다. 예로부터 **5F[Forty(40대), Female(여성), Fatty(비만), Fair(백인), Fecund(다산)]**가 위험인자로 여겨져 왔다. 또한 식습관 발달이 많은 영향을 미치며, 영양과잉, 탄수화물, 동물성 지방 등의 당분 과다섭취가 위험인자이다.

V 이자의 질환

1 이자의 구조

이자(췌장, pancreas)는 위(stomach)의 등 쪽에 위치하는 길쭉한 장기로, 샘창자와 뒤배막(후복막, retroperitoneum)에 고정되어 있다. 이자에는 **외분비샘(exocrine)**과 **내분비샘(endocrine)**이 있다(▶그림 15-7 참조). 외분비샘은 내분비샘보다 훨씬 많이 존재하며, 이자관(췌장관)을 통해 샘창자로 이자액(췌액)을 분비한다. 이자액에는 트립신과 리파아제 등 소화효소가 풍부하게 들어 있다. 내분비샘은 랑게르한스섬에 존재한다. 랑게르한스섬에 있는 α세포에서는 글루카곤이, β세포에서는 인슐린과 같은 호르몬이 혈중으로 분비된다.

2 이자의 질환

1. 급성이자염(급성췌장염, acute pancreatitis)

급성이자염은 이자에 생긴 급성염증으로, 다양한 원인에 의해 발생한다. 특히, 남성은 알코올의 과잉섭취, 여성은 쓸개돌이 원인이다. 주증상은 급성으로 발병하는 복통이나 등의 통증, 구토·발열, 복부팽만감 등이다. 치명적일 수도 있는 심각한 병태이며, 특히 감염증에 의해 합병증이 발생하면 치사율이 높아진다.

병태 > 염증에 의해 이자 조직이 파괴되면 외분비샘에 포함된 소화효소가 활성화된다. 소화효소는 음식 이외에도 강한 작용을 나타내므로 이자나 주위의 배막 조직 등의 자기 조직이 소화(자가소화, autodigestion)되어 위독한 장기 손상이 발생한다.

치료 > 절식, 대량 수액, 단백질분해효소 저해제나 항균제의 투여 등 집중적인 치료가 필요한 병태이다.

Memo

2. 만성이자염(만성췌장염, chronic pancreatitis)

만성이자염은 다양한 원인에 의해 이자에 지속적인 염증이 생긴 상태이다. 남성에서는 알코올에 의해서 가장 많고, 여성은 원인불명(특발성)인 경우가 많다. 염증에 의해 외분비샘과 내분비샘이 파괴되어 섬유조직으로 대체된다. 이자는 점진적으로 위축되어 분비기능의 저하를 일으킨다. 난치성 복통 외에 외분비샘의 기능저하를 반영한 소화 · 흡수장애, 내분비샘의 기능이상을 반영한 당뇨병 등이 발생한다.

치료 > 기본적으로는 돌이킬 수 없는 병태이며, 근본적 치료는 존재하지 않는다. 금주 · 금연, 지방섭취를 자제하는 생활습관의 개선, 복통에 대한 진통제 투여와 같은 보존적 치료가 기본 치료가 된다.

3. 이자암(췌장암, pancreatic cancer)

● 이자관암(췌관암, pancreatic ductal carcinoma)

이자암의 대부분은 외분비샘의 도관상피(이자관상피)와 유사한 종양세포로 이루어진 샘암종이다(▶그림 13-13).

60~70대에 자주 발생한다. 가족력, 당뇨병, 만성 이자염 등이 발암의 위험인자이다. 복통이나 황달, 식욕부진 등이 주증상이다. 조기 발견이 어려운 종양이며, 병이 진행된 상태에서 발견되는 경우가 많다. 종양의 약 30%는 발견 당시에 수술이 가능하다.

치료 > 절제가 가능한 상태에 대해서는 수술이 첫 번째 선택이다. 수술 후 항암화학요법이 추가되는 것이 일반적이다. 절제가 불가능한 경우에 대해서는 항암화학요법과 방사선요법이 시행된다. 일반적으로 예후는 매우 불량이다.

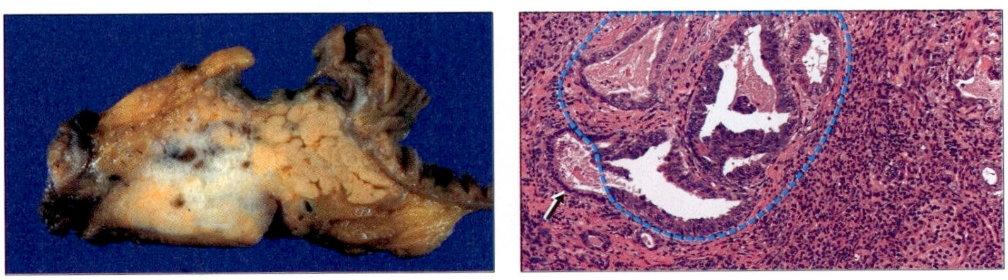

흰색 부분이 종양화된 조직이다. 경계가 불명확한 종양이다.

관 모양의 구조를 나타내는 이자암(췌장암, 점선 안), 화살표는 정상적인 이자관이다. 사진의 오른쪽 부분은 주로 외분비샘으로 이루어진 정상 이자 조직이다.

▶ **그림 13-13** 이자암(췌장암)

제 14 장

콩팥 · 비뇨 · 생식계통 및 유방의 질환

Memo

I 콩팥 · 비뇨계통의 질환

1 콩팥 · 비뇨계통의 구조와 기형

1. 콩팥의 구조와 기능

콩팥(신장, kidney)은 소변을 생성하고 노폐물을 배설하는 동시에 수분이나 전해질을 조정하여 체액의 항상성(homeostasis) 유지나 혈압조절에 관여하고 있다. 콩팥은 척추의 좌우에 한 쌍이 있는 강낭콩 모양의 장기로, 표면은 얇은 피막에 싸여 있다. 콩팥실질은 피막에 가까운 **겉질(피질, renal cortex)**과 그 안쪽의 **속질(수질, renal medulla)**로 나누어진다.

네프론 > 콩팥의 기능단위를 **네프론(nephron)**이라고 한다. 네프론은 콩팥소체(신소체)와 이것에 이어지는 **요세관(renal tubule)**으로 이루어진다. 콩팥소체는 겉질로 모여 있어, **토리(사구체, glomerulus)**라고 하는 여과장치를 **보우만주머니(보우만낭)**가 감싸는 구조를 하고 있다(▶그림 14-1). 요세관은 콩팥소체에서 가까운 순서로 **토리쪽곱슬세관(근위요세관,**

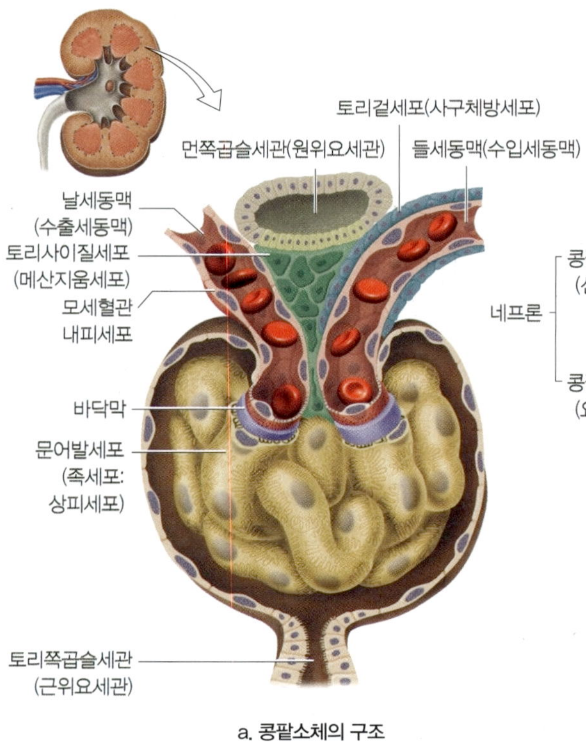

a. 콩팥소체의 구조

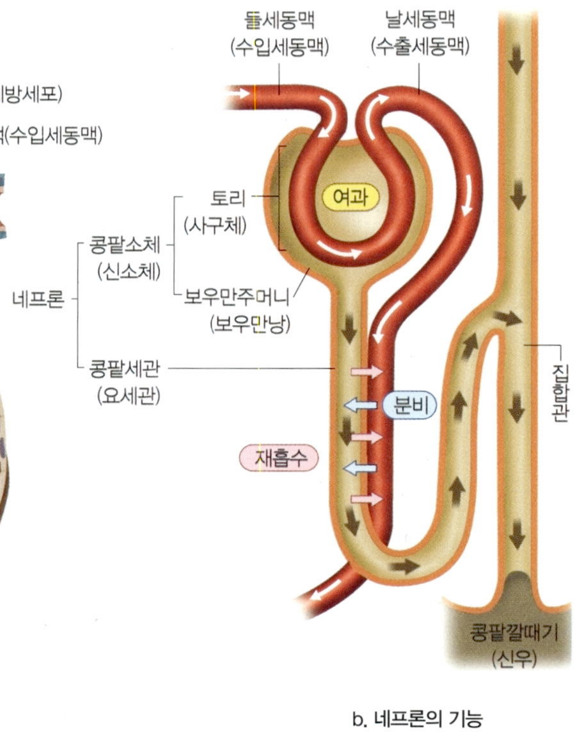

b. 네프론의 기능

토리는 지름 130~170 ㎛의 구형 구조로, 각 콩팥에 100만 개 정도가 있다. 토리는 모세혈관을 형성하는 내피세포, 세포를 지지하는 토리사이질세포, 바닥막, 문어발세포(상피세포)로 구성되어 있다. 그 중 내피세포 바닥막, 문어발세포는 여과막의 기능을 한다.

▶ **그림 14-1** 콩팥(신장)의 구조와 기능

Memo

proximal tubule) · **콩팥세관고리(헨레고리, Henle`s loop)** · **먼쪽곱슬세관(원위요세관, distal tubule)** · **집합관**으로 나누어진다.

소변 > 원뇨는 콩팥소체에서 생성되어 요세관에서의 재흡수 · 분비 · 농축의 단계를 거쳐 최종적으로 소변이 생성된다. 원뇨 중의 물 99%는 요세관이 겉질과 속질을 왕복하여 콩팥유두(신장유두)에 열릴 때까지 재흡수된다.

2. 콩팥기형 • 발생이상

말굽콩팥 > 콩팥의 아래쪽 극이 유합하는 기형을 **말굽콩팥(마제신, horseshoe kidney)**이라고 한다(▶그림 14-2). 전체 인구의 0.5~1%에서 발견되며, 물콩팥증(수신증, hydronephrosis)이나 요로돌(요로결석)이 복합적으로 나타나는 경우도 있다.

뭇주머니콩팥병 > 유전성 질환인 **뭇주머니콩팥병(다낭신장병, polycystic kidney disease)**에는 성인형과 유아형이 있으며, 성인형의 빈도가 높아 80~90%를 차지한다. 성인형은 상염색체 우성 유전에 의해 발생하여 20~40대에 발병한다. 콩팥실질 내에 다발성으로 낭종이 발생하며(▶그림 14-3), 서서히 콩팥기능이 저하되어 콩팥기능상실(신부전)로 이어져 투석이 필요하다. 간이나 이자(췌장)의 낭종이나 뇌동맥류를 합병한다.

2 토리콩팥염(사구체신염, glomerulonephritis)

콩팥의 염증성 질환은 염증이 어디에 일어나는지에 따라 토리콩팥염, 사이질콩팥염(간질신장염), 깔때기콩팥염(신우신염) 등으로 분류된다. 토리콩팥염의 발생에는 면역학적

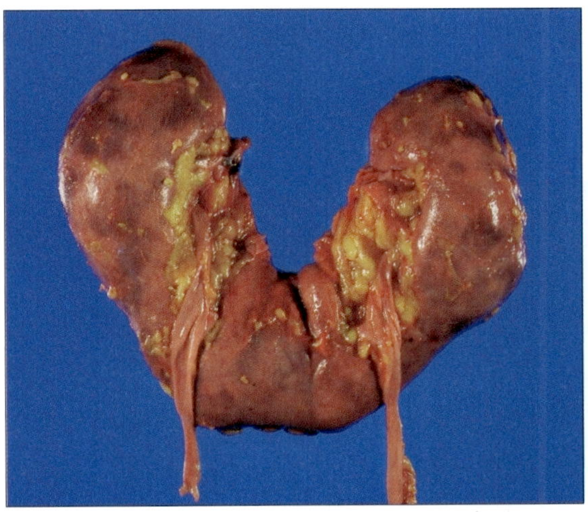

좌우 콩팥의 아래쪽 극이 융합되어 말굽모양을 하고 있다.
말굽콩팥에서 요관은 일반적으로 콩팥의 배쪽에 있다. 많은 사람들이 평생 동안 무증상이다.

▶ **그림 14-2** 말굽콩팥(마제신)

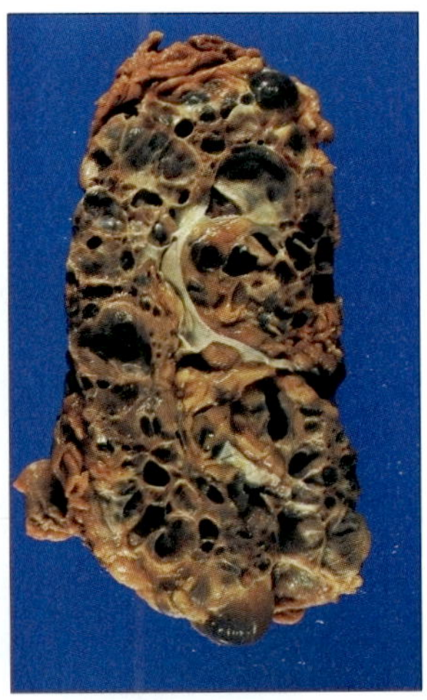

콩팥 전체에 수많은 낭종이 있으며, 정상적인 콩팥실질은 거의 없다.

▶ **그림 14-3** 뭇주머니콩팥(다낭신장)

Memo

기전이 관여하고 있다(▶그림 4-6 참조).

1. 급성토리콩팥염(급성사구체신염, acute glomerulonephritis)

급성토리콩팥염은 소아에게 흔한 콩팥염(신장염)으로, 대부분이 A군 β용혈 사슬알균(β용혈성 연쇄구균) 감염에 이어서 발병하기 때문에 후기 **용혈성 급성토리콩팥염**이라고도 한다.

병태 > 침입한 세균에 대한 항체가 생산되어 이 항체가 항원인 균과 항원항체반응을 일으켜서 면역복합체를 형성한다. 이 면역복합체가 혈류를 따라서 콩팥에 이르러 토리에 침착함으로써 염증반응을 일으킨다. β용혈 사슬알균 감염에 의한 상기도 염증 상태에서 1~3주 후에 단백뇨(proteinuria), 혈뇨(hematuria), 부종(edema), 고혈압 등의 콩팥염 증상이 나타난다. 조직학적으로 토리는 부풀어서 커져있고 모세혈관 내피세포나 호중구 · 림프구가 모세혈관 내에서 증가되어 있는 것을 볼 수 있다. 급성 토리콩팥염은 대부분 일과성이지만 성인에서는 만성 토리콩팥염으로 이행하는 경우가 있다.

검사 > 혈액검사에서는 β용혈 사슬알균이 생산하는 독소(streptolysin O)에 대한 항체(ASO 혹은 ASLO)의 수치가 진단에 유용하다.

2. IgA콩팥병증(IgA신장병증, IgA nephropathy)

IgA콩팥병증은 면역글로불린의 일종인 IgA가 면역복합체를 형성하여 토리에 침착함으로써 발병하는 콩팥염이다. 우리나라에서 빈도가 높고 기저질환이 없는 만성 토리콩팥염의 30~40%를 차지하고 있다. 젊은 남성에게 많다.

증상과 병태 > 초기는 증상이 가벼워 학교나 직장의 건강검진에서 미세혈뇨(microhematuria)가 관찰되어 우연히 발견되는 경우가 많지만, 상기도 감염에 이어 맨눈으로 혈뇨가 나타나는 것을 볼 수도 있다. 형광항체법으로 혈관사이영역에 IgA의 침착이 증명된다(▶그림 14-4). 병변의 진행과정은 다양하며, 반복적인 혈뇨로 예후가 좋은 경우도 있지

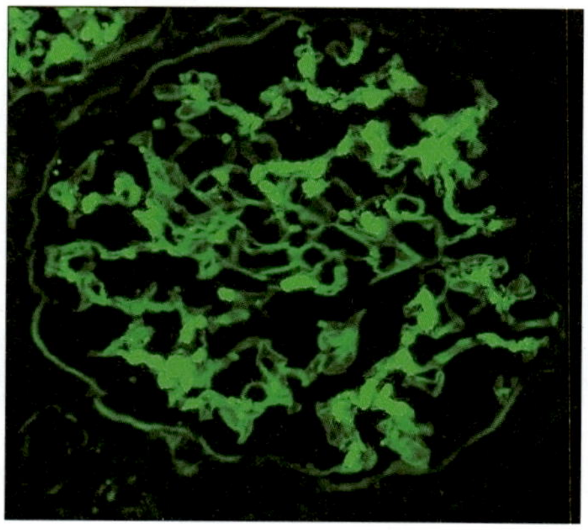

토리(사구체)의 이미지는 형광염료로 표지된 IgA에 대한 항체와 반응한다. 토리사이질 부위에 면역복합체가 침착되어 있음을 알 수 있다.

▶ **그림 14-4** IgA 콩팥병증

Memo

만, 약 40%가 콩팥기능상실로 진행된다고 알려져 있다.

원인 > 병의 원인은 불분명하지만, 음식이나 바이러스를 항원으로 하는 면역복합체의 침착에 의해서 야기된다는 설이 있다. 또한 일부 사례에서 가족 내 발생이 관찰되었기 때문에 유전자의 관여도 의심된다.

3. 막성콩팥병증(막성신장병증, membranous nephropathy)

막성콩팥병증은 토리의 문어발세포(족세포; 상피세포) 아래에 면역복합체가 침착되어 모세혈관의 벽이 두꺼워지는 콩팥염이다(▶그림 14-5-b). 대부분 성인의 콩팥증후군(신증후군, nephrotic syndrome)의 원인이며, 중년 이후의 남성에게 가장 흔하다.

뚜렷한 병인을 특정할 수 없는 **일차성 막성콩팥병증**과 병인이 있는 **이차성 막성콩팥병증**으로 나누어진다. 이차성 막성콩팥병증의 원인에는 B형간염 등의 감염증이나 항류마티스약 등의 치료제 사용, 악성종양 등이 있다. 악성종양 진단보다 먼저 콩팥염 증상이 나타날 수 있으므로 특히 고령자에서는 주의가 필요하다.

조직학적으로는 병변의 진행에 따라 모세혈관벽이 비대해지고 기저막에 스파이크상의 돌기가 보인다. 형광항체법에서는 면역복합체(IgG가 많다)의 과립상 침착이 증명된다. 병변의 진행은 느리고 콩팥기능은 비교적 잘 유지되지만 콩팥기능상실에 빠지는 경우도 있다.

4. 전신성 질환에 따른 토리병변

토리의 장애를 일으키는 전신성 질환에는 콜라겐병(아교질병, 교원병), 혈관염, 대사성 질환 등이 있다.

루푸스콩팥염 > 콜라겐 병에서는 **전신홍반성루푸스(SLE)**에서 토리 콩팥염을 합병하는 빈도가 높아 **루푸스 콩팥염(lupus nephritis)**으로 불리고 있다.

당뇨콩팥병 > 대사성 질환에 동반되는 토리병변에서 중요한 것은 **당뇨병콩팥병[당뇨병성**

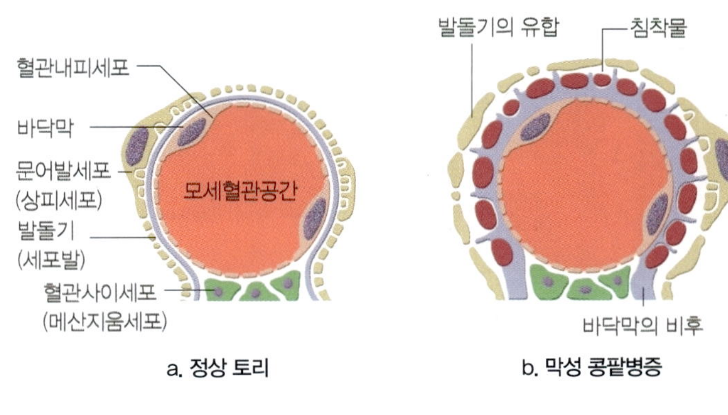

▶ 그림 14-5 막성콩팥병증의 병변

Memo

신증, diabetic nephropathy; 당뇨토리굳음증(당뇨병성 사구체경화증, diabetic glomerulosclerosis)]이다. 혈당조절로 콩팥병변의 진행을 늦출 수 있지만, 진행이 계속되면 콩팥기능상실에 빠진다. 당뇨병콩팥병은 인공투석을 필요로 하는 대표질환이다.

3 콩팥증후군(신증후군, nephrotic syndrome)

고도의 단백뇨(proteinuria), 저단백혈증(hypoproteinemia), 이상지질혈증(dyslipidemia), 전신부종(generized edema)을 초래하는 토리질환군을 총칭하여 **콩팥증후군(신증후군)**이라고 한다(▶표 14-1). 콩팥에 원발하는 토리 질환에 기인하는 **일차성(원발성) 콩팥증후군**과 기타 질환에 동반하여 일어나는 **이차성(속발성) 콩팥증후군**으로 나누어진다. 소아의 콩팥증후군은 일차성이 많다. 이차성 콩팥증후군의 원인으로는 당뇨병콩팥병이나 루푸스콩팥염이 있으며, 성인에게서 종종 볼 수 있다.

병태생리 > 토리 바닥막의 이상에 의해 소변 중에 유출되는 알부민 등 혈장단백질의 양이 증가하여 고도의 단백뇨가 발생한다(▶그림 14-6). 단백뇨가 지속되면 저단백혈증이 되고 혈청 알부민 수치도 감소(hypoalbuminemia)한다. 혈청 알부민 수치의 감소는 혈장교질삼투압의 저하를 초래하여 전신에 부종이 출현한다. 또 혈청 알부민 수치가 감소하면 그것을 보충하기 위해 간에서의 알부민 합성이 활발해지지만 동시에 리포단백질 합성도 증가하므로 이상지질혈증이 된다.

▶ **표 14-1** 콩팥증후군(신증후군)의 진단 기준

1. 단백뇨(필수조건)	소변단백량 3.5 g/일 이상 지속
2. 저알부민혈증(필수조건)	혈청 총 단백질량 6.0 g/dL 이하 혈청 알부민량 3.0 g/dL 이하
3. 전신부종	
4. 이상지질혈증(고LDL콜레스테롤혈증)	

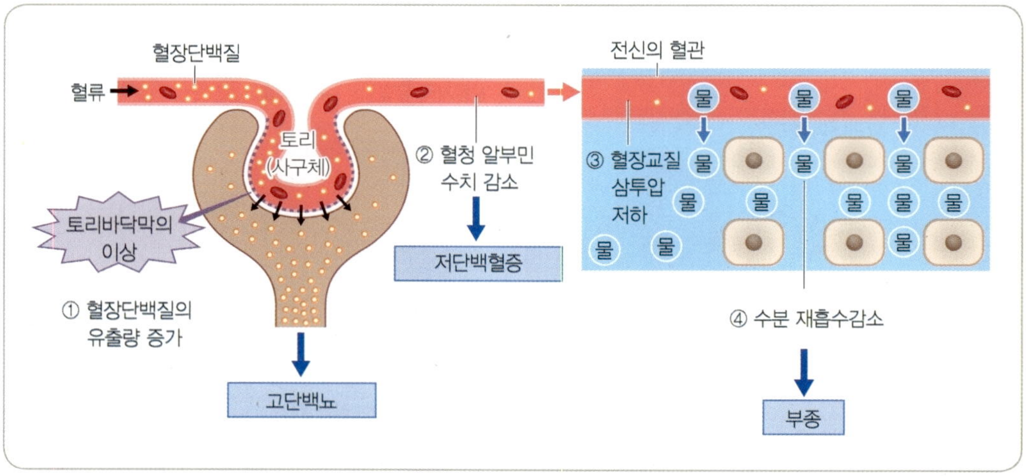

▶ **그림 14-6** 콩팥증후군(신증후군)의 병태생리

Memo

치료 > 약물요법은 주로 부신겉질 스테로이드제를 투여한다. 심할 경우 부신겉질 스테로이드제를 단기간에 집중적으로 투여하는 스테로이드 펄스요법이 시행된다. 부신겉질 스테로이드제를 투여할 때는 면역기능 저하에 의한 감염증, 뼈엉성증(골다공증), 당뇨병, 소화관궤양, 혈전증 등의 부작용에 주의해야 할 필요가 있다.

4 깔때기콩팥염(신우신염, pyelonephritis)

깔때기콩팥염은 콩팥깔때기(신우)에서 콩팥실질의 요세관, 사이질로 퍼지는 염증으로, 세균 감염에 의해 발생한다. 세균이 콩팥깔때기에 도달하는 경로는 대부분 방광에서 요관으로 올라가는 것(**상행성 감염**, **ascending infection**)이지만 패혈증이나 균혈증에 걸린 경우에는 세균이 혈류를 타고 오는(**하행성 감염**, **descending infection**) 경우도 있다.

상행성 감염 > 일반적으로 소변은 콩팥깔때기에서 요관, 방광으로 흐르고 있어 방광에 세균감염이 일어나도 흐름을 거스르고 콩팥깔때기로 감염이 전이되는 일은 없다. 결석 등에 의한 요로폐색이나 신경 · 근육의 이상에 의해서 요관과 방광의 전이부위에 역류가 발생하면 상행성으로 요관 · 콩팥깔때기로 감염이 확산된다. 상행성 깔때기콩팥염의 원인균은 대장균(*E. coli*)인 경우가 많다.

5 콩팥기능상실(신부전, renal failure)

핍뇨 · 무뇨 · 빈뇨 > 정상인의 하루 소변량 기준은 1,000~2,000 mL이다. 소변의 배출량이 저하되어 하루 소변량이 400 mL 이하가 된 상태를 **핍뇨(oliguria)**라고 하며, 하루 소변량이 100 mL 이하로 저하된 상태를 **무뇨(anuria)**라고 한다. 또한 소변의 횟수가 많은 상태를 **빈뇨(urinary frequency)**라고 한다. 소변의 횟수는 사람에 따라 다양하지만, 일반적으로는 1일 8회 이상인 경우를 빈뇨라고 한다.

콩팥기능상실과 요독증 > 고도의 콩팥기능장애에 의해 콩팥기능이 저하된 상태를 **콩팥기능상실**이라고 하며, **급성 콩팥기능상실**과 **만성 콩팥기능상실**로 나눌 수 있다. 콩팥기능상실에서는 노폐물이 혈액 속에 저장되어 여러 장기에 장애를 일으킨다. 이 상태를 **요독증(uremia)**이라고 한다. 콩팥기능손상의 지표로서 혈액요소질소(blood urea nitrogen, BUN)나 혈청 크레아티닌(Cr)의 값이 이용된다.

● 급성콩팥기능상실(acute renal failure, ARF)

급성 콩팥기능상실은 발병기전부터 신전성(prerenal), 신성, 신후성(postrenal)으로 분류된다.

① **신전성 콩팥기능상실**: 콩팥혈류량의 저하로 인해 발병하며, 출혈, 탈수, 쇼크, 심장기능상실(심부전)에 의한 것이 이에 해당한다.

② **신성 콩팥기능상실**: 콩팥실질의 손상에 의한 것으로, 급성 토리콩팥염이나 급성 요세관 괴사 등을 원인으로 들 수 있다.

③ **신후성 콩팥기능상실**: 요로의 폐색이 원인으로, 요로돌이나 전립샘비대 등에 의한다.

Memo

- **만성콩팥기능상실(chronic renal failure, CRF)**

만성 콩팥기능상실은 콩팥기능의 저하가 서서히 진행된 상태로, 일반적으로 불가역적이다. 대부분 만성 토리콩팥염과 당뇨병성 콩팥염이 원인이다. 콩팥기능이 현저하게 저하된 경우 투석요법(dialysis)이나 콩팥이식(신장이식, kidney transplantation)이 필요하다.

6 콩팥암(신장암, renal cancer)

콩팥에 발생하는 악성종양으로는 콩팥세포암종(신장세포암종)과 콩팥모세포종(신장모세포종)이 중요하다.

1. 콩팥세포암종[신장세포암종, renal cell carcinoma; 그라비츠종양(Grawitz tumor)]

콩팥세포암종은 성인 콩팥종양의 대부분을 차지하며, 40세 이상 남성에게 많이 발생한다. 조직학적으로는 투명세포암종(clear cell carcinoma)[1]이 많다. 혈행성으로 허파, 뼈, 간에 전이를 초래한다. 암세포가 부갑상샘 호르몬이나 적혈구형성인자(erythropoietin)와 유사한 물질을 생산하여 고칼슘혈증이나 적혈구증가증(polycythemia)을 일으킬 수 있다.

1) 세포질이 글리코겐을 포함하여 부풀어 커져서 밝게 보이는 세포를 투명세포라고 한다. 콩팥암 외에 난소암 등에서도 볼 수 있다.

2. 콩팥모세포종[신장모세포종, nephroblastoma; 윌름스종양(Wilms tumor)]

윌름스종양은 영유아기에 많이 발생하는 콩팥에 발생하는 종양으로, 비뇨기 등의 기형을 합병할 수 있다. 조직학적으로 상피 성분과 미분화된 간엽 성분이 혼재한다. 림프절이나 허파로 전이되기 쉽다. 치료에는 외과적 수술과 더불어 방사선요법이나 항암화학요법이 시행된다.

7 요로의 질환

요로의 구조 > 요로(urinary tract)는 **콩팥깔때기**(신우, renal pelvis), **요관**(ureter), **방광**(bladder), **요도**(urethra)로 이루어진다(▶그림 14-7). 콩팥깔때기에서 요도근위부까지의 점막은 요로상피(이행상피)라고 하는 다층상피로 덮여 있다(19쪽 ▶제2장 NOTE 참조). 요관의 하단부는 방광벽에 대각선으로 이어져 있으며, 방광에 소변이 가득 차있거나 배뇨 시에 내압이 상승하더라도 압박으로 인해 요관이 폐쇄되어 역류를 방지한다.

1. 요로돌증(요석증, urolithiasis)

요로돌(요석)은 콩팥깔때기(신우, renal pelvis), 콩팥잔(신배, renal calyx) 등에 생기는 결석으로, 옥살산, 인산, 요산 등의 칼슘염이 결정화되어 커진 것이다. 이들 염류의 농도 상승이나 산성뇨, 소변 정체 등이 결석 형성의 요인이 된다. 콩팥잔을 주형으로 산호결석이 형성될 수 있다. 콩팥깔때기, 콩팥잔에서 형성된 결석이 흘러내려 요관을 폐쇄하면 격

Memo

렬한 통증으로 인한 발작이나 혈뇨가 발생한다. 물을 많이 마시거나 적당한 운동을 하는 등의 생활습관 개선이 중요하다. 약물요법 외에 체외충격파 쇄석술이나 경피적 신쇄석술 등의 치료가 이루어진다.

2. 물콩팥증(수신증, hydronephrosis)

요로의 폐색에 의해 콩팥깔때기, 콩팥잔이 확장된 것을 **물콩팥증**이라고 하며, 압박에 의해 콩팥실질의 위축(atrophy)을 초래한다. 요관확장이 현저한 **물요관증(수뇨관증, hydro-ureter)**을 동반하는 경우가 많다.

선천성인 것과 후천성인 것이 있으며, 선천성에서 빈도가 높은 것은 콩팥깔때기요관 이행부 협착이다. 후천성의 원인에는 결석, 전립샘 · 방광 · 요관의 종양, 자궁(임신이나 종양) 등 인접 장기로부터의 압박, 요로의 염증에 의한 협착 등이 있다.

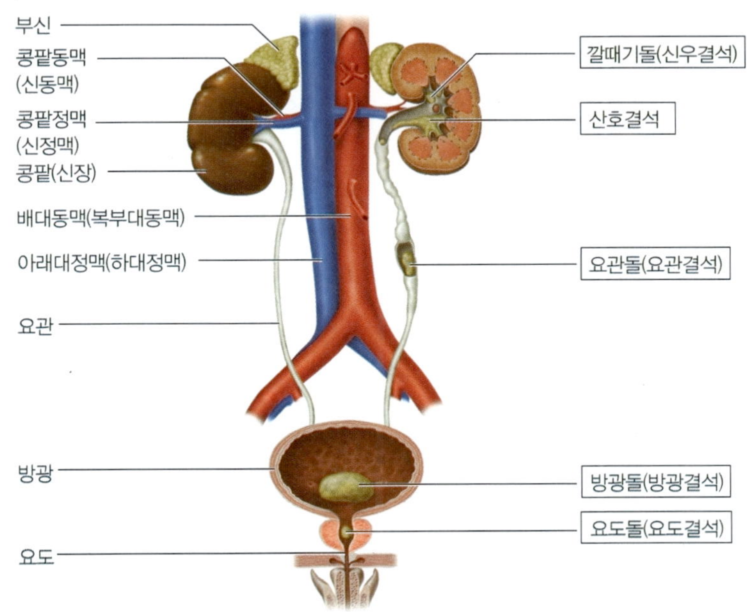

▶ 그림 14-7 요로돌(요로결석)

Memo

Ⅱ 생식계통의 질환

1 남성 · 여성 생식기의 구조

남성 생식기에 포함되는 것은 고환(정소), 부고환(정소상체), 정낭, 정관, 전립샘, 음경, 음낭이다. 여성 생식기는 난소, 자궁관(난관), 자궁, 질, 외음(음문)이 포함되는데, 여기서는 젖샘(유선)도 취급한다.

생식기의 발생 > 초기 배아발생기에는 남녀 생식기가 모두 동일하지만 발달이 진행될수록 남성과 여성으로 분화한다. 성샘 분화에 중요한 작용을 하는 것은 남성 Y염색체상에 존재하는 SRY 유전자(sex-determining region Y)이다. 남성의 경우 볼프관(wolffian duct)에서 부고환, 정관, 정낭이 형성된다. 여성의 경우 뮐러관(Mullerian duct)에서 나팔관, 자궁, 질이 형성된다.

2 남성 생식기의 질환

1. 양성전립샘비대(양성전립선비대, benign prostatic hyperplasia, BPH)

양성전립샘비대는 전립샘을 구성하는 샘상피 성분과 사이질 성분의 과다형성(hyperplasia)으로 인해 커지는 상태를 말한다. 생리적 노화 현상의 하나로 간주되고 있으며, 50세 후에 발생빈도가 증가한다.

고환으로부터의 안드로겐(남성호르몬) 분비가 감소하여 에스트로겐(여성호르몬)이 상대적으로 우위인 상태가 되는 것이 원인이라고 생각되고 있다.

증상 > 전립샘비대의 주된 증상은 요도 협착에 의한 배뇨장애이다. 심한 배뇨장애가 지속되면 방광의 확장, 물요관증, 물콩팥증이 되어 세균 감염과 합병하여 방광염이나 깔때기콩팥염을 일으키기도 한다.

치료 > 약물치료가 일반적이지만 증상이 강한 경우는 요도경유전립샘절제술이 시행된다.

2. 전립샘암(전립선암, prostatic cancer)

전립샘암은 유럽이나 미국에서는 남성의 암 가운데 가장 빈도가 높은 것 중 하나이다. 이전에는 우리나라에서의 발생빈도는 낮았지만, 최근에는 현저하게 증가하여 암발생률 6순위로 나타난다(▶표 9-9 참조). 고령자에게 많은 암으로, 50세 이후가 되면 노화와 함께 이환율이 상승한다.

조직형은 대부분 샘암종(adenocarcinoma)이다. 전립샘 내에 다발성 결절을 형성하는 경우가 많다(▶그림 14-8). 정낭이나 방광으로의 침윤, 뼈로의 전이를 볼 수 있다.

증상 > 전립샘암은 요도에서 멀리 떨어진 부분에 발생하는 경우가 많기 때문에 일반적으로 초기에는 무증상이다. 배뇨장애나 배뇨통 등의 증상이 나타났을 때에는 진행하고 있는 경우가 많다.

Memo

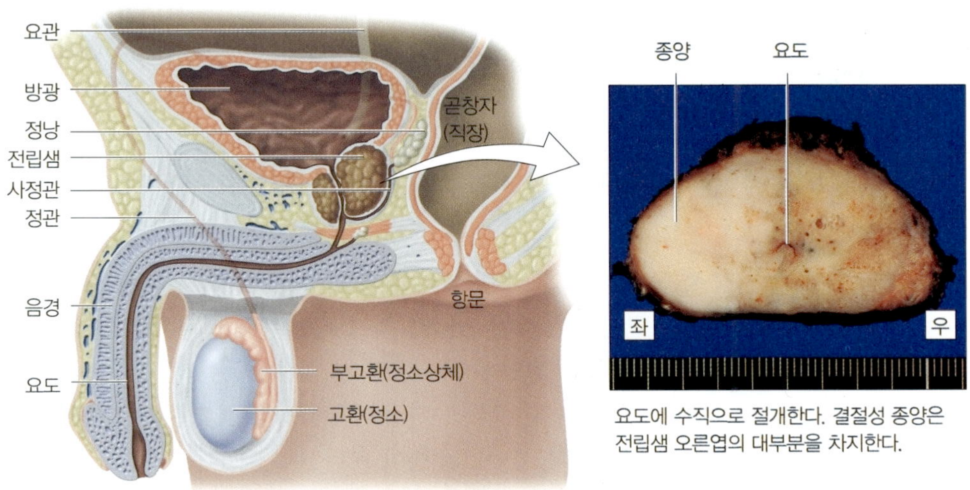

요도에 수직으로 절개한다. 결절성 종양은 전립샘 오른엽의 대부분을 차지한다.

▶ 그림 14-8 전립샘암(전립선암)

진단 · 치료 > 전립샘암의 종양 표지자로는 **전립샘특이항원**(prostate specific antigen, PSA)이 우수하여 스크리닝에 이용되고 있다. 확진을 위해서는 침생검에 의한 조직진단이 필요하다.

전립샘암은 호르몬 의존성(안드로겐 의존성)의 암이기 때문에 호르몬요법이 유효하며 전립샘에 대한 외과적 치료가 선택되는 경우에는 전립샘절제술이 이루어진다.

3. 고환종양(정소종양, testicular tumor)

고환종양의 대부분은 생식세포에서 발생하는 **배아세포종양**(germ cell tumor)으로, 그 중에서도 **고환종**(seminoma)의 빈도가 높다.

● 고환종(seminoma)

고환종은 배아세포종양 중 가장 빈도가 높고 40~50대에 많지만 청년기에도 발생한다. 조직학적으로 미숙생식세포와 유사한 대형이고 밝은 세포질을 가진 세포로 이루어져 림프구 침윤을 동반하는 것이 특징이다. 배막뒤림프절(후복막림프절)로의 전이나 허파 및 간으로의 혈행성 전이를 일으키기 쉽다. 방사선 감수성이 높은 종양으로, 예후는 비교적 양호하다.

3 여성 생식기의 질환

1. 자궁목염(자궁경부염, cervicitis)

자궁의 입구에 해당하는 자궁목(자궁경부, ▶그림 14-9-a)에 발생하는 염증으로, 성감

Memo

염증에 의한 것 외에 거의 모든 여성에게 일어나는 **비특이적 목염(경부염)**이 있다.

자궁목폴립(자궁경부폴립, cervical polyp) > 자궁목염에 바깥자궁입구(외자궁구)에서 돌출되는 경우를 **자궁목폴립**이라고 불린다. 마찬가지로 자궁속막의 용종이 바깥자궁입구에서 돌출되는 경우가 있는데, 임신 중에는 종종 탈락막용종이 생긴다.

2. 자궁내막증(endometriosis), 자궁샘근육증(자궁선근증, uterine adenomyosis)

자궁속막 조직이 자궁속공간 이외의 다른 부위에 존재하는 것을 **자궁내막증**이라고 한다. 특히 자궁속막 조직이 자궁근육층 내에 비정상적으로 발견되는 질병을 **자궁샘근육증**이라고 하며, 비후한 근육층 내에 섬 모양의 내막조직이 산재하는 병변이다(▶그림 14-9-b). 자궁샘근육증 이외의 자궁내막증은 난소, 자궁관, 림프절, 배막(복막) 등에서 나타나고, 일부는 월경 주기에 맞추어 증식, 분비, 출혈이 나타난다.

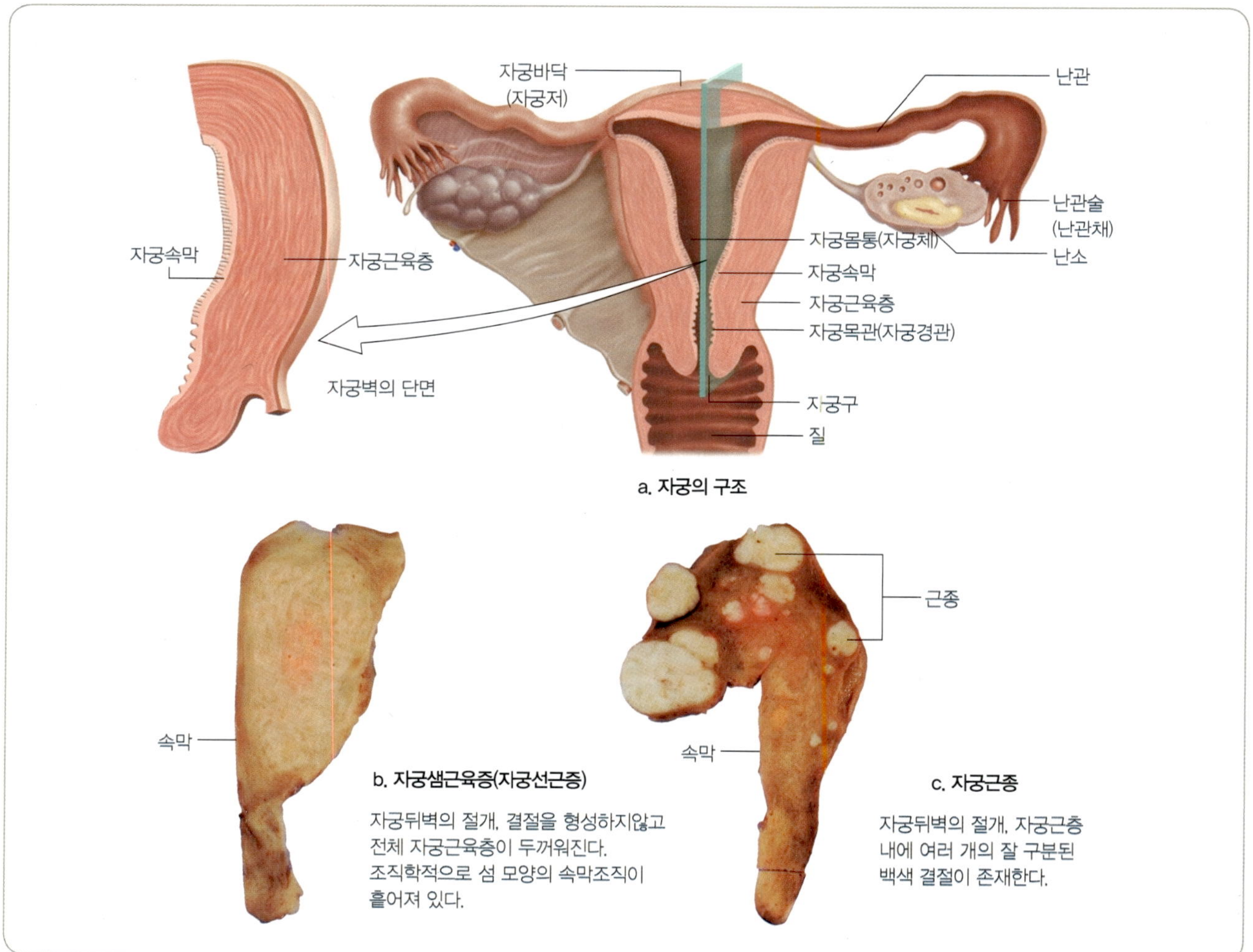

▶ 그림 14-9 자궁샘근육증(자궁선근증)과 자궁근종

Memo

3. 자궁근종(uterine myoma)

자궁근종은 자궁근육층에서 발생하는 양성종양이다(▶그림 14-9-c). 사람에게 발생하는 종양 가운데 가장 많은 것 중 하나로, 작고 무증상인 것도 포함하면 여성의 절반 정도에 존재한다고 알려져 있다. 호르몬 환경의 영향을 받기 쉽고 증상이 출현하는 것은 30~40대에 많지만 혈중 에스트로겐 수치가 감소되는 갱년기 이후에는 퇴색 위축되는 경향이 있다.

조직학적으로는 평활근종으로, 악성화(평활근종)는 극히 드물다.

4. 자궁목암(자궁경부암, uterine cervical cancer)

자궁에 발생하는 암은 **자궁목암**과 **자궁몸통암(자궁체부암, corpus carcinoma)**으로 크게 나누어진다. 이러한 암은 발생하는 부위뿐만 아니라 빈도, 호발연령, 조직형, 원인 등이 크게 달라 다른 암으로 구별할 필요가 있다(▶그림 14-10).

자궁목암은 자궁에 생기는 암의 80% 정도를 차지하며, 30~40대에 주로 발병한다.

조직형 > 자궁목암의 대부분은 편평상피암(squamous cell carcinoma)으로 90% 이상을 차지한다. 자궁목의 샘암(adenocarcinoma)은 10% 이하이지만, 그 비율은 증가하는 경향에 있다고 알려져 있다.

상피내암(제자리암)과 형성이상 > 편평상피암 중중에서 상피 내에 머물러 사이질에의 침윤이 없는 것을 **상피내암(carcinoma in site, CIS)**이라고 한다(▶그림 9-6-b 참조). 상피내암은 방치하면 **미소침윤암**(깊이 5 mm, 폭 7 mm까지)을 거쳐 **침윤성 편평상피암**으로 진행한다. 상피내암만큼은 아니지만, 상피에 핵의 종대 등 이형이 보이는 이형편평상피를 **형성이상(이형성, dysplasia)**이라 하며, 경도, 중등도, 고도의 3단계로 분류되어 있다.

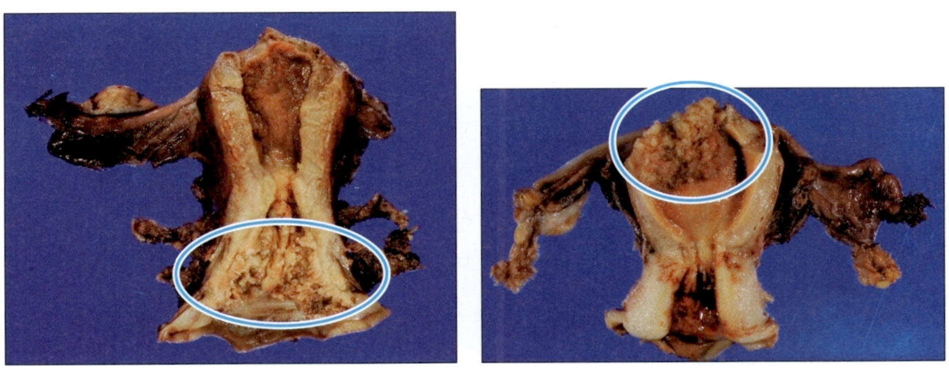

a. 자궁목암(자궁경부암)

- 자궁에 발생하는 암의 80%를 차지
- 30~40대가 많음
- 주로 편평세포암, 5~10% 샘암

b. 자궁몸통암(자궁체부암)

- 자궁에 발생하는 암의 20%를 차지
- 폐경 후 고령자에게 많음
- 주로 샘암종

▶ 그림 14-10 자궁목암(자궁경부암)과 자궁몸통암(자궁체부암)

Memo

원인 > 형성이상, 상피내암, 자궁목암(주로 편평상피암)의 대부분은 사람유두종바이러스(HPV)의 감염을 원인으로 하여 발생한다. HPV에는 100종류 이상의 형이 있는데 자궁목(자궁경부)에서는 16형, 18형 등이 침윤암으로 진행될 위험이 높다.

치료와 예방 > 중등도 이상의 형성이상, 상피내암, 미소침윤암에 대해서는 자궁목의 원추절제술이 행해지는 경우가 많다. 진행암에서는 자궁전적출이 이루어지고 필요에 따라 방사선요법이나 항암화학요법이 병용된다. 침윤암으로 진행될 가능성이 있는 병변을 형성이상이나 암의 조기 단계에서 발견하기 위해 자궁암 검진이 이루어지고 있어 자궁목암 사망률 감소에 효과를 올리고 있다. 또한 최근에는 HPV 백신접종에 의한 자궁목암 발생률이 현저하게 감소했다는 결과가 보고되고 있다.

5. 자궁몸통암(자궁체부암, uterine body cancer)

자궁몸통암은 자궁암 전체의 20% 정도이지만 자궁목암에 대한 비율은 해마다 증가 추세에 있다. 대부분은 갱년기 이후 노인에게서 발생한다.

조직형 > 자궁몸통암의 조직형은 대부분이 샘암이고, 그 중에서도 대부분이 자궁내막모양샘암종(endometrioid adenocarcinoma)이다.

자궁내막과다형성 > 암이라고는 할 수 없는 자궁속막상피의 과도한 증식에는 **자궁내막과다형성(자궁내막증식증, endometrial hyperplasia)**과 **비정형자궁내막과다형성(비정형자궁내막증식증, atypical endometrial hyperplasia)**이 있다. 자궁내막과다형성은 양성 병변으로 자리잡고 있으며, 속공간의 확장된 속막샘이 스위스 치즈와 같은 구멍이 있는 모양이 관찰된다. 상피에 세포형성이상은 보이지 않는다. 한편 비정형자궁내막과다형성은 형성이상(이형성, dysplasia)이 있는 샘상피세포가 보다 조밀하게 증식하는 상태에서 샘암이 생길 위험성이 높기 때문에 중요하다.

원인 > 자궁내막과다형성, 비정형자궁내막과다형성, 자궁몸통암은 모두 갱년기 이후의 프로게스테론 감소에 의한 에스트로겐의 상대적인 과잉 상태가 발생에 관련이 있다고 생각된다. 또 자궁몸통암은 비만, 당뇨병, 고혈압 등 기저질환이 있는 여성에게 발생하는 경향이 있다.

6. 난소종양(ovarian tumor)

난소에 생기는 종양은 매우 다양하다. 발생 장소에 의한 분류에서는 난소를 포함하는 표면상피에서 유래하는 종양이 가장 많으며, 난소종양 전체의 70%를 차지한다. 이어서 배아세포(생식세포)에서 발생하는 종양이 20%, 과립막세포(granulosa cell)나 포막세포(theca cell) 등의 성끈세포(성삭세포, sex cord cell) · 간질세포에서 발생하는 종양이 10% 정도이다.

● 표면상피성종양(surface epithelial tumors)

표면상피에서 유래하는 양성종양은 대부분 낭포상이며, **장액성 낭포샘종**이나 **점액성 낭포샘종**이 주된 것이다. 둘 다 20~40대에 주로 발생한다.

Memo

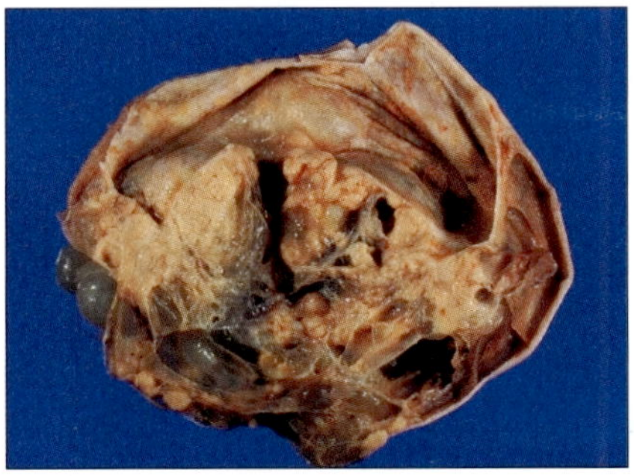

낭성 난소종양의 절개. 중앙 부분에 단단한 구성요소가 보인다.

▶ **그림 14-11** 난소 점액성 낭포샘암

반면에 악성종양으로는 **장액성 낭포샘암**이 가장 많고 이어서 **점액성 낭포샘암**(▶그림 14-11)이 많은데 이 두 경우를 합치면 난소암의 1/2을 넘는다. 모두 50세 이후에 주로 발생한다.

- 생식세포종양(배세포종양, germ cell tumors)

생식세포종양에는 **기형종**이 가장 많으며, 그 대부분은 성숙된 조직성분으로 형성된 양성 **성숙낭포성기형종[mature cystic teratoma; 피부모양기형낭종(유피낭종, dermoid cyst)]**이다. 낭포 내에는 피부, 머리카락, 피부기름샘(피지선), 치아 등의 조직이 포함되어 있다(▶그림 9-3-d 참조).

그 외의 생식세포종양에는 남성 고환의 고환종에 해당하는 **난소고환종(dysgerminoma)**이나 **난황주머니종양(난황낭종양, yolk sac tumor)** 등이 있으며, 환자의 대부분은 젊은 사람이다.

- 크루켄버그종양(Krukenberg tumor)

위암이나 큰창자암(대장암) 등 소화관으로부터의 전이로 인해 난소에 생긴 암을 **크루켄버그종양**이라고 불린다. 종종 양쪽 난소로 전이되어 섬유화를 동반하여 큰 종양을 형성한다.

Ⅲ 유방의 질환

1 유방의 구조

좌우 각 유방의 중심부에 지방조직으로 둘러싸여 젖샘(유선, mammary glands)이 존재한다. 젖샘은 젖(유즙)을 분비하는 소엽과 젖을 유출하는 도관인 **젖샘관(유관, lactiferous duct)**으로 이루어진다. 젖샘관은 방사상으로 배열되어 있으며, 15~25개의 굵은 젖샘관에 모여서 젖꼭지(유두)에 내보내진다(▶그림 14-12).

Memo

유방은 에스트로겐이나 프로게스테론의 작용에 의해 사춘기 이후의 여성에서 발달하는데, 갱년기가 되면 이러한 호르몬이 감소하게 되어 퇴색 · 위축이 시작된다.

2 유방의 질환

1. 유방염(mastitis)

급성 유방염 > 대부분은 수유기에 젖이 잘 배출되지 않음으로써 일어나며, **정체성 유방염**이라고도 한다. 포도알균(포도상구균)이나 사슬알균(연쇄구균) 등 세균 감염이 합병하면 화농성 유방염이 된다. 수유에 관계없이 젖꼭지의 상처가 원인이 되기도 한다.

만성 유방염 > 수유와 관계없이 중년 여성에게서 많이 나타난다. 종종 젖샘관의 확장을 동반하여 **젖샘주위염(perimastitis)**이라고도 한다.

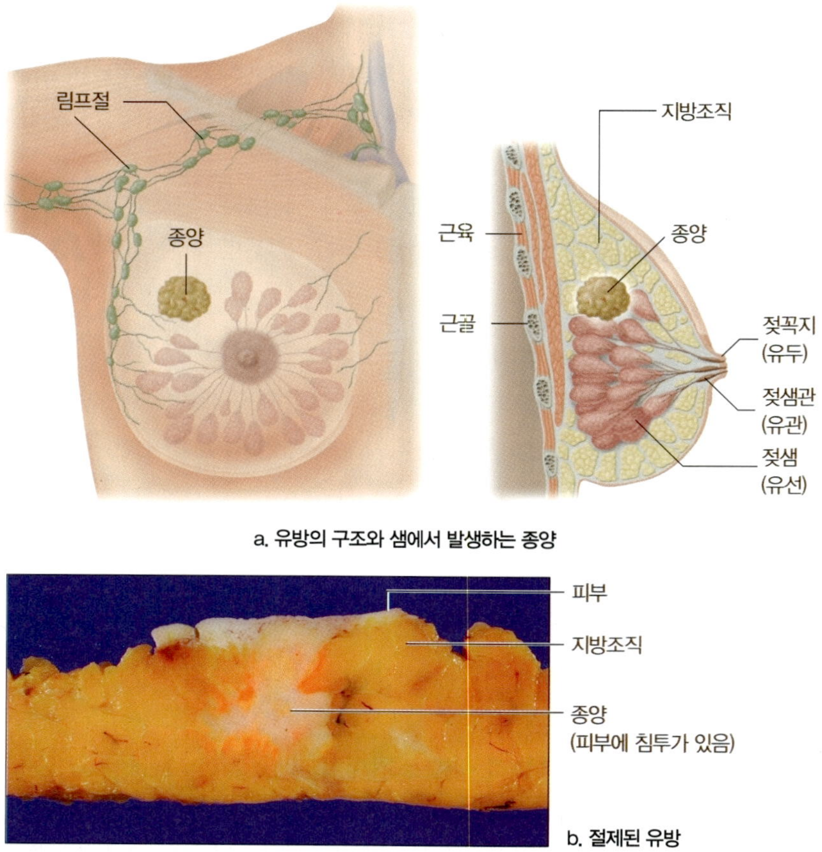

▶ 그림 14-12 유방의 구조와 유방암

Memo

2. 유방병증(mastopathy)

유방병증은 유방에 국한되어 덩어리를 형성하는 비종양성 증식성 병변으로 30~40대 여성에게 많다. 사이질의 섬유화나 젖샘관의 낭포상 확장이 관찰됨에 따라 유럽이나 미국에서는 **섬유낭증(fibrocystic disease)**이라고 한다.

유방병증의 발생에는 내분비 불균형(특히 에스트로겐)이 관여하는 것으로 생각되며, 반복되는 증식과 위축 과정에서 사이질이 섬유화되어 종양이 형성된 것으로 추정된다.

유방병증의 병변 자체가 악성화하는 경우는 거의 없지만 유방병증이 있는 여성은 유방병증이 없는 여성보다 유방암 발생빈도가 높다는 보고가 있어 유방병증을 유방암 발생 위험인자 중 하나로 여기는 경우도 있다.

3. 섬유샘종(섬유선종, fibroadenoma)

섬유샘종은 유방의 양성종양 중 가장 빈도가 높고, 20~30대에 잘 발생한다. 호발 부위는 바깥쪽 윗부분이다. 주위와의 경계가 확실한 종양을 형성하고, 조직학적으로는 젖샘관 상피 성분과 섬유성분 모두의 증식으로 이루어진다. 대부분 악성화하지는 않는다.

4. 유방암(breast cancer)

유방에서 볼 수 있는 악성종양의 대부분은 젖샘관이나 소엽 등의 상피에서 발생하는 샘암종이다(▶그림 14-12). 40~60대의 여성에게 많다.

역학 > 우리나라에서의 유방암 발생은 이전에는 유럽과 미국에 비해 적었지만, 최근에는 현저하게 증가하고 있어 여성의 암 중에서 1위를 차지하고 있다. 유방암은 대부분 여성에게 발생하지만 극히 드물게 남성에게서 나타나기도 한다.

발생 요인 > 유방암의 발원지가 되는 젖샘의 상피는 호르몬에 민감하여 에스트로겐의 작용이 유방암의 발병과 관련된 요인으로 지적되고 있다. 높은 수준의 내인성 에스트로겐을 경험할 기회가 많은 여성일수록 유방암에 걸릴 확률이 높으며, 첫 월경이 빨랐던 여성, 출산 경험이 없는 여성, 고령 출산 여성 등이 이에 해당된다.

증상 > 유방암의 주요 증상은 유방의 '덩어리'나 젖꼭지에서 나오는 혈성 분비물이다. 유방암이 가장 많이 발생하는 부위는 섬유샘종과 마찬가지로 바깥쪽 윗부분으로, 유방 내에 주위조직과 유착한 단단한 결절이 만져진다. 더욱이 암이 진행되면 피부의 함몰 등에 의해 유방에 변형을 초래할 수 있다. 유방암이 유방 피부의 림프관에 광범위하게 침윤하면 유방 전체가 붉게 부어오른다. 이 상태를 염증성 유방암이라고 한다.

또 암(주로 비침윤성 유관암)이 젖꼭지와 젖꼭판(유륜, areola)의 상피 내로 진행하여 습진양상으로 변하는 경우가 있는데, 이를 유방 파제트병(mammary Paget's disease)이라고 한다.

진단 > 유방암의 진단은 촉진, 유방 X선 촬영(mammography), 초음파검사, 가는바늘흡인세포검사(fine needle aspiration cytology, FNAC ▶그림 부록-1-b 참조), 침생검에 의해 이루어진다.

Memo

조직 소견 > 유방암의 대부분은 젖샘관상피에서 발생하는 **유관암**(ductal carcinoma)이다. 젖샘관 내에 머물러 사이질로의 침윤이 없는 것을 비침윤성 유관암이라고 하며, 사이질로의 침윤이 보이는 것을 침윤성 유관암이라고 한다. 유관암보다 빈도는 낮지만, 소엽의 상피에서 발생한 암을 **소엽암**(lobular carcinoma)이라고 하며, 비침윤성 소엽암과 침윤성 소엽암으로 나누어진다.

유방암의 예방과 진행 > 유방암은 병터가 몸의 표면에 가깝고 발견하기 쉬운 점, 수술을 하기 쉬운 점 등에서 치유율이 높은 암이다.

크기가 2 cm 이하로 림프절이나 다른 장기로의 전이가 보이지 않는 것을 **조기유방암**이라고 한다. 조기유방암 단계에서 발견되었을 경우의 10년 생존율이 90%를 넘어 대부분 병의 완치를 기대할 수 있다.

진행된 유방암은 림프행성으로 전이를 일으키기 쉽다. 전이가 많은 림프절은 겨드랑이 림프절(액와림프절)이나 가슴뼈옆림프절(흉골방림프절)로, 암이 발생한 부위에 따라 결정된다. 또한 허파, 간, 뼈 등으로의 혈행성 전이도 관찰된다.

치료 > 유방암 치료의 중심은 외과적 절제이다. 이전에는 대부분 유방전절제술(total mastectomy)이 시행되었지만, 최근에는 유방보존요법이 증가하고 있다. 유방보존요법이란 암을 포함한 유방의 일부만을 절제하고 그 이외의 유방을 남기는 치료법으로, 수술 후 방사선요법이나 항암화학요법이 병용된다. 또한 감시림프절생검(sentinel lymph node biopsy)을 시행한 후 결과에 따라 림프부종의 원인이 되는 겨드랑이 림프절 절제를 결정한다.

그리고 유방암에 이용되는 치료법으로 특징적인 것은 호르몬요법과 2세대 항암화학요법인 분자표적치료제이다. 유방암은 호르몬 의존성 암으로 에스트로겐의 작용을 방해하는 치료제가 유효하다. 또, HER2라고 불리는 증식인자수용체를 발현하고 있는 유방암에 대해서는 이 수용체를 직접적인 표적으로 한 치료약의 효과를 기대할 수 있다.

Column 유전성 유방암

유방암의 5~10%는 유전성인 것으로 알려져 있다. BRCA1 혹은 BRCA2라는 유전자(▶표 9–5)에 변이가 있으면 유방암이나 난소암이 발생할 위험이 높아져 유전적 유방난소암(hereditary breast and ovarian cancer, HBOC)으로 불리고 있다. 유럽이나 미국에서는 이 유전자에 변이가 있는 사람에 대하여 예방적 유방절제나 예방적 난소 · 자궁관 절제가 이루어지는 경우가 있다.

병리학

제 15 장

내분비계통의 질환

Memo

I 호르몬과 항상성

1 내분비와 호르몬

물질을 합성하여 방출하는 것을 분비라고 하며, 분비를 하는 기관을 **샘(선, gland)**이라고 한다. 샘을 구성하는 세포가 물질을 분비하는 양식에는 외분비와 **내분비**의 두 종류가 있다(▶그림 15-7).

외분비 > 세포에서 합성된 물질이 몸의 표면이나 외부로 이어지는 장기의 속공간에 분비하는 경우를 **외분비(exocrine)**라고 하며, 세포로부터의 분비물이 도관에 모아져 특정 부위로 운반되어 그곳에서 기능을 한다.

내분비와 호르몬 > 세포가 합성한 물질이 외부로 이어지는 도관에 의해서가 아니라 혈관을 향해 분비되어 혈액을 통해 표적장기에 도달하고, 그곳에서 기능을 발휘하는 경우를 **내분비(endocrine)**라고 한다. 내분비샘에서 분비되는 물질을 **호르몬(hormone)**이라고 하며, 표적이 되는 세포에서 호르몬을 받아들이는 부분을 호르몬 수용체(hormone receptor)라고 한다.

호르몬의 역할 > 호르몬의 역할은 다양하다. 인체를 둘러싼 외적 환경 변화에 적응하여 내적 환경의 항상성(homeostasis)을 유지하는 것 외에도 성장촉진, 대사조절, 본능적 행동 발현 등을 들 수 있다.

2 피드백 기구

음성피드백 > 혈관으로 분비되는 호르몬은 혈액에 의해 희석되기 때문에 매우 낮은 농도에서 작용하도록 설계되어 있다. 그 때문에 호르몬이 표적장기의 작용을 높였을 때, 호르몬 그 자체나 표적장기의 기능과 관련된 물질이 상위 자극호르몬의 생산을 억제하고 호르몬의 과잉분비를 억제하는 기전이 있다. 이것을 **음성피드백(negative feedback)**이라고 한다(▶그림 15-1-a).

예를 들면, 갑상샘자극호르몬(thyroid stimulating hormone, TSH)이 뇌하수체앞엽(뇌하수체전엽)에서 과잉분비되면 표적장기인 갑상샘의 기능이 높아져 갑상샘호르몬(T_3, T_4)의 과잉분비가 발생한다. TSH와 갑상샘호르몬은 모두 시상하부의 갑상샘자극호르몬 방출을 억제하도록 작용하고 뇌하수체로부터의 TSH 과잉분비를 억제한다.

양성피드백 > 한편 호르몬 농도를 급격히 증가시킬 필요가 있는 경우에는 하위 호르몬은 상위 호르몬 분비에 대해 촉진하도록 작용한다. 이것을, **양성피드백(positive feedback)**이라고 한다(▶그림 15-1-b).

예를 들면, 배란 전 혈중 에스트로겐 농도의 증가는 시상하부나 뇌하수체에 대하여 난포자극호르몬(follicle stimulating hormone, FSH)의 분비를 촉진하도록 작용하여 에스트로겐의 분비를 더욱 증가시켜 배란을 달성시킨다.

Memo

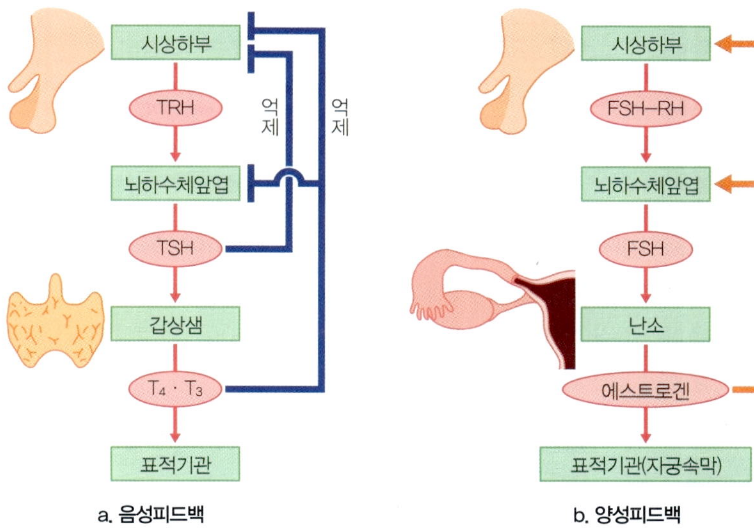

▶ **그림 15-1** 피드백 기구

Ⅱ 내분비기관의 질환

1 뇌하수체 질환

뇌하수체의 구조 > **뇌하수체(pituitary gland)**는 크게 나누어 샘조직의 성분과 신경조직의 성분으로 이루어진 무게 약 1 g의 기관이다. 또한 샘조직의 성분은 그 대부분을 차지하는 **앞엽(전엽, anterior lobe)**과 얇은 **중간엽(중엽)**으로 이루어진다. 신경조직의 성분은 뒷부분에 위치하고 있어 **뒤엽(후엽, posterior lobe)**이라고 한다(▶그림 15-2).

뇌하수체의 기능 > 뇌하수체의 기능은 **시상하부(hypothalamus)**와 밀접한 관계가 있다. 앞엽과 중간엽에는 모세혈관이 발달해 있어 혈류를 통해 시상하부가 생산하는 호르몬의 조절을 받은 앞엽의 샘세포가 호르몬을 분비한다. 뒤엽에는 시상하부의 신경세포에서 신경섬유가 뻗어 있어 신경세포가 생산하는 호르몬이 뒤엽에서 방출된다.

1. 범뇌하수체저하증(panhypopituitarism)

뇌하수체의 종양이나 염증 등에 의해 앞엽의 기능이 저하되어 모든 호르몬의 분비가 방해된 상태를 **범뇌하수체저하증(시몬스병, Simmonds' disease)**이라고 한다. 특히 분만 시 많은 출혈과 동반하여 뇌하수체 앞엽에 허혈로 인한 경색이 일어나 뇌하수체의 기능이 저하된 것을 **시한증후군(Sheehan's disease)**이라고 한다.

Memo

2. 뇌하수체샘종(pituitary adenoma)

뇌하수체에 발생하는 양성종양으로, 두개내종양의 약 10%를 차지하는 빈도가 높은 질환이다. 뇌하수체샘종에는 과잉분비되는 호르몬의 증상이 나타나는 기능성 샘종과 호르몬 증상이 없는 비기능성 샘종이 있다. 비기능성 샘종에서는 비종양부 뇌하수체를 압박하는 것에 의한 기능저하증상 외에 시신경 압박에 의한 시야장애가 나타난다.

● 성장호르몬분비샘종(growth hormone-producing adenoma)

성장호르몬(GH)의 과잉상태에 의해 특색 있는 신체 증상을 초래하지만 발병하는 시기에 따라 체형이 다르다. 성장기에 발병하면 거인증(gigantism)이 되고, 뼈끝선(골단선) 폐쇄 후 성인에게 발병하면 **말단비대증(acromegaly)**을 초래한다.

● 부신겉질자극호르몬분비샘종(adrenocorticotropic hormone-producing adenoma)

과잉생산된 부신겉질자극호르몬(ACTH)의 작용에 의해 2차적으로 부신겉질로부터의 글루코코르티코이드(코티솔, cortisol) 분비가 항진한다. 글루코코르티코이드의 과잉에 의해 중심성 비만, 달덩이 얼굴, 고혈압, 당뇨병 등의 전신증상이 일어나는데, 이를 **쿠싱증후군(Cushing's syndrome)**이라고 한다. 그 중 특히 ACTH을 생산하는 뇌하수체의 샘종이 원인인 경우를 **쿠싱병(Cushing's disease)**이라고 한다.

3. 바소프레신분비이상

뇌하수체 뒤엽에서 분비되는 **바소프레신(vasopressin, VP)**은 **항이뇨호르몬(antidiuretic hormone, ADH)**이라고도 하며, 콩팥의 집합관에서 물의 재흡수를 촉진한다.

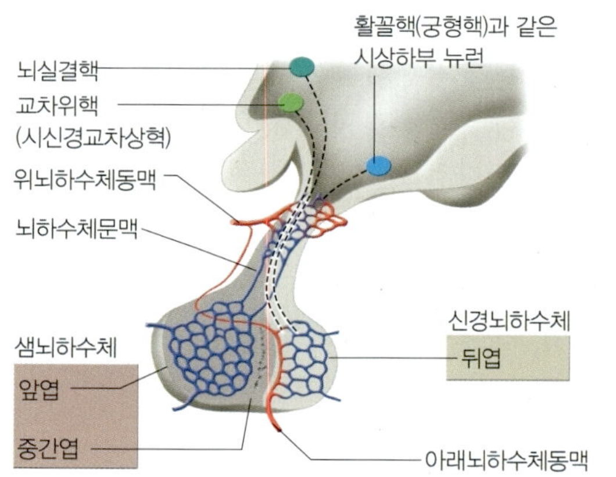

앞엽호르몬	난포자극호르몬(FSH)* 황체형성호르몬(LH)* 부신겉질자극호르몬(ACTH) 성장호르몬(GH) 갑상샘자극호르몬(TSH) 프로락틴(PRL)
뒤엽호르몬	바소프레신(VP) 또는 항이뇨호르몬(ADH): 혈압상승작용, 항이뇨작용 옥시토신: 분만촉진작용, 젖분비작용

* 난포자극호르몬과 황체형성호르몬은 생식샘자극호르몬(gonadotropin, Gn)으로 총칭되는 경우가 있다.

▶ **그림 15-2** 뇌하수체의 구조와 호르몬

Memo

- **요붕증(diabetes insipidus)**

요붕증은 바소프레신의 합성 또는 작용장애에 의해 집합관에서 물이 재흡수되지 않고 다뇨(polyuria)가 발생하는 질환이다. 요삼투압의 저하와 혈장삼투압의 상승을 초래하여 다음다갈증(polydipsia)이 나타난다.

- **항이뇨호르몬부적절분비증후군(syndrome of inappropriate secretion of ADH)**

바소프레신의 과잉이나 작용의 항진에 의해서 물의 재흡수가 증가하여 저나트륨혈증(hyponatremia)을 초래하는 질환을 **항이뇨호르몬부적절분비증후군(SIADH)**이라고 한다. 뇌하수체 자체의 질환으로 발병하는 일은 거의 없으며, 다른 질환[수막염, 허파소세포암에 의한 신생물딸림증후군(paraneoplastic syndromes)]의 부분 증상으로써 나타난다.

2 갑상샘 질환

갑상샘의 구조와 기능> 갑상샘(갑상선, thyroid gland)은 전경부에 위치하는 무게 15~25 g의 나비모양을 한 장기이다(▶그림 15-3). 갑상샘 실질의 대부분을 차지하는 **소포상피세포**는 갑상샘호르몬을 생산하고, 비교적 수가 적은 C **세포**[**소포곁세포(parafollicular cell)**]에서는 **칼시토닌(calcitonin)**이 분비된다. 갑상샘호르몬의 분비는 주로 뇌하수체 앞엽에서 분비되는 **갑상샘자극호르몬(TSH)**으로 조절된다(▶그림 15-1-a).

갑상샘호르몬의 작용은 대사촉진으로 전신의 모든 세포에 작용한다. 칼시토닌은 혈중 칼슘농도를 저하시키는 활성을 갖는다.

T_3와 T_4 > 갑상샘호르몬은 **삼요오드티로닌**(triiodothyronine, T_3) 및 **티록신**(thyroxine, T_4)이라는 요오드를 포함하는 유기화합물이다.

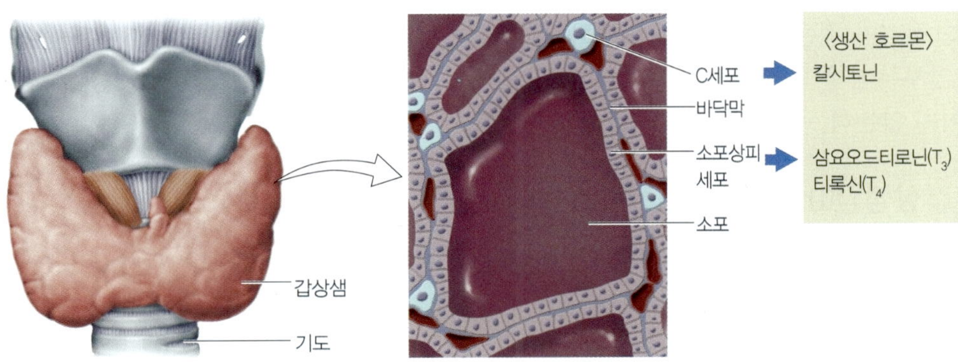

▶ **그림 15-3** 갑상샘의 구조와 호르몬

Memo

1. 크레틴병(cretinism) • 점액부종(myxedema)

갑상샘호르몬의 부족은 시기에 따라 다른 병태를 초래한다. 선천성 갑상샘호르몬합성 장애가 신생아기 및 소아기에 일어나면 정신 · 지능 · 신체의 발육에 중대한 장애를 초래한다. 이것을 **크레틴병(cretinism; 선천성 갑상샘저하증)**이라고 한다. 성장 후에는 세포대사의 장애에 의한 점액 다당류의 침착이 피하 등에 일어나는 **점액부종**이 발생한다. 점액부종의 원인이 되는 것은 진행된 하시모토병(Hashimoto disease)이나 목부위에 방사선조사, 갑상샘의 외과적 절제 등이다.

2. 바세도우병(Basedow disease)

바세도우병은 갑상샘항진증(갑상선기능항진증, hyperthyroidism)의 대표적 질환으로, 20~30대 여성에게 많다. 갑상샘자극호르몬(TSH)의 수용체를 자극하는 자기항체에 의한 자가면역질환(▶그림 4-5-c)이며, 미만성으로 커진 갑상샘에서 갑상샘호르몬이 과도하게 분비된다. 갑상샘호르몬의 작용에 의한 빠른맥(빈맥), 가슴두근거림, 땀과다, 몸떨림, 권태감, 체중감소 등이 주된 증상이다.

치료 > 치료는 요오드제나 항갑상샘약의 투여 외에 수술[갑상샘부분절제술(subtotal thyroidectomy)]이 시행되기도 한다.

3. 하시모토병(Hashimoto disease, 하시모토갑상샘염, 만성 갑상샘염)

1912년 일본의 하시모토 사토시(橋本策)에 의해 처음 보고된 질환이다. 갑상샘을 침범하는 자가면역성 염증성 질환으로, 갑상샘 자기항체[antithyroid peroxidase(anti-TPO) antibody]가 검출된다. 중년 여성에게 흔히 발병한다. 갑상샘은 전체가 커져있으며 조직학적으로는 림프구의 침윤이나 섬유화가 보인다. 갑상샘 기능은 정상범위 내에 있는 경우가 많지만, 진행하면 갑상샘기능은 저하되어 점액부종(myxedema)을 일으킨다.

4. 샘종모양갑상샘종(adenomatous goiter)

갑상샘 내에 비종양성인 콜로이드성 결절이 다발하는 질환으로, 해초 등에 풍부한 요오드 섭취가 적은 산악지방에 거주하거나 갑상샘호르몬의 상대적인 부족이 원인이다. 목의 앞부분에서 덩어리가 만져져서 병원에 내원하지만 일반적으로 갑상샘기능에 이상은 보이지 않는다.

5. 갑상샘암(thyroid cancer)

분류 > 갑상샘암은 여성에게 많이 발병하며, 그 발생에는 여성호르몬이 관여하는 것으로 추정되고 있다. 갑상샘암에 의한 사망은 전체 암 사망 환자의 약 1%로 많지는 않지만 전립샘암과 함께 비임상암의 빈도가 높다.

조직학적으로는 소포상피에서 발생하는 암이 많아 **유두모양암종(papillary carcinoma)**, **소포암종(follicular carcinoma)**, **미분화암**으로 나누어진다.

Memo

C 세포에서 발생하는 **속질암종(수질암종, medullary carcinoma)**은 갑상샘암 전체의 1~2%로 드물지만 종종 가족성으로 발생하며 동일 환자의 다른 내분비장기에도 종양이나 과다형성의 발생을 볼 수 있다(다발내분비종양).

치료와 예후 > 갑상샘암 중 가장 빈도가 높은 유두모양암종은 예후가 좋고 외과적 절제로 대부분은 치유를 기대할 수 있다. 종종 림프절로의 전이를 일으키지만 전이가 있는 경우에도 수술 후 10년 생존율은 90%를 넘는다고 알려져 있다. 소포암종이나 속질암종도 유두모양암종만큼은 아니지만 예후가 양호한 종양이다. 한편 미분화암은 매우 진행이 빨라 대부분의 환자는 1년 이내에 사망한다.

3 부갑상샘 질환

부갑상샘의 구조와 기능 > 부갑상샘(부갑상선, parathyroid gland)은 갑상샘 등쪽에 상하 두 쌍, 총 4개가 존재하는 쌀알 크기의 기관으로, 무게는 한 개당 20~50 mg이다. **부갑상샘호르몬(parathyroid hormone, parathormone, PTH)**은 갑상샘 C 세포가 분비하는 칼시토닌이나 콩팥에서 활성화되는 비타민 D와 함께 칼슘과 인의 대사를 조절한다. PTH는 뼈에서 혈중으로의 칼슘 유리를 촉진하고 콩팥에서의 칼슘 재흡수를 증가시킴으로써 혈중 칼슘농도를 증가시킨다. 부갑상샘의 기능저하에 의해 PTH가 부족하면 저칼슘혈증(hypocalcemia)을 초래하고, 테타니(tetany)라고 하는 전신 근육의 경련이나 불수의 운동을 일으킨다.

● 부갑상샘항진증(hyperparathyroidism)

부갑상샘의 기능이 항진하여 PTH가 과잉되면 탈진감이나 부정맥과 같은 고칼슘혈증(hypercalcemia)의 증상 외에 뼈엉성증(골다공증)이나 요로돌증(요석증)이 일어난다.

부갑상샘항진증의 원인 질환은 부갑상샘의 실질세포에서 유래하는 과다형성 또는 샘종으로 암인 경우는 매우 드물다.

만성 콩팥기능상실(신부전, chronic renal failure, CRF)은 부갑상샘 과다형성을 일으키는 기저질환으로 빈도가 높다. 혈액투석으로 인해 혈중 칼슘이 손실되는 것이 원인이다. 또 부갑상샘의 과다형성이나 샘종은 다른 내분비장기의 종양과 합병할 수 있다. 유전적 배경에 의해 발생하며, 다발성내분비종양(multiple endocrine neoplasia, MEN)이라고 한다.

4 부신 질환

부신의 구조와 기능 > 부신(adrenal gland)은 좌우 콩팥 상부에 한 쌍이 존재하며, 콩팥과 함께 뒤배막(후복막) 지방조직에 둘러싸여 있다. 무게는 각각 10~15 g으로, 오른쪽은 콩팥과 간에 끼어 있기 때문에 약간 납작한 형상을 하고 있다. 부신의 바깥쪽에는 **겉질(피질, cortex)**이 있고, 그것에 감싸이듯이 내부에 **속질(수질, medulla)**이 있다. 또한 겉질은 바깥쪽에서 속질쪽을 향해 **토리층(사구대, zona glomerulosa)**, **다발층(속상대, zona fasciculata)**, **그물층(망상대, zona reticularis)**의 3층 구조로 되어 있다(▶그림 15-4).

Memo

스테로이드호르몬(steroid hormone) > 부신겉질에서는 콜레스테롤로부터 **스테로이드 호르몬**이 합성된다. 생산되는 호르몬은 층마다 다르며, 토리층에서는 전해질 조절에 관여하는 알도스테론(aldosterone) 등의 광물코르티코이드(mineralocorticoid)를, 다발층에서는 당대사호르몬인 코티솔(cortisol) 등의 글루코코르티코이드(glucocorticoid)를, 그물층에서는 남성호르몬(디히드로에피안드로스테론, dehydroepiandrosterone)이 각각 분비된다.

카테콜아민(catecholamine) > 부신속질은 크롬친화세포라고 불리는 신경세포와 비슷한 성격을 가진 세포로 이루어져 있으며, 노르에피네프린(norepinephrine), 에피네프린(epinephrine) 등의 카테콜아민을 생산한다. 카테콜아민에는 혈압이나 혈당을 상승시키는 작용이 있다.

1. 에디슨병(Addison disease)

만성 부신겉질기능상실(부신피질부전)을 **에디슨병**이라고 하며, 각각의 층에서 생산되는 호르몬 부족으로 인해 다양한 증상이 나타난다. 광물코르티코이드의 부족으로 나트륨과 물의 상실이 일어나 짠 음식을 선호하게 된다. 글루코코르티코이드의 부족은 전신권태감, 저혈압, 저혈당, 피부 색소침착 등을 일으킨다. 남성호르몬의 부족에 의한 증상은 여성에게서도 나타나며, 겨드랑이털(액모) 및 음모가 감소된다.

에디슨병의 원인은 이전에는 결핵이 많았지만, 최근에는 자가면역성 부신염에 의한 것이 많다고 생각되고 있다.

2. 부신겉질항진증(부신피질항진증, hyperadrenocorticism)

부신겉질항진증은 과잉 호르몬에 따라 다른 증상을 나타낸다. 원인은 모두 샘종인 경우가 많다.

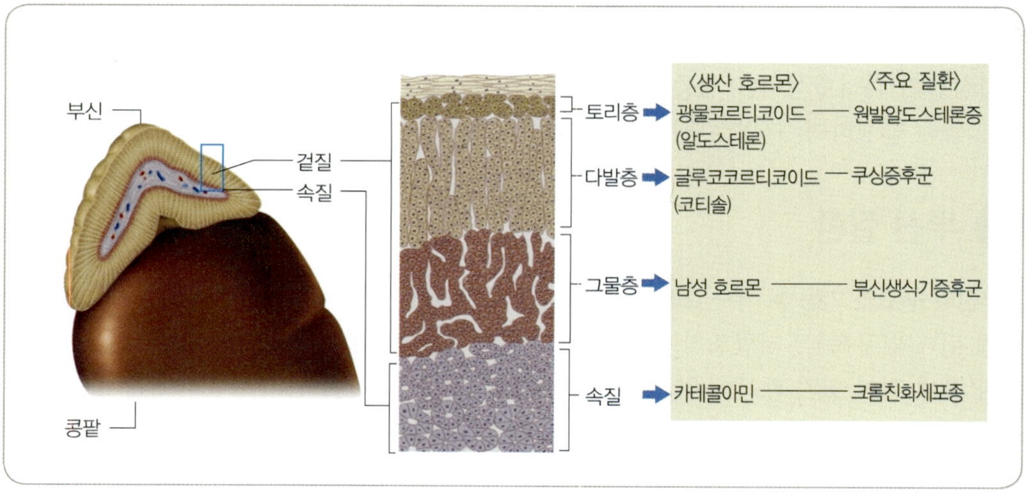

▶ 그림 15-4 부신의 구조와 호르몬

Memo

● 원발알도스테론증(primary aldosteronism)

원발알도스테론증은 광물코르티코이드가 과잉분비됨으로써 고나트륨혈증, 저칼륨혈증, 대사알칼리증(metabolic alkalosis)이 나타난다. 증상은 고혈압, 근력저하, 다음 · 다갈 등이다. 원발알도스테론증을 일으키는 샘종은 맨눈으로 볼 때 단면이 황금색인 것이 특징이다(▶그림 15-5-a).

● 쿠싱증후군(Cushing's syndrome)

쿠싱증후군은 부신겉질에서 글루코코르티코이드가 과도하게 분비됨으로써 일어난다(▶그림 15-6-a, b). 비만, 달덩이 얼굴(moon face), 들소형육봉(buffalo hump), 고혈압, 당뇨병 등의 다양한 증상을 나타낸다. 쿠싱증후군을 일으키는 샘종은 맨눈으로 볼 때 단면이 갈색 또는 검은색이다(▶그림 15-5-b).

쿠싱병(Cushing's disease) > 뇌하수체의 ACTH 생산 샘종에 의해 2차적으로 일어나는 경우는 쿠싱병이라고 하며, 부신겉질샘종에 의한 쿠싱증후군과는 구별한다. 쿠싱병에서는 ACTH가 높지만, 부신겉질샘종에 의한 쿠싱증후군에서는 음성피드백(negative feedback) 때문에 반대로 ACTH는 낮은 값이 된다(▶그림 15-6-c).

3. 크롬친화세포종(갈색세포종, pheochromocytoma)

크롬친화세포종은 부신속질(부신수질)에 발생하는 종양으로, 카테콜아민을 생산하는 기능성 종양과 생산하지 않는 비기능성 종양이 있다. 기능성 종양에서는 과도한 카테콜아민에 의한 고혈압과 혈압의 동요에 수반되는 증상(두통, 가슴두근거림, 토함, 발한이상 등), 고혈당이 야기된다. 유전적 배경에 의한 다발성내분비종양(multiple endocrine neoplasia, MEN)의 일부로써 가족력 · 양측성으로 발생하는 경우도 있다.

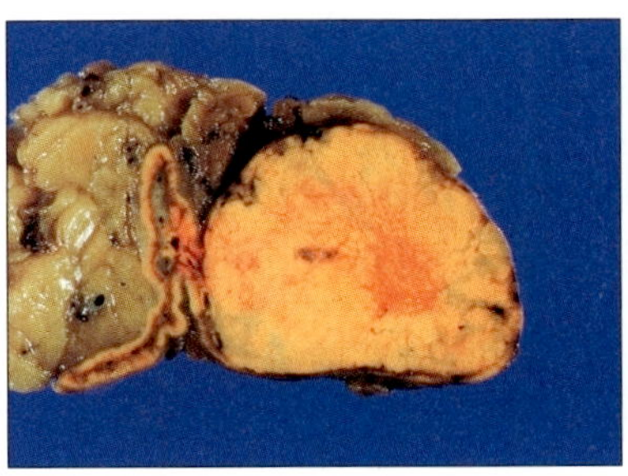

a. 원발알도스테론증

샘종의 단면은 황금색을 나타낸다.

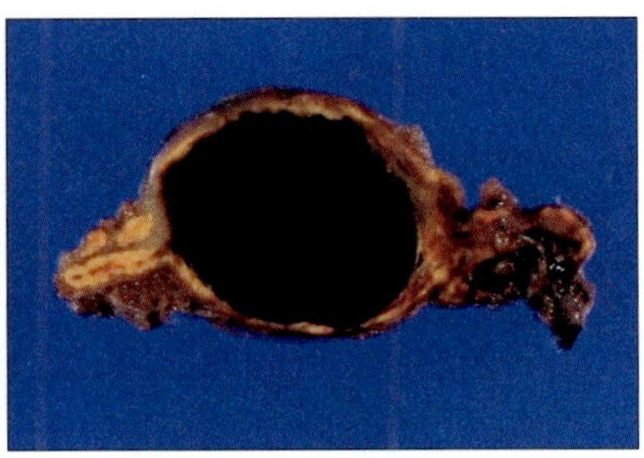

b. 쿠싱증후군

샘종의 단면은 갈색 또는 검은색을 나타낸다.

▶ **그림 15-5** 부신겉질항진증

Memo

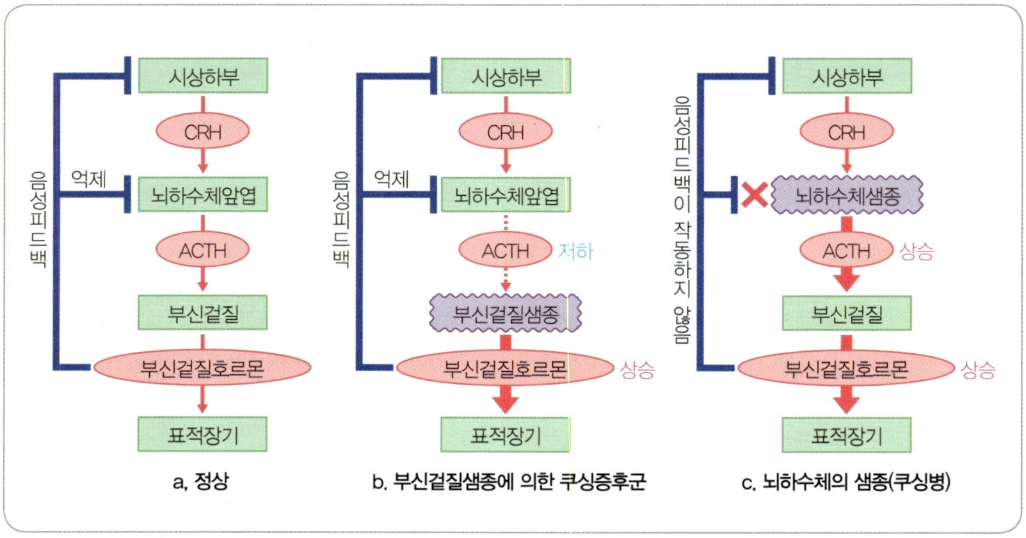

▶ **그림 15-6** 쿠싱증후군의 혈중호르몬농도 변화

5 이자(췌장) 질환

이자의 구조와 기능 > 이자(췌장, pancreas)는 소화효소를 포함한 이자액(췌액, pancreatic juice)을 샘창자(십이지장)에 분비하는 외분비샘과 호르몬을 생산하는 내분비샘으로 이루어진 장기이다. 내분비샘은 이자 내에 섬 모양으로 흩어져 있으므로 이자섬[랑게르한스섬(islets of Langerhans)]이라고 한다. 이자섬은 이자 전체에 약 100만 개가 있으며, 이자 꼬리부분에 비교적 많이 분포하고 있다.

이자섬은 크기 50~200 ㎛의 세포 모임으로, **글루카곤(glucagon)**을 분비하는 **A 세포(α세포)**, **인슐린(insulin)**을 분비하는 **B 세포(β세포)**, **소마토스타틴(somatostatin)**을 분비하는 D 세포(δ세포)로 이루어진다(▶그림 15-7).

혈당조절 > 글루카곤과 인슐린은 혈당조절에 중요한 역할을 한다. 글루카곤은 간에 작용하여 글리코겐을 분해하여 글루코스 형태로 혈중에 방출시켜 혈당치를 상승시킨다. 반대로 인슐린은 간이나 근육에 글루코스를 넣어서 글리코겐의 합성을 촉진하고 혈당치를 저하시킨다.

이자섬에서의 인슐린 분비저하나 전신세포의 인슐린 민감성 저하에 의해 **당뇨병(diabetes mellitus, DM)**이 발생한다. 소마토스타틴에는 글루카곤과 인슐린 분비량을 조절하는 작용이 있다.

● 이자세포종양(islet cell tumor)

이자섬에서 발생하는 종양에는 임상적으로 호르몬 항진 증상을 보이는 기능성 종양과 무증상 비기능성 종양이 있으며, 대부분은 비기능성이다.

기능성 종양은 생산하는 호르몬에 따라 **인슐리노마(insulinoma)**, **글루카곤종(glucagonoma)**, **소마토스타틴종(somatostatinoma)**, **가스트린종(gastrinoma)** 등으로 분류된다(▶표 15-

Memo

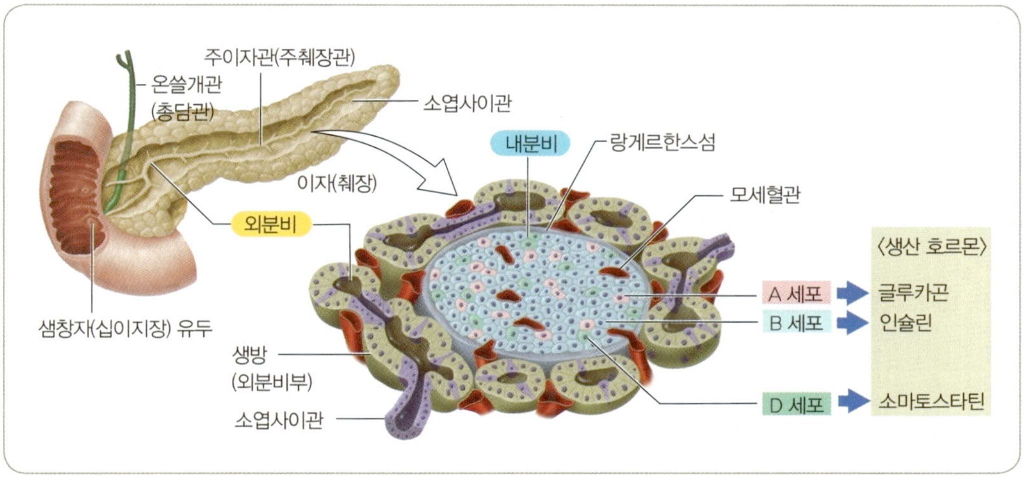

▶ **그림 15-7** 이자(췌장)의 분비샘

▶ **표 15-1** 이자세포종양의 증상

질환	증상
인슐린종	저혈당
글루카곤종	피진, 입꼬리염(구각염), 체중감소, 당뇨병
소마토스타틴종	당뇨병, 쓸개돌증(담석증), 지방변, 설사
가스트린종	위궤양, 십이지장궤양, 설사

1). 이 중 인슐린종이 가장 많고, 약 70%를 차지한다.

인슐린종 > 인슐린종 환자는 인슐린의 과잉분비에 의해 저혈당 발작을 반복한다. 인슐린종은 대부분 양성종양이다.

6 다발성내분비종양(multiple endocrine neoplasia)

한 환자에게 여러 개의 내분비 장기에 종양이 발생할 수 있으며, 상염색체 우성유전 형식으로 가족성과 관련 있다. 이러한 유전성 질환을 **다발성내분비종양(multiple endocrine neoplasia, MEN)**이라고 하며, 같은 장기 내에 종양이 많이 발생하는 것과 발병 연령이 비유전성 종양보다 젊다는 특징이 있다. 관련 종양의 조합으로부터 1형과 2형으로 분류되어 각각 원인이 되는 유전자변이가 특정되어 있다(▶표 15-2).

MEN 1 **> 다발성내분비종양1형[MEN type 1, 베르머증후군(Wermers syndrome)]**은 뇌하수체샘종, 부갑상샘항진증, 이자세포종양의 조합으로 발병하는 다발성내분비종양으로 부신겉질샘종을 합병하기도 한다. 원인 유전자는 제11번 염색체에 존재하는 암억제유전자인 MEN1이다.

MEN 2 **> 다발성내분비종양2형(MEN type 2)**에는 두 개의 아형(subtype)이 있다. 2A형(MEN type 2A)은 갑상샘속질암종, 부갑상샘항진증, 부신크롬친화세포종의 조합으로 발

Memo

병한다. 2B형[MEN type 2B, 시플증후군(Sipple syndrome)]은 갑상샘속질암종과 부신크롬친화세포종(부갑상샘항진증은 나타나지 않음)에 더해 혀나 입술에 다발하는 작은 종류(점막신경종), 소화관 신경절신경종, 거대잘록창자(거대결장), 마른 형태로 손발이 긴 체형(마르판형 체형) 등을 나타낸다. 원인 유전자는 모두 제10번 염색체에 존재하는 암유전자인 *RET*이다.

▶ **표 15-2** 다발내분비종양 1형 · 2형의 특징

	MEN 1	MEN 2A	MEN 2B
뇌하수체샘종	○	–	–
부갑상샘샘종 · 과형성	○	○	–
이자섬종양	○	–	–
갑상샘속질암종	–	○	○
부신크롬친화세포종	–	○	○
기타	–	–	신경절신경종, 거대잘록창자(거대결장), 마르판형 체형

병리학

제 16 장

뇌 · 신경 · 근육계통의 질환

Memo

I 뇌 · 신경계통의 질환

1 뇌 · 신경계통의 구조

신경계통은 감각기로부터의 정보를 수용 · 통합하여 반응기에 대하여 지령을 내리는 기관계통이며, 크게 **중추신경계(central nervous system, CNS)**와 **말초신경계(peripheral nervous system, PNS)**로 나누어진다.

중추신경계 > 뇌와 척수로 이루어진다. 뇌는 **대뇌(cerebrum)**, **소뇌(cerebellum)**, **뇌줄기[뇌간, brainstem; 중간뇌(중뇌, midbrain), 다리뇌(교뇌, pons), 숨뇌(연수, medulla oblongata)]**, **사이뇌[간뇌, diencephalon; 시상(thalamus), 시상하부(hypothalamus)]**를 포함한다.

뇌는 부위마다 다른 기능을 담당하고 있다. 예를 들어, 대뇌에서 이마엽(전두엽, frontal lobe)은 사고나 운동기능, 뒤통수엽(후두엽, occipital lobe)은 시각기능, 관자엽(측두엽, temporal lobe)은 기억이나 언어기능에 중요한 역할을 하고 있다.

뇌는 뼈와 **수막**으로 덮여 보호되고 있다. 수막은 뇌를 덮는 막의 총칭이며, 바깥쪽으로부터 **경질막(경막, dura mater)**, **거미막(지주막, arachnoid membrane)**, **연질막(연막, pia mater)**이라고 하는 3종의 막으로 이루어진다(▶그림 16-4-a).

뇌내에는 **뇌실(cerebral ventricle)**이라고 하는 공동이 있으며 좌우 한 쌍의 **가쪽뇌실(측뇌실, lateral ventricle)**과 정중부에 셋째뇌실 및 넷째뇌실이 있다. 뇌실의 내면은 **뇌실막세포(상의세포, ependymocyte; 교세포의 일종)**로 덮여 있고, 속공간(내강)에는 **뇌척수액(cerebrospinal fluid, CSF)**이 가득 차 있다.

말초신경계 > 말초신경계는 뇌와 척수 이외의 신경조직이며, 12쌍의 **뇌신경(cranial nerve)**과 31쌍의 **척수신경(spinal nerve)**으로 이루어진다. **몸신경(체신경, somatic nerve)**과 **자율신경(autonomic nerve)**으로 크게 나누어진다. 몸신경은 감각신경(sensory nerve)과 운동신경(motor nerve)을 포함한다. 자율신경은 교감신경(sympathetic nerve)과 부교감신경(parasympathetic nerve)을 포함하여 소화기계, 심장혈관계, 내분비샘 등 불수의로 작용하는 기관을 제어한다.

신경세포 > 신경세포는 **뉴런(neuron)**이라고도 하며, 신경계통의 기능을 직접적으로 담당하는 세포이다. 전기신호 또는 신경전달물질(neurotransmitter)이라고 하는 물질에 의해 정보를 전달한다. 신경세포는 **가지돌기(수상돌기, dendrite)**나 **축삭(axon)** 등의 세포돌기를 늘려 신경세포 간의 정보전달이 **시냅스(synapse)**를 통해 이루어진다.

신경아교세포 > 신경아교세포(신경교세포, neuroglia, glial cell)는 신경계통의 지지세포이다. 중추신경계에서는 **별아교세포(성상세포, astrocyte)**와 **희소돌기아교세포(휘돌기교세포, oligodendrocyte)**가 주요 구성 세포이다. 별아교세포는 신경세포나 혈관에 세포돌기를 뻗어 신경세포의 지지나 환경조정, 뇌혈액 관문 형성에 중요한 역할을 한다. 또 신경조직이 손상을 입었을 때 반응하여 조직을 복구하고 흉터화시키는 기능도 가진다. 희소돌기아교세포는 말이집(수초, myelin)의 형성과 유지를 담당한다. 말초신경계에서는 슈반세포

(Schwann cell)가 말이집을 형성한다.

Memo

2 뇌 · 신경계통의 순환장애(뇌혈관장애)와 외상

뇌혈관의 기질적 · 기능적 장애에 의해 생기는 뇌의 순환기능상실 상태를 **뇌혈관장애**라고 하며, **뇌졸중(stroke)**이라고도 한다. 악성 신생물(암), 심장질환, 코로나19, 폐렴에 이어 우리나라 사망 원인의 제5위를 차지하는 빈도가 높은 질환이다.

1. 뇌경색(cerebral infarction)

뇌경색은 뇌가 국소적으로 허혈(ischemia)에 빠져 괴사(necrosis)에 이르는 병태이다(▶그림 16-1). 그 영역을 흘러 들어가는 혈관이 막힘으로써 발병하는 것이 일반적이다. 죽상혈전뇌경색증, 심장성뇌색전증, 열공경색증(lacunar infarction)이 주된 병의 형태이다. 육안적으로는 출혈을 동반하지 않는 **빈혈성 경색**과 출혈을 동반하는 **출혈성 경색**으로 분류된다. 출혈성 경색은 일단 형성된 혈전이 용해되는 등 병변부위로 혈류가 재개됨으로써 발생한다.

뇌경색의 치료 > 급성기에는 혈전용해요법이나 뇌보호제, 항혈전 · 항응고요법, 뇌부종 대책이 시행된다. 재발의 위험이 있기 때문에 급성기를 벗어난 후에도 혈압의 조절과 항

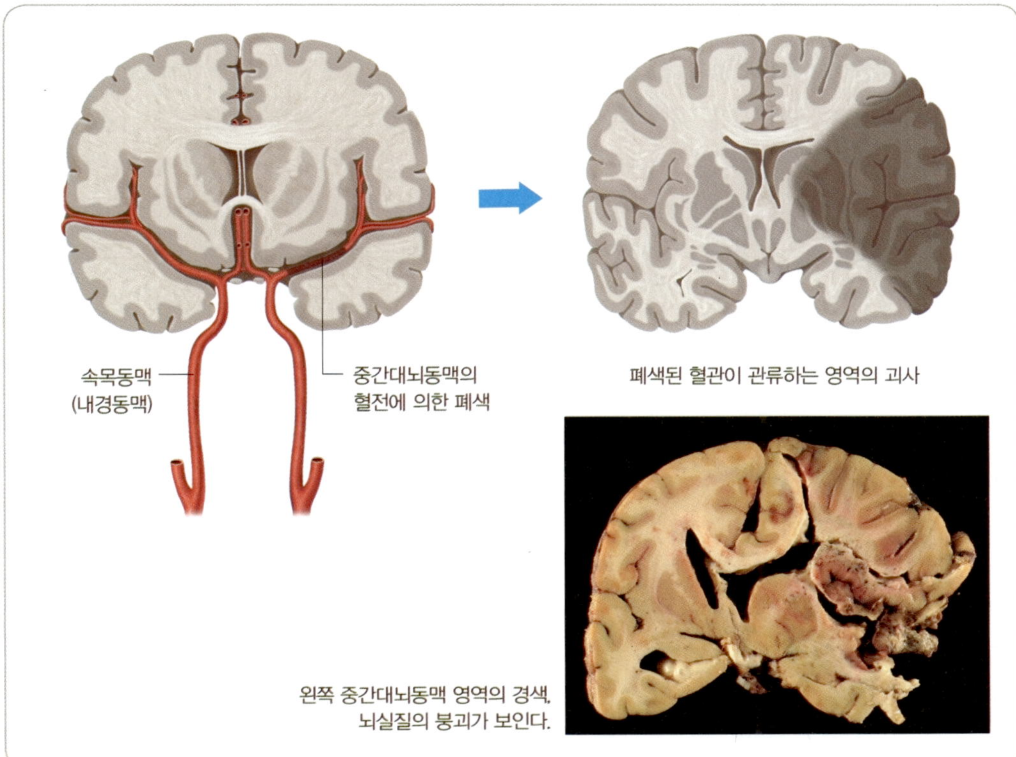

▶ **그림 16-1** 뇌경색

Memo

혈전 · 항응고요법이 필요하다.

● 죽상혈전뇌경색증(atherothrombotic cerebral infarction)

죽상혈전뇌경색증은 주로 두개내의 굵은 혈관이나 목동맥(경부동맥)의 죽경화(죽상경화, atherosclerosis)를 기반으로 발생하는 뇌경색이다. 일반적으로 죽상경화증이 있는 혈관에는 **혈전(thrombus)**이 생기기 쉽고, 그 자리에 생긴 혈전에 의해 혈관이 폐색되거나 혈전이 혈류를 타고 이동하여 말초쪽 혈관을 폐색함으로써 경색을 일으킨다.

뇌경색의 약 30%를 차지하는 것으로 알려져 있으며, 고혈압, 당뇨병, 이상지질혈증, 흡연 등이 위험인자이다.

특징으로 안정 시나 수면 시에 발병하기 쉽고, 증상이 계단 형태로 진행되는 것을 들 수 있다. 손상부위에 따른 뇌기능 장애를 일으킨다.

● 심장성뇌색전증(cardiogenic cerebral infarction)

심장성뇌경색증은 심방이나 심실 혹은 판막상에 형성된 혈전(▶그림 10-10 참조)이나 사마귀가 분리되어 색전(embolus)이 되어 뇌내에 있거나 경색을 일으키는 병태이다. 부정맥, 판막증, 허혈성 심장질환 등이 기저질환이다. 부정맥 중에서도 심방잔떨림(심방세동)이 특히 중요한 병의 원인이다. 경색 발병 후에 색전의 용해를 일으켜 출혈성 경색이 되는 경우가 많다.

밤낮을 가리지 않고 발병한다. 증상은 단기간에 완성되는 경우가 많다. 죽상혈전뇌경색증과 마찬가지로 손상부위에 따른 임상증상을 보인다.

● 열공경색증(lacunar infarction)

열공경색증이란 뇌의 깊은 곳에 발생하는 미세한 경색소로, **관통가지(관통지, perforating branches)**라고 하는 소혈관의 폐색에 의해 발생한다. 주로 15 mm 미만의 것을 가리킨다. 고령자에게 많고, 위험인자로서 고혈압(hypertension)이 중요하다. 다채로운 임상상태를 나타내지만 단발 병변으로는 임상증상이 나타나지 않는 경우도 많다. 일반적으로 예후는 양호하다.

2. 뇌내출혈(intracerebral hemorrhage)

뇌내출혈은 뇌내의 혈관이 파열되어 뇌실질 내에 출혈을 초래한 상태를 말한다(▶그림 16-2). 고혈압이 원인이 되는 경우가 많다. 오랫동안 고혈압 상태에 있는 혈관은 동맥경화(arteriosclerosis)에 빠져 혈관벽이 약해져 있기 때문에 파열되기 쉽다. **고혈압성 뇌출혈**은 기저핵이나 시상(thalamus)이라고 하는 대뇌의 심부 구조나 다리뇌 및 소뇌에 흔히 발병한다. 뇌내의 출혈은 종종 뇌실벽을 파괴하고 뇌실내로 혈액이 유입되게 한다. 또 일반적으로 출혈은 부종을 동반하여 뇌탈출(brain herniation)을 초래하는 일도 많다.

두통, 운동마비, 감각장애 등 손상부위와 정도에 따른 임상증상을 나타낸다.

병리 > 발병 초기의 병터에서는 출혈소로의 혈액 저류와 주위의 부종 때문에 뇌가 커지게된다. 급성기를 극복했을 경우 혈액은 혈종(hematoma)이 되고 장기 생존의 예에서는

Memo

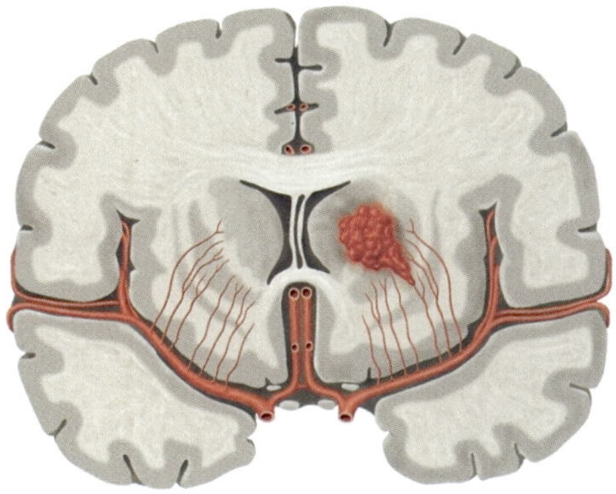

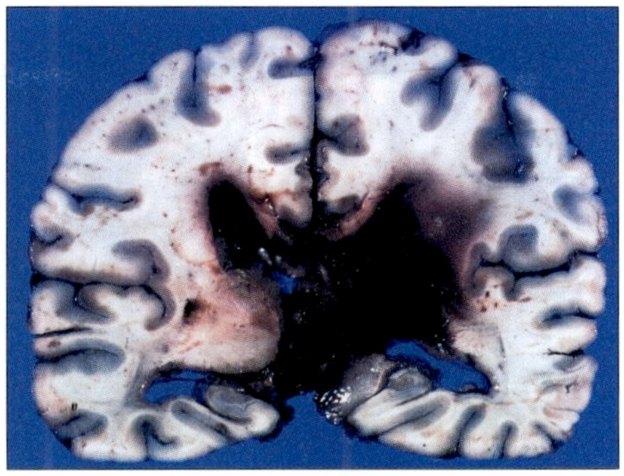
대뇌의 깊은 곳에서 출혈, 뇌실 내로의 출혈을 동반한다.

▶ **그림 16-2** 뇌내 출혈

혈종이 흡수되어 병변부위가 공동화되기도 한다.

치료 > 급성기에는 혈압 관리나 뇌부종 대책이 중요하며 출혈 부위나 정도에 따라 혈종 제거 수술도 실시된다.

3. 거미막밑출혈(지주막하출혈, subarachnoid hemorrhage, SAH)

거미막밑 공간(지주막하강, subarachnoid space)에 출혈을 일으킨 상태를 **거미막밑출혈**이라고 한다(▶그림 16-3-b). 외상에 의한 것도 많지만 임상적으로 문제가 되는 거미막밑출혈의 원인으로는 **뇌내동맥자루** 파열이 중요하다(▶그림 16-3-a). 성인에 대한 동맥자루(동맥류, aneurysm)의 자세한 원인은 불분명하지만 고혈압이나 흡연이 위험인자로 알려져 있다.

임상상태 > 남성보다 여성에게 빈도가 높은 병태이며, 40세 이후에 많다. 갑작스러운 두통으로 발병한다. '지금까지 경험한 적이 없는 것 같은'이라고 표현되는 격렬하고 지속성 두통이다. 구역질 · 구토를 동반한다.

치료 > 머릿속압력상승(두개내압항진, increased intracranial pressure, IICP)에 대한 처치, 호흡 및 순환기 관리 등 급성기 치료와 함께 동맥자루의 파열이 원인인 경우에는 뇌동맥류 결찰술(cerebral aneurysm clipping)이나 코일색전에 의해 동맥자루의 재파열과 재출혈을 예방할 필요가 있다. 환자의 상태에 따라 이러한 처치가 불가능하기도 하며, 가장 치사율이 높은 뇌혈관장애이다.

4. 경질막바깥혈종 · 경질막밑혈종

모두 외상이 원인이 되는 경우가 많은 출혈성 병변이다.

● 경질막바깥혈종(경막외혈종, epidural hematoma)

머리뼈(두개골)과 경질막 사이에 출혈하여 혈종이 형성된 병태를 **경질막바깥혈종**이라고 한다(▶그림 16-4-b). 대부분은 교통사고나 넘어짐 및 추락, 직접적인 타격 등 머리의 외

Memo

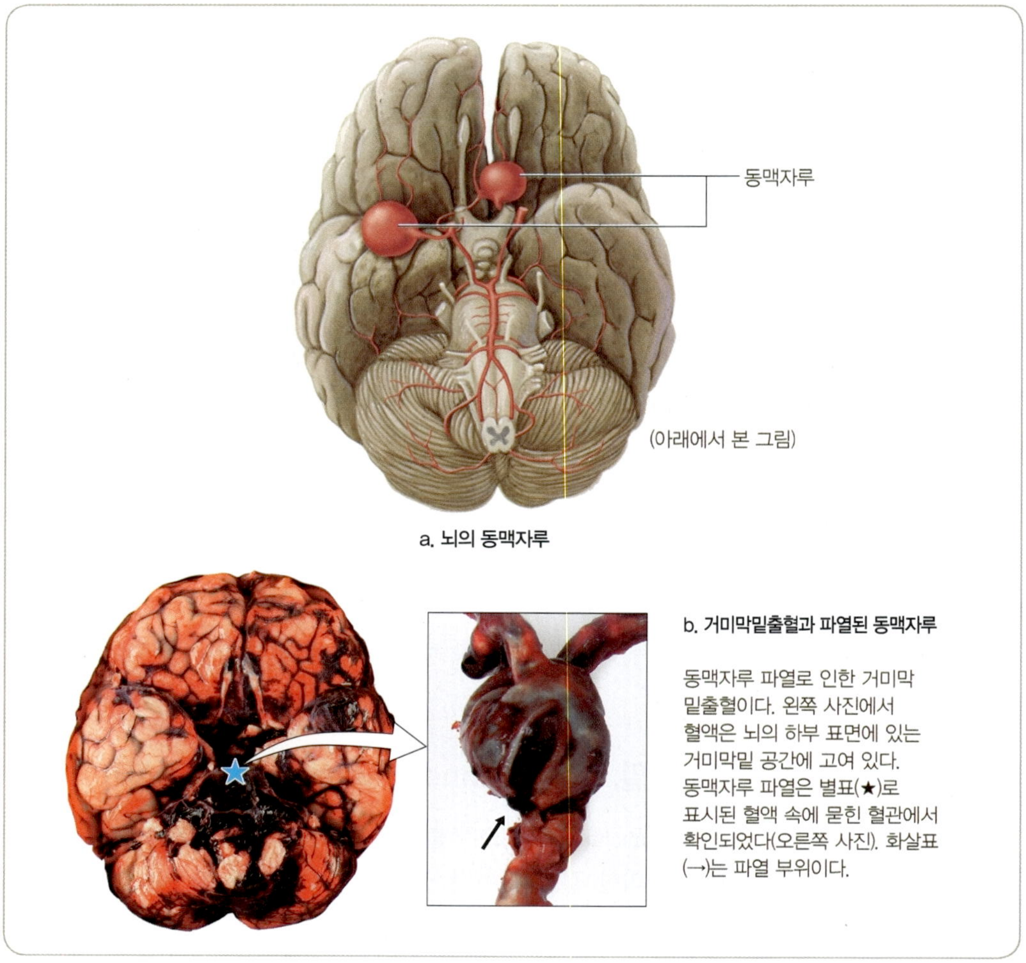

▶ **그림 16-3** 동맥자루와 거미막밑출혈

상이 원인이 된다. 출혈의 근원으로는 중간뇌막동맥(중경막동맥, middle meningeal artery)이라고 하는 동맥 파열이 많다. 혈종은 대뇌를 압박하여 머릿속압력상승과 뇌부종을 초래하고 뇌탈출을 일으킨다(▶그림 16-5).

● 경질막밑혈종(경막하혈종, subdural hematoma)

머리에 외부의 힘이 가해졌을 때 두개내 혈관의 파열이 발생할 수 있다. 경질막과 거미막 사이에 출혈하여 핏덩어리가 생긴 상태를 **경질막밑혈종**이라고 한다(▶그림 16-4-c). 부상 후 단기간에 생기는 급성 경질막밑혈종과 3주 이상의 외상을 계기로 형성되는 만성 경질막밑혈종으로 분류된다.

만성 경질막밑혈종은 고령자에게 발생하기 쉽고, 종종 경미한 외상이 원인이 된다. 고령자의 뇌는 위축 경향이 있어 두개내에서 뇌가 이동하기 쉽다. 외부의 힘에 동반하는 뇌의 이동에 의해서 경질막과 뇌실질을 잇는 혈관이 과도하게 진전되면 혈관이 파열되어 출혈을 초래하게 된다.

Memo

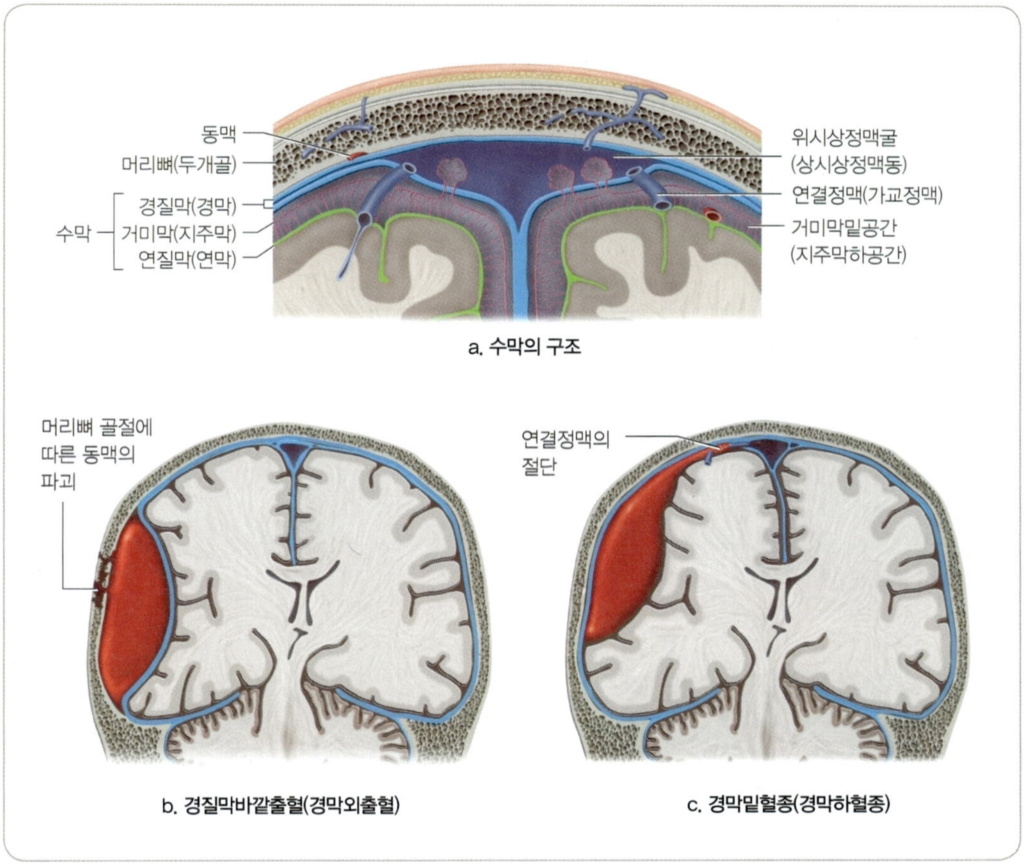

▶ **그림 16-4** 수막의 구조와 경질막바깥출혈 · 경질막밑혈종

영유아에게도 비교적 많은데, 이는 머리뼈가 변형되기 쉽고 혈관벽도 얇기 때문에 혈관의 파열이 쉽기 때문이다. 분만 시의 손상이나 넘어짐 · 추락사고와 더불어 최근에는 학대도 중요한 원인이 되고 있다.

5. 머리외상(traumatic injury)

넘어지거나 타박상 등에 의해 머리에 손상이 가해지면 경상에서는 피부(두피), 중증에서는 머리뼈 손상을 입게 된다. 장애가 뇌실질로 파급되는 경우가 있으며, **뇌진탕**이나 **뇌타박상(뇌좌상)**과 같은 병태가 있다.

뇌진탕 > 일과성으로 신경의 기능장애를 일으킨 상태를 뇌진탕(cerebral concussion)이라고 하고, 일반적으로 단기간에 회복한다.

뇌타박상 > 손상의 원인이 되는 외부의 힘이 뇌 그 자체에 미쳐 일정 영역의 뇌장애가 발생한 상태를 뇌타박상(뇌좌상, cerebral contusion)이라고 한다. 머리뼈의 내면은 평활하지 않고 군데군데 돌출부가 존재한다. 머리에 외부의 힘이 가해졌을 때에는 이러한 돌출부와 뇌가 접촉하기 쉬워 손상을 일으킨다.

Memo

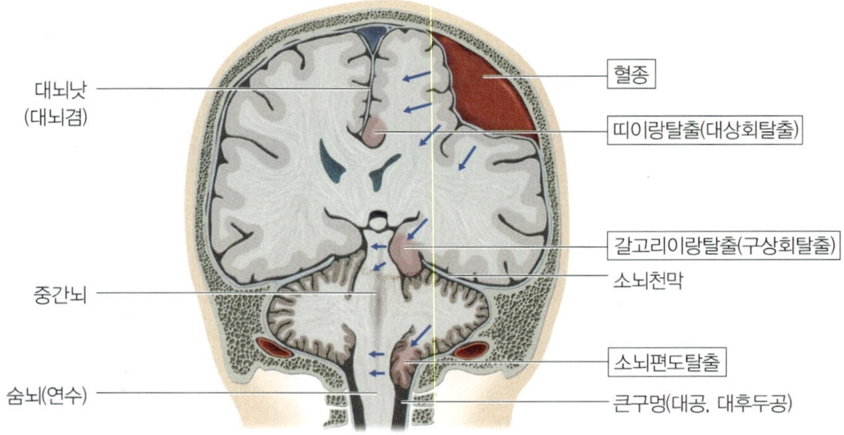

갈고리이랑탈출과 소뇌편도탈출은 종종 심각한 장애를 초래한다.

▶ 그림 16-5 뇌탈출

6. 머릿속압력상승(두개내압항진)과 뇌탈출

머리뼈는 단단하고 쉽게 변형되지 않기 때문에 뇌의 출혈이나 종양, 이에 동반하는 부종 등에 의해 머리뼈 내용의 용적이 증대되면 내부압력이 상승하게 된다. 이것을 **머릿속압력상승(두개내압항진, increased intracranial pressure, IICP)**이라고 한다.

용적의 증대가 현저한 경우에는 갈 곳을 잃은 뇌가 인접하는 구조나 두개 밖으로 탈출하게 된다. 이것이 **뇌탈출(brain herniation)**이다(▶그림 16-5). 뇌탈출에서는 탈출한 곳에서 뇌의 중요 구조를 압박 및 상해함으로써 의식장애나 호흡정지 등 위독한 장애를 초래하는 일이 종종 있다.

3 뇌 · 신경계통의 감염증

1. 수막염(meningitis) · 뇌염(encephalitis)

수막이란 뇌를 감싸는 경질막(경막), 거미막(지주막), 연질막(연막)의 총칭이다(▶그림 16-4-a). 일반적으로 **수막염**이란 거미막과 연질막에 생긴 병적 염증을 말한다. 뇌실질에 병적 염증이 생긴 상태를 **뇌염**이라고 한다. 또, 척수실질의 병적 염증은 척수염(myelitis)이라고 한다.

감염에 의해 염증반응을 동반하지 않고 뇌실질 장애를 초래하기도 하여 **뇌병증(encephalopathy)**이라고도 한다.

2. 세균감염증(bacterial infection)

뇌 · 신경계통으로의 세균 감염은 수막염이나 뇌고름집으로 보이는 경우가 많다.

Memo

● 세균성뇌수막염(bacterial meningitis)

세균성 수막염은 허파 등 원격 장기에서 세균이 혈류를 통해서 이행하거나 가운데귀(중이)와 코곁굴(부비강) 등 인접한 기관으로부터 감염이 파급되는 것에 의해 발병한다.

원인균 > 주요 원인균은 연령대마다 다르다. 6세 이상부터 성인에 걸쳐서는 폐렴알균(폐렴구균)이나 인플루엔자균, 수막염균이 많다. 6세 미만에서는 인플루엔자균, 폐렴알균, B군 β용혈 사슬알균, 대장균 순으로 많고, 생후 3개월 미만에서는 대장균과 B군 β용혈 사슬알균이 많다. 인플루엔자균 b형(Hib) 백신과 폐렴알균 백신을 통한 예방접종이 시행되고 있다.

증상과 치료 > 발열, 두통, 목부위의 뻣뻣함(neck stiffness), 의식장애가 주증상이다. 유아에서는 발열 이외에 증상을 보이지 않는 경우도 많다.

항균제나 부신겉질 스테로이드제 투여가 이루어진다.

● 뇌고름집(뇌농양, brain abscess)

병원체의 감염과 이에 따른 염증반응에 의해 뇌의 실질이 붕괴되어 염증세포나 괴사조직 등의 액상물이 저류한 상태를 뇌고름집이라고 한다(▶그림 16-6). 세균의 감염이 원인이 되어 생기는 경우가 많다.

코곁굴염(부비강염)이나 가운데귀염(중이염) 등 인접 장기의 감염 파급 혹은 원격 장기의 감염소로부터의 혈액순환성 전파가 원인이 된다. 혈액순환성 감염의 근원이 되는 원발성 병변으로는 세균성 심내막염(bacterial endocarditis)과 허파나 장관의 감염소 등을 들 수 있다. 뇌 속 여러 곳에 고름집이 생기는 경우가 많다.

원인균 > 원인균으로는 사슬알균이나 황색포도알균이 대표적이다.

증상과 치료 > 두통이나 구토와 같은 머릿속압력상승(두개내압항진, IICP) 증상에 더해 마비(paralysis)나 경련을 일으킨다.

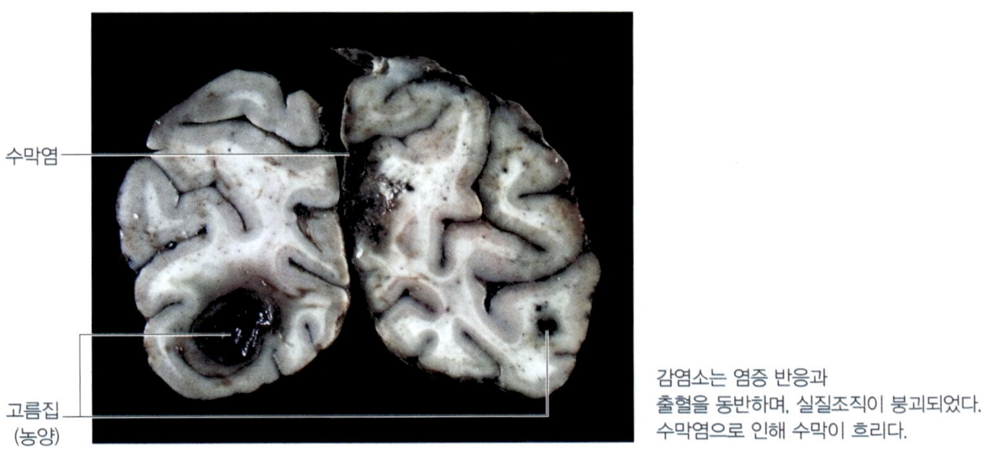

▶ **그림 16-6** 뇌고름집(뇌농양)과 수막염

Memo

항균약 투여나 뇌부종 대책 등 내과적 치료 외에 고름집의 적출, 배출(배액)을 위한 천자와 같은 외과적 처치가 시행되기도 한다. 감염이 제어되고 염증이 가라앉으면 고름집 부위는 공동화된다.

3. 바이러스 감염증(viral infection)

바이러스의 뇌 침입 경로에는 호흡기[멈프스바이러스(mumps virus) 등]나 소화기[폴리오바이러스(poliovirus) 등], 피부[일본뇌염바이러스(japanese encephalitis virus) 등] 등에 감염된 바이러스가 국소 혹은 림프절 내에서 증식하여 혈액순환성으로 뇌에 이르는 경우와 말초신경 내에 감염된 바이러스[단순 헤르페스바이러스, 수두-대상포진바이러스 등]가 상행성으로 뇌에 이르는 경우가 있다. 일반적으로 바이러스 감염은 세균보다 광범위한 염증을 일으킨다.

바이러스 감염에 동반하는 감기증상, 두통이나 구토와 같은 뇌부종에 동반하는 머릿속 압력상승 증상, 경련이나 의식장애를 일으킨다. 뇌실질 파괴 부위에 따른 기능 장애도 발생할 수 있다.

4 신경변성질환(neurodegenerative disease)

신경변성질환이란 뇌혈관장애나 감염증 등 특정 병인 없이 중추신경 또는 말초신경의 신경세포가 변성·탈락해 가는 질환이다. 특정 단백질의 이상이 질환 발생에 깊숙이 관련된 경우가 많다.

1. 알츠하이머병(Alzheimer disease)

후천적인 뇌장애가 원인이 되어 정상적으로 발달한 지적능력이 일상생활에 지장을 주는 정도로까지 저하된 상태를 **치매(dementias)**라고 한다. **알츠하이머병**은 진행성 치매를 초래하는 대표적 질환이다.

병태 > 기억장애를 중심으로 하는 인지기능장애 혹은 정신이나 행동의 이상을 일으킨다. 고령에서 많이 발병하지만 65세 전후의 초기 노년기부터 최근에는 40-50대에도 발병한다. 초기에는 자립생활이 가능하지만 병태가 진행됨에 따라 돌봄을 필요로 하게 된다. 15~20년의 경과로 폐렴 등의 합병증으로 사망에 이른다.

병리 > 뇌내에 노인반(senile plaque) 및 신경원섬유(neurofibril) 변화라고 하는 특정 구조물이 축적되는 것이 특징이다(▶그림 16-7). 노인반에서는 베타아밀로이드 단백질이, 신경원섬유 변화에서는 타우 단백질이 주된 구성성분으로 되어 있어 모두 정상과는 다른 구조의 변화가 발생하고 있다. 알츠하이머병에서는 이들 이상 구조물의 축적을 동반하여 신경세포의 탈락이나 변성을 발생시키고 있다. 신경세포의 탈락이 진행되면 육안적으로도 뇌의 위축이 가시화된다. 특히 관자엽(측두엽) 안쪽의 기억을 관장하는 해마(hippocampus)라고 하는 영역에서 위축이 눈에 띈다.

Memo

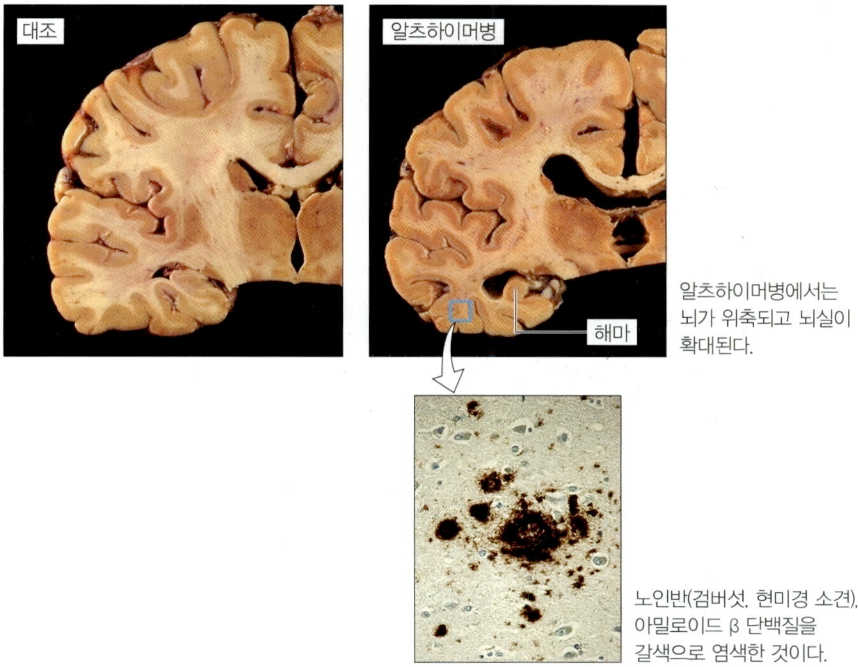

▶ 그림 16-7 알츠하이머병

2. 파킨슨병(Parkinson disease)

파킨슨병은 안정 시 떨림, 동작완만, 근육경직과 같은 증상[피라미드바깥길(추체외로, extrapyramidal) 증상이라고 함]을 주증상으로 하는 신경변성질환이다. 50대 후반에서 60대에 흔히 발병하는 진행성 병태이다.

중간뇌의 흑색질에는 도파민(dopamine)이라고 하는 신경전달물질을 생산하는 신경세포가 많이 존재하는데, 그러한 신경세포가 손상됨으로써 발생된다(▶그림 16-8). 파킨슨병에서는 알파 시뉴클레인이라는 단백질에 이상이 있어 **레비소체(lewy body)**라고 하는 이상 구조물을 형성한다.

도파민 보충요법이 주요 치료법이다.

3. 근육위축가쪽경화증(근위축측삭경화증, amyotrophic lateral sclerosis)

근육위축가쪽경화증(ALS)은 뼈대근(골격근, skeletal muscle)의 운동을 관장하는 운동 뉴런의 변성에 의해 근육위축을 초래하는 변성질환이다. 운동 뉴런의 세포체 중 대뇌 겉질의 운동역역이나 뇌줄기에 존재하는 것은 상위 운동 뉴런이라고 하며, 척수 내의 전각에 존재하는 것은 하위 운동 뉴런이라고 한다. 이들 운동 뉴런의 전달경로를 피라미드로(추체로, pyramidal tract)라고 한다.

근육위축가쪽경화증은 상위 및 하위 운동 뉴런 모두가 손상을 입는다(▶그림 16-9). 최

Memo

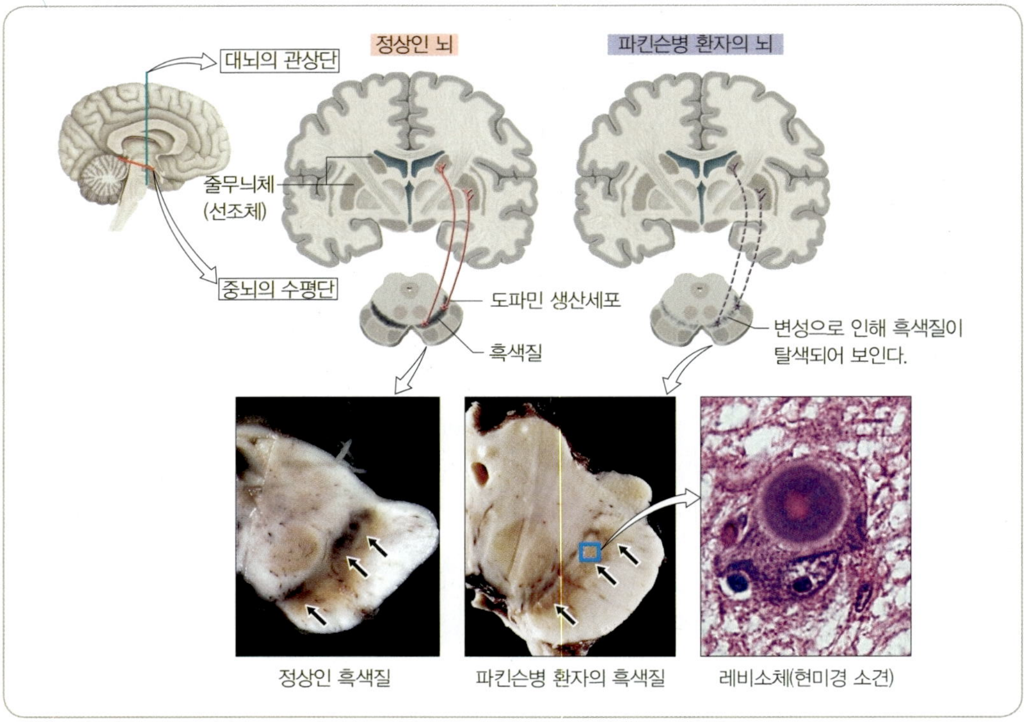

▶ **그림 16-8** 파킨슨병

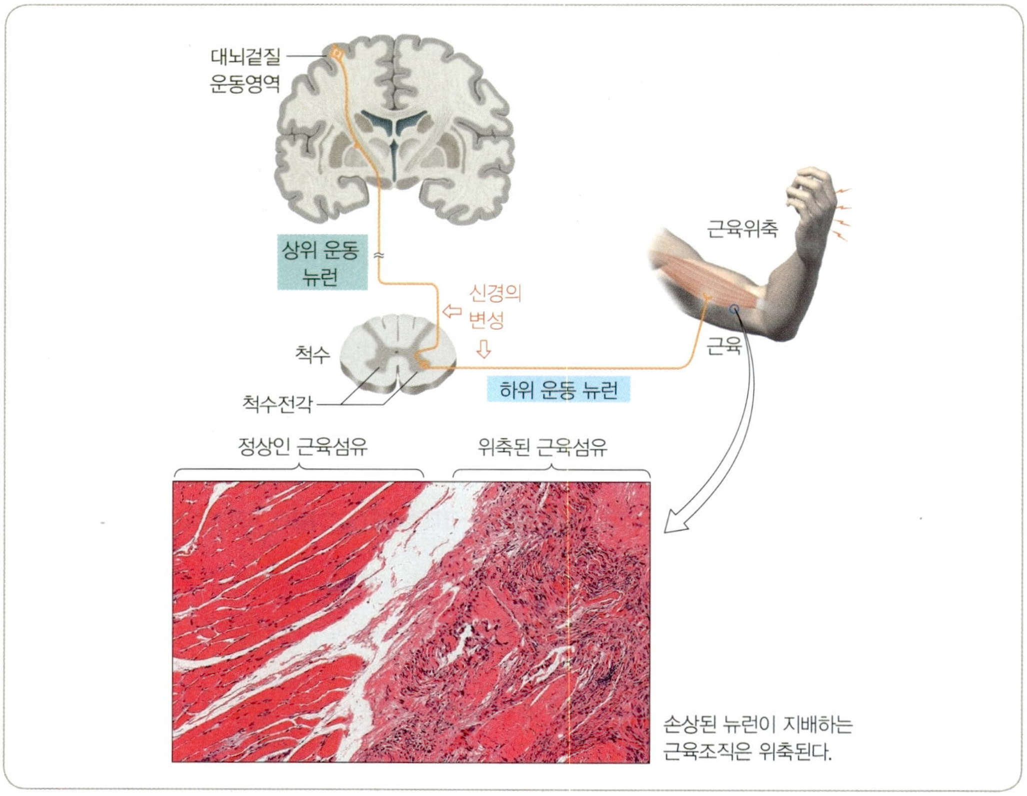

▶ **그림 16-9** 근육위축가쪽경화증(ALS)

Memo

근에 질환의 원인이 되는 유전자 이상이 연달아 동정되고 있다.

중년 이후에 팔먼쪽부분(상지원위부)의 근력저하와 근육위축 혹은 혀근장애(설근장애)에 의한 조음곤란(구음장애, dysarthria)으로 발병하는 경우가 많다. 진행성 병태로 전신의 근력저하와 근육위축에 의해 누워만 있게 된다. 가로막(횡격막)이나 갈비사이근(늑간근, intercostal muscle)과 같은 호흡근육도 손상되어 죽음에 이른다. 그러나 의식과 감각은 정상이므로 안구운동 및 방광 · 직장장애 및 욕창은 거의 발생하지 않는다.

현재로서는 근본적 치료가 존재하지 않는다.

5 말이집탈락질환(탈수초질환, demyelinating disease)

말이집(수초, myelin)이 선택적으로 손상되는 병태를 **말이집탈락질환**이라고 한다. 뇌혈관장애나 감염증 등에 의해 뇌실질이 손상되면 신경세포와 함께 말이집도 붕괴하는데, 이러한 경우는 말이집탈락이라고는 할 수 없다.

1. 다발경화증(multiple sclerosis)

다발경화증(MS)은 중추신경계의 대표적인 말이집탈락질환이다. 병변이 2개 이상의 부위에서 발견되고, 또 재발과 완화를 반복하는 경우가 많아 시간적 · 공간적 다발성이라고 한다. 자가면역학적 기전 혹은 바이러스 감염 등이 병인으로 생각되고 있지만, 상세한 것은 불분명하다. 매우 추운 지역에서 빈도가 높은 질환이다.

임상상태 > 젊은 성인에서 발병이 많으며, 30세 전후에 발병이 절정을 이룬다. 근력저하나 감각장애, 배뇨장애, 시력 · 시야장애 등 손상부위에 따른 다채로운 장애를 일으킨다. 혈관주위에는 큰포식세포와 림프구의 침윤이 관찰된다.

치료 > 급성악화 · 재발기에는 부신겉질 스테로이드제의 대량 투여가 이루어진다. 완화기에는 인터페론요법 등을 통한 재발예방과 경련이나 배뇨장애 등에 대한 대증요법이 이루어진다.

6 뇌종양(brain tumor)

뇌종양은 머리뼈 안에 발생한 종양을 말한다. 뇌의 실질 혹은 수막에 발생한다. 척수를 포함한 척추관 내에 발생하는 종양도 뇌종양에 포함시키는 것이 일반적이다.

1. 원발성 뇌종양(primary brain tumor)

원발성 뇌종양은 드문 종양으로, 인구 1만 명당 연간 약 1명의 발생빈도이다.

● 신경아교종(교종, glioma)

신경아교종이란 뇌의 실질을 구성하는 세포, 즉 신경세포나 신경아교세포(glial cell)에서 유래하는 종양의 총칭이다. 신경세포의 종양은 드물고, 신경아교세포의 종양(좁은 의미의 신경아교종) 빈도가 높다.

Memo

정상세포에 대응시킨 종양세포의 형태학적 특징(별아교세포 혹은 희소돌기아교세포와 유사한), 또는 세포의 형성이상(이형성, dysplasia)이나 증식 활성과 같은 악성도 시점에서 분류되어 매우 다양한 조직형이 존재한다.

가장 빈도가 높은 신경아교종은 **아교모세포종(교모세포종, glioblastoma)**이며, 별아교세포와의 관련이 알려진 악성도가 높은 신경아교종이다(▶그림 16-10-a). 고령자에게 흔히 발병한다. 외과절제나 방사선요법, 항암화학요법을 병용해도 예후가 불량인 종양이다.

● 수막종(meningioma)

수막종은 거미막을 구성하는 세포에서 유래한 양성종양으로, 신경아교종과 비교하여 발생 빈도가 높다. 일반적으로 뇌의 표면에 경질막과 유착되어 경계가 명료한 종류를 형성한다. 중장년 이후의 여성에게 흔히 발병한다. 대부분은 전적출을 통해 치유를 기대할 수 있다.

2. 전이성 뇌종양(metastatic brain tumor)

전체 뇌종양의 15~20% 정도가 전이성 종양으로 여겨진다. 고령자의 증가나 영상기술의 진보 등에 의해 **전이성 뇌종양**(▶그림 16-10-b)의 발견이 증가하고 있어 실제 빈도는 증가하는 추세이다.

전이의 근원이 되는 종양으로 허파암(폐암, lung cancer)이 가장 많으며 그 외에 유방암, 콩팥암(신장암), 큰창자암(대장암) 등이 뇌로 잘 전파된다.

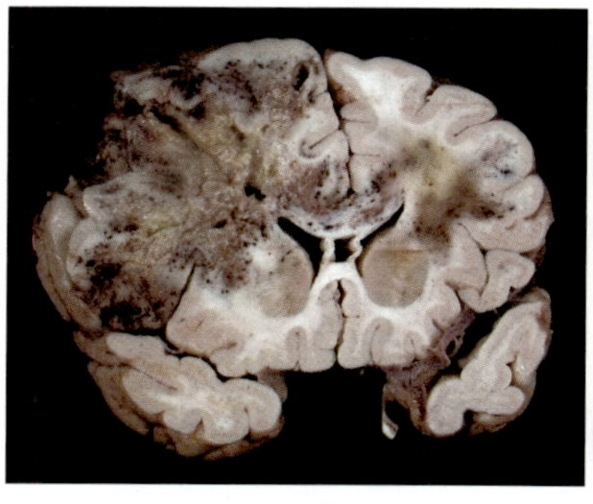

a. 아교모세포종(교모세포종)

대뇌겉질을 파괴하고 증식한다. 침윤성의 발육을 나타내고, 경계는 불명확하다.

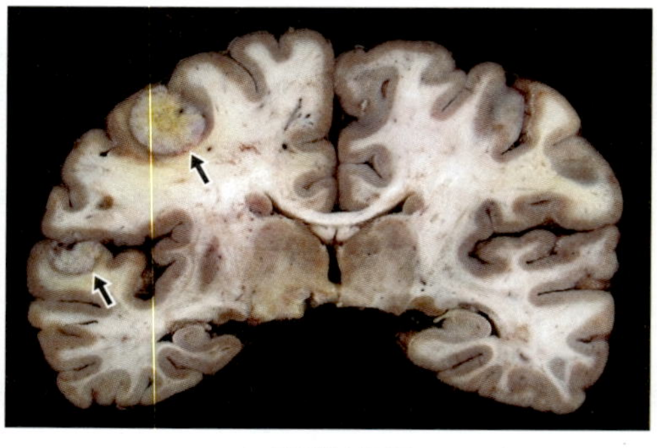

b. 전이성 뇌종양

일반적으로 전이성 종양은 경계가 명확한 종양을 형성하는 경우가 많다. 또한 종종 다발한다.

▶ **그림 16-10** 뇌종양

Memo

7 말초신경의 질환

1. 말초신경장애(neuropathy)

말초신경장애란 말초신경의 이상이 원인이 되어 신경작용이 손상된 상태를 말한다. 당뇨병을 대표로 하는 전신질환에 동반하는 병태 외에 약물투여, 감염, 유전성 병태가 알려져 있다.

- 길랭-바레증후군(Guillain-Barre syndrome)

길랭-바레증후군은 감염증 등의 선행감염에 의해서 급속 진행성 말초신경장애를 초래하는 병태이다. 캄필로박터장염이나 EB(엡스타인-바)바이러스, 사이토메갈로바이러스, 마이크로플라스마 등의 감염과 관련이 있는 것으로 알려져 있다.

상기도염이나 소화기 증상과 같은 감기몸살의 전구증상이 1~3주 전에 선행되는 경우가 많다. 일반적으로 감각장애는 가벼우며, 팔다리나 안면근육 등에 운동마비를 일으킨다. 감염 등을 계기로 말초신경의 표면에 존재하는 강글리오시드(ganglioside)라고 하는 지질에 대한 자기항체가 생산되어 자가면역학적인 기전에 의해 발병한다.

염증세포의 침윤을 동반한 말초신경의 말이집 탈락이 발견된다.

치료로는 혈장교환과 면역글로불린 대량요법이 이루어진다.

Ⅱ 근육계통의 질환

1. 진행근육디스트로피(진행성 근이영양증, progressive muscular dystrophy)

근육세포 자체의 이상으로 인한 뼈대근육장애를 **근육병증(근병, myopathy)**이라고 한다. 진행근육디스트로피는 대표적인 근육병증이며 유전성 질환이다. 근육세포 구성에 관여하는 단백질의 유전자 이상에 의해 발생한다. 근육세포의 변성, 괴사, 재생이 진행성으로 반복된다.

가장 대표적인 병의 형태는 디스트로핀 유전자의 변이에 의해 발병하는 **뒤시엔느(Duchenne)형 근육디스트로피**이다. X 연쇄(반성) 열성유전의 유전형식으로, 기본적으로는 남아에게만 발병한다. 걸음마가 지연되면서 2~5세 때 팔다리근위근의 근력저하가 나타난다. 병태는 진행성으로 심장기능상실(심부전), 호흡기능상실(호흡부전)을 일으켜 20세 전후에 사망에 이른다.

2. 중증근육무력증(myasthenia gravis)

뼈대근육이 작용하기 위해서는 뇌나 척수로부터의 신호가 근육에 올바르게 전달될 필요가 있다. **중증근육무력증**에서는 신경근육 접합부에 존재하는 아세틸콜린수용체에 대한 자기항체가 생산되어 신경근육 접합부에서의 신호전달이 저해됨으로써(▶그림 4-5-b 참조) 뼈대근육의 작용기능상실, 즉 마비(paralysis)를 일으킨다.

Memo

임상상태 > 여성에서는 20~40대, 남성에서는 50대 이상에서 발병이 많다. 눈꺼풀처짐(안검하수), 겹보임(복시), 팔다리근위근의 위축, 조음곤란(구음장애), 삼킴곤란(연하장애)이 주요 증상이다. 오후가 되면 근력저하가 악화되는 경향이 있다. 가슴샘(흉선)의 과다형성이나 종양(가슴샘종)을 합병하는 경우도 많다.

치료 > 항콜린에스테라아제약, 부신겉질 스테로이드제, 면역억제제의 투여 및 가슴샘 적출술이 주된 치료가 된다.

제 17 장

뼈 · 관절계통의 질환

Memo

뼈는 인산칼슘이 풍부한 결합조직이다. 자세유지나 뼈대근(골격근)을 통한 운동에 중요한 작용을 하고 있다. 또 칼슘의 저장고로써의 기능도 담당하고 있어 생체 내에서는 **뼈흡수(칼슘방출)**와 **뼈형성(칼슘저장)**이 활발하게 반복되고 있다. 뼈에는 **치밀뼈(치밀골, compact bone)**와 **갯솜뼈(해면골, cancellous bone)**가 있고 갯솜뼈는 조혈조직인 골수를 동반하고 있다.

1 골절(bone fracture)

뼈에 외부의 힘이 가해져 구조적인 연속성을 잃은 상태를 골절이라고 한다. 정상 뼈에 강한 외부의 힘이 가해지면서 발생하는 골절을 **외상성 골절(traumatic fracture)**이라고 하며, 가벼운 외부의 힘이 반복적으로 작용함으로써 발생하는 골절을 **피로골절(fatigue fracture)**이라고 한다. 외부의 힘의 크기나 방향, 그 작용시간이나 작용부위가 골절의 발생을 결정하는 인자가 된다.

그 밖에도 나이, 영양, 대사 상태에 따른 뼈의 강도도 중요한 요인이다. 또 뼈 내에 종양이나 감염증이 존재하기 때문에 일반적으로는 골절이 생기지 않을 정도의 외부의 힘에 의해 골절이 생기는 경우가 있는데, 이를 **병적골절(pathological fracture)**이라고 한다.

골절부위가 피부에 덮여 있는 상태를 **폐쇄골절(closed fracture)**, 피부가 손상되어 찢어진 상처를 통해 골절부위가 외부와 통한 상태를 **개방골절(open fracture)**이라고 한다. 골절로 갈라진 뼛조각이 여러 개 있는 경우를 **분쇄골절(comminuted fracture)**이라고 한다.

골절부위에는 출혈이나 염증반응을 일으켜 육아조직과 미숙한 뼈조직[애벌뼈(가골), callus]의 형성이 지나면 치유를 할 수 있다. 복구가 불충분한 경우, 유합이 충분하지 않기 때문에 가동성을 남겨 **거짓관절(가관절, false joint)** 상태가 되기도 한다.

2 골수염(osteomyelitis)

감염에 따라 뼈 및 골수에 병적인 염증이 생긴 상태를 골수염이라고 한다. 피부나 피부밑조직(피하조직)과 같은 가까운 병터로부터의 염증파급이나 개방골절 등 외상에 의한 직접적인 감염 외에 먼 곳의 병터로부터 혈액순환성으로 감염이 전파되기도 한다. 이 중 혈행성 감염은 소아에게 많은 병태이다. 일시적인 경과를 따르는 급성 골수염과 감염이나 염증이 장기적으로 지속되는 만성 골수염이 존재한다.

증상으로 국소의 발적, 열감, 종창이나 통증을 일으켜 전신에 염증반응의 항진[백혈구의 증가나 CRP(C 반응성 단백질)의 상승]을 가져온다.

치료 > 치료는 항균제 투여가 기본이 되며, 필요에 따라 외과적으로 배농(drainage)처치가 시행된다.

Memo

3 뼈엉성증(골다공증, osteoporosis)

뼈엉성증이란 골량(골밀도)의 감소 또는 골질의 악화로 뼈가 약해져 골절되기 쉬운 상태에 있는 것을 말한다(▶그림 17-1). 뼈흡수와 뼈형성의 균형붕괴를 반영한다.

원인 > 뼈유지에는 에스트로겐이 중요한 작용을 담당하고 있어 폐경 후 여성에서는 에스트로겐 분비 저하로 인하여 뼈엉성증이 발생하기 쉽다. 또 운동부족에 의한 뼈부하 저하나 노화, 부신겉질 스테로이드제 등의 약물섭취도 원인이 된다.

치료 > 약물요법 외에 뼈에 일정한 부하를 가하는 적당한 운동과 칼슘 섭취가 치료법이 된다. 골절되기 쉬운 상태이기 때문에 특히 고령자의 간호와 간병에 있어서 낙상예방이 중요한 이유이다.

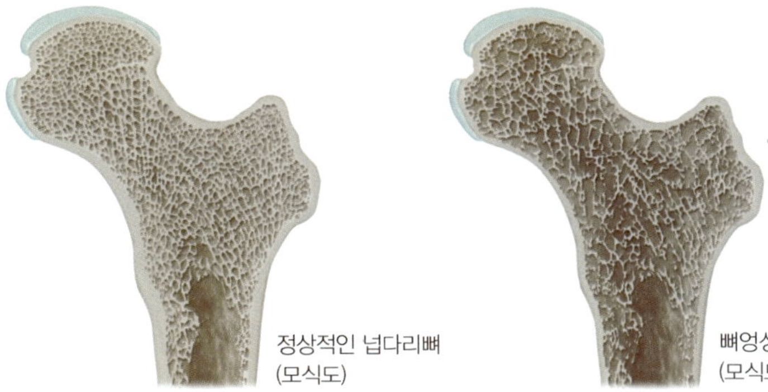

a. 뼈엉성증인 넙다리뼈(대퇴골)

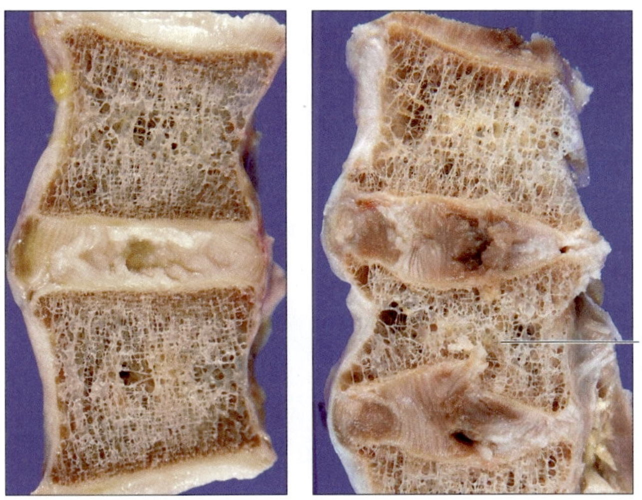

b. 뼈엉성증의 척추

뼈 안에 있는 뼈기둥은 그물 모양이다. 뼈엉성증 환자의 경우 뼈기둥이 희박해진다. b의 오른쪽 사진에서도 척추뼈의 변형(압축골절)을 볼 수 있다.

▶ **그림 17-1** 뼈엉성증

Memo

4 넙다리뼈머리괴사증(대퇴골두괴사증, osteonecrosis of femoral head)

넙다리뼈머리괴사증은 넙다리뼈 머리로 가는 동맥의 색전이나 기계적 압박으로 동맥혈이 차단되어 뼈조직에 필요한 영양을 공급받지 못해 발생하는 허혈성 괴사 질환으로 **넙다리뼈머리 무혈관괴사(avascular necrosis of femoral head)**라고도 한다. 초기에는 무증상이다가 대부분 넙다리뼈 머리의 함몰변형을 동반한 골절이 나타나면서 통증 및 보행장애가 나타난다. 30~50대의 남성에게 많이 발생하며 부신겉질 호르몬 투약 및 음주가 위험인자이다.

치료 > 수술요법과 인공관절치환술을 시행한다.

5 관절염(arthritis)

1. 관절의 구조

뼈는 관절(joint)로 연결되어 있다. 가동성을 가지는 관절과 가동성을 가지지 않는 관절이 존재한다. 가동성이 있는 관절에서는 관절주머니(관절낭)가 뼈끝(골단)을 연결하고 관절주머니 안쪽은 윤활막(synovial membrane)으로 덮여 있다. 관절부위의 뼈표면은 관절연골(유리연골)로 덮여 있다(▶그림 17-2-a). 관절 안에는 윤활액이라고 하는 액체가 축적되어 있어 관절연골끼리의 마찰을 줄이고 있다.

2. 뼈관절염(골관절염, osteoarthritis)

관절부위의 뼈표면을 덮고 있는 연골의 마모나 파괴, 나아가 연골 아래 뼈조직의 파괴나 재생에 의해 관절부위에 변형이 나타난 상태를 **뼈관절염**이라고 한다. 원인불명의 경우

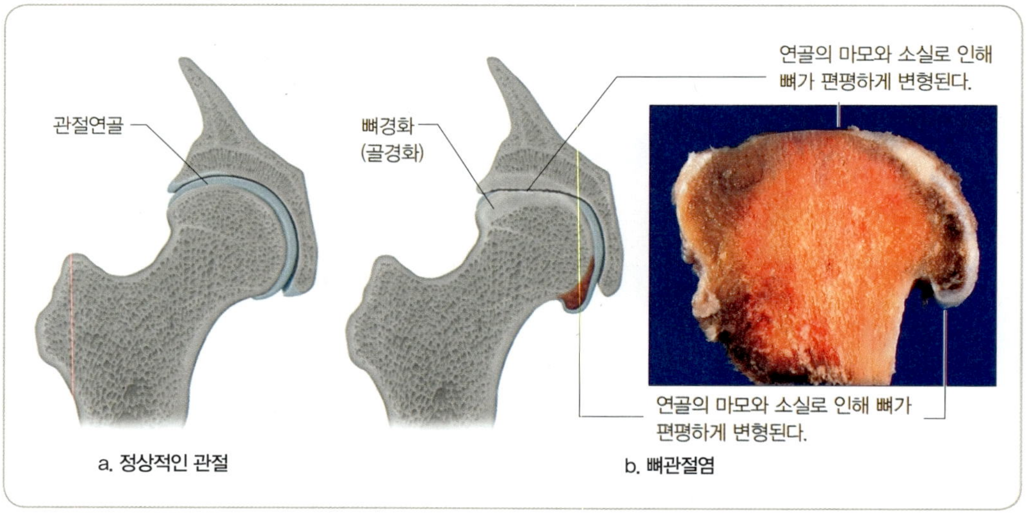

▶ **그림 17-2** 뼈관절염

Memo

와 외상이나 대사성 질환, 다른 관절질환 등과 관련하여 발생하는 경우가 있다. 노화에 의해 이환율은 증가하고 관절의 뻣뻣함이나 통증, 가동영역의 제한이 생긴다.

또한 병변부위의 뼈는 변형되어 표면을 덮고 있는 연골의 마모나 소실이 보이며(▶그림 17-2-b) 뼈에는 과도한 부하가 걸리기 때문에 표면의 뼈조직은 비후(뼈경화)되어 있다.

치료 > 약물이나 장비의 장착과 같은 보존적 치료 외에, 특히 중증에서는 수술에 의한 관절의 정복(골절 · 탈구 등을 정상 상태로 고침)이나 인공관절 치환술을 시행한다.

3. 류마티스관절염(rheumatoid arthritis, RA)

류마티스관절염(RA)은 대표적인 콜라겐병(아교질병, 교원병) 중 하나이다. 결합조직에 염증이 생기는 전신성 만성 염증성 질환으로, 특히 팔다리관절(사지관절)에 염증이 발생하기 쉽다. 발병에는 자가면역학적 기전이 작용한다.

30~50대 여성에게 흔히 발병한다. 염증이 강한 경우는 관절의 종창이나 통증이 발생하며, 오래 지속되면 관절의 변형이 두드러진다.

관절에서는 윤활막에 염증이 생긴다. 염증세포의 주체는 형질세포와 림프구이다. 관절연골이나 뼈, 인대가 파괴됨으로써 관절의 변형을 일으킨다.

치료 > 약물에 의한 염증억제가 기본치료가 된다. 정형외과적 치료도 종종 선택된다.

6 추간원반탈출증(herniated intervertebral disc, HIVD)

척추(이른바 등뼈)는 망치뼈(추골, malleus)가 겹쳐서 형성되어 있다. 망치뼈와 망치뼈 사이에는 척추사이원반(추간판, intervertebral disc)이라고 하는 연골이 있어 뼈에 가해지는 충격을 흡수하는 쿠션 역할을 하고 있다.

이 부위에 비정상적인 외부의 힘이 가해져 속질핵(수핵, nucleus pulposus)이라고 하는 중심부가 탈출한 상태를 **추간원반탈출증(herniated intervertebral disc, HIVD)**이라고 한다(

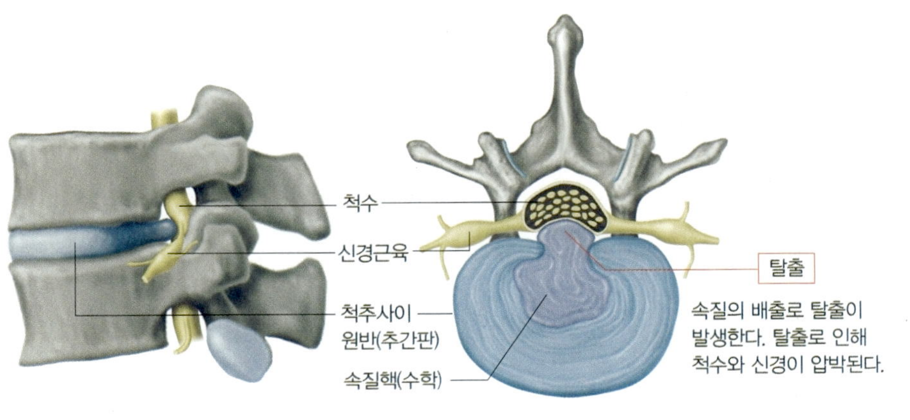

▶ **그림 17-3** 추간원반탈출증

Memo

▶그림 17-3). 탈출한 속질핵은 근처의 신경조직을 압박하여 신경에 대한 자극증상이나 기능장애를 일으킨다. 허리(요추)에 생기기 쉽고 허리통증(요통)이나 다리통증(하지통)이 주증상이 된다.

치료 > 약물요법, 신경차단, 물리치료와 같은 보존적 치료가 원칙이나, 중증에는 척추원반절제술(추간판절제술, discectomy)이 시행된다.

7 뼈육종(골육종, ostersarcoma)

뼈육종은 뼈에 발생하는 악성종양이다.(▶그림 17-4). 어린 학생 나이나 10대 젊은이에게 흔히 발병한다. 무릎관절주위[넙다리뼈의 먼쪽부분(대퇴골원위부)이나 정강이뼈의 몸쪽부분(경골근위부)], 위팔뼈 몸쪽부분(상완골근위부)에 발생이 많다.

병터(환부)의 통증이 주증상이 된다. 병적 골절이 발생하여 발견되기도 한다.

치료 > 수술적 절제와 항암화학요법의 병용이 기본적 치료법이 된다. 악성도가 높은 종양이지만 치료법이 개발되어 5년 생존율이 60~70% 이상으로 개선되고 있다.

8 전이성뼈종양(전이성골종양, metastatic bone tumor)

뼈는 허파, 간과 함께 악성종양 전이를 일으키기 쉬운 장기이다. 유방암이나 허파암(폐암), 콩팥암, 전립샘암으로부터의 전이 빈도가 높다. 전이된 종양에는 뼈를 녹이는 경우(용해성 전이)와 뼈를 만드는 경우[뼈모세포전이(조골성 전이), osteoblastic metastasis]가 있다. 뼈모세포전이를 초래하는 종양으로는 유방암과 전립샘암이 대표적이다.

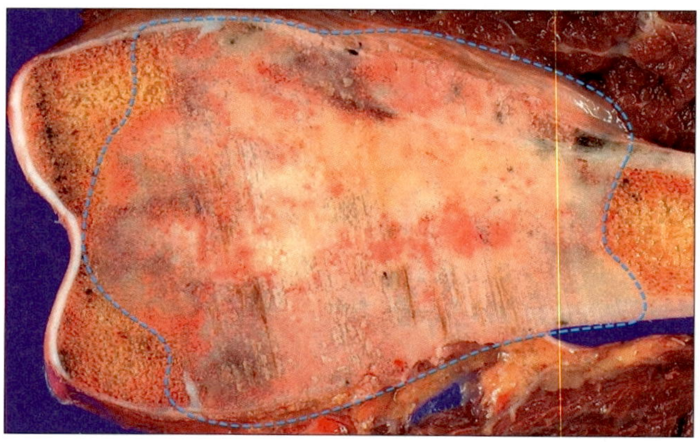

둘러싸인 부분은 넙다리뼈의 먼쪽 부분(원위부)에서 발생한 종양이다.

▶ **그림 17-4** 뼈육종

병리학

제 18 장

눈 · 귀 · 피부의 질환

Memo

I 눈 · 귀의 질환

1 눈의 질환

눈의 구조 > 안구는 **섬유층[각막(cornea), 공막(sclera)], 혈관층[맥락막(choroid), 섬모체(ciliary body), 홍채(iris)], 신경층[망막(retina)]**의 3층으로 이루어진다. 안구 내에는 안구앞방(전안방, anterior chamber), 안구뒷방(후안방, posterior chamber), 유리체방(초자체강, vitreous cavity) 등 3개의 공간이 있다. 안구앞방과 안구뒷방은 방수(aqueous humor)라고 하는 액체로 채워져 있다(▶그림 18-1-a). 유리체방에는 겔 모양의 유리체가 존재한다. 렌즈에 해당하는 수정체(crystalline lens)는 유리체의 앞쪽에 존재한다.

망막은 시각세포(visual cell)와 신경세포(nerve cell)를 포함한 좁은 의미의 망막과 색소상피로 이루어진다. 시각세포는 빛이나 색을 감지하여 신경세포에 신호를 전달한다. 신경세포에서 나온 신경섬유는 안구 뒤쪽에서 뭉쳐 안구 밖으로 나와 시각신경을 형성한다.

1. 녹내장(glaucoma)

녹내장은 특징적인 시각신경 위축에 의해 시야의 이상 · 결손을 발생시키는 병태로, 진행되면 실명에 이른다. 안압 상승이 중요한 발생인자이다. 어떠한 원인으로 방수의 생산과 배출의 균형이 깨져 안압이 상승하면 압박된 시각신경에 장애를 일으킨다(▶그림 18-1-b).

정상안압녹내장 > 안압이 정상임에도 불구하고 시각신경장애를 일으키는 병태를 **정상**

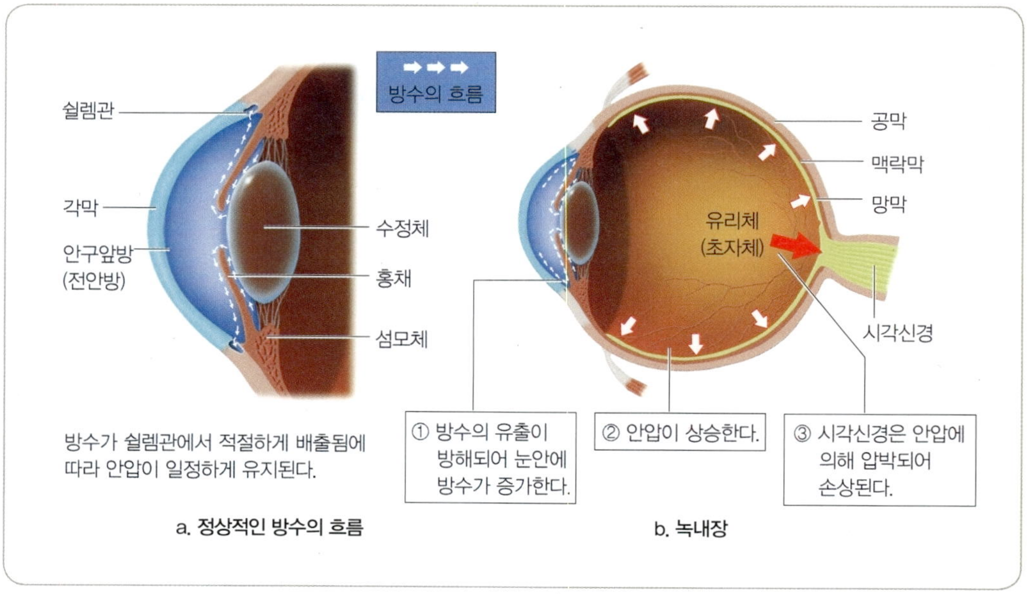

▶ **그림 18-1** 녹내장

Memo

안압 녹내장(normal tension glaucoma)이라고 한다. 이는 서양에 비해 동양인에게 빈도가 높고, 녹내장 사례의 70%나 된다고 한다.

치료 > 치료에는 안압을 낮추는 목적으로 투약이나 수술이 이루어진다.

2. 백내장(cataract)

백내장은 수정체가 단백질의 변성으로 인한 불가역적인 혼탁한 상태이다. 시력저하나 흐린시력이 나타난다. 노화에 의해 생기는 것을 **노년백내장**(senile cataract)이라고 하며, 80세 이상 사람의 대부분이 이환되어 있다. 이외에도 외상이나 다른 눈질환, 전신질환, 약물투여에 동반하여 발생하는 경우가 있다.

치료 > 근본적 치료에는 혼탁한 수정체를 제거하고 눈 안에 렌즈를 삽입하는 수술요법이 시행된다. 기저질환이 없으면 양호한 시각기능의 회복을 기대할 수 있다.

3. 결막질환

● 결막염(conjunctivitis)

결막에 염증이 생긴 상태를 **결막염**이라고 한다. 충혈이나 눈곱의 증가와 같은 증상을 보인다.

원인 > 감염과 알레르기에 의한 것이 많으며, 그 밖에도 외상이나 약물투여, 자외선 등이 원인이 된다. 감염증의 경우, 병원체로서는 포도알균이나 폐렴알균 등과 같은 세균, 아데노바이러스나 엔테로바이러스, 콕사키바이러스와 같은 바이러스가 원인이다. 알레르기의 원인으로는 꽃가루나 콘택트렌즈를 들 수 있다.

치료 > 원인에 따라 항균제나 항알레르기제 투여, 콘택트렌즈 착용 중지 등이 필요하다.

4. 망막질환

● 망막박리(retinal detachment)

망막박리는 망막의 여러층 중에서 신경망막부분이 망막색소상피로부터 박리가 발생한 상태를 말한다. 대부분은 망막열공(retinal break)이라고 하는 망막의 균열이 생기고, 그곳에 유리체 안의 수분이 침투하여 막의 박리를 일으킨다. 시야결손이나 날파리증(비문증, myodesopsia; 시야 속에 작은 쓰레기나 벌레 같은 것이 날고 있는 것처럼 보이는 상태), 광시증(photopsia; 눈에 빛이 닿지 않았는데도 빛을 느끼는 상태) 등이 발생한다.

● 당뇨망막병증(diabetic retinopathy)

당뇨병에 의한 고혈당(hyperglycemia)에 장기간 노출됨으로써 망막의 작은 혈관이 손상되어 망막의 변성을 초래한 상태를 **당뇨망막병증**이라고 한다. 녹내장에 이어 성인 실명의 주요 원인이 되고 있다.

● 나이관련황반변성(age-related macular degeneration)

망막 중심부의 지름 6 mm 범위는 **황반**(macula lutea)이라 하며, 사물을 볼 때 가장 중요

Memo

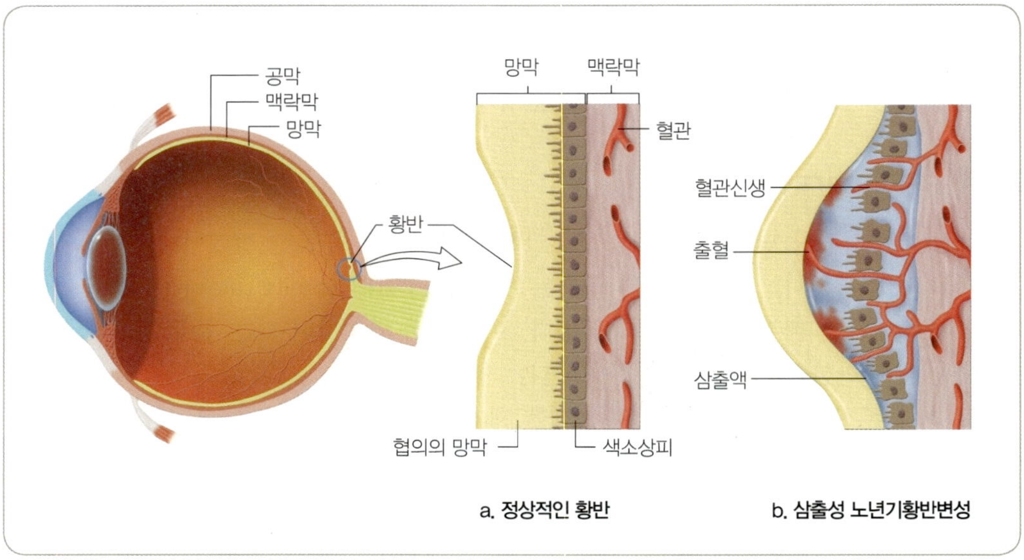

▶ **그림 18-2** 나이관련황반변성

한 역할을 한다. 노화에 따라 망막의 색소상피가 위축되거나 비정상적인 혈관증식 또는 삼출액이 저류하는 등 **황반부위의 변성**을 초래한 상태를 말한다(▶그림 18-2). 시각기능의 저하를 초래하는 병태이다.

각종 약물요법과 레이저광응고술, 광역학요법, 외과적 수술이 적용되지만 iPS 세포에서 유래하는 망막색소상피를 이식하는 수술이 2023년에 일본에서 처음 실시되었다(▶그림 4-8-c).

2 귀의 질환

귀의 구조 > 귀는 **바깥귀(외이, outer ear)**, **가운데귀(중이, middle ear)**, **속귀(내이, inner ear)**의 3가지 영역으로 이루어진다. 바깥귀는 **귓바퀴(이개, auricle)**에서 **고막(ear drum)**에 이르는 **바깥귀길(외이도, external acoustic meatus)**을 구성하여 외부의 소리를 모은다. 공기의 진동인 소리는 고막에 의해 기계적인 진동이 되며, 이것이 가운데귀 내의 **귓속뼈(이소골, auditory ossicles)**라고 하는 뼈를 통해 속귀로 전달된다.

속귀는 **달팽이(와우, cochlea)**, **안뜰(전정, vestibule)**, **반고리뼈관(반규관, semicircular duct)**으로 나누어지며, 이 중 청각을 담당하는 달팽이에서 가운데귀로부터 전달된 진동이 전기신호로 변환된다. 안뜰과 반고리뼈관은 평형감각을 담당한다. 속귀는 미로(labyrinth)라고도 하며, 뼈미로(bony labyrinth)와 내부의 막미로(membranous labyrinth)로 이루어져 있고, 막미로는 내림프라고 하는 액체로 가득 차 있다(▶그림 18-3-a).

1. 가운데귀염(중이염, otitis media)

가운데귀에 염증이 생긴 상태이다. 급성 가운데귀염(급성중이염, acute otitis media), 삼

Memo

출 가운데귀염(삼출중이염, exudative otitis media), 만성 가운데귀염(만성중이염, chronic otitis media), 진주종 가운데귀염(진주종중이염, cholesteatoma otitis media) 등 여러 가지의 병태를 포함한다.

급성 가운데귀염 > 상기도염(upper respiratory infection, URI)에 이어지는 감염증으로, 귀통증(이통, otalgia), 고막이 빨갛게 부풀어 오르거나 귓물(이루, otorrhea)과 같은 증상을 보인다. 항균약 투여가 기본요법이며, 중증에서는 고막절개가 시행된다.

삼출 가운데귀염 > 삼출액 저류를 동반한 만성 가운데귀염이다. 급성 가운데귀염에서 이어지는 경우가 많다. 난청이나 귀의 폐색감이 주된 증상이 된다. 일반적으로 항균제 투여 등 보존적 치료가 시행된다.

만성 가운데귀염 > 가운데귀염이 지속된 상태에서 고막의 천공(perforation)을 일으킨다. 난청과 귓물이 주된 증상이다. 항균제의 투여나 귀청소에 의한 소염이라고 하는 보존적 치료 외에 수술요법도 시행된다.

진주종 가운데귀염 > 본래는 원주상피로 덮여 있는 가운데귀 내에 각화상피가 침입하여 각화물의 퇴적이나 염증을 일으킨 상태를 말한다. 주위 뼈조직의 파괴를 일으키는 진행성 병태이다. 근본적 치료에는 수술이 필요하다.

2. 메니에르병(Meniere's disease)

메니에르병은 속귀의 이상으로 어지럼증(현기증, dizziness)을 일으키는 대표적 질환이다. 난청, 귀울림(이명, tinnitus), 귀의 폐색감, 어지럼증 발작이 주증상이 된다. 어지럼증을 일으키는 질환은 다양하므로 원인 및 진단 확정이 중요하다. 내림프를 채우는 막미로의 종창(내림프수종)이 원래의 병태로 여겨진다(▶그림 18-3-b).

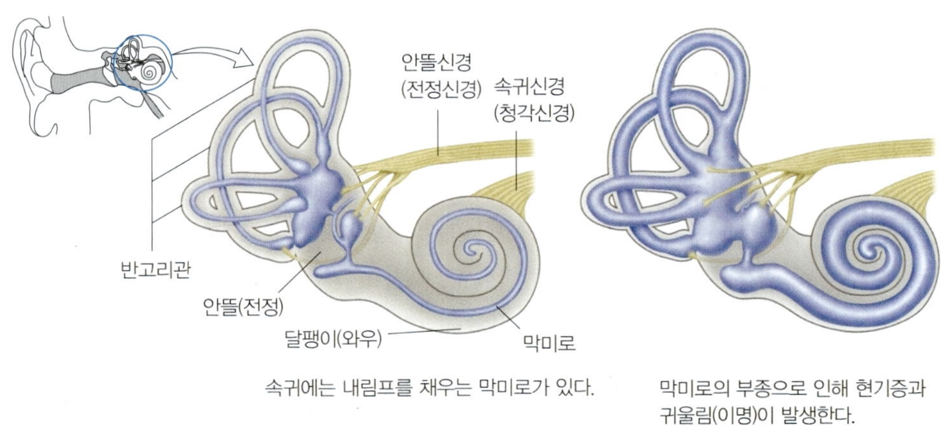

▶ **그림 18-3** 속귀와 메니에르병(Meniere's disease)

Memo

Ⅱ 피부질환

1 피부의 구조

몸의 표면을 덮고 있는 피부에는 체내를 보호하는 기능뿐만 아니라 체온조절이나 감각 수용 등 다채로운 역할을 하고 있다. 피부의 가장 바깥쪽은 **표피(epidermis)**이며, 중층편평상피(stratified squamous epithelium)로 이루어진다. 구강이나 식도의 중층편평상피와 달리 각질화(keratinization)를 나타내는 것이 특징이다. 표피의 아래쪽에는 아교질섬유(교원섬유, 콜라겐섬유)가 풍부한 진피층(dermis)이 있다. 그 깊은층은 피부밑조직(피하조직)이라 하며, 지방조직이 풍부하다.

그 밖에 피부 부속기관에는 털(모낭), 기름샘(피지선), 땀샘(한선)이 존재한다.

2 습진(eczema)

습진이란 홍반(erythema), 솟음(구진, papule), 물집(수포, vesicle), 괴사딱지(가피, crust)와 같은 피진이 시간 경과에 따라 나타나는 피부병변의 총칭이다. 피부염과 동의어로도 볼 수 있다. 여러 가지 병태를 포함하는 임상적 용어로, 하나의 병리학적 질환 단위를 가리키는 것은 아니다.

1. 접촉피부염(contact dermatitis)

금속, 화장품, 약물, 식물 등 다양한 외래인자와의 접촉이 원인이 되어 접촉부위에 생기는 습진을 **접촉피부염**이라고 한다. 원인물질의 직접적인 작용에 의해서 발생하는 경우와 알레르기반응(▶그림 4-7 참조)에 의해서 발생하는 경우가 있다.

치료 > 원인을 식별할 수 있을 때에는 원인물질을 피하는 동시에 부신겉질 스테로이드제의 외용약을 도포한다.

2. 아토피피부염(atopic dermatitis)

아토피피부염은 '재발과 완화를 반복하는 가려움(itching)이 있는 습진을 주 병변으로 하는 질환으로, 환자의 대부분은 아토피 소인을 갖는' 병태이다. 아토피 소인이란 기관지천식, 알레르기 비염과 결막염, 아토피피부염의 가족력이나 과거력이 있는 것, 혹은 IgE 항체를 생산하기 쉬운 소인을 말한다. 보호기능의 저하에 의한 피부건조도 발병의 소인이 된다.

치료 > 근본적 치료는 현재로서는 존재하지 않으며, 부신겉질 스테로이드제나 면역억제제, 보습·보호재의 외용, 항히스타민제·항알레르기약 복용 등의 대증요법이 시행된다.

Memo

③ 두드러기(팽진, urticaria)

두드러기는 '홍반을 동반한 일과성 및 국한성 부종이 병으로 나타나는 질환'으로 대부분 가려움증(itching)을 동반한다.

원인과 병태 > 어떤 외인성 혹은 내인성 자극이 원인이 되어 피부의 비만세포가 활성화하고 비만세포에서 히스타민(histamine)을 비롯한 화학전달물질이 방출됨으로써 발생한다. 발생기전으로 I형 알레르기(▶그림 4-4 참조)가 알려져 있지만, 그 밖에 물리적 자극이나 발한, 체온상승 등의 I형 알레르기 이외의 기전도 있어 원인 없이 자발적으로 발병하는 경우도 있다.

치료 > 치료에는 원인의 제거나 회피, 항히스타민제 등을 이용한 약물요법을 시행한다.

④ 여드름(acne)

여드름은 주로 사춘기에 발생하는 털기름샘계(모낭지선계)의 만성 염증성 질환이다. 비염증성 피진은 여드름이라고 하며, 털깔때기(모루두; 표층부)에 각질이 저류되어 흑점 혹은 백점이 된 상태를 말한다. 여드름 부위에 피지분비의 항진이나 털깔때기부위의 정상균무리(상재균)인 아크네균(*Propionibacterium acnes*)의 증식 등이 더해져 염증이 생기면 홍색구진이나 고름물집(농포, pustule)이 된다.

⑤ 피부의 종양

1. 편평상피암종(squamous cell carcinoma)

편평상피암종은 표피에 발생하는 암종으로, 편평상피라는 특징을 갖는다. **가시세포암종(유극세포암종, prickle cell carcinoma)**이라고도 한다. 화상의 흉터나 방사선 조사에 동반하는 피부손상 등이 발생의 원인으로 알려져 있다. 자외선 노출, 비소 등도 발암위험인자가 된다.

병태 > 고령자에게 흔히 발병하며, 노출된 부위에 발생하는 일이 많다. 융기성 병변을 이루며, 종종 궤양형성을 동반한다. 궤양부위에 세균 감염이 합병되면 악취가 난다. 편평상피와 유사한 종양세포의 증식으로 이루어지기 때문에 각질화가 특징이다.

치료 > 외과적 절제가 기본치료가 된다. 절제가 불가능할 때는 항암화학요법이나 방사선 조사도 시행된다.

2. 바닥세포암종(기저세포암종, basal cell carcinoma)

바닥세포암종은 표피의 가장 깊은 곳에 위치하는 바닥세포(기저세포)나 털을 구성하는 세포에서 발생하는 악성종양이다. 피부암 중 가장 빈도가 높다.

병태 > 중년 이후에 많이 발생한다. 머리나 얼굴에 흔히 발생하며, 자외선에 노출되는 것이 종양의 발생과 관계되어 있는 것으로 알려지고 있다. 그 밖에 방사선 조사에 따른

Memo

피부손상이나 화상 또는 외상 후의 흉터가 배경 병변으로 알려져 있다.

예후 > 일반적으로 예후는 양호하다. 방치하면 피부의 깊은 곳이나 인접 조직까지 침윤하는 일은 있지만, 원격 전이를 일으키는 경우는 극히 드물다.

3. 악성흑색종(malignant melanoma)

악성흑색종은 색소세포인 멜라닌 세포에 발생하는 악성종양이다. 대부분은 성인 이후에 발생한다. 자외선 노출이 발생위험인자로 알려져 있으며 백인에게서 발생빈도가 높다. 인종에 따라 발생부위의 빈도에 차이가 있어 백인은 몸통부위에, 동양인이나 흑인은 발바닥이나 다리에 많다.

병태 > 표피 내에서 측면 확장이 두드러진 예나 결절덩어리를 이루는 예 등 몇 가지 병형이 존재한다. 모두 세포의 형성이상(이형성)을 동반한 멜라닌 세포의 증식으로 이루어진다. 림프행성 혹은 혈액순환 전이를 초래하기 쉬우며 악성도가 매우 높은 피부암이다.

예후 > 일반적으로 예후는 불량이다. 침윤의 깊이나 전이의 유무가 예후를 결정한다.

Memo

부록 병리진단의 실제

이 장에서는 병리진단이 무엇이며 일상적인 임상실습에서 어떤 역할을 하는지 이해한다. 병리진단은 혈액검사 및 세균검사와 같은 임상검사와는 근본적으로 다르며, 질병의 최종 진단을 실시하는 것으로, 의사에 의한 의료행위로 간주된다. 병리진단인 조직진단과 세포진단의 장단점을 정확하게 이해하는 것이 중요하다. 학생들은 또한 조직진단에서 수술 중 신속진단 및 병리해부의 역할에 대해서도 배운다.

1 병리진단의 의의

병에 걸려 병원에 가면 혈액이나 소변 등을 이용한 여러 가지 임상검사를 받게 된다. 오늘날 이러한 검사는 진단이나 치료의 향상에 크게 기여하여 일상 진료에 없어서는 안 될 필수 요소가 되고 있다. 이들 통상의 임상검사로부터 얻을 수 있는 하나의 데이터가 즉시 병의 진단 확정으로 연결되는 것은 아니며, 일반적으로 여러 검사 결과와 증상 등을 종합하여 임상의사는 진단을 내린다.

병리진단 > 암의 진단 등에 이용되는 병리진단은 일반적인 임상검사와는 달리 병의 확정진단(최종진단)으로 이어진다는 특징이 있다. 오늘날에는 다양한 질병에서 조직이나 세포의 형태 변화뿐만 아니라 유전자나 분자의 이상이 많이 보고되고 있다. 심각한 병의 진단을 확정하기 위해서는 병리진단에 의해 조직, 세포의 현미경 관찰에 의한 소견을 종합하여 판단하는 것이 필요하다. 영상진단이나 내시경 진단 등의 새로운 진단기술이 발전한 오늘날에도 병리진단의 필요성은 변함이 없다. 병리진단은 조직학적 진단(histologicalexamination; diagnosis)과 세포진단(cytological examination)으로 크게 나눌 수 있다. 또한 조직진단은 목적과 검색 대상의 차이에 따라 생검진단, 수술재료진단, 수술 중 신속진단, 병리해부 등으로 나누어진다. 예를 들어, 콩팥(신장)에서의 토리콩팥염(사구체신염)을 진단할 때 임상적으로는 경과나 단백뇨, 혈뇨, 크레아티닌 수치 등 콩팥기능검사를 통해 대체로 추측할 수 있다. 그러나 병의 종류나 치료방침의 결정, 예후의 추측에는 콩팥생검을 실시하여 병리학적으로 병의 종류나 진행을 결정할 필요가 있다. 치료에 있어서는 환자에게 가장 효과적이고 부담이 적은 방법을 선택할 필요가 있다. 암의 치료 등과 같이 환자의 부담이 큰 경우는 특히 병리진단에 의해 조직과 세포의 변화를 확인하고 정확한 진단을 내리고 적절한 치료법이 선택된다.

세포진단과 조직진단은 각각의 특징을 살리면서 이루어지고 있다. 이 장에서는 각각의 개요에 대하여 설명한다.

2 세포진단

1. 세포진단의 대상

세포진단은 암이 의심되는 병변부위에서의 세포를 다양한 염색액으로 염색하고 핵이나

Memo

세포의 크기나 모양 등을 현미경으로 관찰하여 병변의 진단을 실시한다. 옛날에는 파파니콜로(Papanicolaou)에 의해 시작되었다. 자궁, 질, 기도 등의 병변 표면으로부터의 찰과물, 흉수, 복수, 낭종 등으로부터의 천자액 및 소변, 가래(객담) 등을 주된 대상으로 하고 있다(▶그림 부록-1). 지금은 건강검진에서 스크리닝 검사로 발전해 왔다. 최근에는 몸 안쪽 실질장기에 생긴 병변에 대해서도 천자나 흡인에 의해 충분한 양의 세포를 얻는 것이 가능해져 확실한 진단이 가능해졌다.

2. 세포진단의 종류

세포진단에는 병변부위에서 자연스럽게 벗겨진 세포나 면봉 또는 솔 등으로 문질러 낸 세포를 조사하는 박리 · 찰과세포진단(탈락세포진단)과 병변에 바늘을 찔러 흡인하여 채취한 세포를 조사하는 가는바늘흡인세포검사(세침흡인세포검사; fine needle aspiration cytology, FNAC)의 두 종류가 있다(▶그림 부록-1). FNAC에 의해 지금까지 조직검체채취가 어려웠던 깊은 부위에 있는 장기의 병변에서도 세포를 채취하는 것이 가능해졌다. FNAC에서는 세포의 변성이 적고 조직진단에 가까운 정밀도로 진단이 가능해지고 있다.

박리 · 찰과세포진단검체채취법 > 질이나 자궁목부에서는 병변부위를 전용 솔로 문질러 슬라이드 유리에 바른다(▶그림 부록-1-a). 소변이나 체강액 등 액상 검체의 경우는 원심

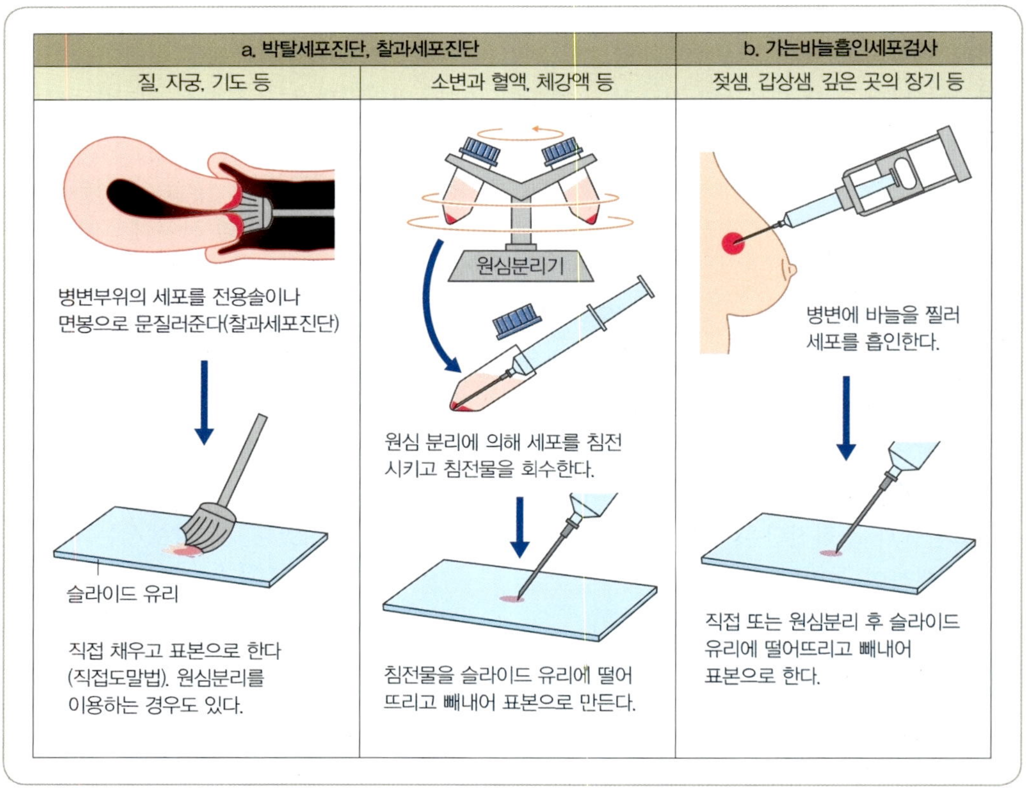

▶ **그림 부록-1** 세포진단에서 검체 채취와 표본제작의 예

Memo

분리기로 분리한 뒤 가장 바닥에 남은 세포를 슬라이드 유리에 바른다. 슬라이드 유리 위에 칠해진 세포는 염색이 이루어진 후 현미경으로 관찰된다.

3. 판정 • 진단 방법

세포진단에 의한 암의 진단은 세포의 핵 및 세포질 변화(형성이상)와 그 형태가 정상세포와 어느 정도 다른지(이형도)를 관찰하여 정확하게 판단함으로써 이루어진다(▶그림 부록-2). 정상세포와의 차이의 정도는 강함(고도), 약함(경도)이라고 표현한다. FNAC에 의해 악성인지 아닌지의 확정이나 병변의 추정진단을 할 수 있는 경우가 많아지고 있어 유방암이나 갑상샘암 등의 진단에 일상적으로 이용되고 있다.

4. 세포진단의 장점과 문제점

장점 >

① 검체 채취가 용이하고 여러 번 반복하여 실시할 수 있다.
② 병변의 일부를 메스로 절제하는 것과 같은 침습을 환자에게 가할 필요가 없다.
③ 표본제작이 생검조직진단보다 간편하고, 다수의 검체를 단기간에 처리할 수 있다.
④ 검체의 채취와 진단 비용이 저렴하다.

문제점 >

① FNAC를 제외하면 조직구조의 정상과의 차이(구조이형성)에 대한 평가가 어려운 경우가 많아 세포핵의 변화가 비교적 약한 암(세포이형성이 약한 암)에서는 확정 진단이 어렵고 조직구조를 관찰하기 쉬운 조직진단에 비해 정밀도가 떨어진다.
② 적용할 수 있는 재료나 장기에 한계가 있어 모든 병변에 이용되는 것은 아니다.

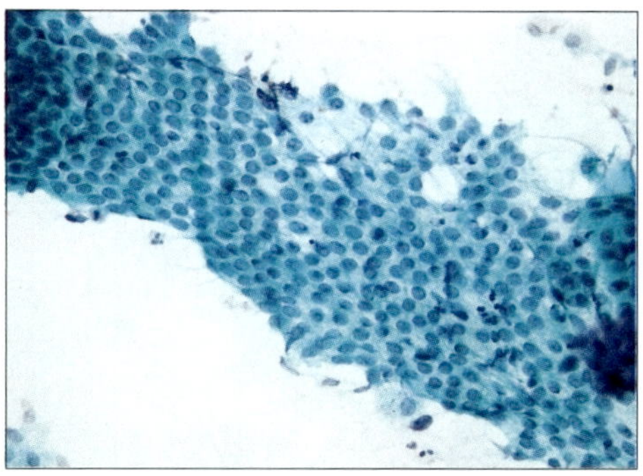

a. 음성인 예(정상 자궁속막)

핵의 크기와 세포의 형태가 균질한 정상세포가 한 면에 배열되어 있다.

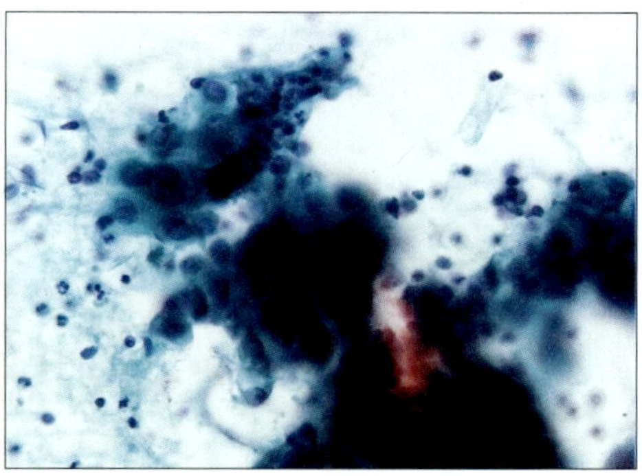

b. 양성인 예(자궁몸통암)

핵이 크고, 형태가 크고 작은 암세포가 겹쳐 보인다.

▶ **그림 부록-2** 현미경으로 본 세포진단표본

Memo

3 생검진단

생검진단이란 병의 확정 진단을 실시하기 위해 병변에서 조직을 소량 채취하여 조직표본(Präparat)을 제작하고 현미경을 이용하여 관찰함으로써 병리진단을 실시하는 것이다.

생검진단의 순서 > 일반적으로 조직표본(프레파라트)을 작성하기 위해서는 몇 가지 순서가 필요하다(▶그림 부록-3). 우선 채취한 조직검체의 세포와 조직이 부패하거나 분해되지 않도록 고정액(통상은 10% 중성 완충 포르말린)에 의해 화학적인 조치가 이루어진다. 이것을 고정이라고 한다. 다음으로 포매(묻음)라는 작업에 의해 투명한 납(파라핀)에 묻어 굳혀 파라핀 블록을 작성한다. 이 파라핀 블록을 박절기(microtome)라는 기계를 이용하여 벗겨낸 것을 얇게 잘라내고, 이것에 의해 절편을 작성한다. 절편을 슬라이드 유리에 붙이고 염색액으로 염색한다.

채취법 > 병변부위 조직의 채취법으로는 외과적 방법에 따라 시험적으로 병변을 작게 절제하는 방법, 주사침을 사용하는 침생검법(needle biopsy)에 의한 방법, 내시경하에서 집

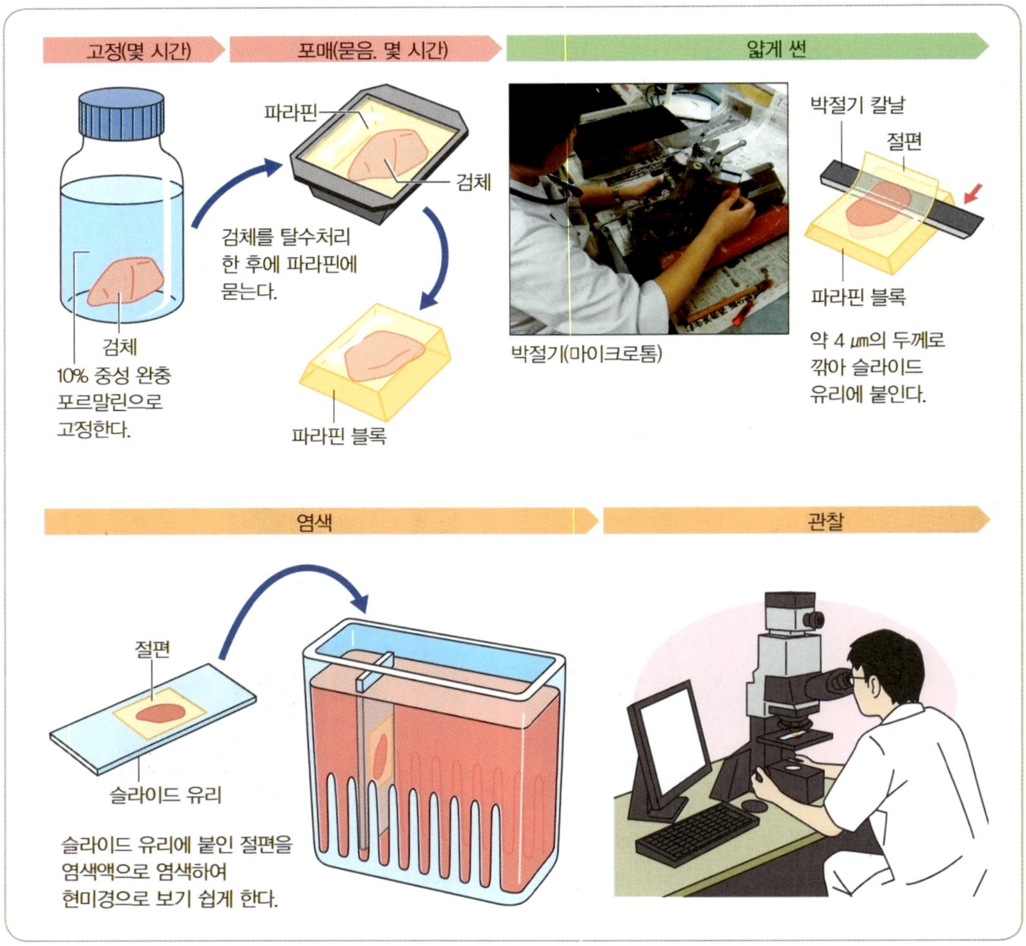

▶ **그림 부록-3** 생검진단의 절차

Memo

개(겸자)로 집어내는 방법 등이 있다.

생검진단 적응 > 생검진단은 세포와 조직 변화에 따라 이루어진다. 세포진단이 주로 암의 진단에 이용되는 데 반해 생검진단은 암의 진단뿐만 아니라 염증성 병변이나 대사질환 등 폭넓은 질병의 진단에 이용된다. 특히 빈도가 높은 위암 및 큰창자암(대장암) 등 소화기암 진단에서는 조기 진단, 조기 치료에 활용되어 위암 사망률 저하에 크게 기여하고 있다. 허파암(폐암), 방광암, 자궁암에서는 세포진단에서 양성으로 판단된 예나 악성이 의심된 예에 대해서도 진단을 확인하기 위해서 이용되고 있다. 피부는 조직을 절제하는 것이 비교적 용이하여 종양이나 염증성 질환 등 다양한 질환의 진단 확정에 생검진단이 이루어지고 있다. 간, 콩팥, 유방, 전립샘 등 몸의 심부 장기 병변에 대해서는 바늘을 이용한 생검조직진단이 이루어진다. 콩팥의 생검조직진단은 토리콩팥염(사구체신염)의 진단에 이용되지만 형광항체법이나 전자현미경을 이용한 검사가 함께 이루어지고 있다.

치료에의 응용 > 작은 양성종양이나 조기암의 경우 진단을 위한 병변조직의 채취 자체가 치료를 겸하는 경우가 있다. 피부에 발생하는 모반이나 분류 등의 양성 병변 등은 그 한 예이다. 또 소화관에서는 내시경을 사용한 용종절제술이나 점막절제술에 의해 샘종이나 점막 내 암의 완치치료가 이루어진다.

4 수술 중 신속진단

통상적인 조직표본(Präparat)의 제작 과정에서는 고정→포매→얇은 절단→염색의 각 과정이 필요하며(▶그림 부록-3), 작은 생검조직검체의 경우에도 표본작성까지 최단 시간이라도 몇 시간이 필요하다. 그 때문에 병리진단이 완성되는 것은 검체를 채취한 다음날 혹은 2일 후가 되어 버린다. 그러나 액체 질소나 드라이아이스 등을 이용한 급속동결기술을 이용하면 표본제작과정의 대폭적인 단축이 가능해져, 10분 정도면 완성할 수 있다(▶그림 부록-4). 이 기술에 의해 수술 중에 병변세포가 양성인지 악성인지 림프절에 전이가 있는지의 여부, 수술로 절단한 장기의 끝에 암세포가 퍼져 있는지의 여부 등을 알 수 있다. 이와 같이 수술 중에 이루어지는 진단을 수술 중 신속진단이라고 한다. 수술 중에 병리진단의 결과를 알게 됨으로써 치료방침을 수술 중에 재검토할 수 있는 것이다. 수술 중 신속진단은 조직진단뿐만 아니라 세포진단을 이용해서도 이루어진다. 진행된 위암 수술에서는 배안(복강)에 암세포가 뿌려져 있는지의 여부를 수술 중에 알기 위해 수술 중에 배안을 생리식염수로 씻고 세정액을 회수하여 세포진단을 실시한다. 만약 암세포로 판단되었을 경우는 배안에 항암제를 투여하는 경우도 있다.

5 수술재료의 병리진단

암 등의 치료를 위해 수술이 실시되면 절제된 병변에 대해서 맨눈 관찰과 현미경 관찰을 합친 병리학적 검색이 이루어지고, 병변의 진행도 등의 평가가 상세하게 이루어진다.

목적 > 종양성 병변의 경우는 우선 종양의 종류(조직형)와 양성 및 악성을 판단할 필요

Memo

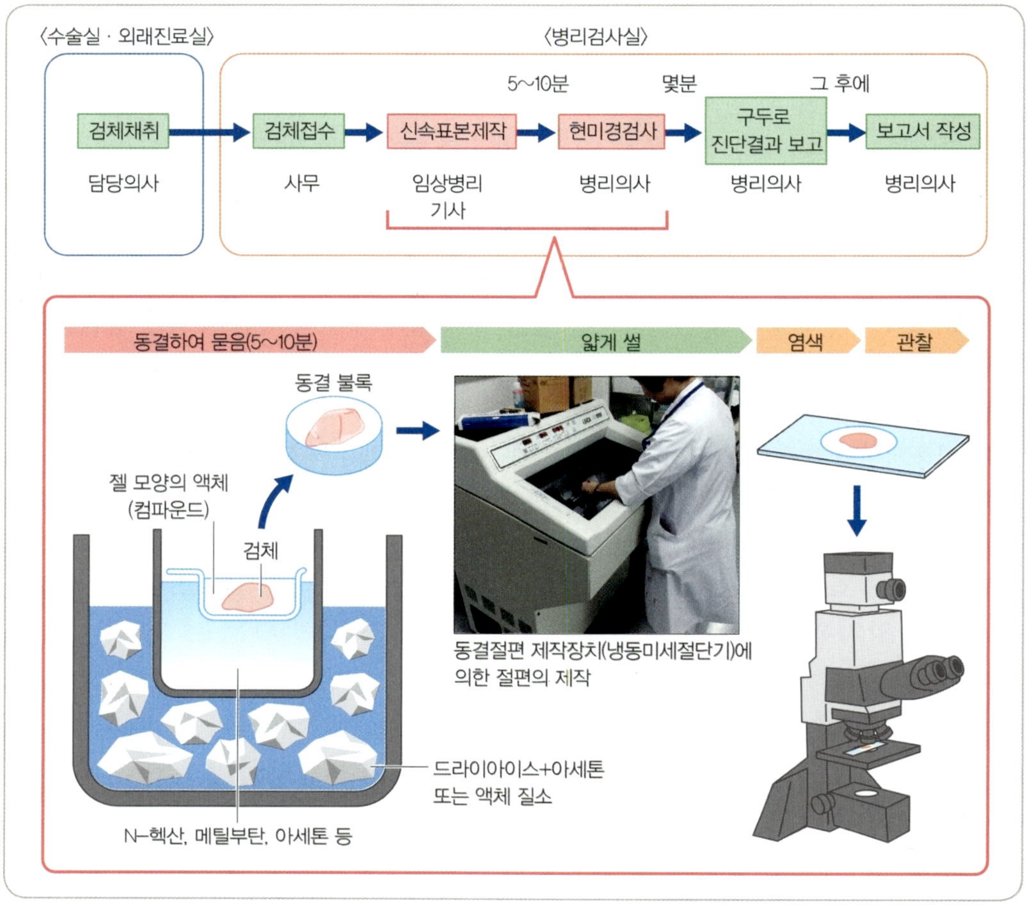

▶ **그림 부록-4** 신속진단의 과정

가 있다. 이것들은 수술 전에 생검진단에 의해서 이미 정해져 있는 경우도 많지만, 수술 재료를 이용한 검색으로 다시 한번 검증함으로써 진단을 보다 확실하게 한다. 생검진단이 수술 전에 이루어지지 않은 경우는 수술 재료에 의해 진단이 확정된다. 또한 악성 종양의 경우 수술재료에서는 병변의 확산, 침윤 깊이, 절제된 림프절에서의 전이 유무가 검색된다. 이 인자들은 암의 진행도를 알기 위해서 필수이며, 환자의 치료방침을 정해 예후를 추측할 수 있다. 수술로 절제한 장기 및 조직의 끝부분에 암세포의 침윤 여부를 판정하는 것은 매우 중요하다. 수술단편 부분에 암세포가 있으면 수술에 의해 암이 남겨져 있는 것을 의미하며, 수술 후 재발할 위험성이 높아져 재수술, 방사선요법, 항암화학요법의 추가가 필요하다. 소속 림프절에 전이가 발견된 사례에서는 보다 먼 부위까지 퍼져 있을 가능성을 고려하여 수술 후 치료방침을 세울 필요가 있다. 진행된 암의 사례에서는 수술 전에 방사선치료, 항암화학요법을 실시하는 경우도 있다. 이러한 경우, 그러한 치료가 어느 정도 유효했는지의 판정도 병리학적으로 행해진다. 만약 효과가 부족했을 경우 수술 후 예정했던 추가 치료 내용을 변경할 필요가 있다.

6 동반진단

Memo

표적항암제 > 암의 발생과 진행에 밀접하게 관여하는 분자의 이상이 차례차례 판명되어, 그러한 분자의 작용을 억제하는 새로운 약물이 개발되고 있으며, 그 중에는 큰 효과를 올리고 있다. 이들 약물을 표적항암제라고 하며, 기존 항암제에 비해 보다 높은 효과와 낮은 부작용으로 임상에서 다양하게 적용하고 있다. 표적항암제에 의한 치료 전에 그 표적항암제가 환자에게 높은 치료효과를 나타내는지의 여부를 알고 치료대상을 선별하기 위해 치료표적분자의 변화나 원인유전자의 변화 등을 조사하는 분자진단을 동반진단(companion diagnostics)이라고 한다. 유방암, 위암의 항HER2 표적항암제 치료를 위한 HER2 단백질 발현 검색과 HER2 유전자증폭 검색이 대표적이다. 그 밖에도 큰창자암(대장암)의 항EGFR 표적항암제 치료를 위한 EGFR 단백질 발현 검색, KRAS 유전자변이 검색이나 EGFR 저해제를 이용한 허파암 치료를 위한 EGFR 유전자변이 검색 등이 있다. 이러한 검색은 병리조직진단을 위해서 채취한 조직재료를 이용하여 시행되어 병리진단이나 면역조직화학 등 병리학 기술이 밀접하게 관련되어 있다.

7 병리진단과 간호의 접점

각종 병리 진단을 실시함에 있어 환자에게 그 내용이나 의의, 합병증의 위험 등을 충분히 설명하고 협력을 얻을 수 있도록 할 필요가 있다. 세포진단에서는 일반적으로 환자가 고통을 느끼거나 침습을 받을 위험은 낮지만 생검에서는 불안이나 고통을 느끼거나 출혈 등의 합병증이 생길 위험성이 있다. 또한 검사에 앞서 항혈액응고제 등의 투약을 중지할 필요가 생기는 경우가 있다. 검체채취 시에는 필요한 기구류 및 약제를 미리 준비하고 채취 후에는 검체의 종류에 따른 처리가 신속히 이루어질 필요가 있다. 세포진단에서는 검체나 염색의 종류에 따라 처리방법이 다르다. 재료가 보존되지 않아 다시 시작할 수 없기 때문에 주의가 필요하다. 생검진단의 조직검체는 신속히 고정액(통상 10% 중성 완충 포르말린)에 넣어 병리검사실에 제출한다. 검체가 건조하거나 장시간 생리식염수에 넣은 채로 두면 세포의 변성이 강해져 올바른 병리진단이 곤란해진다. 수술 중 신속진단에서는 건조를 막기 위해 생리식염수로 가볍게 적신 거즈로 검체를 싸서 제출한다.

찾아보기

한글

ㄱ

ㅇ

ㅈ

ㅊ

ㅋ

ㅌ

B

C

D

E

F

G

H

I

J

K

L

R

S

T

U

V

W

X

Z

기타

역자와의
협의로
인지생략

병리학 제5판

발 행 일 2025년 7월 15일 5판 한글판 초판 2쇄 인쇄
2025년 8월 1일 5판 한글판 초판 2쇄 발행

원 저 자 大橋 健一 · 谷澤 徹 · 藤原 正親 · 柴原 純二

역 자 최현숙 · 서보경 · 신환호 · 안민권 · 이선희 · 강정희
곽은주 · 권명진 · 김기용 · 김봄이 · 김선아 · 김성은
김하나 · 박복순 · 박연자 · 서연희 · 안주현 · 양승경
오 희 · 유혜지 · 이승민 · 이영주 · 이춘희 · 이현주
이희주 · 임민숙 · 임세영 · 전혜진 · 정여원 · 조영미
채윤정 · 최오종

발 행 인 김재민

발 행 처 정문각JMK
서울특별시 마포구 백범로 104, 봉화빌딩 4층

출판등록 2011년 1월 19일 제2011-000035호

전 화 02)713-0421~3

팩 스 02)704-6265

전자우편 jmk@jmkp.co.kr

홈페이지 www.jmkp.co.kr

정 가 **35,000원**

ISBN 979-11-6260-357-4 93510